FÍSICO-QUÍMICA

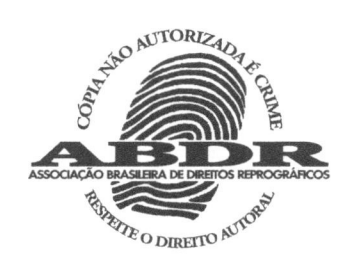

C456f   Chang, Raymond.
        Físico-química para as ciências químicas e biológicas / Raymond Chang ; tradução técnica Elizabeth P. G. Áreas, Fernando R. Ornellas. – Porto Alegre : AMGH, 2010.
        xii, 452 p. ; 25 cm.

        ISBN 978-85-63308-07-8

        1. Bioquímica. I. Título.

        CDU 541.3

Catalogação na publicação: Renata de Souza Borges CRB-10/1922

FÍSICO-QUÍMICA
para as ciências químicas e biológicas

Volume 2

Raymond Chang
WILLIAMS COLLEGE

Tradução técnica:

Elizabeth P. G. Arêas
Professora associada do departamento de Química Fundamental
Instituto de Química, Universidade de São Paulo

Fernando R. Ornellas
Professor titular do departamento de Química Fundamental
Instituto de Química, Universidade de São Paulo

AMGH Editora Ltda.

2010

Obra originalmente publicada sob o título
Physical chemistry for the chemical and biological sciences, 3rd ed.
ISBN 1-891389-06-8
ISBN 978-85-7726-063-8
© 2010 by University Science Books.

Coordenadora editorial: *Guacira Simonelli*
Editora de desenvolvimento: *Mel Ribeiro*
Supervisora de pré-impressão: *Natália Toshiyuki*
Preparação de texto: *Lumi Casa de Edição*
Editoração eletrônica: *Crontec Ltda.*
Design de capa: *megaart design*

Reservados todos os direitos de publicação, em língua portuguesa, à
AMGH Editora Ltda. (AMGH EDITORA é uma parceria entre
ARTMED Editora S.A. e MCGRAW-HILL EDUCATION.)
Av. Jerônimo de Ornelas, 670 - Santana
90040-340 Porto Alegre RS
Fone (51) 3027-7000   Fax (51) 3027-7070

É proibida a duplicação ou reprodução deste volume, no todo ou em parte,
sob quaisquer formas ou por quaisquer meios (eletrônico, mecânico, gravação,
fotocópia, distribuição na Web e outros), sem permissão expressa da Editora.

SÃO PAULO
Av. Embaixador Macedo Soares, 10.735 - Pavilhão 5 - Cond. Espace Center
Vila Anastácio 05095-035 São Paulo SP
Fone (11) 3665-1100 Fax (11) 3667-1333

SAC 0800 703-3444

IMPRESSO NO BRASIL
PRINTED IN BRAZIL

Sumário

PREFÁCIO xi

CAPÍTULO 14   MECÂNICA QUÂNTICA E ESTRUTURA ATÔMICA   1

- 14.1   A teoria ondulatória da luz   1
- 14.2   Teoria quântica de Planck   4
- 14.3   O efeito fotoelétrico   5
- 14.4   A teoria de Bohr do espectro de emissão do átomo de hidrogênio   7
- 14.5   O postulado de de Broglie   14
- 14.6   O princípio da incerteza de Heisenberg   18
- 14.7   A equação de onda de Schrödinger   21
- 14.8   Partícula em uma caixa unidimensional   23
  - Espectro eletrônico de polienos   28
- 14.9   Tunelamento mecânico-quântico   30
- 14.10   A equação de onda de Schrödinger para o átomo de hidrogênio   33
  - Orbitais atômicos   35
- 14.11   Átomos de muitos elétrons e tabela periódica   40
  - Configurações de elétrons   41
  - Variações nas propriedades periódicas   45

Problemas   52

CAPÍTULO 15   A LIGAÇÃO QUÍMICA   59

- 15.1   Estruturas de Lewis   59
- 15.2   Teoria da ligação de valência   60
- 15.3   Hibridização de orbitais atômicos   63
  - Metano (CH_4)   63   • Etileno (C_2H_4)   66
  - Acetileno (C_2H_2)   66
- 15.4   Eletronegatividade e momento de dipolo   70
  - Eletronegatividade   70   • Momento de dipolo   70
- 15.5   Teoria de orbitais moleculares   73
- 15.6   Moléculas diatômicas   76
  - Moléculas diatômicas homonucleares dos elementos do segundo período   76   • Moléculas diatômicas heteronucleares dos elementos do primeiro e do segundo períodos   78
- 15.7   Ressonância e delocalização eletrônica   81
  - A ligação peptídica   84
- 15.8   Compostos de coordenação   85
  - Teoria do campo cristalino   87   • Teoria de orbitais moleculares   92   • Teoria da ligação de valência   94
- 15.9   Compostos de coordenação em sistemas biológicos   95
  - Cobre   99   • Cobalto e manganês   99   • Zinco   100

- Metais pesados tóxicos   101

Problemas   104

CAPÍTULO 16   FORÇAS INTERMOLECULARES   **109**

- 16.1 Interações intermoleculares   109
- 16.2 A ligação iônica   110
- 16.3 Tipos de forças intermoleculares   112
  - Interação dipolo-dipolo   112
  - Interação íon-dipolo   114
  - Interações íon-dipolo induzido e dipolo-dipolo induzido   115
  - Interações de dispersão ou interações de London   118
  - Interações repulsivas e interações totais   119
  - O papel das forças de dispersão na anemia falciforme   121
- 16.4 Ligação de hidrogênio   122
- 16.5 A estrutura e as propriedades da água   129
  - A estrutura do gelo   129
  - A estrutura da água   129
  - Algumas propriedades físico-químicas da água   131
- 16.6 Interação hidrofóbica   133

Problemas   138

CAPÍTULO 17   ESPECTROSCOPIA   141

- 17.1 Vocabulário   141
  - Absorção e emissão   141
  - Unidades   141
  - Regiões do espectro   142
  - Largura de linha   143
  - Resolução   145
  - Intensidade   146
  - Regras de seleção   148
  - Relação sinal-ruído   149
  - A lei de Beer-Lambert   150
- 17.2 Espectroscopia de micro-ondas   151
- 17.3 Espectroscopia no infravermelho   157
  - Transições rotacionais e vibracionais simultâneas   162
- 17.4 Espectroscopia eletrônica   164
  - Moléculas orgânicas   166
  - Complexos de metais de transição   169
  - Moléculas que sofrem interações de transferência de carga   169
  - Aplicação da lei de Beer-Lambert   169
- 17.5 Espectroscopia de ressonância magnética nuclear   171
  - A distribuição de Boltzmann   174
  - Deslocamentos químicos   174
  - Acoplamento *spin-spin*   177
  - RMN e processos de velocidade   178
  - RMN de outros núcleos além do ^1H 179
- 17.6 Espectroscopia de ressonância de *spin* de elétron   181
- 17.7 Fluorescência e fosforescência   183

- Fluorescência 184
- Fosforescência 185

17.8 *Laser* 186
- Propriedades e aplicações da luz *laser* 189

Apêndice 17.1 Espectroscopia de transformada de Fourier 193
- FT-IR 193
- FT-RMN 195
- Comparação entre FT-IR e FT-RMN 198

Problemas 203

CAPÍTULO 18 SIMETRIA MOLECULAR E ATIVIDADE ÓPTICA 209

18.1 Simetria de moléculas 209
- Eixo próprio de rotação 209
- Plano de simetria 210
- Centro de simetria 210
- Eixo de rotação impróprio 210
- Simetria molecular e momento de dipolo 210
- Simetria molecular e atividade óptica 211

18.2 Luz polarizada e rotação óptica 212
18.3 Dispersão óptica rotatória e dicroísmo circular 217

Problemas 221

CAPÍTULO 19 FOTOQUÍMICA E FOTOBIOLOGIA 223

19.1 Introdução 223
- Reações térmicas *versus* reações fotoquímicas 223
- Processos primários *versus* processos secundários 224
- Rendimentos quânticos 224
- Medidas de intensidade da luz 226
- Espectro de ação 227

19.2 A atmosfera da Terra 228
- Composição da atmosfera 228
- Regiões da atmosfera 229
- Tempo de residência 232

19.3 O efeito estufa 233

19.4 O *smog* fotoquímico 236
- Formação de óxidos de nitrogênio 236
- Formação de O_3 237
- Formação do radical hidroxila 238
- Formação de outros poluentes secundários 238
- Efeitos prejudiciais e prevenção do *smog* fotoquímico 239

19.5 O papel essencial do ozônio na estratosfera 240
- Formação da camada de ozônio 240
- Destruição do ozônio 241
- Buracos no ozônio polar 243
- Formas de conter a destruição do ozônio 244

19.6 Fotossíntese 245
- O cloroplasto 246
- Clorofila e outras moléculas de pigmentos 247

- O centro de reação 248
- Fotossistemas I e II 249
- Reações no escuro 252

19.7 Visão 253
- Estrutura da rodopsina 254
- Mecanismo da visão 255
- Rotação em torno da ligação C=C 256

19.8 Efeitos biológicos da radiação 257
- Luz do Sol e câncer de pele 257
- Fotomedicina 259
- Drogas ativadas pela luz 260

Problemas 265

CAPÍTULO 20 O ESTADO SÓLIDO 271

20.1 Classificação de sistemas cristalinos 271
20.2 A equação de Bragg 274
20.3 Determinação estrutural por difração de raios X 276
- O método do pó 278
- Determinação da estrutura cristalina do NaCl 279
- O fator de estrutura 281
- Difração de nêutrons 284

20.4 Tipos de cristais 285
- Cristais metálicos 285
- Cristais iônicos 291
- Cristais covalentes 296
- Cristais moleculares 297

Apêndice 20.1 Derivação da Equação 20.3 298
Problemas 301

CAPÍTULO 21 O ESTADO LÍQUIDO 303

21.1 Estrutura de líquidos 303
21.2 Viscosidade 305
21.3 Tensão superficial 310
- O método da ascensão capilar 311
- Tensão superficial nos pulmões 314

21.4 Difusão 316
- Leis de Fick de difusão 316

21.5 Cristais líquidos 323
- Cristais líquidos termotrópicos 324
- Cristais líquidos liotrópicos 328

Apêndice 21.1 Derivação da Equação 21.13 329
Problemas 331

CAPÍTULO 22 MACROMOLÉCULAS 335

22.1 Métodos para a determinação de tamanho, forma e massa molar de macromoléculas 335
- Massa molar de macromoléculas 335

- Sedimentação na ultracentrífuga 336
- Viscosidade 344
- Eletroforese 345

22.2 Estrutura de polímeros sintéticos 349
- Configuração e conformação 350
- O modelo do passeio aleatório 350

22.3 Estrutura de proteínas e DNA 353
- Proteínas 353
- DNA 360

22.4 Estabilidade de proteína 363
- Interação hidrofóbica 363
- Denaturação 364
- Enovelamento de proteínas 368

Apêndice 22.1 Perfil de DNA 374
Problemas 378

CAPÍTULO 23 TERMODINÂMICA ESTATÍSTICA 381

23.1 Macroestados e microestados 381
23.2 A lei de distribuição de Boltzmann 384
23.3 A função de partição 388
23.4 Função de partição molecular 391
- Função de partição translacional 391
- Função de partição rotacional 393
- Função de partição vibracional 394
- Função de partição eletrônica 396

23.5 Grandeza termodinâmicas a partir das funções de partição 396
- Energia interna e capacidade calorífica 396
- Entropia 398

23.6 Equilíbrio químico 402
23.7 Teoria do estado de transição 408
- Comparação entre a teoria de colisões e a teoria do estado de transição 410

Apêndice 23.1 Justificativa do uso da expressão $Q = q^N/N!$ para moléculas indistinguíveis 413

Problemas 415

Apêndice A **Revisão de matemática e de física** 417

Apêndice B **Dados termodinâmicos** 426

Glossário 431

Respostas aos problemas computacionais pares 441

Índice 443

Prefácio

Este livro* se destina a um curso de um semestre ou ano letivo em físico-química em nível de graduação para estudantes de química e de ciências biológicas. Espera-se que a maioria dos estudantes matriculados nesse curso já tenha concluído previamente disciplinas de química geral, química orgânica e um ano de física e cálculo. Ao escrever esta versão inteiramente revista, mantive o objetivo original de colocar ênfase na compreensão dos conceitos físicos mais do que no desenvolvimento matemático preciso ou em detalhes experimentais. Os princípios da físico-química são apresentados do ponto de vista de sua aplicação a sistemas químicos e bioquímicos.

As duas primeiras edições deste livro foram publicadas sob o título de *Physical chemistry with applications to biological systems* (Físico-química com aplicações a sistemas biológicos. MacMillan Publishing Company, Nova York). Nesta edição, *Físico-química para as ciências químicas e biológicas*, adicionei alguns tópicos e expandi muitos outros para ampliar o apelo do livro. Os principais aspectos desta nova edição estão resumidos abaixo.

- A maioria dos capítulos foi reescrita e reorganizada. Os capítulos sobre o estado sólido e o estado líquido foram transferidos para o final do livro (Capítulos 20 e 21). O tratamento de termodinâmica foi expandido para três capítulos (Capítulos 4, 5 e 6). Foi acrescentado um novo capítulo sobre termodinâmica estatística (Capítulo 23).
- O número de problemas de fim de capítulo foi aumentado para cerca de 1 000. Esses problemas estão arranjados de acordo com os tópicos de cada capítulo. A seção Problemas adicionais contém mais problemas desafiadores. São fornecidas respostas a problemas computacionais de numeração par ao final do livro.
- A parte de ilustrações foi completamente refeita. A adição de uma segunda cor (vermelho) facilita a interpretação dos gráficos e dos diagramas mais elaborados e acrescenta um aspecto agradável ao livro.
- A lista de Equações principais ao final de cada capítulo fornece uma visão geral rápida das equações mais importantes apresentadas naquele capítulo.
- Foi incluído um glossário.

Um esforço considerável foi empreendido para tornar a leitura deste texto agradável e orientado ao estudante. Foram acrescentados mais apêndices de capítulos de maneira que pudesse fornecer derivações matemáticas de equações e/ou extensões de material discutido nos capítulos. A seção Sugestões de leitura para aprofundamento fornece extensivas referências a revistas e artigos apropriados a este nível.

---

* NE: Esta edição traduzida para o Brasil foi dividida em dois volumes; o primeiro inclui os capítulos 1 a 13 da obra original e o segundo, os capítulos 14 a 23. Os apêndices são incluídos nos dois volumes; glossário e índice foram divididos de acordo com cada volume.

É um prazer agradecer às seguintes pessoas que forneceram comentários e sugestões úteis para esta edição: Robert Blankenship (Arizona State University), Victor Bloomfield (University of Minnesota), L. D. Burtnick (University of British Columbia), Alan Campion (University of Texas at Austin), Jim Davis (Harvard University), Roger DeKock (Calvin College), Darryl G. Howery (Brooklyn College), Helen Leung (Mount Holyoke College), Charles M. Lovett, Jr. (Williams College), John Santa Lucia, Jr. (Wayne State University), Anne B. McCoy (Ohio State University), Mark D. Marshall (Amherst College), John Parson (Ohio State University), Lee Y. Park (Williams College), David Richardson (Williams College), Rod Schoonover (Cal Poly at San Luis Obispo) e John W. Thoman, Jr. (Williams College). Minha apreciação vai também para Anne McCoy e Jim Davis pelo trabalho de testes em classe com as primeiras versões do livro.

Agradeço também a meu editor, Bruce Armbruster, por encorajar-me neste projeto e por seu apoio; a Kathy Armbruster pela assistência em geral; a Susanna Tadlock pela supervisão especializada da produção; a Bob Ishi pela edição; a John e Judy Waller por suas efetivas e agradáveis ilustrações; e a Judith Kromm pela ajuda em tornar muito mais claro o texto. Finalmente, meus agradecimentos vão para Jane Ellis por seu entusiasmo, encorajamento e supervisão em cada estágio da elaboração desta edição.

Raymond Chang
Williamston, Massachusetts
raymond.chang@williams.edu

CAPÍTULO 14

Mecânica quântica e estrutura atômica

Hoje fiz uma descoberta tão importante quanto a de Newton.
— Max Planck falando a seu filho em 1900.*

Até aqui, focalizamos, principalmente, as propriedades macroscópicas da matéria. A termodinâmica e a cinética química forneceram informações importantes a respeito de processos químicos, mas não explicaram o que ocorre no nível molecular durante esses processos. Agora, olharemos mais de perto as propriedades de átomos e moléculas. Para fazê-lo, precisamos nos familiarizar com a mecânica quântica. Neste capítulo, descrevemos de modo breve o desenvolvimento da teoria quântica proposta por Max Planck em 1900. Para compreender a teoria quântica de Planck, primeiro precisamos saber um pouco sobre a natureza da radiação. Como a radiação envolve emissão e transmissão de energia na forma de ondas através do espaço, começaremos com uma discussão sobre as propriedades de ondas e a teoria ondulatória da luz.

14.1 A teoria ondulatória da luz

A primeira investigação quantitativa da natureza da luz foi realizada por Newton no século XVII. Usando um prisma de vidro, Newton mostrou que a luz do Sol é composta de sete cores diferentes, e que elas podem ser recombinadas com a ajuda de um segundo prisma, virado no sentido contrário ao primeiro, para produzir luz branca. O trabalho dos físicos nos séculos XVIII e XIX estabeleceu de forma segura o fato de que a luz tem propriedades ondulatórias.

A Figura 14.1 mostra a propagação de uma onda senoidal ao longo da direção x. A velocidade da onda, v, é dada por

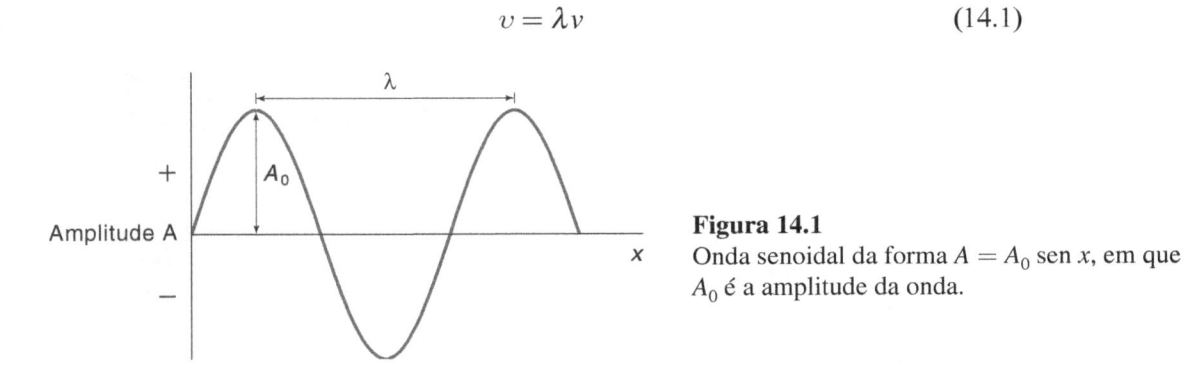

$$v = \lambda \nu \qquad (14.1)$$

Figura 14.1
Onda senoidal da forma $A = A_0 \operatorname{sen} x$, em que A_0 é a amplitude da onda.

---

* CROPPER, H. W. *Quantum Physicists*, Nova York: Oxford University Press, 1970, p. 7. Utilizado sob permissão.

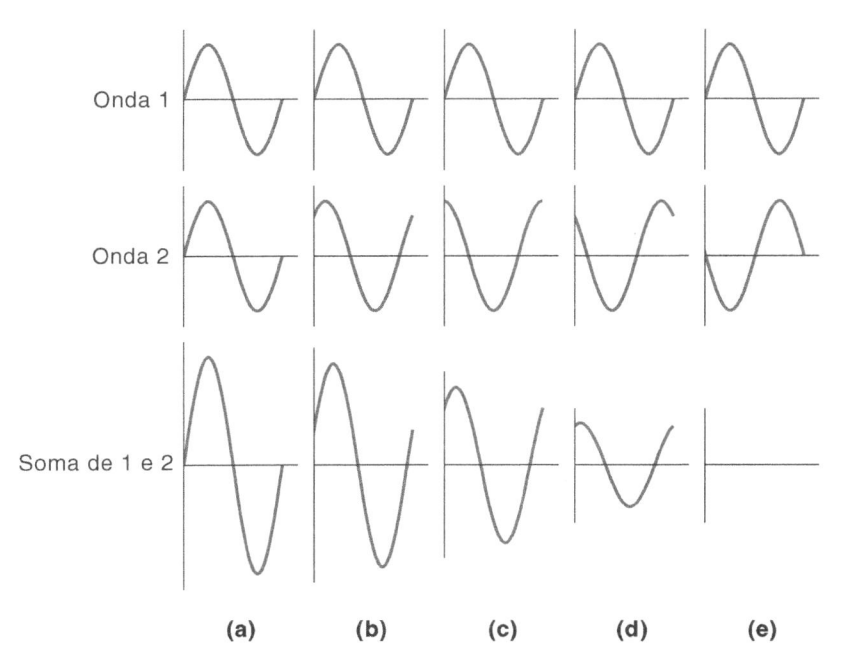

Figura 14.2
Interferência construtiva e destrutiva entre duas ondas com comprimentos de onda e amplitudes iguais: (a) duas ondas completamente em fase; (b)–(d) duas ondas parcialmente fora de fase; (e) duas ondas completamente fora de fase.

em que λ é o comprimento de onda (em cm ou m) e ν é a frequência da onda (em s^{-1} ou hertz, Hz, em homenagem ao físico alemão Heinrich Rudolf Hertz, 1857–1894).

O fenômeno de interferência é uma demonstração convincente da teoria ondulatória da luz. Considere a interação de duas ondas no espaço como mostrado na Figura 14.2. Dependendo do deslocamento relativo ou da *diferença de fase* (isto é, se os máximos e os mínimos das ondas localizam-se nos mesmos pontos no espaço), a interação pode levar à interferência construtiva ou destrutiva. Experimentalmente, esse fenômeno pode ser observado usando o arranjo mostrado na Figura 14.3. Uma fonte de luz é direcionada a um filtro que seleciona luz de aproximadamente um comprimento de onda. As aberturas S_1 e S_2 são pequenos orifícios (comparativamente

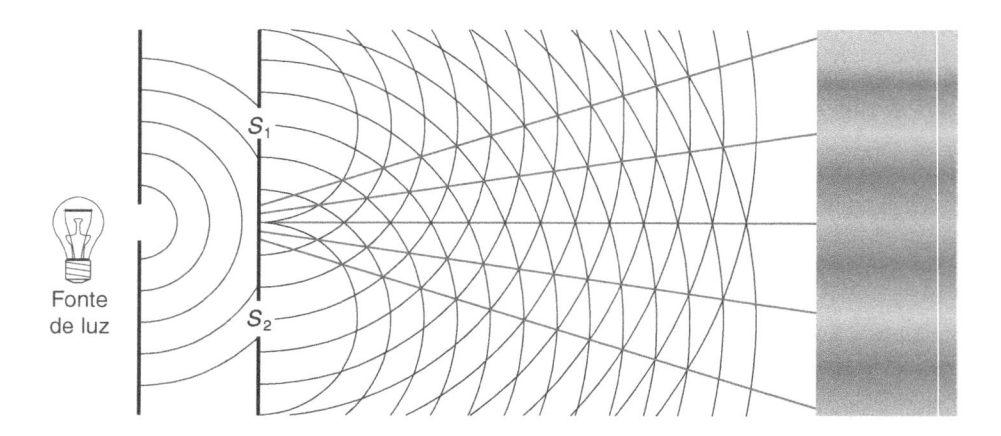

Figura 14.3
Experimento da fenda dupla, que demonstra o fenômeno de interferência. O padrão na tela consiste de bandas claras e escuras alternadas.

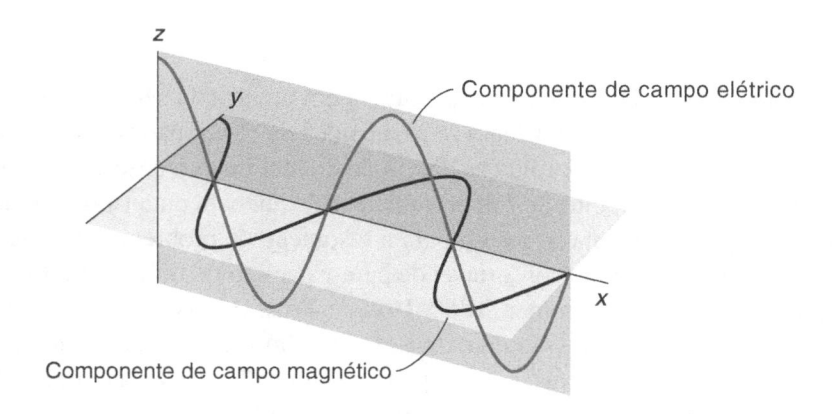

Figura 14.4
Componentes de campo elétrico e de campo magnético de uma onda eletromagnética. A onda se desloca na direção x.

à distância entre eles) que podem agir como duas fontes de luz distintas. Ocorre interferência entre essas duas ondas e padrões construtivos e destrutivos são observados na tela na forma de regiões claras e escuras.

Maxwell mostrou, em 1873, que a luz é somente uma forma de radiação eletromagnética. As outras são: micro-ondas, infravermelho, ultravioleta (UV), raios X, e assim por diante. Uma onda eletromagnética consiste de dois componentes mutuamente perpendiculares: um campo elétrico e um campo magnético oscilando no espaço com frequência ν. A direção de oscilação é perpendicular à direção de propagação da onda (Figura 14.4). Para luz comum, não-polarizada, os componentes de campo elétrico e de campo magnético podem girar, e de fato giram, em torno do eixo x (a direção de propagação), embora estejam sempre perpendiculares um ao outro. Na luz polarizada, esses dois componentes podem oscilar somente nos dois planos fixos (os planos xy e xz). Discutiremos com mais detalhes esse ponto no Capítulo 18.

A Figura 14.5 mostra as regiões do espectro eletromagnético juntamente com seus comprimentos de onda e frequências. A velocidade da luz depende do meio em que ela viaja, mas para a maioria dos propósitos pode-se tomá-la como $3,00 \times 10^8$ m s^{-1} (tanto no ar como no vácuo).

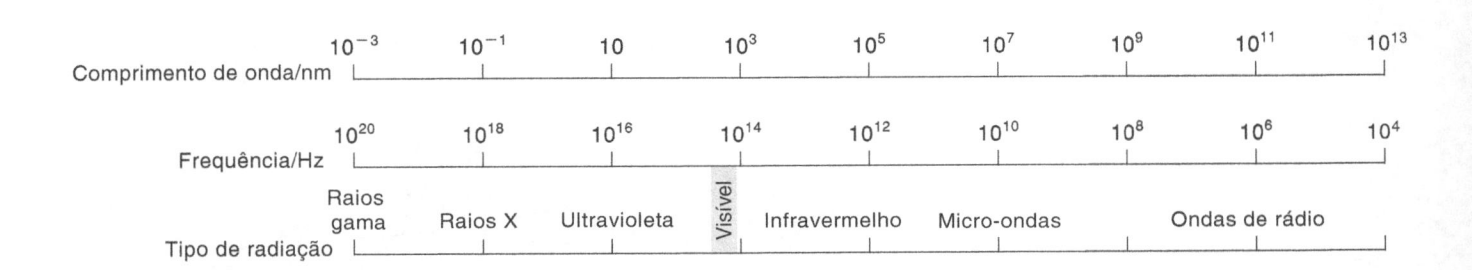

Figura 14.5
Tipos de radiação eletromagnética. O intervalo de luz visível se estende de um comprimento de onda de 400 nm (violeta) a 700 nm (vermelho).

14.2 Teoria quântica de Planck

No final do século XIX, a física se encontrava em um estado seguro. A teoria ondulatória da luz estava bem estabelecida e a mecânica de Newton, desde sua formulação no século XVII, foi bem-sucedida na descrição do movimento de sistemas com tamanhos que variavam de bolas de bilhar a planetas. A ciência da termodinâmica havia se tornado uma ferramenta poderosa para a resolução de problemas químicos e físicos. Entretanto, esse estado confortável de bem-estar não foi duradouro. Em 1899, os físicos alemães Otto R. Lummer (1860–1925) e Ernst Pringsheim (1859–1917), entre outros, estudaram a emissão de radiação por sólidos em função da temperatura e obtiveram uma série de curvas que não podiam ser explicadas pela teoria ondulatória da luz ou pela termodinâmica. A busca por uma explicação adequada rapidamente levou a uma nova e excitante era na física.

Todos os corpos a uma temperatura acima do zero absoluto emitem radiação em um intervalo de comprimentos de onda. O brilho vermelho de um aquecedor elétrico e a luz branca brilhante de uma lâmpada elétrica são exemplos familiares. Se medíssemos a intensidade da radiação emitida em função do comprimento de onda para diferentes temperaturas, obteríamos uma série de curvas similares às mostradas na Figura 14.6. Esses gráficos são normalmente conhecidos como curvas de radiação do corpo negro. Um *corpo negro* é definido como um corpo absorvente perfeito porque absorve toda a radiação que nele incide. Como ele está em equilíbrio térmico com sua vizinhança, é também um emissor perfeito de radiação.

Em 1900, o físico alemão Max Planck (1858–1947) resolveu o mistério das curvas da radiação do corpo negro com uma suposição que se afastava drasticamente da física clássica. Na física clássica se supunha que a energia radiante emitida por uma coleção de osciladores (átomos ou moléculas) em um sólido poderia ter qualquer valor de energia em um intervalo contínuo. Entretanto, essa abordagem preconizava que o perfil de radiação não teria um máximo e que tenderia para o infinito em comprimentos de onda muito curtos (um efeito denominado *catástrofe ultravioleta*). O que Planck propôs foi que a energia radiante não poderia ter um valor arbitrário qual-

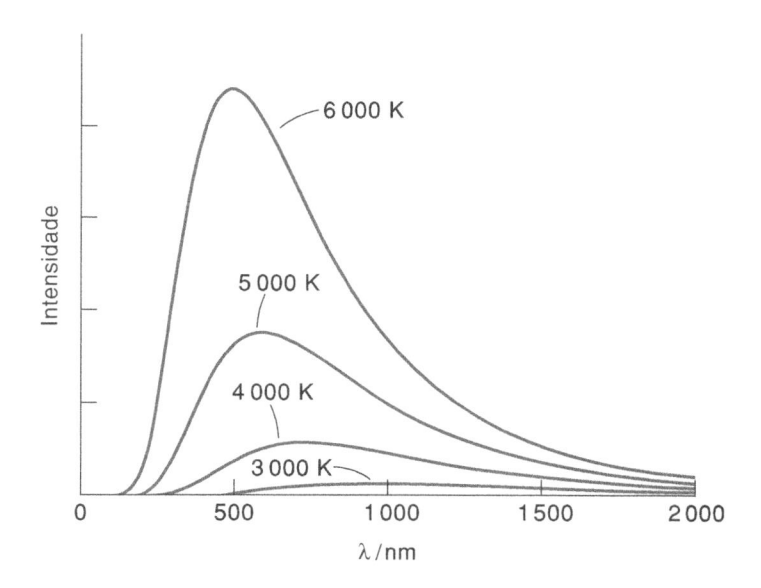

Figura 14.6
Curvas de radiação do corpo negro em várias temperaturas.

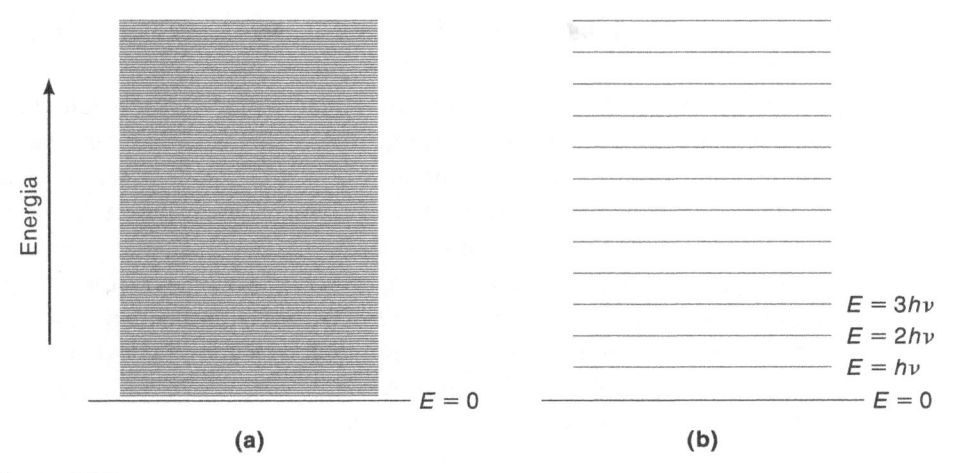

Figura 14.7
Variação de energia para um oscilador: (a) o modelo clássico e (b) o modelo de Planck. O espaçamento entre níveis sucessivos em (a) é tão pequeno que a energia pode ser considerada como se variasse continuamente.

quer; em vez disso, a energia poderia ser emitida somente em pequenas quantidades discretas, as quais denominou *quanta*. A energia da radiação emitida, E, é proporcional à frequência v do oscilador:

$$E \propto v$$
$$= hv \qquad (14.2)$$

em que h é a constante de Planck, igual a $6,626 \times 10^{-34}$ J s. Segundo a teoria quântica de Planck, a energia é sempre emitida em múltiplos de hv; por exemplo, hv, $2hv$, $3hv$,..., mas nunca $1,68hv$, ou $3,52hv$.* A diferença entre o modelo clássico e o de Planck está ilustrada na Figura 14.7.

14.3 O efeito fotoelétrico

Em ciência, uma única descoberta de destaque ou a formulação de uma teoria importante pode desencadear uma avalanche de atividades. Esse foi o caso da teoria quântica. Em um período de poucos anos, a hipótese de Planck ajudou a explicar muitas observações anteriores desconcertantes. Um desses enigmas era o efeito fotoelétrico.

Quando a luz de determinada frequência incide sobre uma superfície metálica limpa, elétrons são ejetados do metal. Experimentalmente, constatou-se que (1) o número de elétrons ejetados é proporcional à intensidade da luz; (2) a energia cinética dos elétrons ejetados é proporcional à frequência da luz incidente; e (3) nenhum elétron pode ser ejetado se a frequência da luz for menor que determinado valor, de-

---

* Para uma discussão interessante da lei de radiação de Planck, ver LEHMAN, T. A., *J. Chem. Educ.* **49**, 832, 1972.

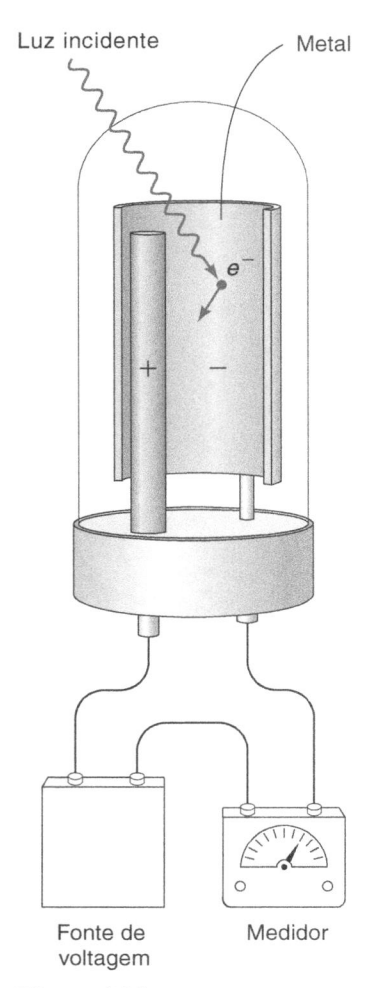

nominado *frequência limiar* (v_0). A Figura 14.8 mostra a aparelhagem utilizada para estudar o efeito fotoelétrico.

Segundo a teoria ondulatória da luz, a energia de uma radiação é proporcional ao quadrado de sua amplitude. Dessa forma, a energia está relacionada à intensidade e não à frequência da radiação. Isso parece contradizer o item 2 citado anteriormente. Em 1905, o físico teuto-americano Albert Einstein (1879-1955) resolveu esse dilema da seguinte forma. Ele supôs que a luz consistia de partículas chamadas *quanta* de luz, ou *fótons*, de energia hv, em que v é a frequência da luz.[†] Então, podemos imaginar a luz atingindo um metal como uma colisão entre fótons e elétrons. Segundo a lei da conservação da energia, devemos ter que a energia inicial fornecida deve ser igual à energia final liberada. Se a frequência v está acima da frequência limiar, então a equação fotoelétrica de Einstein pode ser escrita como

$$hv = \Phi + \tfrac{1}{2} m_e v^2 \qquad (14.3)$$

em que Φ — denominada *função trabalho* — representa a energia mínima que o fóton deve possuir para remover um elétron do metal, e $\tfrac{1}{2} m_e v^2$ é a energia cinética do elétron ejetado. A função trabalho Φ é uma medida de quão fortemente presos estão os elétrons no metal. Um gráfico da energia cinética dos elétrons ejetados em função da frequência da luz é mostrado na Figura 14.9.

A Equação 14.3 permite explicar as observações experimentais. Como o número de fótons aumenta com a intensidade da luz, mais elétrons são ejetados para intensidades mais altas. Além disso, a energia dos fótons aumenta com a frequência da luz, de modo que os elétrons ejetados em frequências mais altas também possuirão energias cinéticas mais altas.

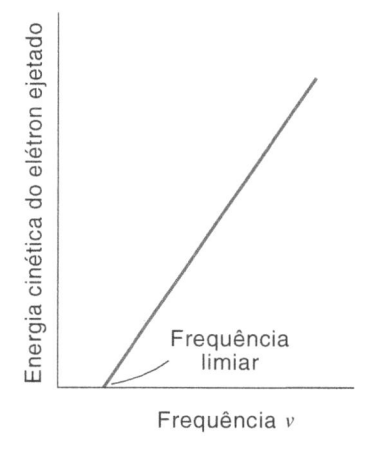

Figura 14.8
Aparelhagem para o estudo do efeito fotoelétrico. A luz de determinada frequência incide em uma superfície metálica limpa. Os elétrons ejetados são atraídos em direção ao eletrodo positivo. O fluxo de elétrons é registrado por um detector. Não é mostrada a grade na qual se aplica o potencial retardante que permite que a energia cinética dos elétrons ejetados seja medida.

Figura 14.9
Gráfico da energia cinética do elétron ejetado em função da frequência da radiação incidente.

[†] A energia do fóton tem a mesma expressão da Equação (14.2) porque a radiação eletromagnética é emitida e absorvida na forma de fótons.

EXEMPLO 14.1

A cor da clorofila é uma consequência da absorção pela molécula de luz azul em 435 nm e de luz vermelha em 680 nm, de modo que a luz transmitida é, na maior parte, verde. Calcule a energia por mol de fótons nesses dois comprimentos de onda.

RESPOSTA

Da Equação 14.1 e $E = h\nu$ para fótons, podemos calcular a energia dos fótons com o comprimento de onda de 435 nm como

$$E = \frac{hc}{\lambda} = \frac{(6,626 \times 10^{-34} \text{ J s})(3,00 \times 10^8 \text{ m s}^{-1})}{435 \text{ nm } (1 \times 10^{-9} \text{ m/1 nm})}$$

$$= 4,57 \times 10^{-19} \text{ J}$$

Essa é a energia de um fóton nesse comprimento de onda. Para um mol de fótons, temos

$$E = (4,57 \times 10^{-19} \text{ J})(6,022 \times 10^{23} \text{ mol}^{-1})$$

$$= 2,75 \times 10^5 \text{ J mol}^{-1}$$

$$= 275 \text{ kJ mol}^{-1}$$

De modo semelhante, para os fótons em 680 nm, temos

$$E = 176 \text{ kJ mol}^{-1}$$

Ao respondermos uma questão sobre a luz, a Equação 14.3 nos coloca outra: qual é a natureza da luz? De um lado, as propriedades ondulatórias da luz têm sido provadas acima de qualquer dúvida. De outro lado, o efeito fotoelétrico pode ser explicado somente nos termos de fótons particulados. Pode a luz se assemelhar tanto a uma onda como a uma partícula? Essa ideia era estranha e desconhecida na época em que a teoria quântica foi postulada, mas os cientistas estavam começando a perceber que as partículas submicroscópicas se comportam de modo muito diferente dos objetos macroscópicos.

14.4 A teoria de Bohr do espectro de emissão do átomo de hidrogênio

O trabalho de Einstein pavimentou o caminho para a solução de outro mistério do século XIX na física: os espectros de emissão atômica.

Sabia-se, havia muito tempo, que os átomos, quando submetidos a altas temperaturas ou a uma descarga elétrica, emitem radiação eletromagnética com frequências características. A Figura 14.10 mostra o arranjo para estudar o espectro de emissão do hidrogênio atômico, que consiste de uma série de linhas distintas e bem definidas. Átomos diferentes dão origem a conjuntos diferentes de frequências. Embora a origem dessas linhas não fosse bem compreendida, o fenômeno era utilizado para identificar os elementos em amostras desconhecidas ou em estrelas distantes comparando seus espectros com os de elementos conhecidos.

Com base em dados experimentais, o físico sueco Johannes Rydberg (1854–1919) formulou a equação que se segue, a qual reproduz as linhas observadas nos

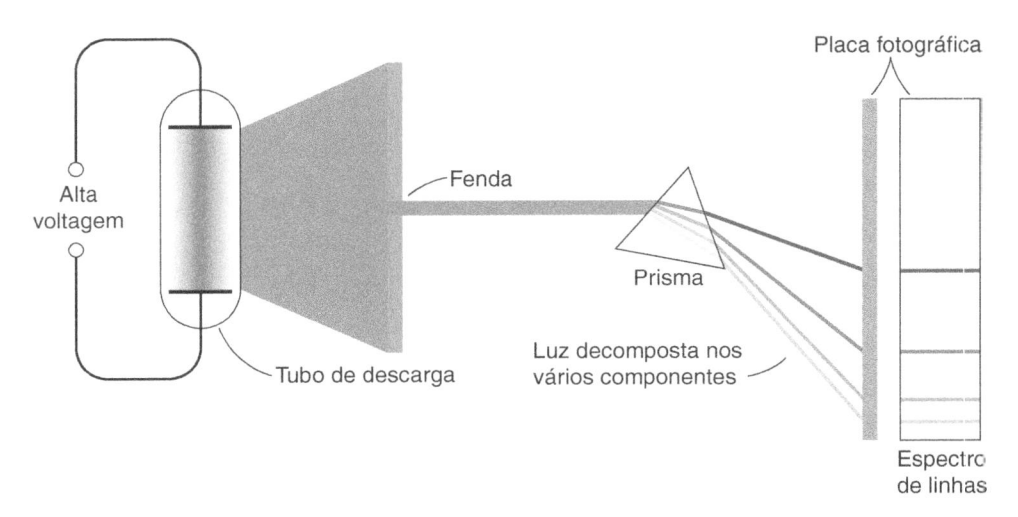

Figura 14.10
Arranjo experimental para o estudo de espectros de emissão de átomos e moléculas. O gás (hidrogênio) em estudo é colocado em um tubo de descarga que contém dois eletrodos. Como os elétrons fluem do cátodo para o ânodo, colidem com as moléculas de H_2, que então se dissociam em átomos. Os átomos de H são formados em um estado excitado e rapidamente decaem para o estado fundamental com a emissão de luz. A luz emitida é espalhada em seus vários componentes por um prisma. Cada cor componente é focalizada em uma posição definida, de acordo com seu comprimento de onda, e forma uma imagem da fenda na tela (ou placa fotográfica). As imagens coloridas da fenda são chamadas linhas espectrais.

espectros de emissão do hidrogênio:

$$\tilde{v} = \frac{1}{\lambda} = R_H \left(\frac{1}{n_f^2} - \frac{1}{n_i^2} \right) \tag{14.4}$$

A Equação 14.4 é conhecida como a fórmula de Rydberg, em que $\tilde{v}$ é o número de onda (número de ondas por centímetro ou por metro; é uma unidade comum em espectroscopia), R_H é a *constante de Rydberg*, e n_f e n_i são inteiros ($n_i > n_f$). As linhas de emissão podiam ser agrupadas de acordo com valores particulares de n_f. A Tabela 14.1 apresenta cinco séries no espectro de emissão do hidrogênio, nomeadas em homenagem aos seus descobridores.

Tabela 14.1
Séries no espectro de emissão do hidrogênio atômico

Série	n_f	n_i	Região
Lyman	1	2, 3,…	UV
Balmer	2	3, 4,…	Visível, UV
Paschen	3	4, 5,…	IV
Brackett	4	5, 6,…	IV
Pfund	5	6, 7,…	IV

A estrutura de átomos estava razoavelmente bem compreendida no começo do século XX graças ao trabalho do físico britânico Joseph John Thomson (1856–1940), do físico neozelandês Ernest Rutherford (1871–1937) e de outros. Em uma experiência na qual bombardeou uma folha de ouro com partículas α, Rutherford descobriu que um átomo consiste de um núcleo composto de partículas carregadas positivamente chamadas prótons. Partículas neutras foram postuladas para a estabilidade nuclear, e o nêutron foi mais tarde descoberto pelo físico britânico James Chadwick (1891–1972). Como os átomos são espécies eletricamente neutras, devem ter um número de partículas negativamente carregadas, denominadas elétrons, igual ao número de prótons para cada átomo. Acreditava-se que os elétrons estariam fora do núcleo rodopiando em torno dele em órbitas circulares e em altas velocidades. Embora esse modelo fosse atraente, porque se assemelhava ao movimento dos planetas ao redor do Sol, tinha um problema sério. As leis da Física clássica prediziam que esse elétron perderia energia rapidamente e espiralaria em direção ao núcleo, emitindo radiação eletromagnética. Usando a hipótese quântica de Planck e a noção de que a luz consiste de fótons, o físico dinamarquês Niels Bohr (1885–1962), em 1913, apresentou um novo modelo do átomo de hidrogênio que explicava o espectro de emissão.

O ponto de partida de Bohr foi o mesmo da visão convencional — elétrons nos átomos movem-se em órbitas circulares de raio r em torno do núcleo. A força (f) que mantém o elétron em uma órbita circular é fornecida pela força de atração coulômbica entre o próton e o elétron (lei de Coulomb):

$$f = \frac{Ze^2}{4\pi\varepsilon_0 r^2} \qquad (14.5)$$

em que Z é o número atômico (o número de prótons no núcleo)*, e a carga elétrica do elétron, ε_0 a permissividade do vácuo (ver o Apêndice 8.1) e r o raio da órbita. A força coulômbica é balanceada pela força centrífuga:

$$f = \frac{m_e v^2}{r} \qquad (14.6)$$

em que m_e é a massa do elétron e v é a velocidade instantânea; isto é, em qualquer instante, o elétron pode ser pensado como se movendo tangencialmente à órbita circular. Igualando as duas equações acima, obtemos

$$\frac{Ze^2}{4\pi\varepsilon_0 r^2} = \frac{m_e v^2}{r} \qquad (14.7)$$

A energia total, E, do elétron pode ser expressa como a soma da energia cinética e da energia potencial da seguinte forma

$$E = \frac{1}{2}m_e v^2 - \frac{Ze^2}{4\pi\varepsilon_0 r} \qquad (14.8)$$

O sinal negativo em frente do termo de energia potencial indica que a interação entre o elétron e o núcleo é atrativa. Da Equação 14.7, temos

---

* Incluímos o número atômico aqui de modo que o resultado final possa também ser aplicado a íons do tipo do hidrogênio (sistemas de um elétron) como He^+ e Li^{2+}.

$$m_e v^2 = \frac{Ze^2}{4\pi\varepsilon_0 r} \qquad (14.9)$$

Substituindo a Equação 14.9 em 14.8, obtemos

$$\begin{aligned} E &= \tfrac{1}{2} m_e v^2 - m_e v^2 \\ &= -\tfrac{1}{2} m_e v^2 \end{aligned} \qquad (14.10)$$

Neste ponto, Bohr impôs uma restrição, fundamentada na teoria quântica, de que o momento angular (ver o Apêndice A) do elétron ($m_e v r$) deve ser quantizado; isto é, ele só pode ter determinados valores, dados por

$$m_e v r = n\frac{h}{2\pi} \quad n = 1, 2, 3, \ldots \qquad (14.11)$$

em que n é um *número quântico*. Dividindo a Equação 14.9 pela Equação 14.11, obtemos

$$v = \frac{Ze^2}{2nh\varepsilon_0} \qquad (14.12)$$

Substituindo a Equação 14.12 em 14.10, temos

$$E_n = -\frac{m_e Z^2 e^4}{8h^2 \varepsilon_0^2}\frac{1}{n^2} \quad n = 1, 2, 3, \ldots \qquad (14.13)$$

Observe que adicionamos um n subscrito à energia E na Equação (14.13) porque cada valor de n (1, 2, 3,...) fornece um valor diferente para E. O sinal negativo nessa equação significa que os valores permitidos de energia do elétron são *menores* que no caso em que o elétron e o próton estão infinitamente separados, ao qual atribuímos arbitrariamente o valor zero. Quanto mais negativo E_n, mais forte é a atração entre o elétron e o próton. Dessa forma, o estado mais estável é aquele para o qual $n = 1$, que é chamado *estado fundamental*.

Podemos agora derivar uma expressão para o raio da órbita como se segue. Das Equações 14.11 e 14.12,

Para o átomo de H, $r = 0{,}529$ Å para $n = 1$. Esse valor é chamado raio de Bohr.

$$\begin{aligned} r_n &= \frac{nh}{2\pi m_e v} \\ &= \frac{nh}{2\pi m_e} \times \frac{2nh\varepsilon_0}{Ze^2} \\ &= \frac{n^2 h^2 \varepsilon_0}{Z\pi m_e e^2} \end{aligned} \qquad (14.14)$$

em que r_n é o raio da n-ésima órbita. Como as energias do elétron são quantizadas, podemos esperar que somente determinadas órbitas estejam disponíveis. A Equação 14.14 confirma nossa expectativa porque os valores de r_n estão restritos pelo valor de n. Além disso, ela prevê que o tamanho da órbita deve aumentar com n^2.

EXEMPLO 14.2

Calcule o raio da menor órbita do átomo de hidrogênio, conhecido como *raio de Bohr*.

RESPOSTA

Da Equação 14.14 e usando as constantes

$$\varepsilon_0 = 8{,}8542 \times 10^{-12}\,\mathrm{C^2\,N^{-1}\,m^{-2}} \qquad h = 6{,}626 \times 10^{-34}\,\mathrm{J\,s}$$
$$m_e = 9{,}109 \times 10^{-31}\,\mathrm{kg} \qquad e = 1{,}602 \times 10^{-19}\,\mathrm{C}$$

escrevemos, para $n = 1$,

$$r = \frac{(1^2)(6{,}626 \times 10^{-34}\,\mathrm{J\,s})^2 (8{,}8542 \times 10^{-12}\,\mathrm{C^2\,N^{-1}\,m^{-2}})}{(1)\pi(9{,}109 \times 10^{-31}\,\mathrm{kg})(1{,}602 \times 10^{-19}\,\mathrm{C})^2}$$

$$= 5{,}29 \times 10^{-11}\,\mathrm{m}$$

$$r = 0{,}529\,\text{Å}$$

em que $1\,\text{Å} = 1 \times 10^{-10}\,\mathrm{m}$.

COMENTÁRIO

Embora o angstrom (Å) não seja uma unidade SI, é ainda utilizado para descrever dimensões atômicas e moleculares, porque os comprimentos de ligação são tipicamente da ordem de 1 Å.

A Equação 14.13 fornece a base para a análise do espectro de emissão do hidrogênio atômico. No contexto do modelo de Bohr, quando o elétron sofre uma transição de um nível mais alto de energia para um mais baixo, um fóton é emitido. Essa "condição de ressonância" para uma transição eletrônica é dada por

$$\Delta E = E_f - E_i = h\nu \tag{14.15}$$

em que E_f e E_i são as energias dos níveis final e inicial envolvidos na transição e $h\nu$ é a energia do fóton emitido. Exatamente o oposto acontece em um processo de

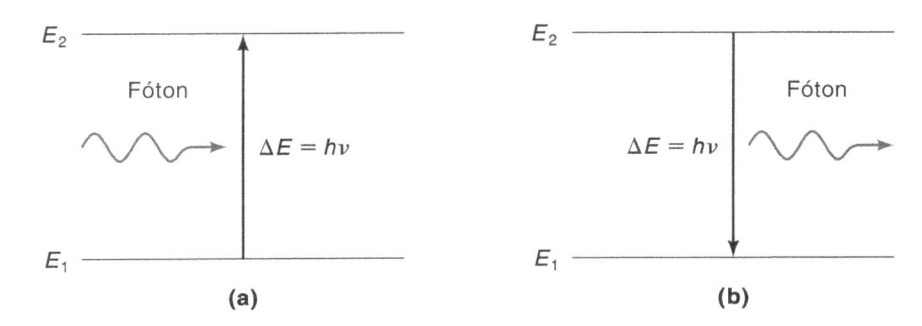

Figura 14.11
Interação da radiação eletromagnética com átomos e moléculas. (a) Absorção, (b) emissão. Em cada caso, a energia do fóton ($h\nu$) é igual a ΔE, a diferença de energia entre os dois níveis.

absorção (Figura 14.11). Aplicando a Equação 14.13 a um processo de emissão, em que o elétron cai de um nível mais alto para um mais baixo, escrevemos

$$\Delta E = E_f - E_i = \left(\frac{m_e Z^2 e^4}{8h^2 \varepsilon_0^2}\right)\left(\frac{1}{n_i^2} - \frac{1}{n_f^2}\right) \tag{14.16}$$

e o número de onda correspondente é dado por

$$\tilde{\nu} = \frac{1}{\lambda} = \frac{\nu}{c} = \frac{\Delta E}{hc} = \left(\frac{m_e Z^2 e^4}{8ch^3 \varepsilon_0^2}\right)\left(\frac{1}{n_i^2} - \frac{1}{n_f^2}\right)$$

$$= R_H \left(\frac{1}{n_i^2} - \frac{1}{n_f^2}\right) \tag{14.17}$$

em que a constante de Rydberg (ver o Problema 14.13) é (para $Z = 1$)

$$R_H = \frac{m_e e^4}{8ch^3 \varepsilon_0^2} = 109\,737,31534 \text{ cm}^{-1} \tag{14.18}$$

Usaremos nos cálculos o valor $109\,737$ cm^{-1} para R_H. Um comentário sobre os sinais de ΔE e $\tilde{\nu}$ nas Equações 14.16 e 14.17 se faz necessário. Na absorção, $n_f > n_i$, de modo que ΔE e $\tilde{\nu}$ são positivos. Na emissão, $n_f < n_i$, de modo que ΔE é um valor negativo, que é consistente com o fato de que a energia é liberada pelo sistema na vizinhança. Entretanto, $\tilde{\nu}$ também se torna um valor negativo, que não tem nenhum significado físico. Para garantir que o valor calculado de $\tilde{\nu}$ seja sempre positivo, independentemente de a transição ser uma absorção ou uma emissão, podemos tomar o *valor absoluto* (isto é, sua magnitude, mas não o sinal) de $[(1/n_i^2) - (1/n_f^2)]$.

A Figura 14.12 mostra o diagrama de níveis de energia do átomo de hidrogênio e as várias emissões que dão origem às séries espectrais apresentadas na Tabela 14.1.

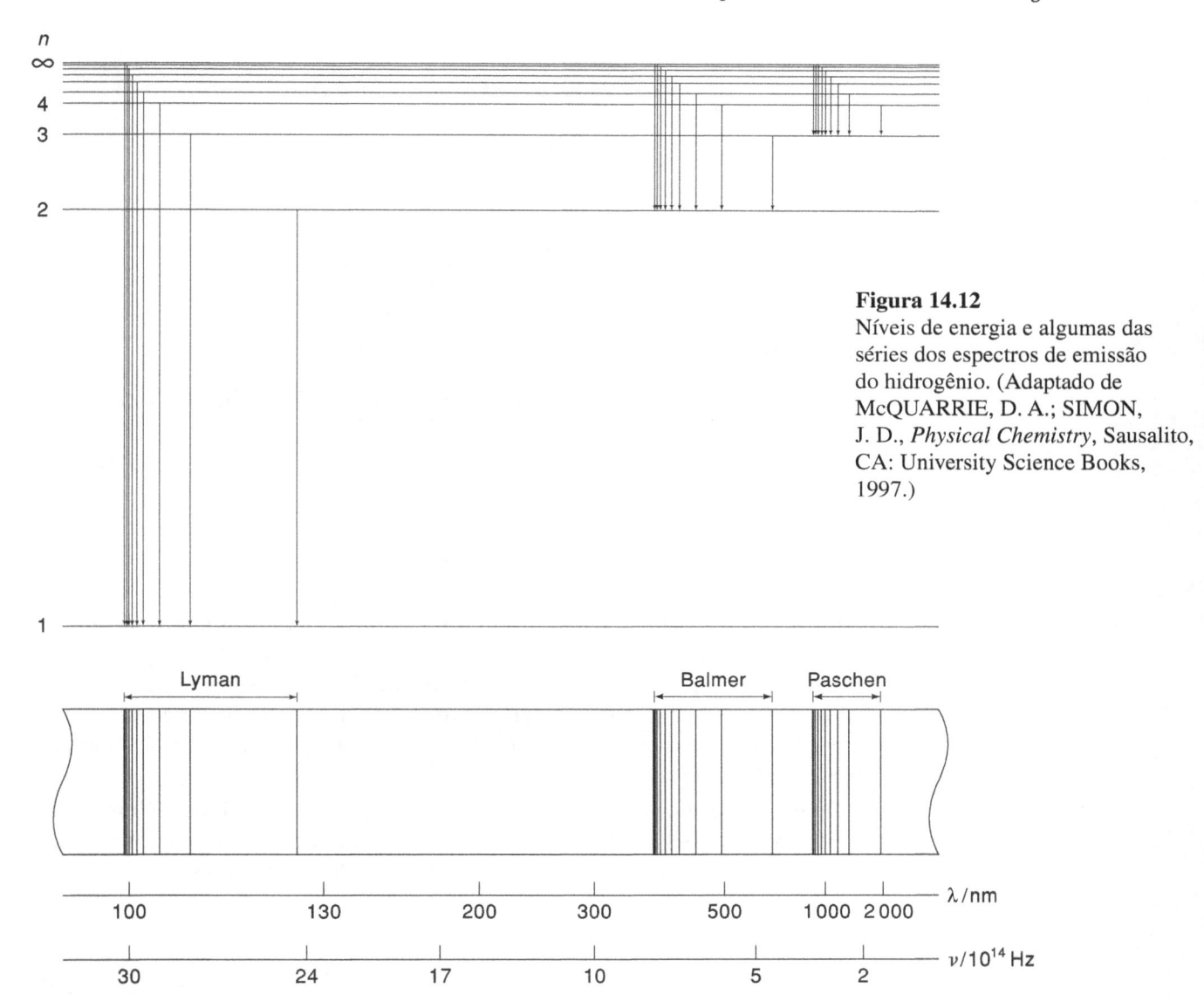

Figura 14.12
Níveis de energia e algumas das séries dos espectros de emissão do hidrogênio. (Adaptado de McQUARRIE, D. A.; SIMON, J. D., *Physical Chemistry*, Sausalito, CA: University Science Books, 1997.)

EXEMPLO 14.3

Calcule o comprimento de onda em nanômetros da transição $n = 4 \to 2$ no átomo de hidrogênio.

RESPOSTA

Esse é um processo de emissão. Como $n_f = 2$, essa linha pertence à série de Balmer. Calculamos o valor absoluto de $\tilde{\nu}$ a partir da Equação 14.17:

$$\tilde{\nu} = (109\,737 \text{ cm}^{-1}) \left| \left(\frac{1}{4^2} - \frac{1}{2^2} \right) \right|$$

$$= 2{,}058 \times 10^4 \text{ cm}^{-1}$$

Portanto,

$$\lambda = \frac{1}{\tilde{v}} = \frac{1}{2{,}058 \times 10^4 \text{ cm}^{-1}}$$

$$= 4{,}86 \times 10^{-5} \text{ cm}$$

$$= 486 \text{ nm}$$

COMENTÁRIO

Quatro linhas espectrais na série de Balmer estão na região visível, incluindo este caso.

14.5 O postulado de de Broglie

Os físicos estavam perplexos e intrigados pela teoria de Bohr. Eles questionavam por que as energias do elétron no hidrogênio seriam quantizadas. Ou, expressando a questão mais concretamente, por que no átomo de Bohr o elétron está limitado a orbitar o núcleo a determinadas distâncias fixas? Por uma década, ninguém — nem mesmo Bohr — deu uma explicação lógica. Em 1924, o físico francês Louis de Broglie (1892–1977) deu a resposta.

De Broglie deduziu a conexão entre propriedades de partículas e ondulatórias a partir da expressão de Einstein-Planck para a energia de uma onda eletromagnética e o resultado clássico para o momento dessa onda. As duas expressões são

$$E = h\nu$$

$$p = \frac{E}{c} \tag{14.19}$$

em que p é o momento e c é a velocidade da luz. Se substituirmos E por $h\nu = hc/\lambda$, chegaremos à relação de de Broglie:

$$p = \frac{h}{\lambda}$$

ou

$$\lambda = \frac{h}{p} = \frac{h}{m\upsilon} \tag{14.20}$$

A Equação 14.20 diz que qualquer partícula de massa m movendo-se com velocidade υ terá propriedades do tipo de uma onda caracterizada por um comprimento de onda λ.

A confirmação experimental da Equação 14.20 foi fornecida pelos físicos norte-americanos Clinton Davisson (1881–1958) e Lester Germer (1896–1972) em 1927, e pelo físico britânico G. P. Thomson (1892–1975) em 1928. Quando Thomson

(a) **(b)**

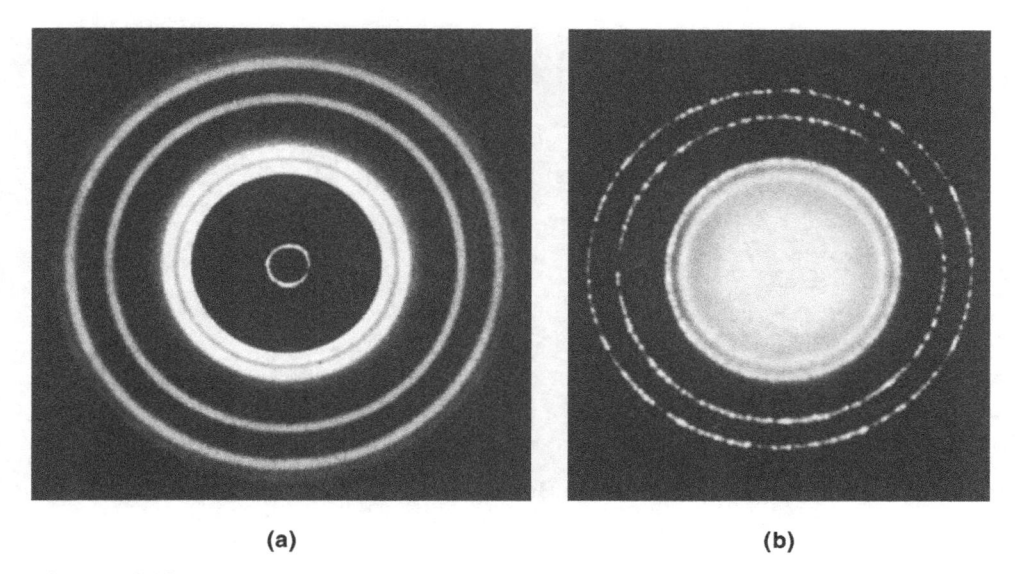

Figura 14.13
(a) Padrão de difração de raios X de uma folha de alumínio. (b) Padrão de difração de elétrons de uma folha de alumínio. A semelhança entre esses dois padrões mostra que os elétrons podem se comportar como raios X e exibir propriedades de ondas. (*Education Development Center, Newton, MA.*)

bombardeou com elétrons uma lâmina fina de uma folha de ouro, o padrão resultante de anéis concêntricos produzidos na tela se assemelhava ao padrão feito por raios X, que eram conhecidos como ondas. A Figura 14.13 mostra um padrão de difração de ondas de elétrons e de raios X que surgem de uma folha de alumínio.

EXEMPLO 14.4

Os saques mais rápidos no tênis atingem cerca de 140 mph, ou 62 m s^{-1}. Calcule o comprimento de onda associado a uma bola de tênis de $6{,}0 \times 10^{-2}$ kg que viaja a essa velocidade. Repita o cálculo para um elétron que viaja com a mesma velocidade.

RESPOSTA

Usando a Equação 14.20, escrevemos

$$\lambda = \frac{6{,}626 \times 10^{-34} \text{ J s}}{(6{,}0 \times 10^{-2} \text{ kg})(62 \text{ m s}^{-1})}$$

O fator de conversão é 1 J = 1 kg m^2 s^{-2}. Portanto,

$$\lambda = 1{,}8 \times 10^{-34} \text{ m}$$

Esse é um comprimento de onda extremamente pequeno, porque o tamanho do átomo em si é da ordem de 1×10^{-10} m. Por essa razão, as propriedades ondulatórias dessa bola de tênis não podem ser detectadas por nenhum medidor existente.

Para o elétron, temos

$$\lambda = \frac{6{,}626 \times 10^{-34} \text{ J s}}{(9{,}10939 \times 10^{-31} \text{ kg})(62 \text{ m s}^{-1})}$$

$$= 1{,}2 \times 10^{-5} \text{ m}$$

$$= 1{,}2 \times 10^{4} \text{ nm}$$

que se situa na região do infravermelho.

COMENTÁRIO

Esse exemplo mostra que a equação de de Broglie é importante somente para objetos submicroscópicos como os elétrons, os átomos e as moléculas.

De acordo com de Broglie, um elétron ligado ao núcleo se comporta como uma *onda estacionária*. Ondas estacionárias podem ser geradas dedilhando, digamos, uma corda de violão. As ondas são descritas como estacionárias porque não se movem ao longo da corda. (Figura 14.14). Alguns pontos na corda, chamados *nós*, nunca se movem; isto é, a amplitude da onda nesses pontos é zero. Quanto maior a frequência de vibração, mais curto é o comprimento de onda da onda estacionária e maior o número de nós. Como mostra a Figura 14.14, só pode haver determinados comprimentos de onda em qualquer um dos movimentos permitidos da corda. De Broglie argumentou que, se um elétron se comporta como uma onda estacionária no átomo de hidrogênio, o comprimento da onda deve se ajustar exatamente à circunferência da órbita (Figura 14.15). Caso contrário, a onda iria se cancelar parcialmente em cada órbita sucessiva. No final, a amplitude da onda estaria reduzida a zero e a onda não existiria.

A relação entre a circunferência de uma órbita permitida ($2\pi r$) e o comprimento de onda do elétron (λ) é dada por

$$2\pi r = n\lambda \qquad n = 1, 2, 3, \ldots$$

Usando a expressão para λ na Equação 14.20, obtemos

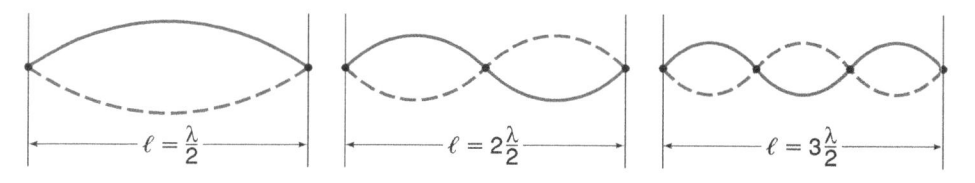

$$2\pi r = n\frac{h}{m_e v}$$

Figura 14.14
Ondas estacionárias geradas pelo dedilhar de uma corda de violão. O comprimento da corda, *l*, deve ser igual a um número inteiro multiplicado pela metade do comprimento de onda ($\lambda/2$).

(a)   **(b)**

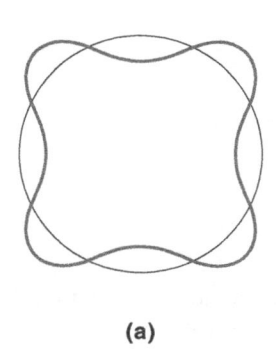

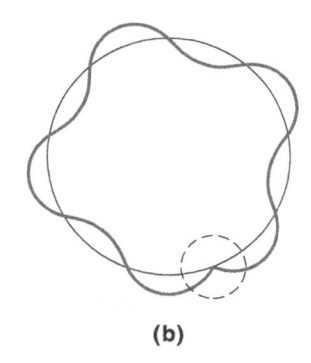

Figura 14.15
(a) A circunferência da órbita é igual a um número inteiro de comprimentos de onda. Essa é uma órbita permitida. (b) A circunferência da órbita não é igual a um número inteiro de comprimentos de onda. Como consequência, a onda do elétron não se fecha em si mesma de forma natural. Essa não é uma órbita permitida.

Rearranjando a expressão anterior, obtemos

$$m_e v r = n \frac{h}{2\pi}$$

que é idêntica à Equação 14.11. Dessa forma, o postulado de de Broglie leva à quantização do momento angular e à quantização dos estados de energia do átomo de hidrogênio.

Uma aplicação prática do comportamento ondulatório dos elétrons está no uso do microscópio eletrônico. Os olhos humanos são sensíveis à luz de comprimentos de onda no intervalo de cerca de 400 nm a 700 nm. A capacidade de ver detalhes de pequenas estruturas está limitada pelo poder de resolução de nossos sistemas ópticos. A resolução se refere à distância mínima na qual os objetos podem ser distinguidos como entidades separadas. Quaisquer dois objetos separados por uma distância menor aparecerão borrados em um único objeto. O limite inferior de resolução do olho humano sem qualquer auxílio é aproximadamente 0,2 mm, abaixo do qual não podemos ver os objetos individualmente. Por outro lado, o limite de resolução de um microscópio óptico é aproximadamente 200 nm, ou 0,2 μm. Isso significa que, com o auxílio de um microscópio óptico, podemos ver objetos do tamanho de cerca da metade do comprimento de onda da luz violeta (400 nm), mas não menores. Maior resolução é possível com um microscópio eletrônico, porque um feixe de elétrons tem propriedades que correspondem a comprimentos de onda 100 mil vezes menores que o da luz visível. Quando um feixe de elétrons é direcionado através de um campo eletrostático acelerador (duas placas paralelas com uma diferença de potencial de V volts), a energia potencial ganha por cada elétron, eV, pode ser igualada à sua energia cinética como se segue:

$$eV = \tfrac{1}{2} m_e v^2$$

ou

$$v = \sqrt{\frac{2eV}{m_e}}$$

em que e é a carga do elétron. Usando a expressão acima para a velocidade na

Equação 14.20, obtemos

$$\lambda = \frac{h}{\sqrt{2m_e eV}} \qquad (14.21)$$

EXEMPLO 14.5

Qual é o comprimento de onda de um elétron quando acelerado por uma diferença de potencial de $1,00 \times 10^3$ V?

RESPOSTA

Da Equação 14.21, escrevemos

$$\lambda = \frac{6,626 \times 10^{-34} \text{ J s}}{\sqrt{2(9,109 \times 10^{-31} \text{ kg})(1,602 \times 10^{-19} \text{ C})(1\,000 \text{ V})}}$$

Usando o fator de conversão $1\,\text{J} = 1\,\text{C} \times 1\,\text{V}$, encontramos

$$\lambda = 3,88 \times 10^{-11} \text{ m}$$
$$= 0,0388 \text{ nm}$$

Obter uma voltagem no intervalo de quilovolt ou mesmo megavolt é relativamente fácil, de modo que podem ser obtidos comprimentos de onda muito pequenos. Assim, um microscópio eletrônico difere de um óptico por ter sido a luz visível substituída por um feixe de elétrons. O comprimento de onda muito mais curto produz melhor resolução. Essa técnica nos permite "ver" moléculas grandes como também átomos pesados. A maior vantagem da microscopia eletrônica em relação à difração de raios X está no fato de que os elétrons são partículas carregadas e podem ser focalizados facilmente gerando imagens através de campos elétricos e magnéticos que atuam como lentes. Os raios X não têm carga e, portanto, não podem ser focalizados dessa maneira; não são conhecidas lentes condensadoras para raios X.

14.6 O princípio da incerteza de Heisenberg

Em 1927, o físico alemão Werner Heisenberger (1901–1976) propôs um princípio que tem importância suprema nos fundamentos filosóficos da mecânica quântica. Ele deduziu que, quando as incertezas nas medidas *simultâneas* de momento e posição de uma partícula são multiplicadas, o produto é aproximadamente igual à constante de Planck dividida por 4π. Matematicamente, isso pode ser expresso como

$$\Delta x \Delta p \geq \frac{h}{4\pi} \qquad (14.22)$$

em que Δ significa "incerteza em." Assim, Δx é a incerteza na posição, e Δp é a incerteza no momento. Claro que, se as incertezas medidas na posição e no momento forem grandes, seu produto pode ser substancialmente maior que $h/4\pi$. A Equação 14.22, que é a expressão matemática do *princípio da incerteza de Heisenberg*, significa que, mesmo nas condições mais favoráveis para medir a posição e o momento, o limite inferior da incerteza será sempre dado por $h/4\pi$.

Conceitualmente, podemos ver por que o princípio da incerteza deve existir. Qualquer medida em um sistema tem de, necessariamente, resultar em alguma perturbação no sistema. Suponha que queiramos determinar a posição de um objeto mecânico-quântico, digamos um elétron. Para localizar o elétron em um intervalo de distância Δx, precisamos empregar luz com um comprimento de onda da ordem de $\lambda \approx \Delta x$. Durante a interação (colisão) entre o fóton e o elétron, parte do momento do fóton ($p = h/\lambda$) será transferida para o elétron. Dessa forma, o próprio ato de tentar "ver" o elétron mudou seu momento. Se quisermos localizar o elétron mais precisamente, então teremos de usar uma luz de comprimento de onda menor. Consequentemente, os fótons da luz possuirão um momento maior, resultando em uma correspondente maior variação do momento do elétron. Em essência, para tornar Δx tão pequeno quanto possível, a incerteza no momento (Δp) se tornará ao mesmo tempo correspondentemente maior. De modo similar, se projetarmos uma experiência para determinar o momento do elétron tão precisamente quanto pudermos, então a incerteza na sua posição se tornará simultaneamente grande. Tenha em mente que essa incerteza *não* é o resultado de medidas ou técnicas experimentais pobres — é uma propriedade fundamental do ato de medida em si.

E os objetos macroscópicos? Por causa de seu grande tamanho comparado com os sistemas mecânico-quânticos, as incertezas decorrentes das interações de observação na medida da posição e do momento de uma bola de beisebol, por exemplo, são completamente desprezíveis. Assim, podemos determinar precisamente a posição e o momento de um objeto macroscópico simultaneamente. A constante de Planck é um número tão pequeno que se torna importante somente quando lidamos com partículas na escala atômica.

EXEMPLO 14.6

(a) No exemplo 14.2, vimos que o raio de Bohr do átomo de hidrogênio é 0,529 Å, ou 0,0529 nm. Supondo que conhecemos a posição de um elétron nessa órbita com uma precisão de 1% do raio, calcule a incerteza na velocidade do elétron. (b) Uma bola de beisebol (0,15 kg) lançada a uma velocidade de 100 mph tem um momento de 6,7 kg m s^{-1}. Se a incerteza na medida desse momento é $1,0 \times 10^{-7}$ do momento, calcule a incerteza na posição da bola.

RESPOSTA

(a) A incerteza na posição do elétron é

$$\Delta x = 0,01 \times 0,0529 \text{ nm}$$
$$= 5,29 \times 10^{-4} \text{ nm}$$
$$= 5,29 \times 10^{-13} \text{ m}$$

Da Equação 14.22,

$$\Delta p = \frac{h}{4\pi \Delta x}$$

$$= \frac{6{,}626 \times 10^{-34} \text{ J s}}{4\pi(5{,}29 \times 10^{-13} \text{ m})}$$

$$= 9{,}97 \times 10^{-23} \text{ kg m s}^{-1}$$

Como $\Delta p = m\Delta v$, a incerteza na velocidade é dada por

$$\Delta v = \frac{9{,}97 \times 10^{-23} \text{ kg m s}^{-1}}{9{,}1095 \times 10^{-31} \text{ kg}}$$

$$= 1{,}1 \times 10^{8} \text{ m s}^{-1}$$

Vemos que a incerteza na velocidade do elétron é da mesma ordem de grandeza que a velocidade da luz (3×10^8 m s^{-1}). Nesse nível de incerteza, praticamente não temos nenhuma ideia da velocidade do elétron.

(b) A incerteza na posição da bola de beisebol é

$$\Delta x = \frac{h}{4\pi \Delta p}$$

$$= \frac{6{,}626 \times 10^{-34} \text{ J s}}{4\pi \times 1 \times 10^{-7} \times 6{,}7 \text{ kg m s}^{-1}}$$

$$= 7{,}9 \times 10^{-29} \text{ m}$$

Esse é um número tão pequeno que não tem nenhuma consequência.

COMENTÁRIO

O princípio da incerteza é desprezível no mundo de objetos macroscópicos, mas é muito importante para objetos com massas muito pequenas, como o elétron. Note que usamos o sinal de igual em vez do sinal "maior que" na Equação 14.22 para obter o valor mínimo da incerteza.

Finalmente, salientamos que o princípio da incerteza de Heisenberg também pode ser expresso nos termos da energia e do tempo, conforme mostrado abaixo. Como

$$\text{momento} = \text{massa} \times \text{velocidade}$$

$$= \text{massa} \times \frac{\text{velocidade}}{\text{tempo}} \times \text{tempo}$$

$$= \text{força} \times \text{tempo}$$

Então,

$$\text{momento} \times \text{distância} = \text{força} \times \text{distância} \times \text{tempo}$$
$$= \text{energia} \times \text{tempo}$$

ou

$$\Delta x \Delta p = \Delta E \Delta t$$

em que ΔE é a incerteza na energia quando o sistema se encontra em determinado estado, e Δt é o intervalo de tempo durante o qual o sistema está nesse estado. A Equação 14.22 pode agora ser escrita como

$$\Delta E \Delta t \geq \frac{h}{4\pi} \quad (14.23)$$

Assim, não podemos medir a energia (cinética) de uma partícula com precisão absoluta (isto é, ter $\Delta E = 0$) em um intervalo finito de tempo. A Equação 14.23 é particularmente útil para estimar as larguras de linhas espectrais (ver a Seção 17.1). Na linguagem da mecânica quântica, o momento e a posição formam um *par conjugado*, assim como a energia e o tempo. Retornaremos a esse ponto no Capítulo 17.

14.7 A equação de onda de Schrödinger

A teoria de Bohr do átomo de hidrogênio foi um dos primeiros triunfos da teoria quântica. Entretanto, logo se verificou que era inadequada, pois não podia explicar os espectros de emissão de átomos mais complexos (como o hélio), ou o comportamento dos átomos em um campo magnético. Além disso, a noção de que o elétron se encontra em círculos ao redor do núcleo em uma órbita bem determinada é inconsistente com o princípio da incerteza. Uma equação geral era necessária para os sistemas submicroscópicos, comparável à de Newton para os corpos macroscópicos. Em 1926, o físico austríaco Erwin Schrödinger (1887–1961) forneceu a equação necessária.

Quando expressa em uma dimensão (digamos x), a equação de Schrödinger é dada por

$$-\frac{h^2}{8\pi^2 m}\frac{d^2\psi}{dx^2} + V\psi = E\psi \quad (14.24)$$

em que V é a energia potencial, E é a energia total do sistema e h é a familiar constante de Planck. As propriedades de partículas estão representadas pela massa m, e as propriedades ondulatórias pela função de onda ψ. A Equação 14.24 não contém o tempo e é chamada *equação de Schrödinger independente do tempo*. As funções de onda obtidas da Equação 14.24 são chamadas *funções de onda dos estados estacionários* porque elas não variam com o tempo.* Na mecânica clássica, a energia total (E) é dada pela soma da energia cinética (T) e da energia potencial (V):

$$T + V = E \quad (14.25)$$

---

* Uma equação de Schrödinger mais geral contém uma dependência com o tempo e pode ser aplicada ao estudo de transições espectroscópicas, por exemplo. Entretanto, muitos problemas de interesse químico podem ser descritos pela equação de Schrödinger independente do tempo.

A principal diferença entre as Equações 14.24 e 14.25 está no fato de que, na primeira, T é substituído por um operador de energia cinética (ver o Apêndice A):

$$-\frac{h^2}{8\pi^2 m}\frac{d^2}{dx^2}$$

Tenha em mente que a equação de onda de Schrödinger, como as leis de movimento de Newton, não pode ser obtida de primeiros princípios. Ao contrário, foi obtida por analogia com a mecânica clássica e com a óptica.

Como devemos interpretar ψ? Como uma função de onda matemática, ela não tem nenhum significado físico. De fato, ela até pode ser uma função complexa; isto é, pode conter o termo $i = \sqrt{-1}$. Entretanto, o físico alemão Max Born (1882–1970) sugeriu em 1926 que, para um sistema unidimensional, por exemplo, a probabilidade de achar a partícula entre x e $x + dx$ é dada por $\psi^2(x)dx$.[†] O produto $\psi^2(x)$ pode ser interpretado como uma densidade de probabilidade. Anteriormente, havíamos mencionado que a intensidade da luz é proporcional ao quadrado da amplitude da onda. Analogamente, se ψ representa a propriedade ondulatória da partícula, então a probabilidade de localizar a partícula em algum ponto do espaço é dada pelo valor de ψ^2 nesse ponto.

> Em geral, ψ é uma função das coordenadas x, y e z.

Para a Equação 14.24 se aplicar a qualquer sistema, ψ deve ser uma função de onda "bem comportada", e as condições para isso são

1. ψ deve ser unívoca em qualquer ponto.
2. ψ deve ser finita em qualquer ponto.
3. ψ deve ser uma função suave ou contínua de suas coordenadas, e suas derivadas primeiras relativamente às coordenadas devem ser também contínuas.

A condição 1 significa que pode haver somente uma probabilidade de encontrar o sistema (partícula) em determinado ponto no espaço. A condição 2 é necessária porque muitas soluções matematicamente aceitáveis da equação de Schrödinger levam a soluções infinitas e que, portanto, são fisicamente não aceitáveis. Como a equação de Schrödinger é uma equação diferencial de segunda ordem, a condição 3 impõe que $d^2\psi/dx^2$ seja bem definida; isso significa que ψ e $d\psi/dx$ devem ser contínuas. A Figura 14.16 mostra alguns exemplos de funções de onda não aceitáveis.

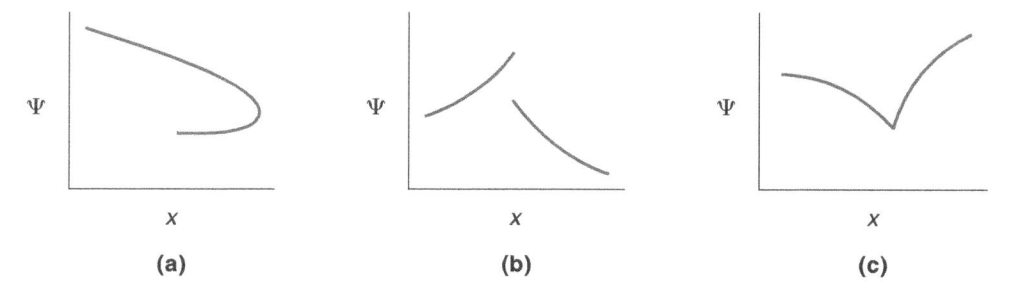

Figura 14.16
Funções de onda não aceitáveis. (a) A função de onda não é unívoca. (b) A função de onda não é contínua. (c) O coeficiente angular da função, $d\psi/dx$, é descontínuo.

[†] Rigorosamente falando, essa probabilidade deve ser dada por $\psi^*(x)\,\psi(x)\,dx$, em que $\psi^*(x)$ é o *conjugado complexo* de $\psi(x)$. Acha-se o conjugado complexo substituindo i por $-i$ em todo lugar em que aparecer na função $\psi(x)$. Por exemplo, se $\psi(x)$ é uma função complexa dada por $a + ib$, então $\psi^*(x) = a - ib$, e $\psi^*(x)\,\psi(x) = (a+ib)(a-ib) = a^2 + b^2$. Dessa forma, o produto $\psi^*(x)\psi(x)$ será *sempre* positivo e real. Se $\psi(x)$ é uma função real (isto é, não contém i), então $\psi^*(x)$ é igual a $\psi(x)$.

A equação de onda de Schrödinger marcou o começo de uma nova era na física, conhecida como era da mecânica ondulatória ou da mecânica quântica.

14.8 Partícula em uma caixa unidimensional

A equação de onda de Schrödinger permite resolver um problema particularmente simples, ou seja, o de uma partícula em uma caixa unidimensional. A situação é a de um problema-modelo, que pode ser aplicado a situações reais de interesse químico e biológico.

Suponha que temos uma partícula de massa m confinada em uma caixa unidimensional de comprimento L e imagine que a partícula esteja se movendo ao longo de um pedaço de fio reto. Por simplicidade, vamos supor que a partícula tem uma energia potencial igual a zero dentro da caixa (ou no fio), isto é, $V = 0$; ela tem energia cinética somente. Em cada extremidade da caixa está uma parede de energia potencial infinita, de modo que é nula a probabilidade de encontrar a partícula nas paredes ($x = 0$ e $x = L$) ou fora da caixa (Figura 14.17). Agora a Equação 14.24 pode ser escrita como

$$-\frac{h^2}{8\pi^2 m}\frac{d^2\psi}{dx^2} = E\psi \qquad (14.26)$$

Estamos interessados em conhecer os valores de E e de ψ que a partícula pode ter. A Equação 14.26 nos diz que a função de onda, ψ, é tal que, quando derivada duas vezes em relação a x, obtém-se a função original de volta. Exemplos desse tipo são as funções trigonométricas e as exponenciais. Como tentativa de solução, façamos:

$$\psi = A \operatorname{sen} kx + B \cos kx \qquad (14.27)$$

em que A, B e k são constantes. Essa é uma solução geral da equação diferencial de segunda ordem de Schrödinger. Para continuar e encontrar uma solução em particular, é preciso determinar as constantes usando as *condições de contorno*. Como a probabilidade de encontrar a partícula em cada extremidade da caixa é zero, tanto $\psi(0)$ como $\psi(L)$ são zero. Para $x = 0$, temos sen $0 = 0$ e cos $0 = 1$; portanto, B deve ser zero. A Equação 14.27 se reduz, então, a

$$\psi = A \operatorname{sen} kx \qquad (14.28)$$

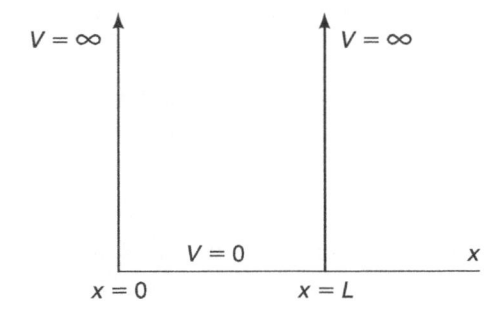

Figura 14.17
Caixa unidimensional com barreiras de potencial infinitas.

Agora derivamos ψ em relação a x para obter

$$\frac{d\psi}{dx} = kA\cos kx$$

$$\frac{d^2\psi}{dx^2} = -k^2 A \operatorname{sen} kx$$

$$= -k^2 \psi \tag{14.29}$$

Das Equações 14.26 e 14.29, obtemos

$$k^2 = \frac{8\pi^2 mE}{h^2}$$

ou

$$k = \left(\frac{8\pi^2 mE}{h^2}\right)^{1/2} \tag{14.30}$$

Substituindo a Equação 14.30 na Equação 14.28 resulta

$$\psi = A \operatorname{sen}\left(\frac{8\pi^2 mE}{h^2}\right)^{1/2} x \tag{14.31}$$

Matematicamente, um número infinito de soluções pode satisfazer a Equação 14.31, porque A pode ter qualquer valor. Fisicamente, entretanto, ψ deve satisfazer as seguintes condições de contorno:

$$\text{em } x = 0, \quad \psi = 0$$

e

$$\text{em } x = L, \quad \psi = 0$$

A segunda condição, quando aplicada à Equação 14.31, resulta em

$$0 = A \operatorname{sen}\left(\frac{8\pi^2 mE}{h^2}\right)^{1/2} L$$

Como $A = 0$ é uma solução trivial, em geral, temos*

$$\left(\frac{8\pi^2 mE}{h^2}\right)^{1/2} L = n\pi \quad \text{em que } n = 1, 2, 3, \ldots$$

Notando que

$$\operatorname{sen} \pi = \operatorname{sen} 2\pi = \operatorname{sen} 3\pi = \cdots = 0$$

---

* Note que a condição $n = 0$ é eliminada porque leva ao resultado $(8\pi^2 mE/h^2)^{1/2} = 0$ e assim, da Equação 14.31, $\psi = 0$ para todos os valores de x. Esse é um resultado fisicamente impossível porque significa que a probabilidade de encontrar a partícula em algum lugar na caixa é sempre zero.

chegamos ao resultado

$$E_n = \frac{n^2 h^2}{8mL^2} \qquad (14.32)$$

em que E_n é a energia do n-ésimo nível. Substituindo a Equação 14.32 na Equação 14.31, obtemos

$$\psi_n = A \operatorname{sen} \frac{n\pi}{L} x \qquad (14.33)$$

O próximo passo é determinar A. Começamos sabendo que, como a partícula deve permanecer dentro da caixa, a probabilidade total de encontrá-la entre $x = 0$ e $x = L$ deve ser unitária. Dessa forma, realizamos o processo de *normalização* escrevendo

$$\int_0^L \psi^2 dx = 1 \qquad (14.34)$$

em que $\psi^2\, dx$ fornece a probabilidade de encontrar a partícula entre x e $x + dx$. Substituindo a função de onda, temos

$$A^2 \int_0^L \operatorname{sen}^2 \frac{n\pi}{L} x\, dx = 1$$

A resolução da integral definida na expressão acima leva a*

$$A^2 \frac{L}{2} = 1$$

ou

$$A = \sqrt{\frac{2}{L}}$$

Finalmente, temos a função de onda *normalizada*

$$\psi_n = \sqrt{\frac{2}{L}} \operatorname{sen} \frac{n\pi}{L} x \qquad (14.35)$$

A quantidade $\sqrt{\frac{2}{L}}$ é denominada constante de normalização.

Gráficos dos níveis de energia permitidos, como também de ψ e ψ^2 são mostrados na Figura 14.18.

Várias conclusões importantes podem ser obtidas desse modelo:

1. A energia (cinética) da partícula é quantizada conforme a Equação 14.32.
2. O nível mais baixo de energia não é zero, mas igual a $h^2/8mL^2$. Essa *energia do ponto zero* pode ser explicada pelo princípio da incerteza de Heisenberg. Se a partícula pudesse ter energia cinética nula, sua velocidade também seria zero;

---

* Essa integral definida é calculada usando a relação

$$\int \operatorname{sen}^2 ax\, dx = \frac{x}{2} - \frac{\operatorname{sen} 2ax}{4a}$$

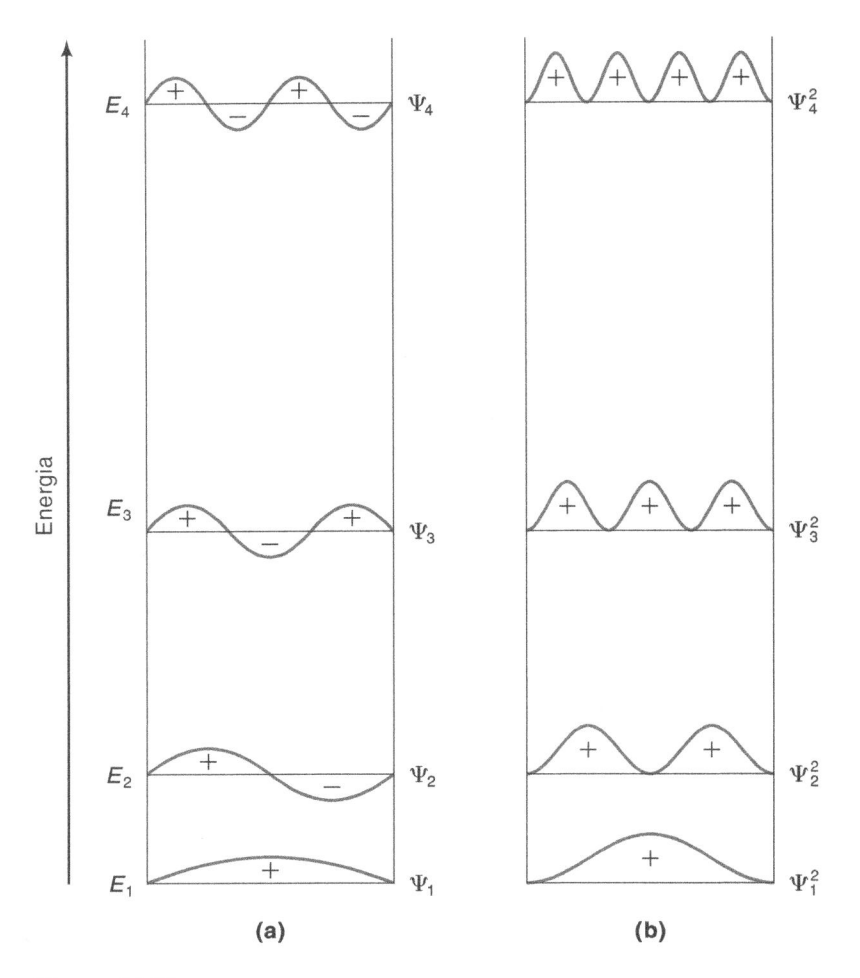

Figura 14.18
Gráficos de (a) ψ e (b) ψ^2 para os quatro primeiros níveis de energia em uma caixa unidimensional com barreiras de potencial infinitas.

consequentemente, não haveria incerteza na determinação de seu momento. De acordo com a Equação 14.22, Δx seria infinito. Se a caixa é de tamanho finito, entretanto, a incerteza na determinação da posição da partícula não pode exceder L; portanto, uma energia igual a zero violaria o princípio da incerteza de Heisenberg. Tenha em mente que a energia do ponto zero significa que a partícula nunca pode estar em repouso porque sua energia mais baixa não é zero.

3. Dependendo do valor de n, o comportamento ondulatório da partícula é descrito pela Equação (14.35), mas a probabilidade é dada por ψ_n^2, que é sempre positiva. (De fato, as funções de onda assemelham-se a ondas estacionárias vibrando em uma corda, como mostrado na Figura 14.14.) Para $n = 1$, a probabilidade máxima está em $x = L/2$; para $n = 2$, o máximo ocorre em $x = L/4$ e $x = 3L/4$, e a probabilidade é zero em $x = L/2$. O ponto no qual ψ (e daí ψ^2) é zero é denominado nó. Em geral, o número de nós aumenta com o aumento na energia. Na mecânica clássica, a probabilidade de encontrar a partícula é a mesma para todos os pontos ao longo da caixa, independentemente de sua energia cinética.

4. Como mostra a Equação 14.32, a energia do sistema é inversamente proporcional à massa da partícula. Para objetos macroscópicos, m é muito grande, de modo que a diferença de energia entre níveis sucessivos seria extremamente pequena. Isso significa que a energia do sistema não é quantizada; ao contrário, pode variar continuamente. A dependência inversa da energia com L^2 significa que, se confinarmos a molécula em um recipiente de dimensões macroscópicas, a energia também variará de maneira contínua, em vez de uma forma quantizada. Já encontramos esse resultado anteriormente em nossa derivação da energia cinética translacional de gases no Capítulo 3. Em resumo, quando tratamos com sistemas de dimensões macroscópicas, os efeitos mecânico-quânticos desaparecem e temos um comportamento mecânico clássico.

EXEMPLO 14.7

Um elétron é colocado em uma caixa unidimensional de comprimento 0,10 nm (aproximadamente do tamanho de um átomo). (a) Calcule a diferença de energia entre os estados do elétron com $n = 2$ e $n = 1$. (b) Repita o cálculo em (a) para uma molécula de N_2 em um recipiente cujo comprimento é 10 cm. (c) Para o caso (a), calcule a probabilidade de encontrar o elétron entre $x = 0$ e $x = L/2$ no estado $n = 1$.

RESPOSTA

(a) Da Equação 14.32, escrevemos a diferença de energia entre os estados $n = 1$ e $n = 2$, ΔE, como

$$\Delta E = E_2 - E_1$$

$$= \frac{2^2 h^2}{8mL^2} - \frac{1^2 h^2}{8mL^2}$$

$$= \frac{(4-1)(6{,}626 \times 10^{-34} \text{ J s})^2}{8(9{,}109 \times 10^{-31} \text{ kg})[(0{,}10 \text{ nm})(1 \times 10^{-9} \text{ m/1 nm})]^2}$$

$$= 1{,}8 \times 10^{-17} \text{ J}$$

Essa diferença de energia é de magnitude comparável à obtida entre os estados $n = 1$ e $n = 2$ no átomo de hidrogênio (ver a Equação 14.16).

(b) A massa de uma molécula de N_2 é $4{,}65 \times 10^{-26}$ kg; portanto, escrevemos

$$\Delta E = E_2 - E_1$$

$$= \frac{(4-1)(6{,}626 \times 10^{-34} \text{ J s})^2}{8(4{,}65 \times 10^{-26} \text{ kg})[(10 \text{ cm})(1 \times 10^{-2} \text{ m/1 cm})]^2}$$

$$= 3{,}5 \times 10^{-40} \text{ J}$$

Essa diferença de energia é cerca de 23 ordens de grandeza menor que a de (a), significando que a energia translacional da molécula de N_2 varia de maneira essencialmente contínua. Esse resultado confirma nossa afirmação anterior de que, quando as moléculas são confinadas em sistemas macroscópicos, seus movimentos translacionais são governados pela mecânica clássica.

(c) A probabilidade (P) de que o elétron seja encontrado entre $x = 0$ e $x = L/2$ é

$$P = \int_0^{L/2} \psi^2 dx$$

Usando a função de onda normalizada na Equação 14.35 e fazendo $n = 1$,

$$P = \frac{2}{L} \int_0^{L/2} \text{sen}^2 \frac{\pi}{L} x\, dx$$

$$= \frac{2}{L} \left[\frac{x}{2} - \frac{\text{sen } 2(\pi/L)x}{4(\pi/L)} \right]_0^{L/2}$$

$$= \frac{1}{2}$$

que não é um resultado inesperado tanto clássica como quanticamente.

O problema da partícula em uma caixa unidimensional nos mostra que, quando uma partícula submicroscópica se encontra em um *estado ligado*, isto é, quando seu movimento está restrito por barreiras de potencial, seus valores de energia devem ser quantizados. Esse é exatamente o caso dos elétrons nos átomos. De fato, podemos prever várias propriedades atômicas usando o modelo de uma partícula em uma caixa tridimensional. Por exemplo, as energias de um elétron em um átomo de hidrogênio devem ser quantizadas. Além disso, o elétron deve possuir três números quânticos (um para cada dimensão). Esse sistema e outros correlatos serão discutidos mais adiante.

Espectro eletrônico de polienos

Uma aplicação do modelo da partícula em uma caixa unidimensional é a análise dos espectros eletrônicos de polienos. Os polienos são importantes sistemas π conjugados (com ligações C–C e C=C alternantes) que desempenham um papel na fotossíntese e na visão (ver o Capítulo 19). Considere o polieno mais simples, o butadieno,

$$H_2C=CH-CH=CH_2$$

que contém quatro elétrons π. Embora o butadieno, como todos os outros polienos, não tenha a forma linear, supomos que os elétrons π se movem ao longo da molécula como partículas em uma caixa unidimensional. A energia potencial ao longo da cadeia é constante, mas cresce abruptamente nas extremidades. Como consequência, as energias dos elétrons π são quantizadas. Essa suposição é chamada *modelo do elétron livre* e permite calcular as diferenças entre níveis de energia e predizer o comprimento de onda associado com as transições eletrônicas.

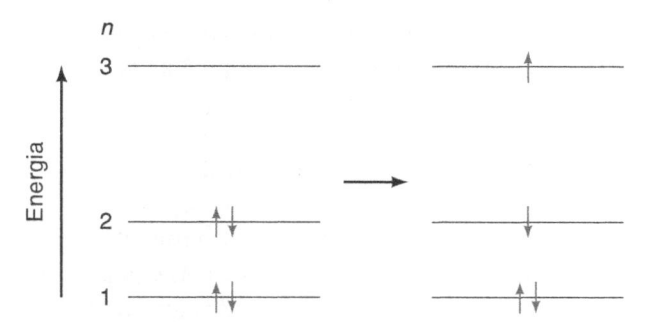

Figura 14.19
Níveis de energia π no butadieno. A transição eletrônica ocorre entre o nível ocupado mais alto e o nível desocupado mais baixo.

A Figura 14.19 mostra os níveis de energia π para o butadieno. De acordo com o princípio de exclusão de Pauli (ver a Seção 14.11), os elétrons em cada nível de energia têm *spins* opostos. A transição eletrônica que nos interessa é a do nível ocupado mais alto para o nível desocupado mais baixo (porque em geral é medido experimentalmente), isto é, a transição $n = 2 \rightarrow 3$. Da Equação 14.32, podemos derivar uma expressão geral para o comprimento de onda dessa transição como se segue. O número de níveis de energia ocupados é $N/2$, em que N é o número de átomos de carbono. Esse número ($N/2$) é também igual ao número quântico do nível ocupado mais alto. A transição, então, é do nível $N/2$ para o nível $(N/2) + 1$, e a diferença de energia é

$$\Delta E = \frac{[(N/2) + 1]^2 h^2}{8m_e L^2} - \frac{(N/2)^2 h^2}{8m_e L^2}$$

$$= \left[\left(\frac{N}{2} + 1\right)^2 - \left(\frac{N}{2}\right)^2\right] \frac{h^2}{8m_e L^2}$$

$$= (N + 1)\frac{h^2}{8m_e L^2} \tag{14.36}$$

Usando as relações $c = \lambda v$ e $\Delta E = hv$, chegamos à seguinte expressão para o comprimento de onda

$$\lambda = \frac{hc}{\Delta E} = \frac{8m_e L^2 c}{h(N + 1)} \tag{14.37}$$

Para o butadieno, temos $N = 4$. Para calcular o valor de L, o comprimento da molécula, usamos os comprimentos de ligação de 1,54 Å (154 pm) para as ligações C–C e 1,35 Å (135 pm) para as ligações C=C, mais a distância igual ao raio do átomo de carbono em cada extremidade (0,77 Å ou 77 pm). Assim, o comprimento da molécula fica sendo $(2 \times 135 \text{ pm}) + 154 \text{ pm} + (2 \times 77 \text{ pm}) = 578$ pm, ou $5,78 \times 10^{-10}$ m, de modo que

$$\lambda = \frac{8(9,1095 \times 10^{-31} \text{ kg})(5,78 \times 10^{-10} \text{ m})^2(3,00 \times 10^8 \text{ m s}^{-1})}{(6,626 \times 10^{-34} \text{ J s})(4 + 1)}$$

$$= 2,20 \times 10^{-7} \text{ m, ou 220 nm}$$

O comprimento de onda medido experimentalmente é 217 nm. Considerando a simplicidade do modelo, a concordância é excepcionalmente boa.

14.9 Tunelamento mecânico-quântico

O que aconteceria se as paredes de potencial nas extremidades da caixa unidimensional não fossem infinitamente altas? A partícula escaparia quando sua energia cinética se tornasse igual ou maior que a energia potencial da barreira. O que é mais surpreendente, entretanto, é o fato de que podemos encontrar a partícula fora da caixa mesmo se sua energia cinética não for suficiente para alcançar o topo da barreira! Esse fenômeno, conhecido como *tunelamento mecânico-quântico*, não tem análogo na física clássica. Ele surge como consequência da natureza ondulatória das partículas. O tunelamento mecânico-quântico tem muitas implicações profundas na química e na biologia.*

O fenômeno do tunelamento mecânico-quântico foi introduzido pelo físico russo-americano George Gamow (1904–1968), entre outros, em 1928 para explicar o decaimento α, um processo no qual um núcleo decai espontaneamente emitindo uma partícula α, que é um núcleo de hélio (He^{2+}); por exemplo,

$$^{238}_{92}U \rightarrow \,^{234}_{90}Th + \alpha \quad t_{1/2} = 4,51 \times 10^9 \text{ anos}$$

O dilema que os físicos enfrentavam era o seguinte: para o decaimento do U-238, a energia (cinética) medida da partícula α emitida era aproximadamente 4 MeV,[†] ao passo que a barreira coulômbica era da ordem de 250 MeV. (Imagine a partícula α no centro do núcleo. Ela está cercada por outros prótons e, portanto, se comporta como uma partícula presa em uma caixa unidimensional. As barreiras de potencial são o resultado de repulsões eletrostáticas em virtude dos outros prótons presentes. A altura da barreira pode ser calculada a partir do raio do núcleo e de seu número atômico.) A questão que surge naturalmente é como a partícula α pode sobrepor a barreira e escapar do núcleo. Gamow sugeriu que, sendo a partícula α um objeto mecânico-quântico, tem propriedades ondulatórias que lhe permitem penetrar a barreira de potencial, como mostrado na Figura 14.20. Essa explicação veio a ser correta. Em geral, para barreiras de potencial finitas, há sempre alguma probabilidade de encontrar a partícula fora da caixa.

A probabilidade (P) de ocorrer o tunelamento da partícula através da barreira é proporcional à quantidade[‡]

$$P = \exp\left[-\frac{4\pi a}{h}\{2m(V-E)\}^{1/2}\right] \quad V > E \qquad (14.38)$$

em que exp significa exponencial, V é a barreira de potencial, E é a energia da partícula e a é a largura da barreira. Claramente, a menos que $V = \infty$ ou $a = \infty$, há sempre uma probabilidade de que a partícula escape, embora P possa ser um número

---

[*] Ver SCOTT, W. T., *J. Chem. Educ.*, **48**, 524 (1971) para uma ilustração muito interessante do tunelamento mecânico-quântico.

[†] Na física nuclear e na química nuclear, a unidade comum de energia é o eV ou o MeV (1×10^6 eV), em que 1 eV = $1,602 \times 10^{-19}$ J.

[‡] Para uma derivação, ver PILAR, F. L. *Elementary Quantum Chemistry*, 2. Ed. Nova York: McGraw-Hill, 1990.

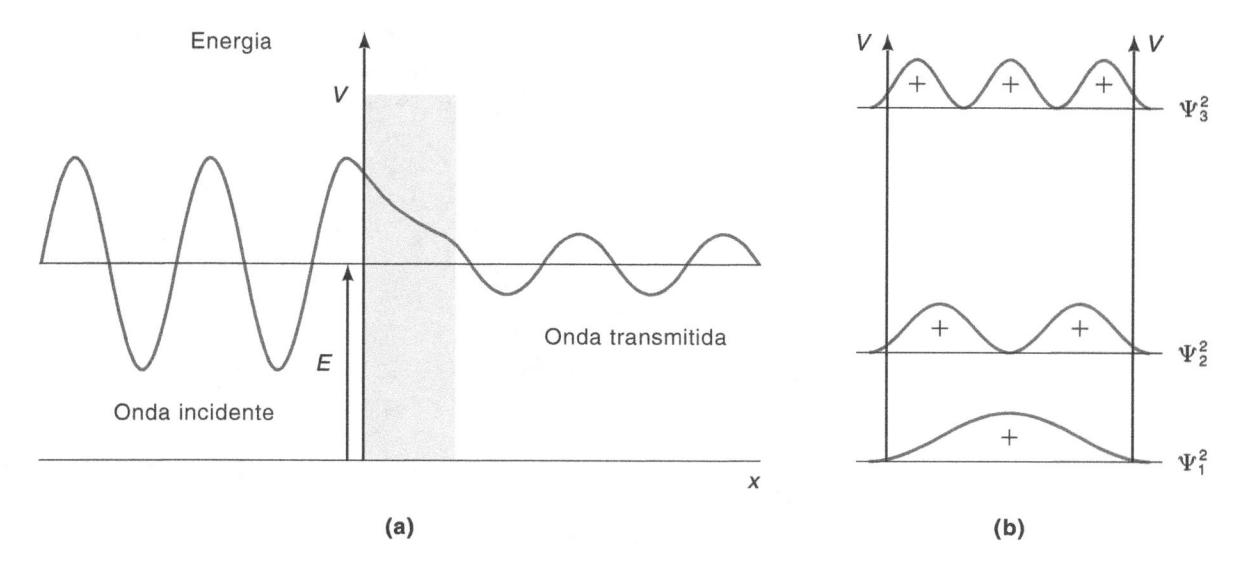

Figura 14.20
(a) Diagrama esquemático que mostra o tunelamento através de uma barreira de potencial finita. A partícula está se movendo da esquerda para a direita. A maior parte da onda incidente da partícula está sendo refletida para trás. Uma pequena parte da onda penetra a barreira, emergindo do outro lado com uma diminuição na amplitude. (b) Gráficos de ψ^2 para uma partícula em uma caixa unidimensional com barreiras finitas de energia potencial. Observe que as curvas se estendem para fora da caixa.

muito pequeno. Esse é certamente o caso do decaimento α do U-238, que tem uma meia-vida extremamente grande. Fisicamente, um valor de P muito pequeno significa que as partículas α têm que colidir com a barreira muitas e muitas vezes antes que uma delas possa escapar do núcleo. Como mostra a Equação 14.38, o tunelamento mecânico-quântico é mais provável de ocorrer (para valores comparáveis de V e a) com partículas leves como elétrons, prótons e átomos de hidrogênio.

O perfil de energia de uma reação química é, em geral, descrito em termos de moléculas reagentes adquirindo energia suficiente para sobrepor a barreira da energia de ativação para formar produtos (ver a Figura 12.14). Entretanto, em alguns casos (por exemplo, determinadas reações de troca de elétrons), as reações prosseguem mesmo quando uma quantidade insuficiente de energia está disponível. Esses resultados têm sido atribuídos ao tunelamento mecânico-quântico. Como outro exemplo, considere a rotação interna no etano. A rotação em torno da ligação C–C no etano, embora muito rápida, não é completamente livre. A Figura 14.21 mostra como a energia potencial varia com a conformação do etano. Estudos espectroscópicos de compostos que contêm o grupo metila demonstram que, em temperaturas suficientemente baixas, quando as moléculas não possuem energia cinética suficiente para sobrepor a barreira de energia potencial, a rotação em torno da ligação C–C ainda ocorre. Esse fenômeno é também atribuído ao tunelamento mecânico-quântico.

Uma aplicação prática do efeito de tunelamento mecânico-quântico é o microscópio de varredura por tunelamento (em inglês, STM, para *scanning tunneling microscope*), mostrado na Figura 14.22. O STM consiste de uma agulha de metal de tungstênio com uma ponta muito fina, a fonte dos elétrons que "tunelam". Uma vol-

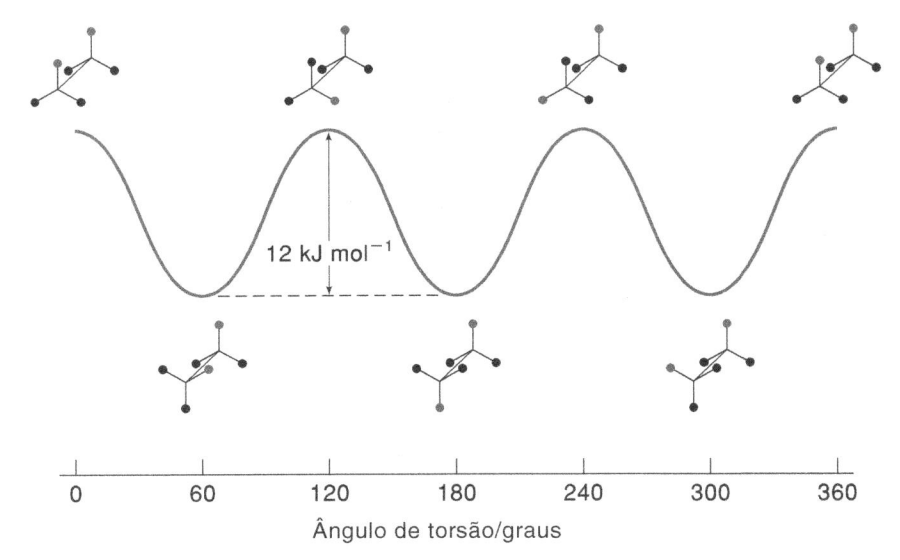

Figura 14.21
Diagrama de energia potencial para a rotação interna no etano. Dois dos átomos de H são mostrados em vermelho para indicar mais claramente o processo de rotação em torno da ligação C–C.

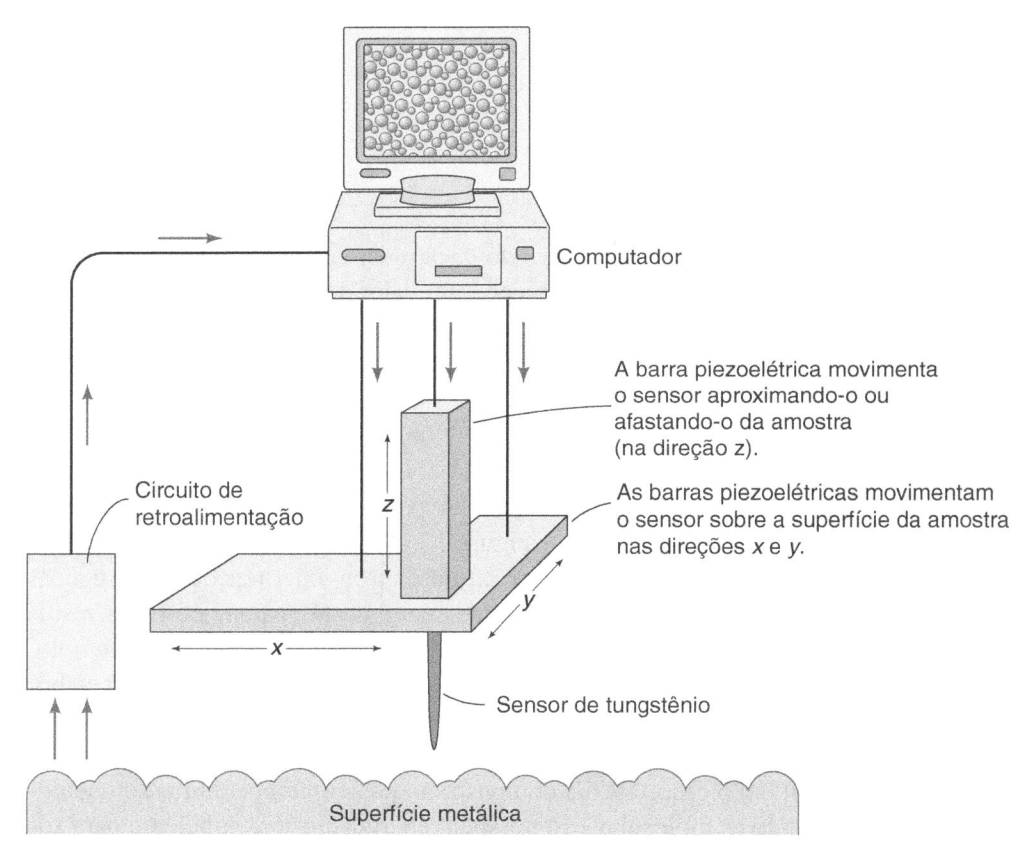

Figura 14.22
Microscópio de varredura por tunelamento. Uma corrente de tunelamento flui entre o sensor e a amostra quando há uma pequena voltagem entre elas. Um circuito de alimentação, que produz essa voltagem, percebe a corrente e varia a voltagem em uma barra piezoelétrica (a transmissão na direção z) para manter constante a distância entre o sensor e a amostra (uma superfície metálica). Um computador fornece as voltagens para as transmissões nas direções x e y para movimentar o sensor sobre a superfície do metal.

tagem é mantida entre a agulha e a superfície da amostra para induzir os elétrons a "tunelar" pelo espaço para a amostra. Como a agulha se move sobre a amostra a uma distância de alguns poucos diâmetros atômicos da superfície, a corrente de tunelamento é medida. Essa corrente diminui com o aumento da distância da amostra. Usando um *loop* de retroalimentação, a posição vertical da ponta pode ser ajustada a uma distância constante da superfície. O grau desses ajustes, que faz o perfil da amostra, é registrado e mostrado em uma imagem tridimensional falsamente colorida. O STM é uma das ferramentas mais úteis nas pesquisas em química, biologia e ciências dos materiais.

14.10 A equação de onda de Schrödinger para o átomo de hidrogênio

Estamos agora prontos para estudar o sistema atômico mais simples, o átomo de hidrogênio, que consiste de um elétron e um próton. Esse é um problema tridimensional, de modo que a função de onda ψ para o elétron dependerá das coordenadas x, y e z. A equação de onda de Schrödinger é dada por

$$\frac{\partial^2 \psi}{\partial x^2} + \frac{\partial^2 \psi}{\partial y^2} + \frac{\partial^2 \psi}{\partial z^2} + \frac{8\pi^2 m_e}{h^2}(E - V)\psi = 0 \qquad (14.39)$$

Supomos que ψ é independente do tempo.

em que a energia potencial (V) é a interação coulômbica entre o elétron e o núcleo, dada por $-e^2/4\pi\varepsilon_0 r$, em que r é a distância entre o elétron e o núcleo, e ε_0 é a permissividade do vácuo. Como a atração tem simetria esférica (depende somente de r), a Equação 14.39 é resolvida de forma mais conveniente quando expressa em *coordenadas esféricas polares*. Além disso, esse procedimento tornará os resultados mais fáceis de ser interpretados. A relação entre coordenadas cartesianas e esféricas polares é mostrada na Figura 14.23. Usando essa transformação, a Equação 14.39 pode ser rescrita como

$$\frac{\partial^2 \psi}{\partial r^2} + \frac{2}{r}\frac{\partial \psi}{\partial r} + \frac{1}{r^2 \sen \theta}\frac{\partial[\sen \theta(\partial \psi/\partial \theta)]}{\partial \theta} + \frac{1}{r^2 \sen \theta}\frac{\partial^2 \psi}{\partial \phi^2} + \frac{8\pi^2 m_e}{h^2}\left(E + \frac{e^2}{4\pi\varepsilon_0 r}\right)\psi = 0$$

(14.40)

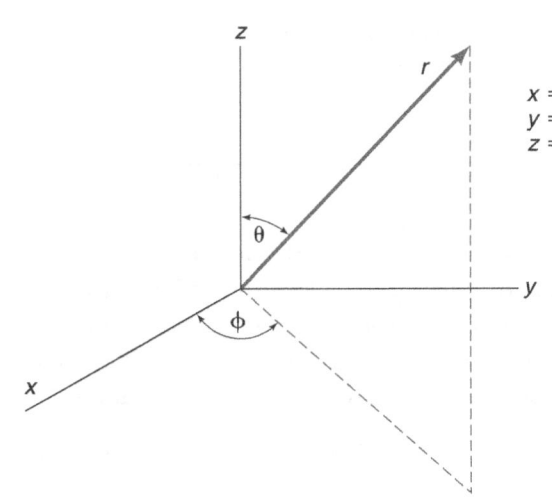

$x = r \sen \theta \cos \phi$
$y = r \sen \theta \sen \phi$
$z = r \cos \theta$

Figura 14.23
Relação entre coordenadas cartesianas e esféricas polares. Para o átomo de hidrogênio, o núcleo está na origem ($r = 0$) e o elétron está na superfície de uma esfera de raio r.

Felizmente, essa equação assustadora já foi resolvida, portanto, precisamos nos preocupar somente com os resultados. O ponto principal é que a função de onda pode ser expressa como uma função de r, θ e ϕ, como mostrado abaixo:

$$\Psi(r, \theta, \phi) = R(r)\Theta(\theta)\Phi(\phi) \tag{14.41}$$

Assim, a função de onda é dada como um produto de duas quantidades independentes, uma *parte radial*, $R(r)$, e uma *parte angular*, $\Theta(\theta) \Phi(\phi)$, respectivamente.

A solução da Equação 14.40 dá origem a três números quânticos, n, l e m_l, que têm as seguintes propriedades.* O *número quântico principal*, n, determina o tamanho da função de onda e a energia do elétron. O *número quântico azimutal*, ou o *número quântico de momento angular*, l, determina o formato da função de onda. Finalmente, o *número quântico magnético*, m_l, determina a orientação da função de onda no espaço. Veremos, em breve, como esses números quânticos são utilizados para descrever o elétron no átomo de hidrogênio.

Para determinado valor de n (em que $n = 1, 2,\ldots$), existem n valores de l dados por $l = 0, 1, 2,\ldots, (n - 1)$; para determinado valor de l, existem $(2l + 1)$ valores de m_l, dados por $m_l = 0, \pm 1, \pm 2,\ldots \pm l$. Assim, se $n = 3$, temos

$$l = 0, 1 \text{ e } 2$$
$$l = 0 \quad m_l = 0$$
$$l = 1 \quad m_l = 0, \pm 1$$
$$l = 2 \quad m_l = 0, \pm 1, \pm 2$$

A função de onda para um único elétron é denominada *orbital*. A teoria de Bohr descreve as órbitas de um elétron ao redor do núcleo. Na mecânica quântica, falamos da posição de um elétron não nos termos de suas órbitas, mas nos termos de sua função de onda ou orbital ψ.

Todos os orbitais que têm o mesmo valor de n formam uma *camada* única do átomo. Fazemos referência às camadas por meio de letras:

$$n = 1 \quad 2 \quad 3 \quad 4\ldots$$
$$\ K \quad L \quad M \quad N\ldots$$

Os orbitais com o mesmo valor de n, mas diferentes valores de l, formam as *subcamadas* de determinada camada. As subcamadas são em geral designadas pelas letras $s, p, d,\ldots$, como se segue:

l	0	1	2	3	4	5
Nome da subcamada	s	p	d	f	g	h

Assim, se $n = 2$ e $l = 1$, temos uma subcamada $2p$, e seus três orbitais (que correspondem a $m_l = +1, 0$ e -1, respectivamente) são denominados orbitais $2p$. A sequência não usual de letras (s, p, d e f) tem origem histórica. Os físicos que estudaram os espectros de emissão atômica tentaram correlacionar as linhas espectrais observadas com os estados de energia particulares envolvidos nas transições. Eles notaram que

---

* Veja os livros-texto de referência relacionados na p. 8, volume 1 para uma discussão detalhada da Equação 14.40.

algumas dessas linhas eram (*sharp*, em inglês) nítidas, distintas; algumas eram um tanto espalhadas ou *d*ifusas; e algumas eram muito fortes, daí chamadas linhas *p*rincipais. Na sequência, as letras iniciais de cada uma dessas características foram atribuídas a esses estados de energia. Entretanto, começando com a letra *f* (para *f*undamental), as designações dos orbitais seguem a ordem alfabética.

A energia do elétron no átomo de hidrogênio é dada por

$$E_n = -\frac{m_e e^4}{8h^2 \varepsilon_0^2} \frac{1}{n^2} \qquad (14.42)$$

que é idêntica à Equação 14.13, se fizermos $Z = 1$.

Orbitais atômicos

A Tabela 14.2 relaciona as partes radial e angular da função de onda para $n = 1$, 2 e 3. Vamos primeiro considerar a parte radial de ψ. A Figura 14.24 mostra a depen-

Tabela 14.2
Funções de onda para o átomo de hidrogênio para $n = 1, 2$ e 3

n	l	m_l	$R(r)^*$	$\Theta(\theta)$	$\Phi(\phi)^\dagger$
1	0	0	$\dfrac{2}{\sqrt{a_0^3}} e^{-\rho}$	$\dfrac{1}{\sqrt{2}}$	$\dfrac{1}{\sqrt{2\pi}}$
2	0	0	$\dfrac{1}{\sqrt{2a_0^3}}\left(1 - \dfrac{\rho}{2}\right) e^{-\rho/2}$	$\dfrac{1}{\sqrt{2}}$	$\dfrac{1}{\sqrt{2\pi}}$
2	1	0	$\dfrac{1}{\sqrt{24 a_0^3}} \rho e^{-\rho/2}$	$\sqrt{\dfrac{3}{2}} \cos\theta$	$\dfrac{1}{\sqrt{2\pi}}$
2	1	± 1	$\dfrac{1}{\sqrt{24 a_0^3}} \rho e^{-\rho/2}$	$\sqrt{\dfrac{3}{4}} \operatorname{sen}\theta$	$\dfrac{1}{\sqrt{2\pi}} e^{\pm i\phi}$
3	0	0	$\dfrac{2}{\sqrt{27 a_0^3}}\left(1 - \dfrac{2}{3}\rho + \dfrac{2}{27}\rho^2\right) e^{-\rho/3}$	$\dfrac{1}{\sqrt{2}}$	$\dfrac{1}{\sqrt{2\pi}}$
3	1	0	$\dfrac{8}{27\sqrt{6 a_0^3}} \rho\left(1 - \dfrac{\rho}{6}\right) e^{-\rho/3}$	$\sqrt{\dfrac{3}{2}} \cos\theta$	$\dfrac{1}{\sqrt{2\pi}}$
3	1	± 1	$\dfrac{8}{27\sqrt{6 a_0^3}} \rho\left(1 - \dfrac{\rho}{6}\right) e^{-\rho/3}$	$\sqrt{\dfrac{3}{4}} \operatorname{sen}\theta$	$\dfrac{1}{\sqrt{2\pi}} e^{\pm i\phi}$
3	2	0	$\dfrac{4}{81\sqrt{30 a_0^3}} \rho^2 e^{-\rho/3}$	$\sqrt{\dfrac{5}{8}}(3\cos^2\theta - 1)$	$\dfrac{1}{\sqrt{2\pi}}$
3	2	± 1	$\dfrac{4}{81\sqrt{30 a_0^3}} \rho^2 e^{-\rho/3}$	$\dfrac{\sqrt{15}}{2} \operatorname{sen}\theta \cos\theta$	$\dfrac{1}{\sqrt{2\pi}} e^{\pm i\phi}$
3	2	± 2	$\dfrac{4}{81\sqrt{30 a_0^3}} \rho^2 e^{-\rho/3}$	$\dfrac{\sqrt{15}}{4} \operatorname{sen}^2\theta$	$\dfrac{1}{\sqrt{2\pi}} e^{\pm 2i\phi}$

* A variável $\rho = r/a_0$, em que a_0 é o raio de Bohr.
† O símbolo i denota o número complexo $\sqrt{-1}$.

dência de $R(r)$ e de $R(r)^2$ com r para o orbital 1s do hidrogênio. O termo $R(r)^2\,dr$ fornece a probabilidade de achar o elétron entre r e $r + dr$ ao longo de determinada direção a partir do núcleo. Entretanto, um gráfico mais informativo deve dar a probabilidade total de achar o elétron em um elemento de volume entre r e $r + dr$ em todas as direções. Para fazer isso, consideramos duas esferas concêntricas de raios r e $r + dr$, como mostrado na Figura 14.25. O volume entre essas duas esferas é $4\pi r^2 dr$,* e a probabilidade de achar o elétron dentro dessa camada esférica é $4\pi r^2 R(r)^2$. A função $4\pi r^2 R(r)^2$ é denominada *função de distribuição radial*. A Figura 14.26 mostra o gráfico da função de distribuição radial para os orbitais 1s, 2s, 2p, 3s, 3p e 3d. É interessante notar que, para o orbital 1s, o valor máximo ocorre em 0,529 Å (52,9 pm), que é o raio de Bohr. Desses gráficos, vemos que um elétron em determinado orbital

---

* Essa função é obtida fazendo-se a diferença entre os dois volumes de raios r e $r + dr$: $(4\pi/3)(r + dr)^3 - (4\pi/3)r^3$ e desprezando-se os termos $(dr)^2$ e $(dr)^3$.

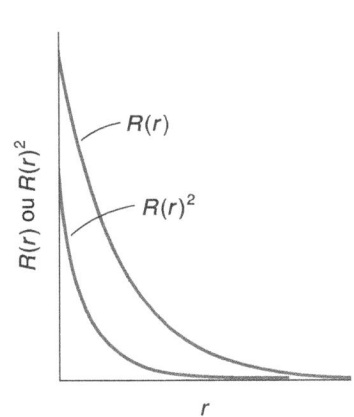

Figura 14.24
Gráficos de $R(r)$ e $R(r)^2$ em função de r para o orbital 1s do hidrogênio.

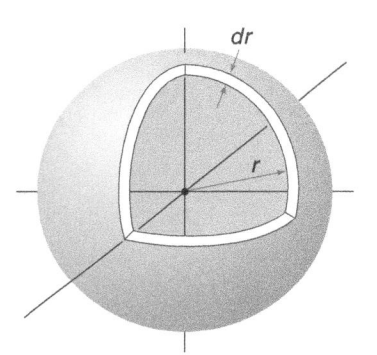

Figura 14.25
A função de distribuição radial fornece a probabilidade total de achar o elétron na camada esférica de espessura dr a uma distância r do núcleo. Note que o volume da camada é proporcional a r^2 e é zero para $r = 0$ (no núcleo).

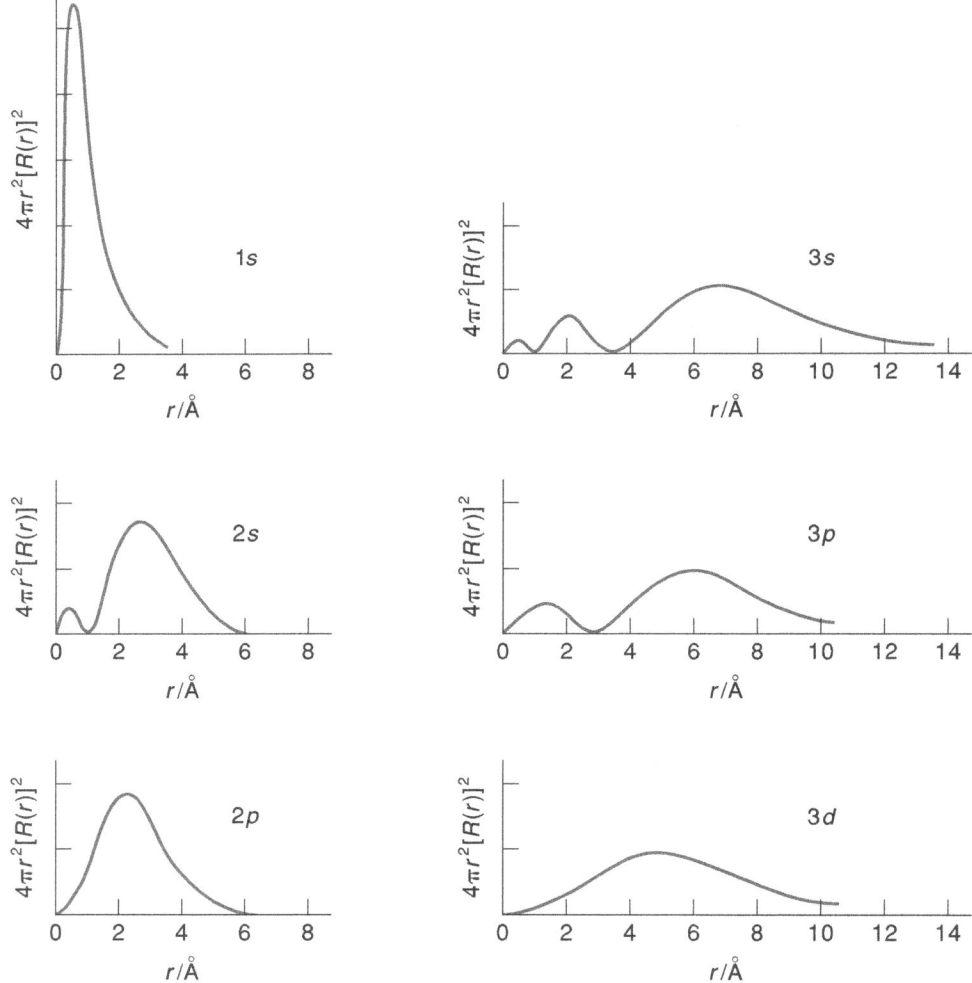

Figura 14.26
Funções de distribuição radial para os orbitais 1s, 2s, 2p, 3s, 3p e 3d do hidrogênio. Note que o máximo para o orbital 1s ocorre em 0,529 Å (52,9 pm), que é o raio de Bohr.

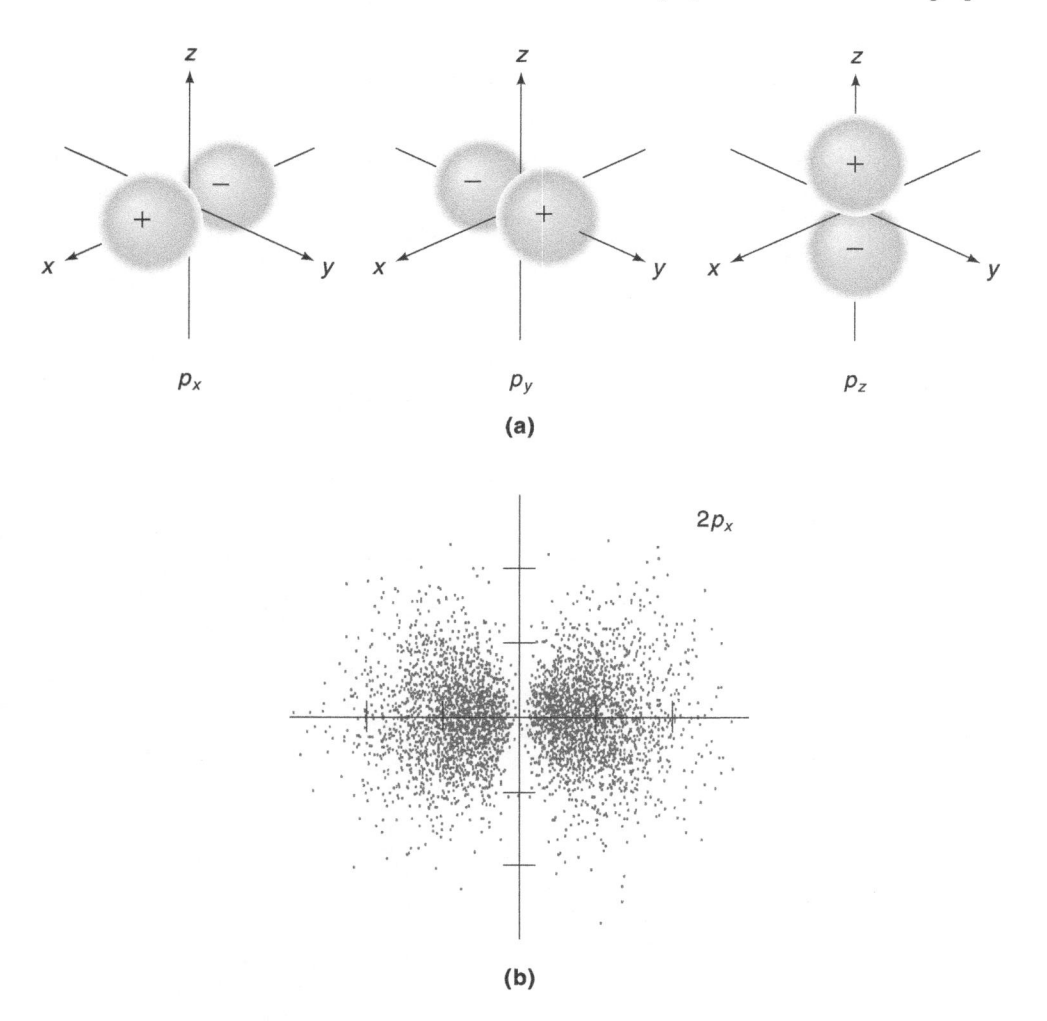

Figura 14.27
(a) Gráficos das partes angulares da representação real das funções de onda do hidrogênio para $l = 1$. Esses são os orbitais p. (b) Distribuição de probabilidade do elétron para o orbital $2p_x$. (Gerado por um programa escrito por Robert Allendoerfer. Adaptado com permissão do *Journal of Chemical Education*, Projeto SERAPHIM, Division of Chemical Education, Inc.)

não tem uma posição bem definida, e que é, portanto, mais conveniente usar o termo *densidade eletrônica* ou *nuvem eletrônica* para descrever a probabilidade de localizar o elétron. Matematicamente, a probabilidade se anula apenas quando r se aproxima do infinito. Fisicamente, entretanto, precisamos considerar cada orbital somente em um intervalo de distâncias relativamente pequeno (de uns poucos angstroms), porque a função decresce rapidamente com r crescente. O orbital $2s$ tem dois máximos. Nesse caso, podemos imaginar duas esferas concêntricas com um nó em algum lugar na camada esférica. Os gráficos da função de distribuição radial para os orbitais p e d têm uma forma mais complexa, mas podem ser interpretados de forma semelhante.

As formas dos orbitais são determinadas pela parte angular das funções de onda, que também estão relacionadas na Tabela 14.2. Os orbitais s contêm somente uma constante; portanto, são simétricos esfericamente. Por outro lado, os orbitais p dependem de θ e de ϕ e não têm simetria esférica. A Figura 14.27a mostra diagramas das superfícies de fronteira para os três orbitais p ao longo dos eixos de coordenadas

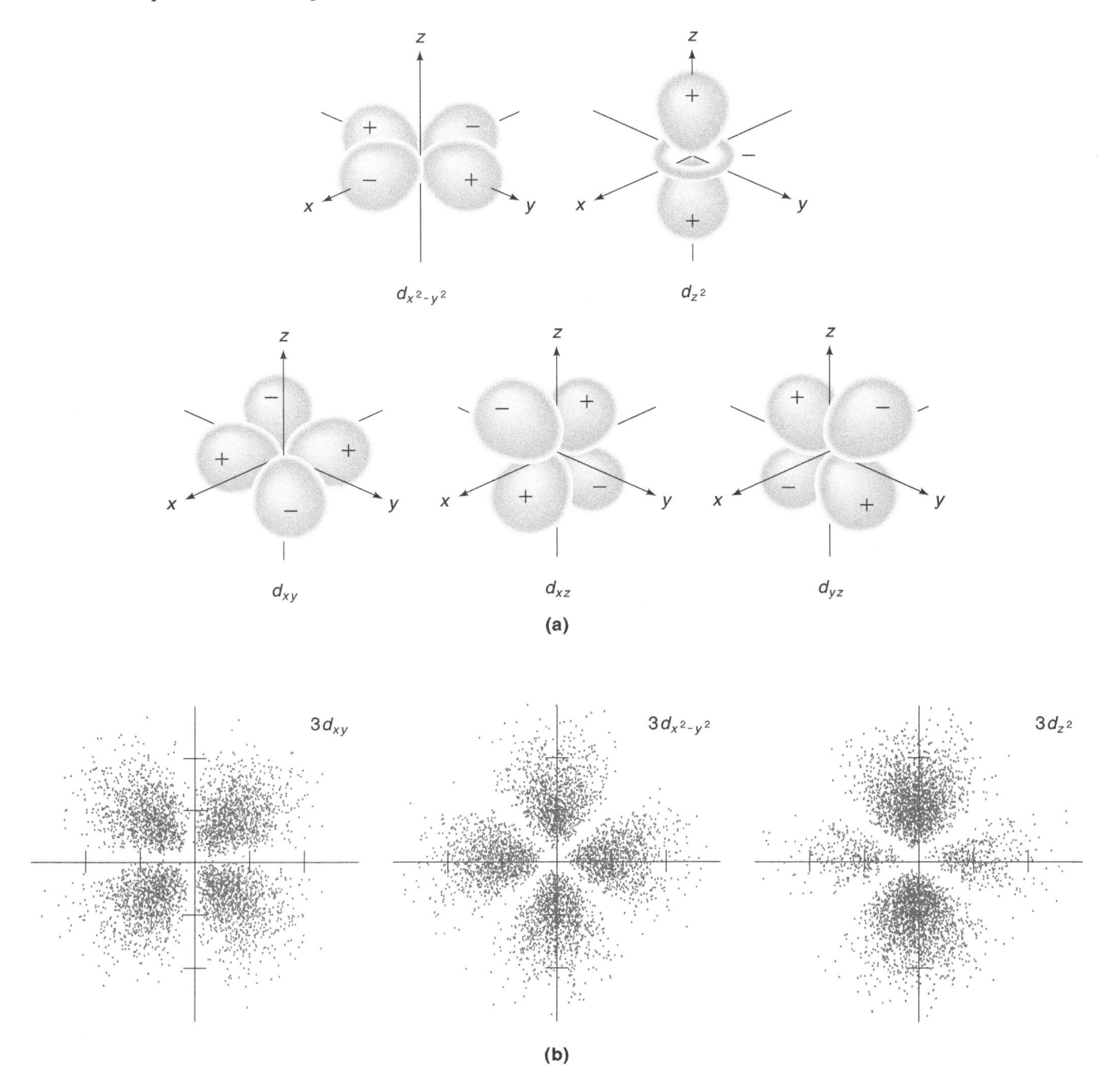

Figura 14.28
(a) Gráficos das partes angulares da representação real das funções de onda do hidrogênio para $l = 2$. Esses são os orbitais d. (b) Distribuição de probabilidade do elétron para o orbital $3d_{xy}$, $3d_{x^2-y^2}$ e $3d_{z^2}$. (Gerado por um programa escrito por Robert Allendoerfer. Adaptado com permissão do *Journal of Chemical Education*, Projeto SERAPHIM, Division of Chemical Education, Inc.)

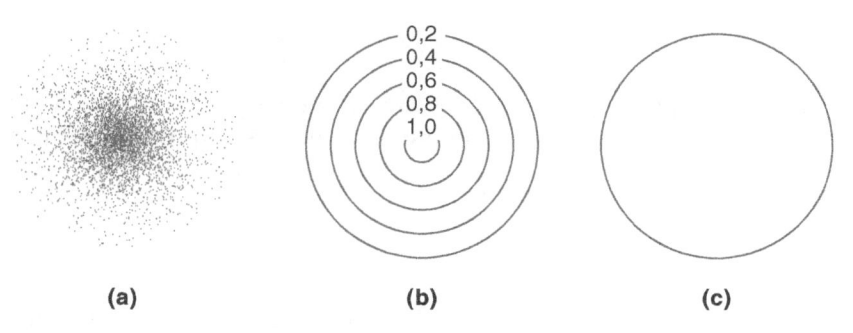

Figura 14.29
Representações do orbital 1s do hidrogênio. (a) Nuvem de carga; (b) superfícies de contorno (os números representam as densidades de carga relativas); e (c) superfície de fronteira.

x, y e z, e a Figura 14.27b mostra a distribuição de probabilidade do elétron no orbital $2p_x$. Cada orbital consiste de duas regiões adjacentes em uma configuração semelhante a um haltere. Além disso, a função de onda é positiva em uma região e negativa na outra, com um plano nodal entre elas. A função de onda é zero nesse plano, que também contém o núcleo. Esses três orbitais são inteiramente equivalentes, exceto por suas orientações. Assim, todos os três orbitais p têm a mesma energia e são denominados *degenerados*. Não existe nenhum significado físico nos sinais em si. A única quantidade significativa é a probabilidade de achar o elétron, que é dada pelo quadrado da função de onda e que é sempre positiva. Entretanto, os sinais serão úteis quando considerarmos a interação entre orbitais, que ocorre, por exemplo, na formação de uma ligação química. Os cinco orbitais d são mostrados na Figura 14.28. Esses orbitais são também equivalentes, exceto por suas orientações no espaço.

Note que a função de onda completa, de acordo com a Equação 14.41, é dada pelo produto de uma parte radial e de uma parte angular; o tamanho do orbital é determinado pela primeira e a forma pela última. Um orbital pode ser representado de muitas maneiras diferentes, como mostra a Figura 14.29. A representação da superfície de fronteira é a mais simples de usar, embora seja também a que contém menos informação. As representações de superfície de contorno e de densidade eletrônica fornecem uma descrição mais detalhada, mas levam muito tempo para ser desenhadas.

A solução da equação de Schrödinger para o átomo de hidrogênio fornece três números quânticos para o elétron. Entretanto, o elétron tem ainda um quarto número quântico associado a ele. Sabemos que o elétron gira em torno de seu próprio eixo tanto no sentido horário como no anti-horário (Figura 14.30). (O movimento rotatório de uma partícula carregada gera um campo magnético, de modo que cada elétron se comporta como um pequeno ímã.) Na mecânica quântica, dizemos que o elétron tem um *spin S*, *igual* a $\frac{1}{2}$, e números quânticos de *spin*, $m_s = \pm\frac{1}{2}$. O valor de m_s fornece a orientação do momento de dipolo magnético do elétron, que é uma quantidade vetorial que mostra as posições dos polos norte e sul do ímã. Assim, m_s é análogo a m_l, que determina a orientação dos orbitais no espaço.

Embora o orbital d_{z^2} tenha uma aparência espacial diferente, é equivalente aos outros quatro orbitais.

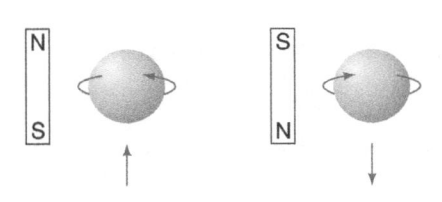

Figura 14.30
Dois movimentos de rotação do elétron. As setas ↑ e ↓ são os símbolos comumente empregados para denotar a direção de *spin*. Os campos magnéticos gerados pelo movimento de rotação são equivalentes aos de duas barras de ímãs.

14.11 Átomos de muitos elétrons e tabela periódica

O átomo mais simples depois do hidrogênio é o hélio. Ele contém dois elétrons e dois prótons (no núcleo) e, portanto, é um problema de três corpos. A energia potencial, V, é dada por

$$V(r) = -\frac{2e^2}{4\pi\varepsilon_0 r_1} - \frac{2e^2}{4\pi\varepsilon_0 r_2} + \frac{e^2}{4\pi\varepsilon_0 r_{12}} \quad (14.43)$$

em que r_1 e r_2 são as distâncias dos dois elétrons aos núcleos, e r_{12} é a distância entre os dois elétrons. O termo de repulsão intereletrônica (o termo que contém r_{12}) é que torna impossível obter uma solução exata da equação de Schrödinger para o átomo de hélio, como obtemos para o átomo de hidrogênio, que é um sistema de dois corpos.

> Na mecânica quântica, a palavra "muitos" significa dois ou mais.

Para resolver a equação de Schrödinger para o hélio ou para outro átomo de muitos elétrons, necessita-se de aproximações. A abordagem usual para esse problema é denominada *método do campo autoconsistente (SCF)*.* Considere um átomo de N elétrons. Procura-se, primeiro, adivinhar ("chutar") uma função de onda para cada elétron, exceto um deles. Por exemplo, poderíamos supor que as funções de onda para os elétrons 2, 3, 4,..., N sejam $\psi_2, \psi_3, \psi_4,..., \psi_N$. Podemos, então, resolver a equação de Schrödinger para o elétron 1, que está se movendo no campo de potencial gerado pelo núcleo e pelos elétrons nos orbitais $\psi_2, \psi_3, \psi_4, ..., \psi_N$. A repulsão entre o elétron 1 e o resto dos elétrons é calculada em cada ponto no espaço a partir da soma das densidades eletrônicas médias em torno desse ponto. Esse procedimento fornece a função de onda para o elétron 1, que chamaremos ψ_1'. Em seguida, realizamos um cálculo semelhante para o elétron 2, que está se movendo no campo dos elétrons descritos pelas funções de onda $\psi_1', \psi_3, \psi_4,..., \psi_N$. Esse passo fornece uma nova função de onda, ψ_2', para o elétron 2. Esse procedimento é repetido para os elétrons restantes até que tenhamos obtido um novo conjunto de funções de onda $\psi_1', \psi_2', \psi_3',..., \psi_N'$, para todos os elétrons. O processo é repetido tantas vezes quanto necessário até que se obtenha um novo conjunto de funções de onda virtualmente idêntico ao conjunto anterior. Nesse ponto, atingiu-se a autoconsistência e não são necessários

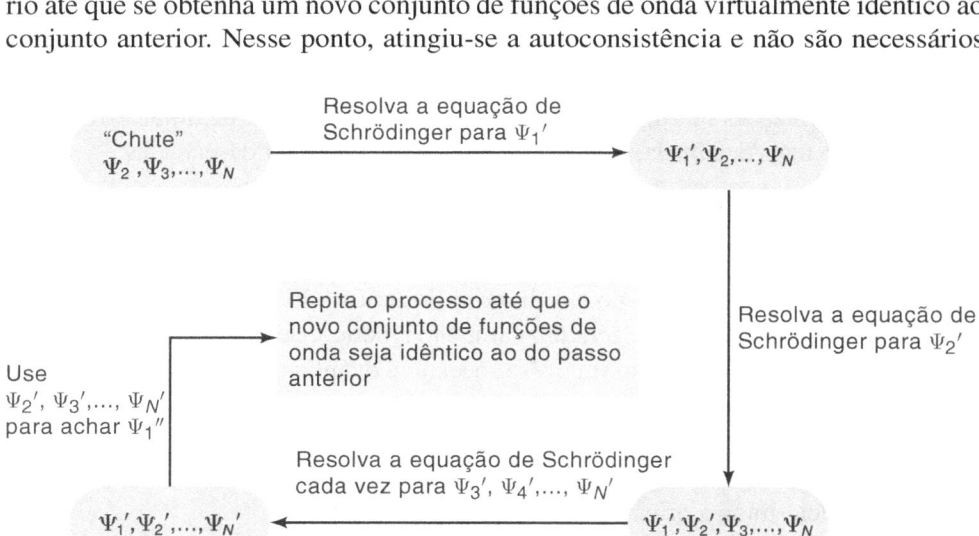

Figura 14.31
Representação esquemática do método SCF para a obtenção das funções de onda de um átomo de muitos elétrons.

---

* NT: Em português, por ser de uso consagrado, mantivemos o acrônimo *SCF*, que corresponde a *self-consistent field*, em inglês.

mais cálculos. A Figura 14.31 resume esse procedimento. Com o advento dos computadores de alta velocidade, pode-se calcular de maneira exata os orbitais e as energias de átomos complexos. Os resultados mostram que os orbitais de átomos de muitos elétrons são qualitativamente semelhantes aos do átomo de hidrogênio e, portanto, os rotulamos com os mesmos números quânticos utilizados para descrever os orbitais atômicos do hidrogênio.

Configurações de elétrons

Para o átomo de hidrogênio e para íons do tipo do hidrogênio, a energia de um elétron depende somente de seu número quântico principal n (ver a Equação 14.42). Portanto, os orbitais podem ser arranjados em uma ordem crescente de energia (estabilidade decrescente) como se segue:

$$1s < 2s = 2p < 3s = 3p = 3d < 4s = 4p = 4d < \ldots$$

Para átomos de muitos elétrons, entretanto, a energia do elétron depende tanto de n como de l, de modo que a ordem de energia crescente é dada por

$$1s < 2s < 2p < 3s < 3p < 4s < 3d < 4p < 5s < 4d < \ldots$$

A Figura 14.32 mostra a ordem na qual as subcamadas atômicas são preenchidas em um átomo de muitos elétrons. A diferença entre um átomo de hidrogênio e um átomo de muitos elétrons pode ser explicada qualitativamente como se segue. Considerando os orbitais $2s$ e $2p$, vemos da Figura 14.26 que, embora a localização mais provável de um elétron $2p$ seja mais próxima do núcleo que a de um elétron $2s$, a densidade eletrônica próxima ao núcleo é na realidade maior para um elétron $2s$. Colocado de outra forma, dizemos que um elétron s é mais penetrante que um elétron p. Dessa forma, o elétron $2p$ é mais blindado do núcleo pelo elétron $2s$ que o contrário. Consequentemente, a energia do elétron $2p$ é maior que a do elétron $2s$ porque a blindagem exercida pelo elétron $2s$ faz com que o elétron $2p$ sinta uma força atrativa menor pelo núcleo. Em geral, para o mesmo valor de n, o poder penetrante diminui como se segue:

$$s > p > d > f > \ldots$$

O resultado da blindagem significa que cada elétron experimenta uma carga nuclear efetiva diferente e, daí, um número atômico efetivo diferente, Z_{ef}, dado por

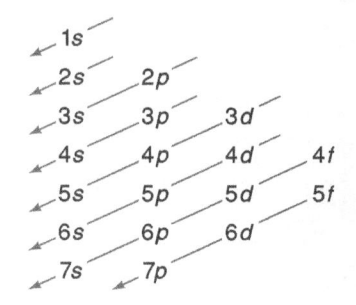

$$Z_{ef} = Z - \sigma \quad (14.44)$$

Figura 14.32
Ordem na qual os elétrons preenchem os níveis de energia num átomo com muitos elétrons.

em que Z é o número atômico do átomo, e σ é denominada *constante de blindagem*. Para o carbono ($Z = 6$), o número atômico efetivo para os elétrons $1s$ é 5,7; para os elétrons $2s$, é 3,2; para os elétrons $2p$, é 3,1. O átomo de hidrogênio ou um íon do tipo do hidrogênio tem um elétron somente; consequentemente, não ocorre blindagem.

Quando o elétron no átomo de hidrogênio está no nível energético mais baixo possível, a configuração eletrônica do estado fundamental é $1s^1$, que significa que existe um elétron no orbital $1s$. Os quatro números quânticos do elétron (n, l, m_l e m_s) podem ser $(1,0,0,+\frac{1}{2})$ ou $(1,0,0,-\frac{1}{2})$. Na ausência de um campo magnético, a energia do elétron é a mesma se $m_s = +\frac{1}{2}$ ou $-\frac{1}{2}$. Já o hélio, com dois elétrons, tem a configuração eletrônica $1s^2$ no estado fundamental. Átomos de hélio são diamagnéticos, o que significa que os dois elétrons devem ter *spins* opostos e que o campo magnético líquido gerado é zero. Assim um elétron deve ter $m_s = +\frac{1}{2}$ e o outro $m_s = -\frac{1}{2}$; os outros três números quânticos são os mesmos. Esse resultado ilustra o *princípio de exclusão de Pauli* (em homenagem ao físico austríaco Wolfgang Pauli, 1900–1958), que afirma que em um átomo (ou molécula) dois elétrons não podem ter os quatro números quânticos idênticos.* De acordo com o princípio de exclusão de Pauli, o terceiro elétron no átomo de lítio deve entrar no orbital 2s, de modo que a configuração eletrônica do lítio deve ser escrita como $1s^2\,2s^1$.

Note que os elétrons na camada mais externa de um átomo são denominados *elétrons de valência*, porque, em grande parte, são responsáveis pelas ligações químicas formadas pelos átomos. Assim, dizemos que o hidrogênio tem um elétron de valência no orbital 1s e o lítio tem um elétron de valência no orbital 2s.

À medida que o processo de preenchimento dos orbitais continua através da segunda linha da tabela periódica, ao alcançarmos o átomo de carbono ($1s^2\,2s^2\,2p^2$) nos deparamos com três diferentes possibilidades de adicionar os dois elétrons de valência aos três orbitais *p*:

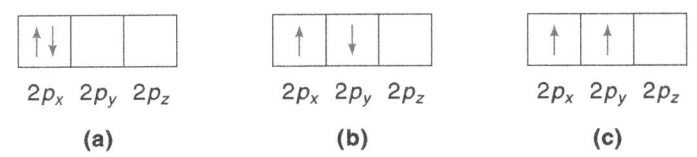

↑↓				↑	↓			↑	↑	
$2p_x$	$2p_y$	$2p_z$		$2p_x$	$2p_y$	$2p_z$		$2p_x$	$2p_y$	$2p_z$
(a)				(b)				(c)		

Cada quadrado representa um orbital. Nenhum dos três arranjos mostrados viola o princípio da exclusão de Pauli; portanto, precisamos determinar qual deles dará maior estabilidade ao átomo de carbono. A resposta é fornecida pela *regra de Hund* (em homenagem ao físico alemão Frederick Hund, 1896–1997), que afirma que, quando mais de um elétron entra em um conjunto de níveis degenerados, o arranjo mais estável é aquele que tem o maior número de *spins* paralelos. Consequentemente, (c) é o arranjo mais estável. A interpretação física da regra de Hund reside no fato de que o princípio de exclusão de Pauli proíbe dois elétrons com *spins* paralelos de se aproximarem muito um do outro. Colocar os dois elétrons em orbitais diferentes diminui a repulsão eletrostática entre eles, o que resulta em maior estabilidade. Realmente, foi determinado experimentalmente que o átomo de carbono no estado fundamental é *paramagnético* e contém dois elétrons desemparelhados.

O procedimento passo a passo para escrever a configuração eletrônica dos elementos está fundamentado no *princípio aufbau*, que afirma que, conforme os prótons são adicionados um a um ao núcleo para formar os elementos, os elétrons são de modo similar adicionados aos orbitais atômicos. A Tabela 14.3 relaciona as configurações eletrônicas do estado fundamental de elementos desde o H ($Z = 1$) até o Mt ($Z = 109$). As configurações eletrônicas de todos os elementos, com a exceção do hidrogênio e do hélio, são representadas por um *caroço de gás nobre*, que indica entre colchetes o elemento de gás nobre mais próximo que precede o elemento, seguido do símbolo para as subcamadas mais altas preenchidas na camada mais externa. Note que as configurações eletrônicas das subcamadas mais altamente preenchidas nas camadas mais externas para os elementos de sódio ($Z = 11$) a argônio ($Z = 18$) seguem um padrão similar aos dos elementos de lítio ($Z = 3$) a neônio ($Z = 10$).

A subcamada 4s é preenchida antes da 3d em um átomo de muitos elétrons. Assim, a configuração eletrônica do potássio ($Z = 19$) é $1s^22s^22p^63s^23p^64s^1$. Como

Aufbau é uma palavra alemã para "construir".

---

* Outra forma de enunciar o princípio de exclusão de Pauli é afirmar que a função de onda total dos elétrons (composta de uma parte espacial e outra de *spin*) deve trocar de sinal ao se intercambiarem dois elétrons quaisquer.

Tabela 14.3
Configurações eletrônicas do estado fundamental dos elementos*

Número atômico	Símbolo	Configuração eletrônica	Número atômico	Símbolo	Configuração eletrônica	Número atômico	Símbolo	Configuração eletrônica
1	H	$1s^1$	37	Rb	$[Kr]5s^1$	73	Ta	$[Xe]6s^24f^{14}5d^3$
2	He	$1s^2$	38	Sr	$[Kr]5s^2$	74	W	$[Xe]6s^24f^{14}5d^4$
3	Li	$[He]2s^1$	39	Y	$[Kr]5s^24d^1$	75	Re	$[Xe]6s^24f^{14}5d^5$
4	Be	$[He]2s^2$	40	Zr	$[Kr]5s^24d^2$	76	Os	$[Xe]6s^24f^{14}5d^6$
5	B	$[He]2s^22p^1$	41	Nb	$[Kr]5s^14d^4$	77	Ir	$[Xe]6s^24f^{14}5d^7$
6	C	$[He]2s^22p^2$	42	Mo	$[Kr]5s^14d^5$	78	Pt	$[Xe]6s^14f^{14}5d^9$
7	N	$[He]2s^22p^3$	43	Tc	$[Kr]5s^24d^5$	79	Au	$[Xe]6s^14f^{14}5d^{10}$
8	O	$[He]2s^22p^4$	44	Ru	$[Kr]5s^14d^7$	80	Hg	$[Xe]6s^24f^{14}5d^{10}$
9	F	$[He]2s^22p^5$	45	Rh	$[Kr]5s^14d^8$	81	Tl	$[Xe]6s^24f^{14}5d^{10}6p^1$
10	Ne	$[He]2s^22p^6$	46	Pd	$[Kr]4d^{10}$	82	Pb	$[Xe]6s^24f^{14}5d^{10}6p^2$
11	Na	$[Ne]3s^1$	47	Ag	$[Kr]5s^14d^{10}$	83	Bi	$[Xe]6s^24f^{14}5d^{10}6p^3$
12	Mg	$[Ne]3s^2$	48	Cd	$[Kr]5s^24d^{10}$	84	Po	$[Xe]6s^24f^{14}5d^{10}6p^4$
13	Al	$[Ne]3s^23p^1$	49	In	$[Kr]5s^24d^{10}5p^1$	85	At	$[Xe]6s^24f^{14}5d^{10}6p^5$
14	Si	$[Ne]3s^23p^2$	50	Sn	$[Kr]5s^24d^{10}5p^2$	86	Rn	$[Xe]6s^24f^{14}5d^{10}6p^6$
15	P	$[Ne]3s^23p^3$	51	Sb	$[Kr]5s^24d^{10}5p^3$	87	Fr	$[Rn]7s^1$
16	S	$[Ne]3s^23p^4$	52	Te	$[Kr]5s^24d^{10}5p^4$	88	Ra	$[Rn]7s^2$
17	Cl	$[Ne]3s^23p^5$	53	I	$[Kr]5s^24d^{10}5p^5$	89	Ac	$[Rn]7s^26d^1$
18	Ar	$[Ne]3s^23p^6$	54	Xe	$[Kr]5s^24d^{10}5p^6$	90	Th	$[Rn]7s^26d^2$
19	K	$[Ar]4s^1$	55	Cs	$[Xe]6s^1$	91	Pa	$[Rn]7s^25f^26d^1$
20	Ca	$[Ar]4s^2$	56	Ba	$[Xe]6s^2$	92	U	$[Rn]7s^25f^36d^1$
21	Sc	$[Ar]4s^23d^1$	57	La	$[Xe]6s^25d^1$	93	Np	$[Rn]7s^25f^46d^1$
22	Ti	$[Ar]4s^23d^2$	58	Ce	$[Xe]6s^24f^15d^1$	94	Pu	$[Rn]7s^25f^6$
23	V	$[Ar]4s^23d^3$	59	Pr	$[Xe]6s^24f^3$	95	Am	$[Rn]7s^25f^7$
24	Cr	$[Ar]4s^13d^5$	60	Nd	$[Xe]6s^24f^4$	96	Cm	$[Rn]7s^25f^76d^1$
25	Mn	$[Ar]4s^23d^5$	61	Pm	$[Xe]6s^24f^5$	97	Bk	$[Rn]7s^25f^9$
26	Fe	$[Ar]4s^23d^6$	62	Sm	$[Xe]6s^24f^6$	98	Cf	$[Rn]7s^25f^{10}$
27	Co	$[Ar]4s^23d^7$	63	Eu	$[Xe]6s^24f^7$	99	Es	$[Rn]7s^25f^{11}$
28	Ni	$[Ar]4s^23d^8$	64	Gd	$[Xe]6s^24f^75d^1$	100	Fm	$[Rn]7s^25f^{12}$
29	Cu	$[Ar]4s^13d^{10}$	65	Tb	$[Xe]6s^24f^9$	101	Md	$[Rn]7s^25f^{13}$
30	Zn	$[Ar]4s^23d^{10}$	66	Dy	$[Xe]6s^24f^{10}$	102	No	$[Rn]7s^25f^{14}$
31	Ga	$[Ar]4s^23d^{10}4p^1$	67	Ho	$[Xe]6s^24f^{11}$	103	Lr	$[Rn]7s^25f^{14}6d^1$
32	Ge	$[Ar]4s^23d^{10}4p^2$	68	Er	$[Xe]6s^24f^{12}$	104	Rf	$[Rn]7s^25f^{14}6d^2$
33	As	$[Ar]4s^23d^{10}4p^3$	69	Tm	$[Xe]6s^24f^{13}$	105	Db	$[Rn]7s^25f^{14}6d^3$
34	Se	$[Ar]4s^23d^{10}4p^4$	70	Yb	$[Xe]6s^24f^{14}$	106	Sg	$[Rn]7s^25f^{14}6d^4$
35	Br	$[Ar]4s^23d^{10}4p^5$	71	Lu	$[Xe]6s^24f^{14}5d^1$	107	Bh	$[Rn]7s^25f^{14}6d^5$
36	Kr	$[Ar]4s^23d^{10}4p^6$	72	Hf	$[Xe]6s^24f^{14}5d^2$	108	Hs	$[Rn]7s^25f^{14}6d^6$
						109	Mt	$[Rn]7s^25f^{14}6d^7$

* O símbolo [He] é chamado *caroço de hélio* e representa $1s^2$. [Ne] é chamado *caroço de neônio* e representa $1s^22s^22p^6$. [Ar] é chamado *caroço de argônio* e representa $[Ne]3s^23p^6$. [Kr] é chamado *caroço de criptônio* e representa $[Ar]4s^23d^{10}4p^6$. [Xe] é chamado *caroço de xenônio* e representa $[Kr]5s^24d^{10}5p^6$. [Rn] é chamado *caroço de radônio* e representa $[Xe]6s^24f^{14}5d^{10}6p^6$. Os elementos 110, 111 e 112 foram sintetizados, mas ainda não receberam um nome.

$1s^2 2s^2 2p^6 3s^2 3p^6$ é a configuração eletrônica do argônio, podemos simplificar a configuração eletrônica do potássio escrevendo [Ar]$4s^1$, em que [Ar] denota o "caroço de argônio". De modo semelhante, podemos escrever a configuração eletrônica do cálcio ($Z = 20$) como [Ar]$4s^2$. Essa alocação do elétron mais externo no orbital $4s$ (em vez do orbital $3d$) do potássio tem forte sustentação em evidências experimentais. A comparação seguinte também sugere que essa é a configuração correta. A química do potássio é muito semelhante à do lítio e à do sódio, os dois primeiros metais alcalinos. O elétron mais externo do lítio e do sódio está em um orbital s (não existe ambiguidade na atribuição de suas configurações eletrônicas); portanto, esperaríamos que o último elétron no potássio ocupasse o orbital $4s$ em vez do orbital $3d$.

Os elementos do escândio ($Z = 21$) ao cobre ($Z = 29$) são metais de transição. *Metais de transição* ou têm as subcamadas d incompletamente preenchidas ou, facilmente, dão origem a cátions que têm as subcamadas d incompletamente preenchidas. Considere a primeira série de metais de transição, do escândio ao cobre. Nessa série, elétrons adicionais são colocados nos orbitais $3d$ de acordo com a regra de Hund. Entretanto, existem duas irregularidades. A configuração eletrônica do cromo ($Z = 24$) é [Ar]$4s^1 3d^5$ e não [Ar]$4s^2 3d^4$, como se esperaria. Uma quebra semelhante de padrão é observada para o cobre, cuja configuração eletrônica é [Ar]$4s^1 3d^{10}$, em vez de [Ar]$4s^2 3d^9$. A razão para essas irregularidades é que uma estabilidade ligeiramente maior está associada com subcamadas semipreenchidas ($3d^5$) e completamente preenchidas ($3d^{10}$). De acordo com a regra de Hund, o diagrama orbital para o Cr é

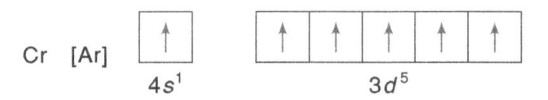

Cr [Ar]   ↑   ↑ ↑ ↑ ↑ ↑
          $4s^1$ $3d^5$

Ter os elétrons d em orbitais separados reduz a repulsão eletrostática. Assim, o Cr tem um total de seis elétrons não emparelhados. O diagrama orbital para o cobre é

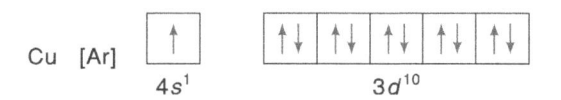

Cu [Ar]   ↑   ↑↓ ↑↓ ↑↓ ↑↓ ↑↓
          $4s^1$ $3d^{10}$

A explicação qualitativa para essa configuração é a seguinte. Elétrons na mesma subcamada têm energias iguais, mas distribuições espaciais diferentes; consequentemente, blindam um ao outro de maneira relativamente fraca. Portanto, a carga nuclear efetiva aumenta conforme a carga nuclear real aumenta, de modo que uma subcamada completamente preenchida (d^{10}) tem estabilidade maior.

Para os elementos Zn ($Z = 30$) a Kr ($Z = 36$), as subcamadas $4s$ e $4p$ são preenchidas de uma forma simples. Com o rubídio ($Z = 37$), os elétrons começam a entrar no nível de energia $n = 5$. As configurações eletrônicas na segunda série de metais de transição [ítrio ($Z = 39$) a prata ($Z = 47$)] são também irregulares, mas não discutiremos os detalhes aqui.

O sexto período da tabela periódica começa com o césio ($Z = 55$) e o bário ($Z = 56$), cujas configurações eletrônicas são [Xe]$6s^1$ e [Xe]$6s^2$, respectivamente. A seguir, vem o lantânio ($Z = 57$). As energias dos orbitais $5d$ e $4f$ são muito próximas; de fato, para o lantânio, o orbital $4f$ é ligeiramente mais alto em energia que o $5d$. Dessa forma, a configuração eletrônica do lantânio é [Xe]$6s^2 5d^1$ e não [Xe]$6s^2 4f^1$. Seguindo o lantânio, estão os 14 elementos conhecidos como *lantanídeos*, ou *série de terras raras* [do cério ($Z = 58$) ao lutécio ($Z = 71$)]. Os metais de terras raras têm as subcamadas 4f incompletamente preenchidas, ou dão origem a cátions com subcamadas 4f incompletamente preenchidas. Nessa série, os elétrons adicionados são colocados nos orbitais 4f. Depois de preenchidas completamente as subcamadas 4f, o próximo elétron entra na subcamada 5d do lutécio. Note que a configuração eletrônica do gadolínio ($Z = 64$) é $[Xe]6s^2 4f^7 5d^1$ em vez de $[Xe]6s^2 4f^8$. Como o crômo, o gadolínio ganha uma estabilidade extra ao ter subcamadas semipreenchidas ($4f^7$). A terceira série de metais de transição, incluindo o lantânio e o háfnio ($Z = 72$) e estendendo até o ouro ($Z = 79$), é caracterizada pelo preenchimento dos orbitais 5d. A seguir, as subcamadas 6s e 6p são preenchidas, levando-nos ao radônio ($Z = 86$). A próxima linha de elementos é da *série dos actinídeos*, que começa com o tório ($Z = 90$) e tem as subcamadas 5f incompletamente preenchidas. A maior parte desses elementos foi sintetizada e não é encontrada na natureza.

Finalmente, vamos ver o procedimento para escrever as configurações eletrônicas para íons. Para cátions, primeiro removemos os elétrons de valência p, em seguida, os elétrons de valência s e, depois, tantos elétrons d quantos forem necessários para atingir a carga requerida. Por exemplo, a configuração eletrônica do Mn é $[Ar]4s^2 3d^5$ de modo que a configuração eletrônica do Mn^{2+} é $[Ar]3d^5$. As configurações eletrônicas de ânions são obtidas pela adição de elétrons aos átomos até que o próximo caroço de gás nobre tenha sido alcançado. Assim, para o íon óxido (O^{2-}), adicionamos dois elétrons a $[He]2s^2 2p^4$, atingindo $[He]2s^2 2p^6$, que é a mesma configuração eletrônica do neônio.

Variações nas propriedades periódicas

As tendências periódicas nas configurações eletrônicas resultam em tendências periódicas nas propriedades químicas e físicas. Aqui, consideraremos algumas delas: o raio atômico, a energia de ionização e a afinidade eletrônica. As tendências periódicas gerais indicam que, ao nos movermos ao longo de um período da esquerda para a direita, as propriedades metálicas decrescem; ao descermos um grupo em particular, o caráter metálico aumenta. Essas tendências não se aplicam aos elementos de transição que são todos metálicos e possuem propriedades semelhantes.

Raio atômico. O átomo não tem tamanho definido. Matematicamente, a função de onda de um átomo se estende até o infinito. Portanto, precisamos defini-lo de algum modo um tanto arbitrário. Uma forma é usar os *raios covalentes*, obtidos de determinações de distâncias entre os núcleos dos átomos nas moléculas, como uma medida do tamanho do átomo. A Figura 14.33 mostra um gráfico de raios atômicos em função do número atômico. Considere os elementos do segundo período. Do lítio ao neônio, o número atômico cresce, e os elétrons são adicionados aos orbitais 2s e 2p. Como elétrons nas mesmas subcamadas não blindam muito bem uns aos outros, a carga nuclear efetiva, Z_{ef}, aumenta, contraindo a densidade eletrônica e, consequentemente, o tamanho do átomo. Dentro de um mesmo grupo em um período, o raio atômico aumenta com o aumento no número atômico. Nos metais alcalinos, por exemplo, o elétron mais externo está em um orbital ns. Como o tamanho do orbital aumenta conforme o número quântico n aumenta, o tamanho dos átomos aumenta do Li ao Cs.

Energia de ionização. *Energia de ionização* é a energia mínima necessária para remover um elétron de um átomo no estado gasoso, no estado fundamental:

$$\text{energia} + X(g) \rightarrow X^+(g) + e^-$$

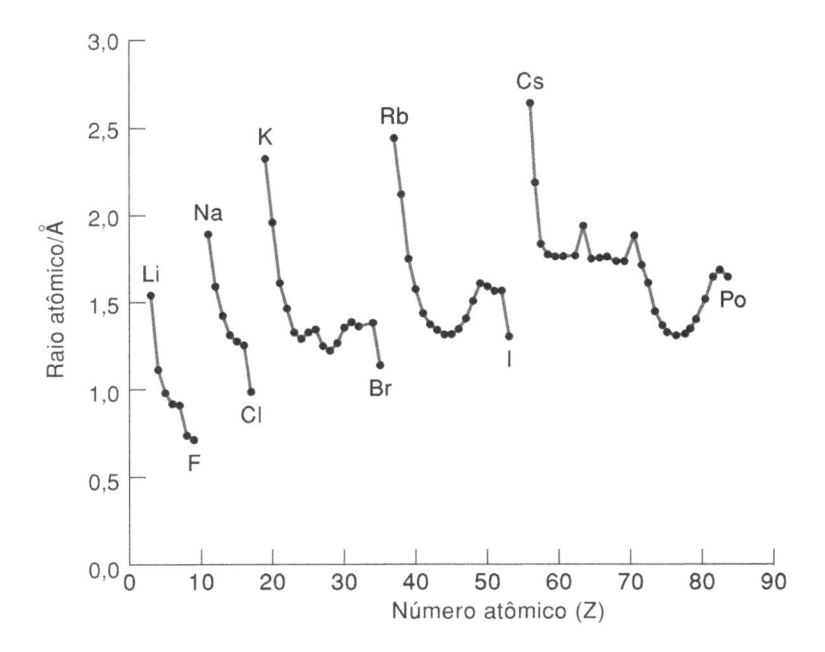

Figura 14.33
Gráfico dos raios atômicos dos elementos em função de seus números atômicos.
(1 Å = 0,1 nm.)

em que X representa um átomo de qualquer elemento. Essa medida nos fornece o primeiro potencial de ionização. O processo pode ser continuado fornecendo a segunda, a terceira, ..., energias de ionização como se segue:

$$\text{energia} + X^+(g) \rightarrow X^{2+}(g) + e^-$$

$$\text{energia} + X^{2+}(g) \rightarrow X^{3+}(g) + e^-$$

A Tabela 14.4 relaciona as energias de ionização para os primeiros 20 elementos e a Figura 14.34 mostra o gráfico da primeira energia de ionização em função do número atômico. A interpretação do gráfico é semelhante à do raio atômico na Figura 14.33. A carga nuclear efetiva aumenta ao longo de um período da esquerda para a direita e, portanto, a energia de ionização também aumenta, porque o elétron mais externo está preso mais fortemente. Descendo-se em um grupo, o elétron mais externo é colocado em camadas mais externas sucessivas, onde é efetivamente blindado pelos elétrons mais internos, e pode ser removido mais facilmente que o elemento acima dele.

Afinidade eletrônica. É definida como o negativo da variação de energia que ocorre quando um elétron é capturado por um átomo no estado gasoso para formar um ânion:

$$X(g) + e^- \rightarrow X^-(g)$$

A afinidade eletrônica é positiva se a reação é exotérmica e negativa se a reação é endotérmica.

14.11 Átomos de muitos elétrons e tabela periódica

Tabela 14.4
Energias de ionização (kJ mol^{-1}) dos primeiros 20 elementos

Z	Elemento	Primeira	Segunda	Terceira	Quarta	Quinta	Sexta
1	H	1312					
2	He	2373	5251				
3	Li	520	7300	11815			
4	Be	899	1757	14850	21005		
5	B	801	2430	3660	25000	32820	
6	C	1086	2350	4620	6220	38000	47300
7	N	1400	2860	4580	7500	9400	53000
8	O	1314	3390	5300	7470	11000	13000
9	F	1680	3370	6050	8400	11000	15200
10	Ne	2080	3950	6120	9370	12200	15000
11	Na	495,9	4560	6900	9540	13400	16600
12	Mg	738,1	1450	7730	10500	13600	18000
13	Al	577,9	1820	2750	11600	14800	18400
14	Si	786,3	1580	3230	4360	16000	20000
15	P	1012	1904	2910	4960	6240	21000
16	S	999,5	2250	3360	4660	6990	8500
17	Cl	1251	2297	3820	5160	6540	9300
18	Ar	1521	2666	3900	5770	7240	8800
19	K	418,7	3052	4410	5900	8000	9600
20	Ca	589,5	1145	4900	6500	8100	11000

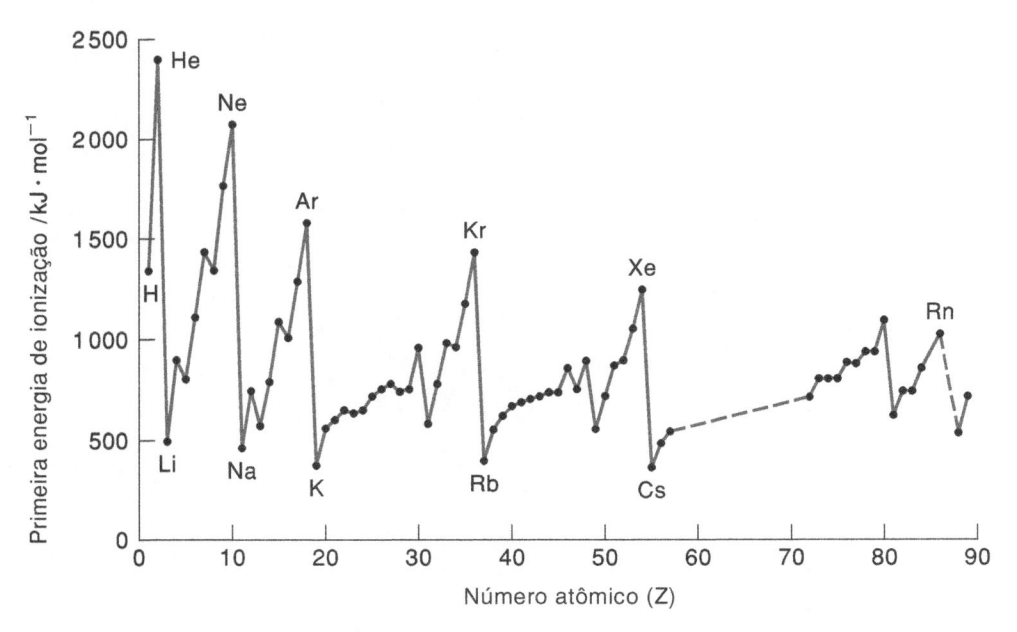

Figura 14.34
Gráfico da primeira energia de ionização em função do número atômico.

Em contraste com as energias de ionização, as afinidades eletrônicas são difíceis de medir. A Tabela 14.5 relaciona as afinidades eletrônicas para alguns elementos representativos. Quanto mais positiva a afinidade eletrônica, maior é a tendência de um átomo em aceitar um elétron.

Tabela 14.5
Afinidades eletrônicas (kJ mol^{-1}) de alguns elementos representativos e dos gases nobres*

1A	2A	3A	4A	5A	6A	7A	8A
H							He
73							<0
Li	Be	B	C	N	O	F	Ne
60	≤0	27	122	0	141	328	<0
Na	Mg	Al	Si	P	S	Cl	Ar
53	≤0	44	134	72	200	349	<0
K	Ca	Ga	Ge	As	Se	Br	Kr
48	2,4	29	118	77	195	325	<0
Rb	Sr	In	Sn	Sb	Te	I	Xe
47	4,7	29	121	101	190	295	<0
Cs	Ba	Tl	Pb	Bi	Po	At	Rn
45	14	30	110	110	?	?	<0

* As afinidades eletrônicas dos gases nobres, Be e Mg não foram determinadas experimentalmente, mas acredita-se que sejam próximas de zero ou negativas.

Equações principais

$v = \lambda \nu$	(Velocidade de uma onda)	(14.1)
$E = h\nu$	(Teoria quântica de Planck)	(14.2)
$h\nu = \Phi + \frac{1}{2} m_e v^2$	(Efeito fotoelétrico)	(14.3)
$E_n = -\dfrac{m_e Z^2 e^4}{8h^2 \varepsilon_0^2} \dfrac{1}{n^2}$	(Energias do elétron no átomo de H)	(14.13)
$\Delta E = E_f - E_i = h\nu$	(Condição de ressonância)	(14.15)
$\tilde{\nu} = (109\,737 \text{ cm}^{-1})\left(\dfrac{1}{n_i^2} - \dfrac{1}{n_f^2}\right)$	(Números de onda no espectro de emissão do H)	(14.17)
$\lambda = \dfrac{h}{mv} = \dfrac{h}{p}$	(Comprimento de onda de de Broglie para partículas)	(14.20)
$\Delta x \Delta p \geq \dfrac{h}{4\pi}$	(Princípio da incerteza de Heisenberg)	(14.22)
$\Delta E \Delta t \geq \dfrac{h}{4\pi}$	(Princípio da incerteza de Heisenberg)	(14.23)
$E_n = \dfrac{n^2 h^2}{8mL^2}$	(Energias de uma partícula em uma caixa unidimensional)	(14.32)
$Z_{ef} = Z - \sigma$	(Carga nuclear efetiva)	(14.44)

Sugestões de leitura para aprofundamento

LIVROS

ATKINS, P. W. *Quanta: a handbook of concepts*. Nova York: Oxford University Press, 1991.

BELL, R. P. *The tunnel effect in chemistry*. Londres: Chapman and Hall, 1980.

CROPPER, W. H. *The quantum physicists*. Nova York: Oxford University Press, Inc., 1970.

DeVAULT, D. *Quantum mechanical tunneling in biological systems*. 2. ed. Nova York: Cambridge University Press, 1984.

HERZBERG, G. *Atomic spectra and atomic structure*. Nova York: Dover Publications, 1944.

HOCHSTRASSER, R. M. *Behavior of electrons in atoms*. Menlo Park, CA: W. A. Benjamin, 1964.

KARPLUS, M.; PORTER, R. N. *Atoms and molecules: an introduction for students of Physical Chemistry*. Nova York: W. A. Benjamin, 1970.

ARTIGOS

Teoria quântica

BARROS NETO, B. Dice throwing as an analogy for teaching quantum mechanics. *J. Chem. Educ.* **61**, 1044, 1984.

BARTELL, L. S. Perspectives on the uncertainty principle and quantum reality. *J. Chem. Educ.* **62**, 192, 1985.

CACTANO, F.; LAIN, L.; SANCHEZ RAYO, M. N.; TORRE, A. Does quantum mechanics apply to one or many particles? *J. Chem. Educ.* **60**, 377, 1983.

CASSIDY, D. C. Heisenberg, uncertainty, and the quantum revolution. *Sci. Am.*, maio 1992.

CHRISTOUDOULEAS, N. D. Particles, waves, and the interpretation of quantum mechanics. *J. Chem. Educ.* **52**, 573, 1975.

DARROW, K. K. The quantum theory. *Sci. Am.*, mar. 1952.

ENGLERT, B-G; SCULLY, M. O.; WALTHER, H. The duality in matter and light. *Sci. Am.*, dez. 1994.

FURTH, R. The limits of measurement. *Sci. Am.*, jul. 1950.

GAMOW, G. The principle of uncertainty. *Sci. Am.*, jan. 1958.

GARRET, A. B. The Bohr atomic model: Niels Bohr. *J. Chem. Educ.* **39**, 534, 1962.

—. Quantum theory: Max Planck. *J. Chem. Educ.* **40**, 262, 1963.

GOLDHABER, A. S.; NIETO, M. M. The mass of the photon. *Sci. Am.*, maio 1976.

HAENDLER, B. L. Centrifugal force and the Bohr model of the hydrogen atom. *J. Chem. Educ.* **58**, 719, 1981.

HÄNSCH, T. W.; SCHAWLOW, A. L.; SERIES, G. W. The spectrum of atomic hydrogen. *Sci. Am.*, mar. 1979.

LAURITA, W. Demonstration of the uncertainty principle. *J. Chem. Educ.* **45**, 461, 1968.

LUDWIG, O. G. On a relation between the Heisenberg and de Broglie principles. *J. Chem. Educ.* **70**, 28, 1993.

MUHA, G. M.; MUHA, D. W. On introducing the uncertainty principle. *J. Chem. Educ.* **63**, 525, 1986.

PECKHAM, G. D. Illustrating the Heisenberg uncertainty principle. *J. Chem. Educ.* **61**, 868, 1984.

RECHTSTEINER, G. A.; GANSKE, J. A. Using natural and artificial light sources to illustrate quantum mechanical concepts. *Chem. Educator*, **1998**, 3(4): S1430-4171 (98) 04230-7. Disponível em: <http://journals.springer-ny.com./chedr>.

RIOUX, F. Exercises in quantum mechanics. *J. Chem. Educ.* **64**, 789, 1987.

SCHRÖDINGER, E. What is matter? *Sci. Am.*, set. 1953.

Partícula em uma caixa unidimensional
BRENEMAN, G. L. The two-dimensional particle in a box, *J. Chem. Educ.* **67**, 866, 1990.
JINKS, K. M. A particle in a chemical box, *J. Chem. Educ.* **52**, 312, 1975.
MUHA, G. M. On the momentum of a particle in a box. *J. Chem. Educ.* **63**, 761, 1986.
NELSON, P. G. How do electrons get across nodes? *J. Chem. Educ.* **67**, 843, 1990.
VINCENT, A. An alternative derivation of the energy levels of the "particle on a ring" system. *J. Chem. Educ.* **73**, 1001, 1996.
VOLKAMER, K.; LEROM, M. W. More about the particle-in-a-box system: the confinement of matter and the wave-particle dualism. *J. Chem. Educ.* **69**, 100, 1992.

Tunelamento quântico
BERATAN, D.; ONUCHIC, J. N.; WINKLER, J. R.; GRAY, H. B. Electron tunneling pathways in proteins. *Science* **258**, 1740, 1992.
BINNIG, G.; ROHRER, H. The scanning tunneling microscope. *Sci. Am.,* ago. 1985.
GOLDANSKII, V. I. Quantum chemical reactions in the deep cold. *Sci. Am.*, fev. 1980.
WILLIAMS, R. J. P. Electron transfer in Biology. *Molec. Phys.* **68**, 1, 1989.

Estrutura atômica
ALLENDOERFER, R. D. Teaching the shapes of the hydrogenlike and hybrid atomic orbitals. *J. Chem. Educ.* **67**, 37, 1990.
BOEYENS, J. C. A. Understanding electron spin. *J. Chem. Educ.* **72**, 412, 1995.
GAMOW, G. The exclusion principle. *Sci. Am.*, jul. 1959.
KLEPPNER, D.; LITTMAN, M. G.; ZIMMERMANN, M. L. Highly excited atoms. *Sci. Am.*, maio 1981.
MELROSE, M.; SCERRI, E. R. Why the $4s$ is occupied before the $3d$. *J. Chem. Educ.* **74**, 498, 1996.
NELSON, P. G. Relative energies of $3d$ and $4s$ orbitals. *Educ. in Chem.* **29**, 84, 1992.
PAULING, L. e McCLURE, V. Five equivalent d orbitals. *J. Chem. Educ.* **47**, 15, 1970.
PILAR, F. L. $4s$ is always above $3d$! or How to tell the orbitals from the wavefunctions. *J. Chem. Educ.* **55**, 2, 1978.
POWELL, R. E. The five equivalent d orbitals. *J. Chem. Educ.* **45**, 45, 1968.
RIOUX, F. The stability of the hidrogen atom. *J. Chem. Educ.* **50**, 550, 1973.
VANQUICKENBORNE, L. G.; PIERLOOT, K.; DEVOGHEL, D. Transition metals and the Aufbau principle. *J. Chem. Educ.* **71**, 469, 1994.

Tendências periódicas
MASON, J. Periodic contractions among the elememts: or, on being the right size. *J. Chem. Educ.* **65**, 17, 1988.
MEYERS, R. T. The periodicity of electron affinity. *J. Chem. Educ.* **67**, 307, 1990.
PYPER, N. C.; BERRY, M. Ionization energies revisited. *Educ. Chem.* **27**, 135, 1990.
SCERRI, E. R. The evolution of the periodic system. *Sci. Am.*, set. 1998.
WHEELER, J. C. Electron affinities of the alkaline earth metals and the sign convention for electron affinity. *J. Chem. Educ.* **74**, 123, 1997.

Problemas

Teoria quântica

14.1 Calcule a energia associada a um *quantum* (fóton) de luz com um comprimento de onda de 500 nm.

14.2 A frequência limiar para arrancar um elétron de uma superfície de zinco metálica é $8,54 \times 10^{14}$ Hz. Calcule a quantidade mínima de energia necessária para remover um elétron do metal.

14.3 Calcule os raios para as órbitas de Bohr com $n = 2$ e $n = 3$ para o átomo de hidrogênio.

14.4 Calcule a frequência e o comprimento de onda associados com a transição do nível $n = 5$ para $n = 3$ no átomo de hidrogênio.

14.5 Quais são os comprimentos de onda associados com **(a)** um elétron que se move a $1,50 \times 10^8$ cm s^{-1}, e **(b)** uma bola de tênis de 60 g que se move a 1 500 cm s^{-1}?

14.6 Um experimento de efeito fotoelétrico foi realizado incidindo-se separadamente um *laser* de 450 nm (luz azul) e outro de 560 nm (luz amarela) em uma superfície metálica limpa e medindo-se o número e a energia cinética dos elétrons ejetados. Qual luz vai gerar mais elétrons? Qual luz vai ejetar elétrons com maior energia cinética? Suponha que cada *laser* produz o mesmo número de fótons que colidirão com a superfície metálica e que as frequências de cada *laser* excedem a frequência limiar.

14.7 Explique como os cientistas são capazes de estimar a temperatura na superfície do Sol. (*Dica*: trate a radiação solar como de um corpo negro.)

14.8 Em um experimento de efeito fotoelétrico, um estudante usa uma fonte de luz cuja frequência é maior que a necessária para ejetar elétrons de uma superfície metálica. Entretanto, depois de iluminar de maneira contínua a mesma área do metal por um longo período de tempo, o estudante percebe que a energia cinética máxima dos elétrons ejetados começa a diminuir, embora a frequência da luz estivesse constante. Como você explicaria esse comportamento?

14.9 Um próton é acelerado por uma diferença de potencial de $3,0 \times 10^6$ V estando, inicialmente, em repouso. Calcule seu comprimento de onda final.

14.10 Suponha que a incerteza na determinação da posição de um elétron em órbita circular em um átomo seja 0,4 Å. Qual é a incerteza na sua velocidade?

14.11 Uma pessoa que pesa 77 kg corre a 1,5 m s^{-1}. **(a)** Calcule o momento e o comprimento de onda dessa pessoa. **(b)** Qual é a incerteza na determinação de sua posição em qualquer instante se for possível medir seu momento dentro de ±0,05%? **(c)** Preveja as variações que ocorreriam se neste problema a constante de Planck fosse 1 J s.

14.12 O fenômeno de difração pode ser observado sempre que o comprimento de onda é comparável à magnitude do tamanho da abertura da fenda. Para ser "difratada", a que velocidade uma pessoa que pesa 84 kg deve se mover ao passar por uma porta de 1 m de largura?

14.13 **(a)** Mostre que, para o átomo de hidrogênio, o primeiro termo no lado direito da Equação 14.16 vale $2,18 \times 10^{-18}$ J. **(b)** Use a Equação 14.18 para calcular a constante de Rydberg em cm^{-1}. Use as constantes das páginas finais do livro. (*Dica*: Para obter os seis algarismos significativos utilizados no texto para R_H, você vai precisar de pelo menos sete algarismos significativos nas suas constantes. Na realidade, R_H é conhecido com onze algarismos significativos. Veja a tabela de constantes fundamentais nas páginas finais do livro).

14.14 As linhas espectrais das séries de Lyman e Balmer não se sobrepõem. Verifique essa afirmação calculando o comprimento de onda (em nm) mais longo associado à série de Lyman e o mais curto associado com a série de Balmer.

14.15 O íon He$^+$ contém somente um elétron e é, portanto, do tipo do hidrogênio.

Calcule os comprimentos de onda, em ordem crescente, das primeiras quatro transições na série de Balmer do íon He$^+$. Compare esses comprimentos de onda com as mesmas transições em um átomo de hidrogênio. Comente sobre as diferenças. (A constante de Rydberg para o He$^+$ é $8,72 \times 10^{-18}$ J.)

14.16 Um elétron em um estado excitado do átomo de hidrogênio pode retornar ao estado fundamental de duas formas diferentes. A primeira, por uma transição direta na qual um fóton de comprimento de onda λ_1 é emitido e, a segunda, por um estado excitado intermediário, alcançado por meio da emissão de um fóton de comprimento de onda λ_2. Esse estado excitado intermediário, então, decai para o estado fundamental emitindo outro fóton de comprimento de onda λ_3. Obtenha uma equação que relacione λ_1 a λ_2 e λ_3.

14.17 A retina de um olho humano pode detectar luz quando a energia radiante incidente for de pelo menos $4{,}0 \times 10^{-17}$ J. Para uma luz com comprimento de onda de 600 nm, a quantos fótons isso corresponde?

14.18 Uma amostra com 368 g de água absorve radiação infravermelha de um *laser* de dióxido de carbono em $1{,}06 \times 10^4$ nm. Assuma que toda radiação absorvida é convertida em calor. Calcule o número de fótons, com esse comprimento de onda, necessários para aumentar a temperatura da água em 5,00 °C.

14.19 O ozônio (O_3) na estratosfera absorve a radiação nociva do Sol decompondo-se da seguinte forma: $O_3 \rightarrow O + O_2$. **(a)** Usando os dados do Apêndice B, calcule o valor de $\Delta_r H°$ para esse processo. **(b)** Calcule o comprimento de onda (em nm) máximo de fótons que possuem essa energia necessária para levar à decomposição do ozônio fotoquimicamente.

14.20 Os cientistas encontraram átomos de hidrogênio no espaço interestelar com o número quântico n da ordem de centenas. Calcule o comprimento de onda da luz emitida quando um átomo de hidrogênio sofre uma transição de $n = 236$ para $n = 235$. Em que região do espectro eletromagnético esse comprimento de onda se encontra?

14.21 Um estudante registrou o espectro de emissão do hidrogênio e observou que uma linha espectral na série de Balmer não podia ser explicada pela teoria de Bohr. Supondo que a amostra gasosa seja pura, sugira uma espécie que possa ser responsável por essa linha.

14.22 Em meados do século XIX, estudando o espectro de emissão solar (um contínuo), os físicos observaram um conjunto de linhas escuras que não correspondiam a nenhuma das linhas de emissão (linhas brilhantes) conhecidas na Terra. Eles concluíram que as linhas eram provenientes de um elemento ainda desconhecido. Mais tarde esse elemento foi identificado como sendo o hélio. **(a)** Qual é a origem das linhas escuras? Como essas linhas foram correlacionadas com as linhas de emissão do hélio? **(b)** Por que era tão difícil a detecção do hélio na atmosfera terrestre? **(c)** Qual é o lugar mais provável para detectar o hélio na Terra?

14.23 Quantos fótons de 660 nm devem ser absorvidos para fundir $5{,}0 \times 10^2$ g de gelo? Na média, quantas moléculas de H_2O são convertidas de gelo para água por um fóton? (*Dica*: São gastos 334 J para fundir 1 g de gelo a 0 °C.)

Partícula em uma caixa unidimensional

14.24 Mostre que a Equação 14.32 tem as dimensões corretas.

14.25 De acordo com a Equação 14.32, a energia é inversamente proporcional ao quadrado do comprimento da caixa. Como você explicaria essa dependência nos termos do princípio da incerteza de Heisenberg?

14.26 Qual é a probabilidade de localizar uma partícula em uma caixa unidimensional entre $L/4$ e $3L/4$, em que L é o comprimento da caixa? Suponha que a partícula se encontra no nível mais baixo.

14.27 Derive a Equação 14.32 usando a relação de de Broglie. (*Dica*: Primeiro você deve expressar o comprimento de onda da partícula no n-ésimo nível em termos do comprimento da caixa.)

14.28 Uma propriedade importante das funções de onda da partícula em uma caixa unidimensional é o fato de que elas são ortogonais, isto é,

$$\int_0^L \psi_n \psi_m dx = 0 \quad m \neq n$$

Prove essa afirmação usando ψ_1 e ψ_2 e a Equação 14.33.

14.29 Use a Equação 14.37 para calcular o comprimento de onda de uma transição eletrônica em polienos para $N = 6$, 8 e 10. Comente sobre a variação de λ com L, o comprimento da molécula.

14.30 Com base na aproximação da partícula em uma caixa unidimensional para polienos, sugira em que lugar ao longo da caixa a transição eletrônica $n = 1 \rightarrow n = 2$ seria mais provável de ocorrer. Explique sua escolha.

14.31 Como afirmado neste capítulo, a probabilidade de localizar uma partícula em uma caixa unidimensional é dada por $\psi^2 dx$. Para uma pequena distância, a probabilidade pode ser calculada sem a integração. Considere um elétron com $n = 1$ em uma caixa de comprimento 2,000 nm. Calcule a probabilidade de localizar o elétron **(a)** entre 0,500 nm e 0,502 nm e **(b)** entre 0,999 nm e 1,001 nm. Comente seus resultados e a validade de sua aproximação.

Configuração eletrônica e propriedades atômicas

14.32 Obtenha uma expressão para o raio mais provável no qual um elétron será encontrado quando ocupar o orbital $1s$.

14.33 Use a função de onda $2s$ dada na Tabela 14.2 para calcular o valor de r (que não seja $r = \infty$) no qual essa função se anula.

14.34 Escreva a configuração eletrônica do estado fundamental dos seguintes íons, que têm papéis importantes em processos bioquímicos em nosso corpo: **(a)** Na^+, **(b)** Mg^{2+}, **(c)** Cl^-, **(d)** K^+, **(e)** Ca^{2+}, **(f)** Fe^{2+}, **(g)** Cu^{2+} e **(h)** Zn^{2+}.

14.35 Explique, com base em suas configurações eletrônicas, por que o Fe^{2+} é mais facilmente oxidado a Fe^{3+} que o Mn^{2+} é oxidado a Mn^{3+}.

14.36 A energia de ionização é a energia necessária para remover um elétron de um átomo no estado fundamental. Em geral, ela é expressa em unidades de kJ mol^{-1}. **(a)** Calcule a energia de ionização para o átomo de hidrogênio ($n = 1$). **(b)** Repita o cálculo supondo que, neste caso, o elétron é removido do estado $n = 2$.

14.37 A fórmula para calcular as energias de um elétron em um íon do tipo do hidrogênio é dada pela Equação 14.13. Essa equação não pode ser aplicada a átomos de muitos elétrons. Uma forma de modificá-la para átomos mais complexos é substituir Z por $(Z - \sigma)$, em que Z é o número atômico e σ é uma constante positiva adimensional denominada constante de blindagem. Considere o átomo de hélio como um exemplo. O significado físico de σ é que ela representa a extensão de blindagem que os dois elétrons $1s$ exercem um no outro. Desse modo, a quantidade $(Z - \sigma)$ é denominada apropriadamente de "carga nuclear efetiva". Calcule o valor de σ sabendo que a primeira energia de ionização do hélio é $3,94 \times 10^{-18}$ J por átomo.

14.38 O plasma é um estado da matéria que consiste de íons positivos gasosos e elétrons. No estado de plasma, um átomo de mercúrio pode perder todos os seus 80 elétrons e assim existir como Hg^{80+}. Calcule a energia de ionização necessária para a última etapa de ionização, isto é,

$$Hg^{79+}(g) \rightarrow Hg^{80+}(g) + e^-$$

14.39 Uma técnica chamada espectroscopia fotoeletrônica é utilizada para medir a energia de ionização de átomos. Uma amostra é irradiada com luz UV, que causa a ejeção de elétrons da camada de valência. As energias cinéticas dos elétrons ejetados são medidas. Conhecendo a energia do fóton UV e a energia cinética do elétron ejetado, podemos escrever:

$$h\nu = \text{IE} + \tfrac{1}{2}m\upsilon^2$$

em que ν é a frequência da luz UV, e m e υ são a massa e a velocidade do elétron, respectivamente. Em um experimento, encontrou-se para a energia cinética do elétron ejetado do potássio o valor de $5,34 \times 10^{-19}$ J usando uma fonte de luz UV de comprimento de onda igual a 162 nm. Calcule a energia de ionização do potássio. Como você poderia se certificar de que essa energia de ionização corresponde ao elétron na camada de valência (isto é, o elétron mais fracamente ligado)?

14.40 A energia necessária para o processo seguinte é $1,96 \times 10^4$ kJ mol^{-1}:

$$Li(g) \rightarrow Li^{3+}(g) + 3e^-$$

Se o primeiro potencial de ionização do lítio é 520 kJ mol^{-1}, calcule o segundo potencial de ionização, que é a energia necessária para o processo

$$\text{Li}^+(g) \rightarrow \text{Li}^{2+}(g) + e^-$$

14.41 Experimentalmente, a afinidade eletrônica de um elemento pode ser determinada usando-se um *laser* para ionizar o ânion do elemento na fase gasosa:

$$\text{X}^-(g) + h\nu \rightarrow \text{X}(g) + e^-$$

Recorrendo à Tabela 14.5, calcule o comprimento de onda do fóton (em nanômetros) correspondente à afinidade eletrônica do cloro. A que região do espectro eletromagnético corresponde essa radiação?

14.42 A entalpia-padrão de atomização de um elemento é a energia necessária para converter 1 mol desse elemento em sua forma mais estável a 25 °C em 1 mol de gás monoatômico. Dado que a entalpia-padrão de atomização do sódio é 108,4 kJ mol^{-1}, calcule a energia em quilojoules necessária para converter 1 mol de sódio metálico a 25 °C em 1 mol de íons Na$^+$ gasosos.

14.43 Explique por que a afinidade eletrônica do nitrogênio é aproximadamente igual a zero, ao passo que as dos elementos a seu lado, carbono e oxigênio, têm valores positivos elevados.

14.44 Calcule o comprimento de onda máximo da luz (em nanômetros) necessário para ionizar um único átomo de sódio.

14.45 As primeiras quatro energias de ionização de um elemento são aproximadamente 738 kJ mol^{-1}, 1 450 kJ mol^{-1}, 7,7 × 10^3 kJ mol^{-1} e 1,1 × 10^4 kJ mol^{-1}. A que grupo da tabela periódica pertence esse elemento? Por quê?

Problemas adicionais

14.46 Quando dois átomos colidem, parte de suas energias cinéticas podem ser convertidas em energia eletrônica em um ou em ambos os átomos. Se a energia cinética média ($\frac{3}{2}k_\text{B}T$) é aproximadamente igual à energia necessária para alguma transição eletrônica permitida, um número apreciável de átomos pode absorver energia suficiente através de colisões inelásticas para ser promovido para um estado eletrônico excitado. **(a)** Calcule a energia cinética média por átomo em uma amostra gasosa a 298 K. **(b)** Calcule a diferença de energia entre os níveis $n = 1$ e $n = 2$ no hidrogênio. **(c)** A que temperatura seria possível excitar um átomo de hidrogênio do nível $n = 1$ ao $n = 2$ por colisão?

14.47 A fotodissociação da água,

$$\text{H}_2\text{O}(g) + h\nu \rightarrow \text{H}_2(g) + \tfrac{1}{2}\text{O}_2(g)$$

tem sido sugerida como uma fonte de hidrogênio. O valor de $\Delta_r H°$ para a reação, calculado de dados termoquímicos, é 285,8 kJ por mole de água decomposta. Calcule o comprimento de onda (em nm) máximo que forneceria a energia necessária. Em princípio, é viável usar a luz do Sol como uma fonte de energia para esse processo?

14.48 Com base na discussão de decaimento e de tunelamento mecânico-quântico, sugira uma relação entre a energia de partículas α emitidas e a meia-vida para o decaimento radioativo.

14.49 Somente uma fração da energia elétrica fornecida para uma lâmpada de tungstênio é convertida em luz visível. O restante da energia aparece como radiação infravermelha (isto é, calor). Uma lâmpada de 75 W converte em luz visível 15,0% da energia que recebe. Supondo um comprimento de onda de 550 nm, quantos fótons são emitidos pela lâmpada por segundo? (1 W = 1 J s^{-1}.)

14.50 Um elétron em um átomo de hidrogênio é excitado do estado fundamental ao estado $n = 4$. Responda se as seguintes afirmações são verdadeiras ou falsas. **(a)** $n = 4$ é o primeiro estado excitado. **(b)** Gasta-se mais energia para ionizar (remover) o elétron do estado $n = 4$ que do estado fundamental. **(c)** Na média, o elétron está mais distante do núcleo no estado $n = 4$ que no estado fundamental. **(d)** O comprimento de onda da luz emitida quando o elétron salta do estado $n = 4$ para o estado $n = 1$ é mais longo que quando ele salta de $n = 4$ para $n = 2$. **(e)** O comprimento de onda da luz absorvida na transição $n = 1 \rightarrow n = 4$ é igual ao da luz emitida na transição $n = 4 \rightarrow n = 1$.

14.51 A energia de ionização de determinado elemento é 412 kJ mol^{-1}. Entretanto, quando átomos desse elemento se encontram no primeiro estado excitado, a energia de ionização é somente 126 kJ mol^{-1}. Com base nessa informação, calcule o comprimento de onda da luz emitida em uma transição do primeiro estado excitado para o estado fundamental.

14.52 A luz UV responsável pelo bronzeamento situa-se na região de 320 a 400 nm. Calcule a energia total (em joules) absorvida por uma pessoa exposta a essa radiação por 2,0 horas, dado que há $2,0 \times 10^{16}$ fótons atingindo a superfície da Terra por centímetro quadrado por segundo em um intervalo de 80 nm (320 a 400 nm) e que a área do corpo exposta é 0,45 m^2. Suponha que só metade da radiação é absorvida e que a outra metade é refletida pelo corpo. (*Dica*: Use um comprimento de onda médio de 360 nm para calcular a energia do fóton.)

14.53 Em 1996, os físicos criaram um antiátomo de hidrogênio. Nesse átomo, que é a antimatéria equivalente de um átomo comum, as cargas elétricas de todos os componentes estão invertidas. Dessa forma, o núcleo de um antiátomo é feito de um antipróton, que tem a mesma massa que o próton, mas com uma carga negativa, ao passo que o elétron é substituído por um antielétron (também chamado pósitron), que tem a mesma massa que o elétron, mas com uma carga positiva. Você esperaria que os níveis de energia, o espectro de emissão e os orbitais atômicos de um átomo de anti-hidrogênio fossem diferentes daqueles do átomo de hidrogênio? O que aconteceria se um antiátomo de hidrogênio colidisse com um átomo de hidrogênio?

14.54 Uma estudante realizou um experimento fotoelétrico incidindo luz visível em um pedaço limpo de césio metálico. Ela determinou a energia cinética dos elétrons ejetados aplicando uma voltagem retardante de modo que a corrente atribuível aos elétrons se reduzisse a zero. Essa condição é alcançada quando $eV = (1/2)m_e v^2$, em que e é a carga elétrica e V é o potencial retardante. Seus resultados são mostrados abaixo.

λ/nm	405	435,8	480	520	577,7	650
V/volt	1,475	1,268	1,027	0,886	0,667	0,381

Rearranjando a Equação 14.3, obtemos

$$v = \frac{\Phi}{h} + \frac{e}{h}V$$

Determine os valores de h e de Φ graficamente.

14.55 Use a Equação 3.7 para calcular o comprimento de onda de de Broglie de uma molécula de N$_2$ a 300 K.

14.56 Os alvéolos são pequenos sacos de ar nos pulmões. Seu diâmetro médio é de $5,0 \times 10^{-5}$ m. Calcule a incerteza na velocidade de uma molécula de oxigênio ($5,3 \times 10^{-26}$ kg) aprisionada dentro de um saco. (*Dica*: A incerteza máxima na posição da molécula é dada pelo diâmetro do saco.)

14.57 O Sol é envolto por um círculo branco de material gasoso denominado corona, que se torna visível durante o eclipse total do Sol. A temperatura da corona é da ordem de milhões de graus Celsius, suficientemente alta para quebrar as moléculas e remover alguns ou todos os elétrons dos átomos. Um modo de os astrônomos poderem estimar a temperatura da corona é estudando as linhas de emissão de íons de determinados elementos. Por exemplo, o espectro de emissão de íons Fe^{14+} tem sido registrado e analisado. Sabendo que são necessários $3{,}5 \times 10^4$ kJ mol^{-1} para converter Fe^{13+} a Fe^{14+}, estime a temperatura da corona solar. (*Dica*: A energia cinética média de 1 mol de gás é $\frac{3}{2}RT$.)

14.58 Considere uma partícula na caixa unidimensional mostrada abaixo.

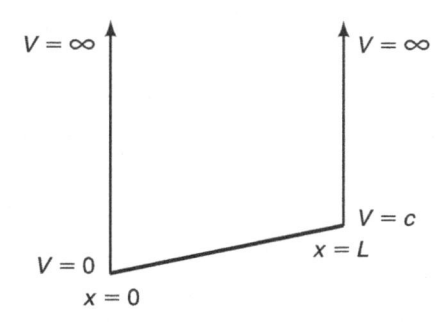

A energia potencial da partícula não é zero em toda a extensão da caixa, mas varia com sua posição, ou x. **(a)** Escreva a equação de onda de Schrödinger para esse sistema. **(b)** Obviamente, ψ_n não será simétrica em torno do centro da caixa, independentemente do valor de n. Se a função de onda para $n = 10$ em uma caixa unidimensional, em que $V = 0$ em toda a caixa, se assemelha a

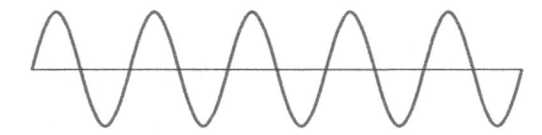

esboce a função de onda correspondente para a caixa acima. Dê uma interpretação física para seu esboço. (*Dica*: Nem a amplitude nem o comprimento de onda serão constantes ao longo da caixa.)

CAPÍTULO 15

A ligação química

Creio que a ligação química não é tão simples de entender como algumas pessoas acham.
— Robert S. Mulliken

Usando o que aprendemos no Capítulo 14 sobre Mecânica Quântica e estrutura eletrônica de átomos, começamos agora nosso estudo de moléculas. Como podemos explicar o fato de que dois átomos de hidrogênio se combinarão para formar uma molécula estável de H_2, mas que dois átomos de hélio não formarão uma molécula estável de He_2? Em que base podem ser fundamentados os diferentes comprimentos de ligação e as forças de ligação dos vários compostos? Por que a molécula de água é angular e a de dióxido de carbono linear? As respostas a essas perguntas e muitas mais devem vir da Mecânica Quântica.

Este capítulo tratará de teorias importantes sobre ligação química, de algumas propriedades moleculares e do papel dos íons metálicos em sistemas biológicos.

15.1 Estruturas de Lewis

Embora o conceito de molécula possa ser traçado até o século XVII, só a partir do século XX os químicos começaram a compreender como e por que as moléculas se formam. O primeiro grande avanço foi feito em 1916 por Lewis, que sugeriu que uma ligação química envolve o compartilhamento de elétrons. Ele representou a formação de uma ligação química no H_2 como:

$$H\cdot + \cdot H \longrightarrow H-H$$

Esse tipo de emparelhamento de elétrons é um exemplo de *ligação covalente*. Nessa representação, chamada *estrutura de Lewis*, uma linha única representa o par compartilhado de elétrons. Outros exemplos de estruturas de Lewis são:

$$:\!\ddot{F}\!-\!\ddot{F}\!: \quad H\!-\!\ddot{O}\!-\!H \quad \ddot{O}\!=\!C\!=\!\ddot{O}$$

$$:\!N\!\equiv\!N\!: \quad H\!-\!C\!\equiv\!C\!-\!H \quad \begin{array}{c}H\\ \end{array}\!\!C\!=\!C\!\!\begin{array}{c}H\\ \end{array}$$

Em uma estrutura de Lewis, os pares de elétrons compartilhados de uma ligação covalente são representados por uma linha entre os dois átomos, e os pares isolados (elétrons não ligantes) são exibidos como pares de pontos em cada átomo. São mostrados somente os elétrons de valência.

A orientação para desenhar as estruturas de Lewis é a *regra do octeto*, que diz que um átomo, que não o hidrogênio, tende a formar ligações até que esteja circundado por oito elétrons de valência. Em outras palavras, uma ligação covalente se forma quando os átomos não têm elétrons suficientes para um octeto completo. Ao compartilhar elétrons em uma ligação covalente, os átomos podem completar seus octetos.

Mostrar as *cargas formais* nas estruturas de Lewis é sempre útil. A carga formal de um átomo em uma molécula é a diferença entre o número de elétrons de valência no átomo isolado e o número de elétrons atribuídos a esse átomo em uma estrutura de Lewis. A equação para calcular a carga formal é:

$$\text{carga formal} = \begin{pmatrix}\text{número de}\\\text{elétrons de}\\\text{valência no}\\\text{átomo livre}\end{pmatrix} - \begin{pmatrix}\text{número de}\\\text{elétrons}\\\text{não ligantes}\end{pmatrix} - \frac{1}{2}\begin{pmatrix}\text{número de}\\\text{elétrons ligantes}\end{pmatrix} \qquad (15.1)$$

De acordo com a equação 15.1, as cargas formais nas moléculas de ozônio e monóxido de carbono e no íon carbonato são:

$$\ddot{\text{O}}=\overset{+}{\ddot{\text{O}}}-\ddot{\text{O}}\!:^{-} \qquad ^{-}\!:\text{C}\!\equiv\!\text{O}\!:^{+} \qquad ^{-}\!:\ddot{\text{O}}-\overset{\overset{\displaystyle :\ddot{\text{O}}:}{\|}}{\text{C}}-\ddot{\text{O}}\!:^{-}$$

Cargas formais não representam cargas reais em uma molécula. Apesar disso, elas fornecem informação acerca da distribuição de carga e podem nos ajudar a desenhar estruturas de Lewis aceitáveis. Por exemplo, quando dois átomos têm cargas formais em uma molécula, a carga negativa residirá mais provavelmente no átomo mais eletronegativo. (A molécula CO acima é uma exceção a essa regra.)

A teoria de Lewis foi um avanço significativo em nossa compreensão da formação de uma ligação química. Entretanto, logo se tornou inadequada em vários aspectos. Alguns átomos em moléculas estáveis têm menos de oito elétrons de valência (o octeto incompleto; por exemplo, BeH_2 na fase gasosa e BF_3); mais de oito elétrons (o octeto expandido; por exemplo, PCl_5 e SF_6); e um número ímpar de elétrons (por exemplo, NO e NO_2). Além disso, a descrição simples da formação de uma ligação covalente não fornece informação sobre os comprimentos de ligação e as forças de ligação em moléculas como H_2 e F_2, ambas com uma ligação covalente. Então, um tratamento apropriado da ligação química deve provir da Mecânica Quântica. Atualmente, duas teorias quânticas são utilizadas para descrever a formação da ligação covalente e a estrutura eletrônica de moléculas. A *teoria da ligação de valência* (*LV*)* supõe que os elétrons em uma molécula ocupam os orbitais atômicos de cada átomo. Ela nos permite reter a imagem dos átomos individualmente tomando parte na formação da ligação. A segunda, denominada *teoria dos orbitais moleculares* (*OM*), supõe a formação de orbitais moleculares a partir dos orbitais atômicos. Nenhuma teoria explica perfeitamente todos os aspectos da ligação, mas cada uma delas contribuiu muito para a compreensão de muitas propriedades moleculares observadas.

15.2 Teoria da ligação de valência

Considere a formação de H_2 a partir de dois átomos de H. A Figura 15.1 mostra como os orbitais 1*s* do H se recobrem conforme os dois átomos se aproximam um do outro;

---

* NT: Em inglês *valence bond*, (*VB*).

15.2 Teoria da ligação de valência

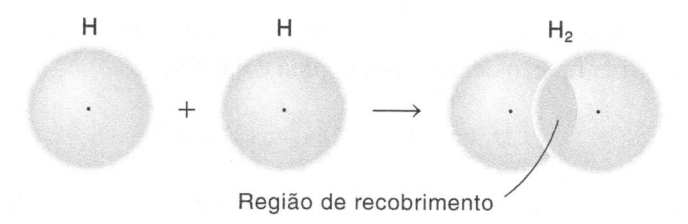

Figura 15.1
A formação de uma ligação covalente no H_2 resultante do recobrimento de dois orbitais 1s do hidrogênio.

o elétron em um dos átomos é atraído pelo núcleo do outro átomo. Essa interação continuará até que os átomos alcancem uma distância mínima de separação, abaixo da qual as repulsões entre os elétrons e entre os núcleos se sobrepõem às atrações entre elétrons e núcleos. O aumento da densidade eletrônica entre os núcleos é a "cola" que mantém os átomos juntos. Essa é uma descrição mecânico-quântica (com base no formalismo LV) da teoria de Lewis de formação da ligação covalente que se baseia no compartilhamento de elétrons.

À medida que dois átomos de hidrogênio se aproximam um do outro, a energia potencial varia. Inicialmente, quando os átomos estão muito distantes, a energia potencial arbitrariamente torna-se igual a zero (Figura 15.2), e a função de onda que descreve os dois átomos é o produto da função de onda de cada átomo:

$$\psi = \psi_A(1)\psi_B(2) \tag{15.2}$$

em que ψ_A e ψ_B são funções de onda 1s do hidrogênio, e 1 e 2 denotam os elétrons. A curva de energia potencial resultante para essa função de onda (curva a) tem um mínimo raso (cerca de 24 kJ mol^{-1}) em uma distância internuclear de aproximadamente 1 Å. Esses valores são bem diferentes dos valores experimentais medidos de 432 kJ mol^{-1} e 0,74 Å (curva d). Notamos claramente agora que a equação 15.2 não é adequada para descrever a ligação no H_2, uma vez que os elétrons são indistinguíveis e,

A profundidade do poço de potencial é uma medida da energia de dissociação da ligação.

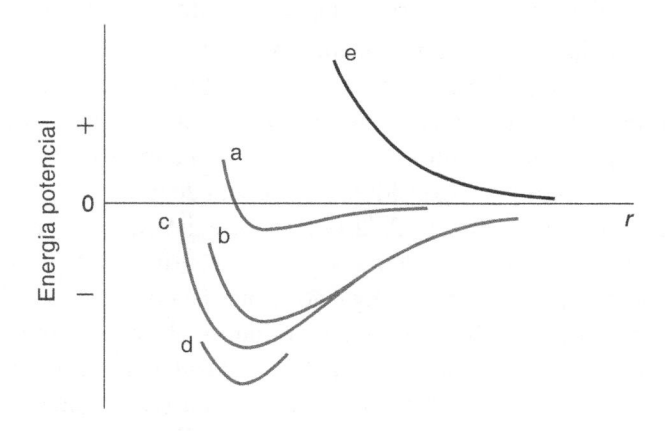

Figura 15.2
Curvas de energia potencial para a molécula H_2. As curvas a–c representam melhorias sucessivas na função de onda, ao passo que a curva d fornece a energia experimental e a distância de ligação. A curva e representa uma situação não ligante, em que os dois elétrons têm *spins* paralelos. Por simplicidade, somente partes das curvas são mostradas.

portanto, é igualmente provável que o elétron 2 esteja no átomo A e o elétron 1 esteja no átomo B. Uma função de onda melhorada é dada por

$$\psi = \psi_A(1)\,\psi_B(2) + \psi_A(2)\,\psi_B(1) \tag{15.3}$$

que resulta na curva de energia potencial (curva *b*) com um mínimo de cerca de 300 kJ mol^{-1} e uma distância de equilíbrio de aproximadamente 0,9 Å. (Tenha em mente que os dois elétrons na molécula H$_2$ devem ter *spins* opostos segundo o princípio de exclusão de Pauli. Podemos refinar ainda mais a função de onda considerando a possibilidade de que os dois elétrons possam residir no *mesmo* átomo; isto é, precisamos incluir tanto estruturas covalentes como iônicas, como mostrado abaixo (curva *c*):

$$\underset{\text{covalente}}{\text{H–H}} \quad \underbrace{\text{H}^-\text{H}^+ \quad \text{H}^+\text{H}^-}_{\text{iônica}}$$

A função de onda correspondente é

$$\psi = \psi_A(1)\,\psi_B(2) + \psi_A(2)\,\psi_B(1) + \lambda[\psi_A(1)\psi_A(2) + \psi_B(1)\psi_B(2)] \tag{15.4}$$

em que λ é uma medida da contribuição das formas iônicas representadas por $\psi_A(1)\psi_A(2)$ e $\psi_B(1)\psi_B(2)$ à função de onda total. Podemos admitir que a probabilidade de encontrar os dois elétrons no mesmo átomo H é pequena por causa da repulsão eletrônica (isto é, $\lambda \ll 1$); apesar disso, esse termo de fato contribui para as propriedades da molécula como um todo. Correções adicionais incluem atribuir uma carga nuclear "efetiva" aos núcleos, pois cada elétron é atraído aos dois núcleos em vez de um somente; e, também, precisamos considerar que cada átomo de hidrogênio polariza, ou distorce, a nuvem eletrônica no outro átomo de hidrogênio. Com a ajuda de computadores de alta velocidade, podemos hoje calcular as energias de dissociação e as distâncias de equilíbrio das ligações em boa concordância com valores experimentais. Finalmente, salientamos que a curva *e* representa um estado não ligante (a curva não tem um mínimo). Podemos atribuir essa situação a dois átomos de H com *spins* paralelos (denominado estado tripleto). Esses átomos não podem formar uma molécula de H$_2$ estável porque violaria o princípio de exclusão de Pauli.

Podemos aplicar a mesma abordagem a outras moléculas diatômicas como F$_2$ e HF. No F$_2$, a ligação covalente é formada pelo recobrimento de dois orbitais 2*p*, ao passo que, no HF, a formação da ligação resulta do recobrimento entre o orbital 1*s* do hidrogênio e o 2*p* do flúor (Figura 15.3). O processo é mais complicado para moléculas com ligações múltiplas. Considere a molécula de nitrogênio (N$_2$). A configuração eletrônica do nitrogênio é $1s^2 2s^2 2p^3$. Assim, existem três elétrons nos orbitais $2p_x$, $2p_y$ e $2p_z$ em um átomo de N que podem se recobrir com os mesmos orbitais no outro átomo de N para formar uma ligação tripla. Contudo, essas três ligações não são todas equivalentes. Se chamarmos o eixo internuclear de *z*, então uma ligação é formada pelo recobrimento ponta a ponta de dois orbitais $2p_z$ como no F$_2$. Essa ligação é denominada *sigma* (σ) e é caracterizada por uma alta densidade eletrônica entre os núcleos dos átomos ligantes. (As ligações em H$_2$, F$_2$ e HF são todas σ.) Por causa de suas orientações mutuamente perpendiculares, os orbitais $2p_x$ e $2p_y$ somente podem se recobrir de forma lateral (Figura 15.4), dando surgimento a duas *ligações pi* (π) nas quais as densidades eletrônicas estão concentradas acima e abaixo do plano que contém os núcleos dos átomos ligantes.

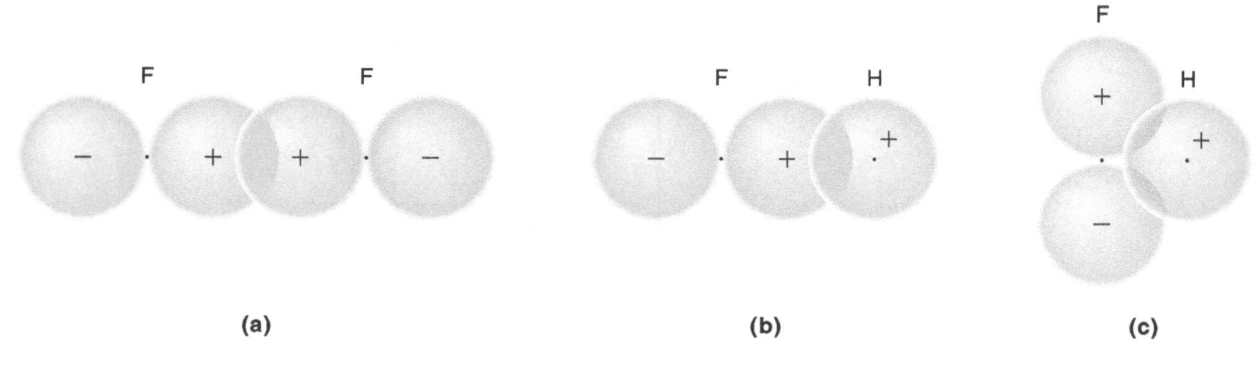

Figura 15.3
(a) A formação da molécula F_2 resulta do recobrimento de dois orbitais $2p$ em uma posição ponta a ponta. (b) A ligação covalente no HF forma-se quando um orbital $2p$ e um orbital $1s$ se recobrem. (c) O recobrimento lateral entre um orbital $2p$ e um orbital $1s$ não resulta em uma ligação estável porque não leva a um aumento líquido de densidade eletrônica entre os núcleos.

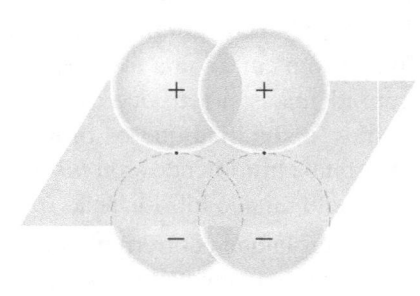

Figura 15.4
Recobrimento lateral entre dois orbitais p que produzem uma ligação π.

15.3 Hibridização de orbitais atômicos

O estudo da ligação em moléculas poliatômicas exige também que sejamos capazes de explicar suas geometrias. Uma abordagem muito utilizada ao tratar desse problema é a *hibridização* de orbitais atômicos, que se baseia na teoria LV.

Vamos considerar um átomo de carbono cuja configuração eletrônica é $1s^2 2s^2 2p^2$. Seria razoável esperar que o átomo de carbono fosse divalente (formasse duas ligações covalentes), porque contém dois elétrons desemparelhados. De fato, sabe-se que a molécula metileno (carbeno), CH_2, existe e é uma espécie altamente reativa. Compostos estáveis de carbono contêm três tipos de ligações químicas melhor representadas pelas moléculas mais simples: metano, etileno e acetileno.

Metano (CH_4)

O metano é o hidrocarboneto mais simples. Estudos físicos e químicos mostram que todas as quatro ligações C—H são idênticas em comprimento e em força, e que têm uma geometria tetraédrica. O ângulo entre cada par de ligações C—H é 109°28′. Como podemos explicar a tetravalência do carbono? Obviamente, um átomo de carbono no seu estado fundamental não formaria quatro ligações simples. A promoção de um elétron $2s$ a um orbital $2p$ vazio resultaria em quatro elétrons desemparelhados

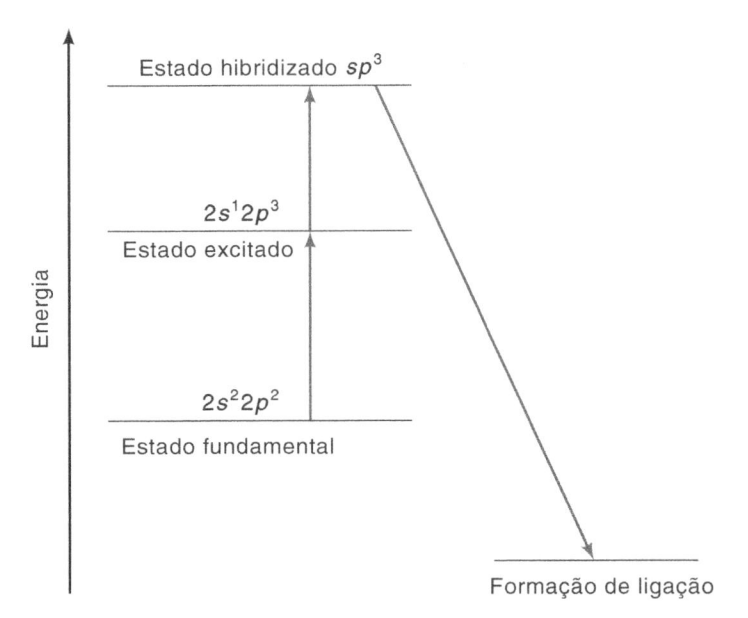

Figura 15.5
Estados de energia envolvidos na hibridização sp^3 do átomo de carbono.

($2s^1 2p^3$), que poderiam formar quatro ligações C—H. Entretanto, se esse fosse realmente o caso, o metano conteria três ligações C—H de um tipo e uma quarta ligação C—H de um tipo diferente. Essa configuração é contrária à evidência experimental. O fato de todas as quatro ligações serem idênticas sugere que os orbitais atômicos ligantes do carbono são todos equivalentes, e significa que os orbitais s e p estão misturados, de modo que são formados orbitais hibridizados, ou *híbridos*. Como temos um orbital s e três p, esse processo é denominado hibridização sp^3.

A Figura 15.5 mostra as variações de energia que ocorrem no processo de hibridização. O estado chamado $2s^1 2p^3$ é real e pode ser detectado espectroscopicamente. O estado de valência, isto é, o estado no qual os quatro orbitais híbridos equivalentes são formados, não é real no sentido de que não existe para um átomo isolado de carbono, mas é conveniente para imaginarmos esse estado um pouco antes da formação da molécula de metano. Como mostra a Figura 15.5, uma energia extra é necessária para alcançar esse estado ou para hibridizar os orbitais atômicos, mas esse investimento é mais do que compensado pela liberação de energia que resulta da formação da ligação.

Matematicamente, a mistura de orbitais atômicos para formar quatro orbitais híbridos t_1, t_2, t_3 e t_4 pode ser representada por*

$$\begin{aligned} t_1 &= \tfrac{1}{2}(s + p_x + p_y + p_z) \\ t_2 &= \tfrac{1}{2}(s + p_x - p_y - p_z) \\ t_3 &= \tfrac{1}{2}(s - p_x + p_y - p_z) \\ t_4 &= \tfrac{1}{2}(s - p_x - p_y + p_z) \end{aligned} \quad (15.5)$$

em que s, p_x, p_y e p_z representam os orbitais atômicos 2s, 2p do carbono e o fator $\tfrac{1}{2}$ é a constante de normalização. Note que as contribuições de caráter s e p para cada um dos orbitais híbridos são $\tfrac{1}{4}$ e $\tfrac{3}{4}$, respectivamente. Cada orbital híbrido sp^3 tem a forma mostrada na Figura 15.6; sua direção é determinada pelos sinais relativos na Equação

---

* Cada orbital híbrido é gerado fazendo-se a *combinação linear* dos orbitais s e p. Por combinação linear, queremos dizer que cada orbital (s ou p) está elevado à primeira potência.

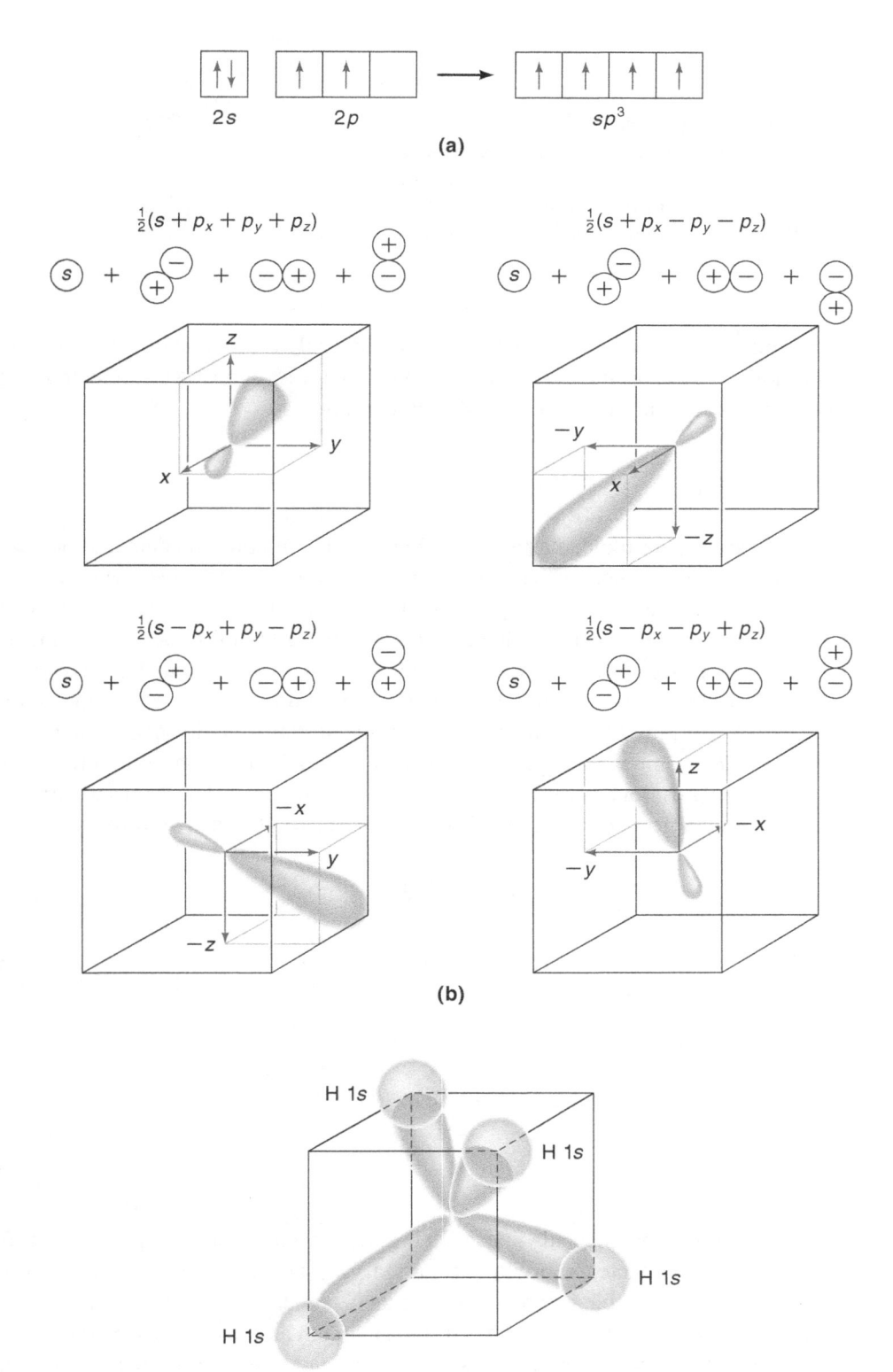

Figura 15.6
(a) Arranjo dos elétrons $2s$ e $2p$ do carbono na hibridização sp^3. (b) Os quatro orbitais híbridos sp^3 no CH_4. (c) A formação das ligações C–H entre os orbitais híbridos sp^3 e os orbitais $1s$ do hidrogênio.

Figura 15.7
Secção transversal de um orbital sp^3 que mostra a distribuição de probabilidade do elétron. (Gerado a partir de um programa de computador por Robert Allendoerfer. Adaptado sob permissão do *Journal of Chemical Education*, Projeto SERAPHIM, Division of Chemical Education, Inc.)

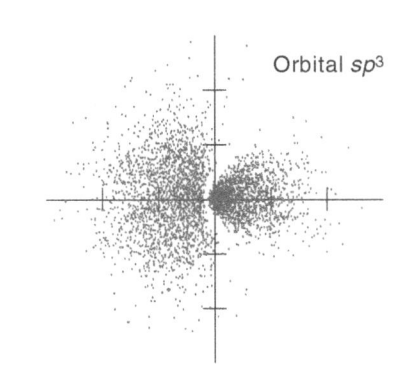

15.5. Uma ligação σ C—H pode então ser formada pelo recobrimento entre um orbital híbrido sp^3 e um orbital $1s$ do hidrogênio. A Figura 15.7 mostra a secção transversal de um orbital híbrido sp^3 gerada por computador.

Etileno (C_2H_4)

O etileno é uma molécula planar; o ângulo HCH é aproximadamente de 120°. Em contraste com o metano, cada átomo de carbono está ligado a somente três átomos. Tanto a geometria como a ligação podem ser entendidas se supomos que cada átomo de carbono tem uma hibridização sp^2. Como mostra a Figura 15.8a, a mistura do orbital s com somente dois orbitais p (digamos $2p_x$ e $2p_y$) produz três orbitais híbridos sp^2 (todos no mesmo plano xy) mais um orbital p puro (o orbital $2p_z$). Esses três orbitais híbridos são, então, utilizados para formar duas ligações σ com dois átomos de hidrogênio e uma ligação σ com o outro átomo de carbono (Figura 15.8b). Os orbitais $2p_z$ nos dois átomos de carbono podem também se sobrepor lateralmente para formar uma ligação π (Figura 15.8c). Esses três orbitais são representados por

$$t_1 = \sqrt{\tfrac{1}{3}}(s + \sqrt{2}p_x)$$
$$t_2 = \sqrt{\tfrac{1}{3}}\left(s - \sqrt{\tfrac{1}{2}}p_x + \sqrt{\tfrac{3}{2}}p_y\right) \quad (15.6)$$
$$t_3 = \sqrt{\tfrac{1}{3}}\left(s - \sqrt{\tfrac{1}{2}}p_x - \sqrt{\tfrac{3}{2}}p_y\right)$$

em que $\sqrt{1/3}$ é a constante de normalização.

Acetileno (C_2H_2)

O acetileno é uma molécula linear. Da Figura 15.9a podemos ver que, misturando o orbital $2s$ com somente um orbital p (o orbital $2p_z$), podemos obter dois orbitais híbridos sp e mais dois orbitais p puros (os orbitais $2p_x$ e $2p_y$). Consequentemente, cada átomo de carbono forma duas ligações σ (uma com um átomo de hidrogênio e a outra com o outro átomo de carbono) e duas ligações π (ambas com o outro átomo de carbono), como mostradas nas Figuras 15.9b e 15.9c. Os dois orbitais híbridos são

$$t_1 = \sqrt{\tfrac{1}{2}}(s + p_z)$$
$$t_2 = \sqrt{\tfrac{1}{2}}(s - p_z) \quad (15.7)$$

15.3 Hibridização de orbitais atômicos

(a)

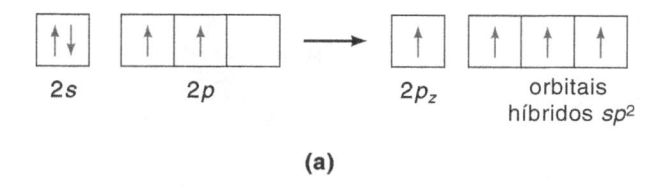

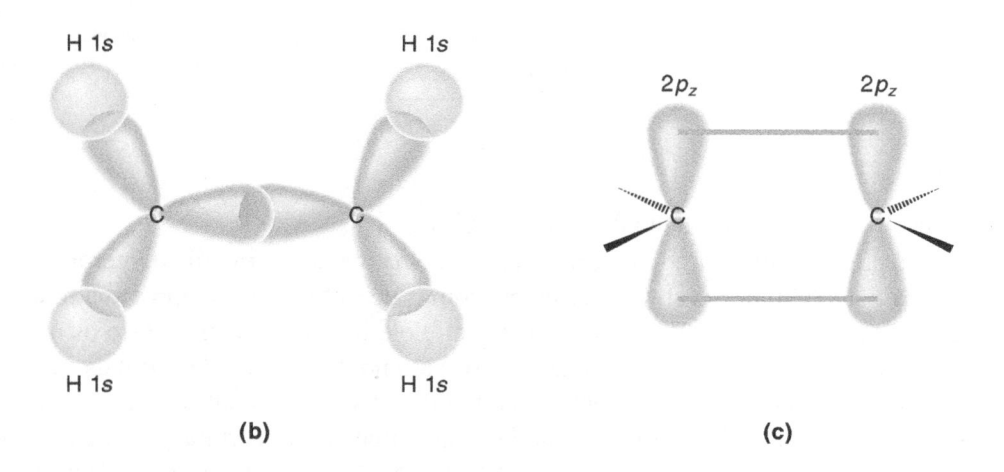

(b) (c)

Figura 15.8
(a) Arranjo dos orbitais 2s e 2p do carbono na hibridização sp^2. (b) As três ligações σ entre o carbono e o hidrogênio e entre os dois átomos de carbono no etileno. (c) A ligação π formada por um recobrimento lateral de dois orbitais $2p_z$.

(a)

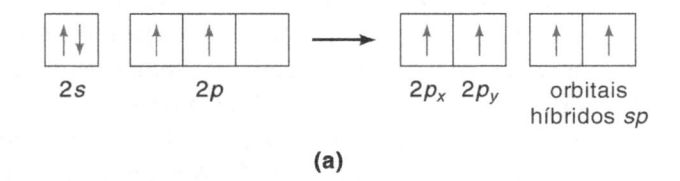

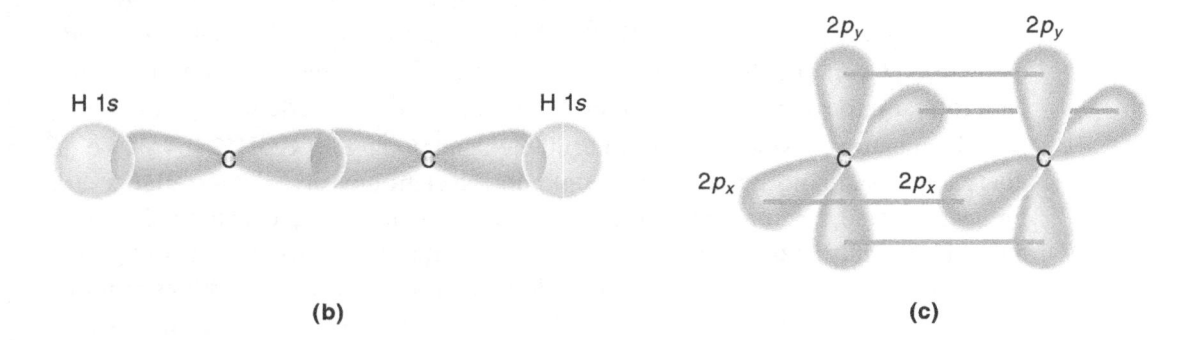

(b) (c)

Figura 15.9
(a) Arranjo dos orbitais 2s e 2p do carbono na hibridização sp. (b) As duas ligações σ entre o carbono e o hidrogênio e entre os dois átomos de carbono no acetileno. (c) As ligações π entre os dois orbitais $2p_x$ e entre os dois orbitais $2p_y$.

Figura 15.10
O átomo de N na molécula NH_3 tem uma hibridização sp^3. O par eletrônico está colocado em um dos orbitais híbridos.

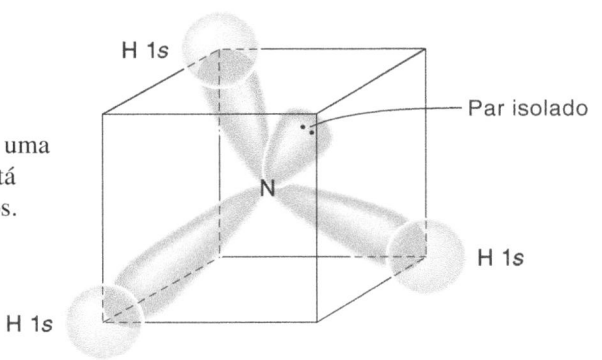

Novamente, $\sqrt{1/2}$ é a constante de normalização.

Até o presente, discutimos a hibridização matematicamente, mas uma interpretação física é também possível. Conforme os átomos de hidrogênio se aproximam do átomo de carbono, interações eletrostáticas entre elétrons e entre elétrons e os núcleos causam uma distorção nos orbitais s e p do átomo de carbono. Os orbitais s e p perdem seu caráter distinto e cada orbital atômico é mais corretamente descrito como se assemelhando parcialmente a um orbital s e parcialmente a um orbital p. Por exemplo, no metano, os quatro orbitais sp^3 são idênticos em formato, embora os três orbitais p estejam distorcidos em amplitude diferente daquela do orbital s.

O conceito de hibridização se aplica igualmente bem a outros elementos além do carbono. Na amônia, por exemplo, cada ligação N–H está direcionada para o vértice de um tetraedro ligeiramente irregular; o ângulo entre duas ligações N–H quaisquer é 107°20' (Figura 15.10). Como a configuração eletrônica do nitrogênio é $1s^22s^22p^3$, a ligação na molécula NH_3 poderia ser explicada supondo-se um recobrimento entre os três orbitais p e os orbitais s dos hidrogênios. Entretanto, se esse fosse o caso, os ângulos de ligação seriam de 90°, porque os três orbitais p são todos mutuamente perpendiculares. Poderia ser argumentado que o nitrogênio é mais eletronegativo que o hidrogênio, de modo que alguma separação de carga pode ocorrer, resultando em um átomo de nitrogênio ligeiramente negativo e átomos de hidrogênio ligeiramente positivos. A repulsão entre os átomos de hidrogênio iria, então, aumentar os ângulos de ligação. Embora essa repulsão ocorra indubitavelmente, seu efeito é muito pequeno para explicar o valor observado do ângulo. A suposição de que o nitrogênio na amônia tenha uma hibridização sp^3 é mais válida. Um dos orbitais sp^3 contém o par isolado. A repulsão entre os elétrons do par isolado e aqueles nos orbitais ligantes altera o ângulo de 109°28' para 107°20'. O par isolado é responsável pela basicidade da amônia. Quando é dissolvida em água, a amônia prontamente aceita um próton para formar o íon NH_4^+, que possui uma simetria tetraédrica perfeita.

Finalmente, consideramos a molécula de água. O ângulo HOH é 104°31', e há dois pares isolados no átomo de O. A configuração eletrônica do oxigênio é $1s^22s^22p^4$. Frequentemente, a geometria da água é explicada supondo-se, que o átomo de oxigênio tem uma hibridização sp^3. Dois dos orbitais híbridos sp^3 formam as ligações σ com os átomos de H, e os dois pares isolados ocupam os outros dois orbitais híbridos sp^3. A forte repulsão entre os pares isolados e os elétrons das ligações reduz o ângulo HOH de 109°28' para 104°31'. Entretanto, uma evidência espectroscópica mostra que a ligação O–H não tem caráter s, sugerindo que o átomo de O não é hibridizado.[*]

---
[*] Ver LAING, M. *J. Chem. Educ.*, **64**, 124, 1987.

15.3 Hibridização de orbitais atômicos

A razão disso é que os elétrons $2s$ e $2p$ do oxigênio são tão diferentes em energia (o nível $2s$ situa-se aproximadamente 837 kJ mol^{-1} abaixo do nível $2p$) que eles não interagem prontamente para formar os orbitais híbridos sp^3. Se somente os orbitais $2p$ estivessem envolvidos nas ligações, esperaríamos que o ângulo HOH fosse 90°. Entretanto, o caráter iônico das ligações O–H causa uma repulsão entre eles, o que resulta em um ângulo maior de 104°31′.

Embora tenhamos visto a hibridização somente em relação aos orbitais s e p, a participação de orbitais d é também possível para os elementos do terceiro período e além. Retornaremos a esse ponto na Seção 15.8.

Note que a distância entre os átomos A e B que formam uma ligação covalente permanece bem constante nas moléculas. O comprimento da ligação pode ser expresso como uma soma $r_A + r_B$, em que r_A e r_B são os *raios covalentes* de A e B. Por exemplo, a distância de ligação C–C em muitos compostos é aproximadamente 1,54 Å, de modo que o raio covalente para uma ligação simples do carbono é tida como $1,54/2 = 0,77$ Å. Agora, a distância C–Cl em muitos compostos é aproximadamente 1,76 Å; portanto, segue-se que o raio covalente do Cl é $(1,76 - 0,77)$ Å = 0,99 Å. Usando esse procedimento, podemos achar os raios covalentes de muitos átomos, como mostrado na Tabela 15.1

Tabela 15.1
Raios covalentes para átomos/Å*

	Ligação simples Raio	Ligação dupla Raio	Ligação tripla Raio
H	0,37		
C	0,772	0,667	0,603
N	0,70	0,62	0,55
O	0,66	0,62	
F	0,64		
Si	1,17	1,07	1,00
P	1,10	1,00	0,93
S	1,04	0,94	0,87
Cl	0,99	0,89	
Ge	1,22	1,12	
As	1,21	1,11	
Se	1,17	1,07	
Br	1,14	1,04	
Sn	1,40	1,30	
Sb	1,41	1,31	
Te	1,37	1,27	
I	1,33	1,23	

* Reproduzido de PAULING, L. *The Nature of the Chemical Bond*, 3. ed., p. 224. Direitos autorais 1939 e 1940, direitos autorais da 3. ed. 1960 pela Universidade de Cornell. Utilizado sob permissão da Cornell University Press.

15.4 Eletronegatividade e momento de dipolo

Nesta seção, vamos examinar duas propriedades que nos ajudam a entender o caráter iônico de moléculas e a geometria molecular: a eletronegatividade e o momento de dipolo.

Eletronegatividade

Em uma molécula diatômica homonuclear como H_2 e N_2, a densidade eletrônica está distribuída de maneira igual entre os dois átomos. Esse não é o caso de moléculas diatômicas heteronucleares como HF ou CO. A distribuição de densidade eletrônica desigual nesses casos resulta diretamente da diferença na *eletronegatividade* (X), que é a tendência de um átomo atrair elétrons em uma molécula. Existem várias maneiras de comparar a eletronegatividade dos elementos. Aqui, discutiremos um procedimento introduzido por Linus Pauling em 1932. Definimos a diferença de eletronegatividade entre os átomos A e B como

X é tratada como uma quantidade adimensional.

$$|X_A - X_B| = \sqrt{D_{AB} - (D_{A_2} D_{B_2})^{1/2}} \qquad (15.8)$$

em que D_{AB}, D_{A_2} e D_{B_2} são as energias de dissociação de ligação das moléculas AB, A_2 e B_2. Como somente diferenças são obtidas da Equação 15.8, deve-se atribuir um valor de eletronegatividade específico para um elemento e, então, os valores para os outros elementos podem ser calculados prontamente. Definindo arbitrariamente $X_F = 4{,}0$, Pauling desenvolveu a escala de eletronegatividade mostrada na Figura 15.11.

Momento de dipolo

Uma molécula possui um *momento de dipolo* elétrico permanente, μ, se seu centro de carga positiva não coincide com seu centro de carga negativa. O momento de

1													13	14	15	16	17	18
H 2,1	2																	
Li 1,0	Be 1,5												B 2,0	C 2,5	N 3,0	O 3,5	F 4,0	He
Na 0,9	Mg 1,2	3	4	5	6	7	8	9	10	11	12		Al 1,5	Si 1,8	P 2,1	S 2,5	Cl 3,0	Ne
K 0,8	Ca 1,0	Sc 1,3	Ti 1,5	V 1,6	Cr 1,6	Mn 1,5	Fe 1,8	Co 1,9	Ni 1,9	Cu 1,9	Zn 1,6		Ga 1,6	Ge 1,8	As 2,0	Se 2,4	Br 2,8	Ar
Rb 0,8	Sr 1,0	Y 1,2	Zr 1,4	Nb 1,6	Mo 1,8	Tc 1,9	Ru 2,2	Rh 2,2	Pd 2,2	Ag 1,9	Cd 1,7		In 1,7	Sn 1,8	Sb 1,9	Te 2,1	I 2,5	Kr 3,0
Cs 0,7	Ba 0,9	La–Lu 1,0–1,2	Hf 1,3	Ta 1,5	W 1,7	Re 1,9	Os 2,2	Ir 2,2	Pt 2,2	Au 2,4	Hg 1,9		Tl 1,8	Pb 1,9	Bi 1,9	Po 2,0	At 2,2	Xe 2,6
Fr 0,7	Ra 0,9	Ac 1,1	Th 1,3	Pa 1,4	U 1,4	Np–No 1,4–1,3												

Figura 15.11
Escala de eletronegatividade dos elementos.

dipolo é definido como

$$\mu = Q \times r \qquad (15.9)$$

em que Q é a carga (tratada como uma quantidade positiva), e r é a distância entre os centros de carga positiva e negativa. As unidades SI para o momento de dipolo são Coulomb metro (C m). Se Q é carga de um elétron ($1{,}602 \times 10^{-19}$ C) e r é 1 Å (10^{-10} m), então μ é dado por

$$\begin{aligned}\mu &= 1{,}602 \times 10^{-19}\,\text{C} \times 10^{-10}\,\text{m} \\ &= 1{,}602 \times 10^{-29}\,\text{C m} \\ &= 4{,}8\,\text{D}\end{aligned}$$

em que 1 D = $3{,}3356 \times 10^{-30}$ C m. A unidade D é denominada *debye* em homenagem a Peter Debye, que foi um pioneiro nesse campo. Moléculas que possuem um momento de dipolo permanente são chamadas *polares*.

O momento de dipolo de uma molécula pode ser prontamente medido. Entretanto, seu valor é dado como um produto de duas quantidades (isto é, carga e distância), de modo que medidas do momento de dipolo não podem ser utilizadas para obter distâncias e ângulos de ligação. Em geral, a separação das cargas é difícil de ser estimada exatamente. Mesmo assim, essas medidas são extremamente úteis na determinação da *simetria* de uma molécula. Um exemplo é a molécula de CO_2, que em princípio pode ser ou linear ou angular. O momento dipolar total da molécula é determinado como a soma vetorial de seus momentos de ligação, que medem a separação de cargas em cada ligação. (Por convenção, o símbolo ⟼ indica que o fluxo de densidade eletrônica é dirigido do átomo menos eletronegativo para o átomo mais eletronegativo.) Como mostrado abaixo, os momentos de ligação para o CO_2 linear se cancelam por simetria, ao passo que para um CO_2 angular não se cancelam. Como o CO_2 não possui um momento de dipolo permanente, a molécula é linear:

O=C=O $\mu = 0$ O=C=O (angular), $\mu \neq 0$ — Momento dipolar resultante

O exemplo do CO_2 mostra a utilidade de se considerar o momento dipolar de uma molécula nos termos de seus momentos de ligação. O momento de dipolo resultante de uma molécula pode ser estimado pela adição vetorial dos momentos de ligação individuais. Para ser correto, o momento de ligação de uma ligação em particular vai variar de molécula para molécula, mas, em geral, a variação não é grande. A Tabela 15.2 lista os momentos de ligação para algumas ligações comuns. Note a correlação aproximada entre o momento de ligação e a diferença das eletronegatividades dos dois elementos.

Momentos de dipolo são úteis para estimar o caráter iônico percentual de uma ligação. Se conhecemos a distância de ligação em uma molécula diatômica, podemos calcular um momento de dipolo, $\mu_{\text{iônico}}$, com base na suposição de que os átomos têm uma carga total unitária. O caráter iônico percentual da ligação pode então ser calculado como

$$\%\text{ caráter iônico} = \frac{\mu_{\text{exp}}}{\mu_{\text{iônico}}} \times 100\% \qquad (15.10)$$

Tabela 15.2
Momentos de ligação para algumas ligações químicas comuns

Ligação	Momento de ligação (ou de dipolo), D	$|X_A - X_B|^*$
HF	1,91	1,8
HCl	1,08	1,0
HBr	0,80	0,8
HI	0,42	0,5
H–O	1,5	1,2
H–N	1,3	0,8
H–P	0,4	0,0
C–H	0,4	0,4
C–F	1,4	1,5
C–Cl	1,5	0,5
C–Br	1,4	0,3
C–I	1,2	0,0
C–O	0,7	1,0
C–N	0,2	0,5

* X denota a eletronegatividade.

em que μ_{exp} é o momento de dipolo experimental. A Figura 15.12 mostra uma boa correlação entre o caráter iônico e a diferença entre as eletronegatividades dos dois átomos ligantes.

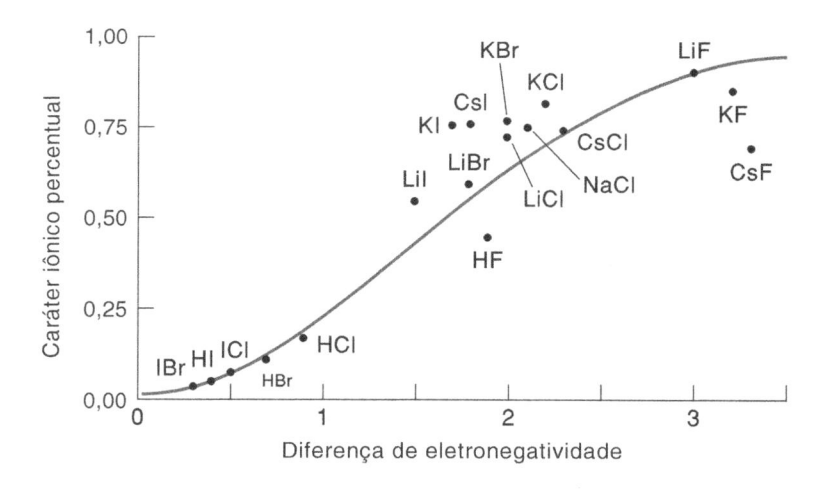

Figura 15.12
Relação entre a diferença de eletronegatividade e o caráter iônico percentual em vários compostos binários. Um composto puramente iônico tem 100% de caráter iônico, ao passo que um composto puramente covalente tem 0% de caráter iônico.

EXEMPLO 15.1

A distância de ligação no HF é 0,92 Å (92 pm). Calcule o caráter iônico percentual da ligação H−F.

RESPOSTA

Da Tabela 15.2, vemos que o momento de dipolo do HF é 1,91 D, ou $1,91 \times 3,3356 \times 10^{-30}$ C m $= 6,37 \times 10^{-30}$ C m. Assim, podemos escrever

$$\% \text{ caráter iônico} = \frac{6,37 \times 10^{-30} \text{ C m}}{(1,602 \times 10^{-19} \text{ C})(92 \times 10^{-12} \text{ m})} \times 100\%$$

$$= 43,2\%$$

Como esperado, a ligação H−F é bastante polar por causa da grande diferença entre as eletronegatividades do H e do F.

COMENTÁRIO

Nenhum composto tem 100% de caráter iônico.

15.5 Teoria de orbitais moleculares

A segunda teoria de ligação química, a teoria de orbitais moleculares (MO), supõe que dois orbitais atômicos se fundem para se tornarem orbitais moleculares. Para ilustrar, vamos novamente considerar a formação de uma molécula de H_2 a partir de dois átomos de H. Por analogia com o fenômeno de interferência discutido na Seção 14.1, os dois orbitais $1s$ podem interagir construtivamente ou destrutivamente, dependendo se suas funções de onda se adicionam ou se subtraem na região de "recobrimento". Essas interações então levam à formação de um *orbital molecular ligante* σ (*sigma*) e de um *orbital molecular antiligante* σ^* (*sigma estrela*) (Figura 15.13). No orbital molecular ligante σ há um aumento da densidade eletrônica entre os dois núcleos; no orbital antiligante σ^* há uma diminuição na densidade eletrônica. Além disso, os orbitais σ e σ^* correspondem a curvas de energia potencial com e sem um mínimo, respectivamente, como mostrado na Figura 15.14.

Os orbitais moleculares σ e σ^* surgem de uma combinação linear de orbitais atômicos. Nesse modelo CLOA−OM (combinação linear de orbitais atômicos−orbitais moleculares), as funções de onda para os orbitais moleculares são dadas por[†]

$$\psi(\sigma) = N(\psi_A + \psi_B) \tag{15.11}$$

$$\psi(\sigma^*) = N(\psi_A - \psi_B) \tag{15.12}$$

em que o sinal de mais denota o orbital ligante σ, e o sinal de menos, o orbital molecular antiligante σ^*. Aqui, N é a constante de normalização.

[†] É importante não confundir as Equações 15.11 ou 15.12 com a Equação 15.5. Nesse último caso, os orbitais híbridos são ainda orbitais atômicos, uma vez que se originam do *mesmo* átomo de carbono.

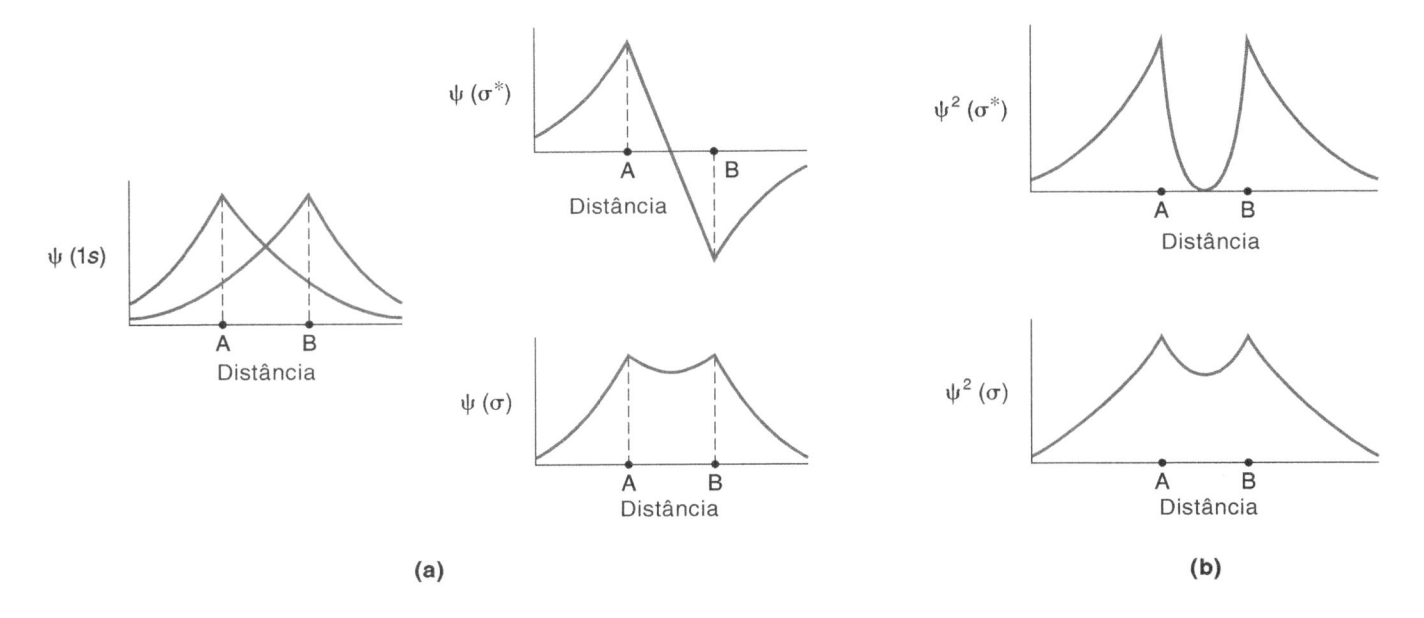

Figura 15.13
(a) Funções de onda moleculares resultantes das interações construtiva e destrutiva entre as funções de onda 1s do hidrogênio. Essas funções de onda moleculares correspondem aos orbitais moleculares σ ligante e antiligante. Os pontos pretos denotam as posições dos núcleos. (b) O quadrado das funções de onda moleculares fornece a distribuição de probabilidade eletrônica nos orbitais moleculares σ ligante e antiligante. No orbital molecular ligante, há um aumento da densidade eletrônica ente os núcleos; no orbital molecular antiligante, há uma diminuição da densidade eletrônica entre os núcleos.

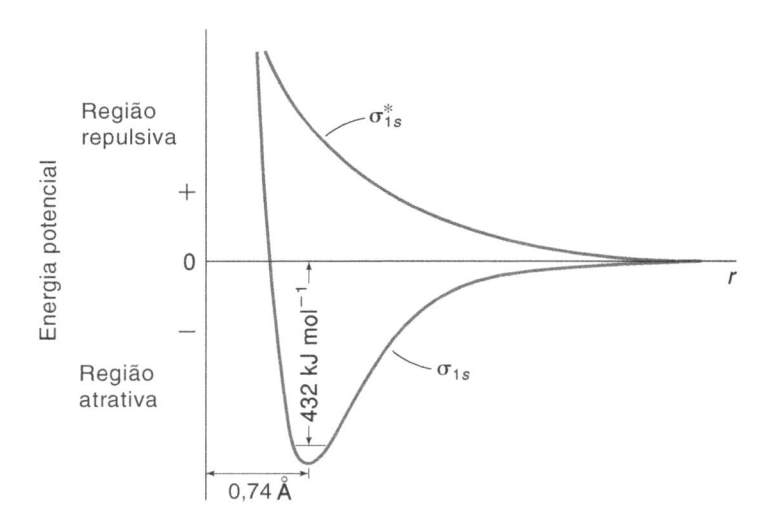

Figura 15.14
Curvas de energia potencial para os orbitais moleculares ligante e antiligante do H_2. No estado antiligante, a curva não tem um mínimo.

15.5 Teoria de orbitais moleculares

O conceito de orbitais moleculares é uma extensão natural do de orbitais atômicos. Cada elétron no caso atômico está localizado no orbital $1s$. Podemos também considerar o par de elétrons no H_2 como presente no orbital molecular ligante. Elevando ao quadrado a Equação 15.11, obtemos

$$\psi(\sigma)^2 = N^2(\psi_A^2 + \psi_B^2 + 2\psi_A\psi_B) \qquad (15.13)$$

A Equação 15.13 informa que a probabilidade de encontrar o elétron próximo ao núcleo A ou B é ainda dada por ψ_A^2 ou ψ_B^2 (embora modificada pelo termo N^2), e há também um aumento de densidade eletrônica entre os núcleos A e B. Esse aumento é o resultado do recobrimento dos dois orbitais atômicos, e sua magnitude é dada pelo produto $2\psi_A\psi_B$. A diferença principal entre $\psi(\sigma)$ e $\psi(\sigma*)$ é que, para um orbital molecular antiligante, o recobrimento é dado por $-2\psi_A\psi_B$, que, na realidade, corresponde a uma diminuição na densidade eletrônica. Essa descrição explica o rótulo de "antiligante".

A configuração eletrônica de moléculas, como a de átomos, deve satisfazer o princípio de exclusão de Pauli e a regra de Hund. A configuração eletrônica do H_2 é simplesmente $(\sigma_{1s})^2$, em que σ_{1s} denota o orbital molecular σ formado pelos orbitais $1s$, e o 2 sobrescrito representa dois elétrons. Os elétrons em um orbital molecular σ dão origem a uma ligação σ. A energia relativa entre os orbitais moleculares ligante e antiligante do H_2 é mostrada na Figura 15.15.

A estabilidade de uma molécula diatômica pode ser estimada calculando-se o número de ligações entre os átomos, ou a *ordem de ligação*, dada por

$$\text{ordem de ligação} = \frac{1}{2}\left(\begin{array}{c}\text{número de elétrons} \\ \text{nos OMs ligantes}\end{array} - \begin{array}{c}\text{número de elétrons} \\ \text{nos OMs antiligantes}\end{array}\right) \qquad (15.14)$$

A molécula H_2 tem dois elétrons no orbital molecular ligante e nenhum no orbital molecular antiligante, de modo que sua ordem de ligação é $\frac{1}{2}$ (2) = 1. Uma ordem de ligação 1 significa que há uma ligação covalente e que a molécula H_2 é estável. Note que a ordem de ligação pode ser fracionária, mas uma ordem igual a 0 (ou um número negativo) significa que a ligação não tem estabilidade e a molécula não pode existir. A ordem de ligação só pode ser utilizada qualitativamente para fins de comparação.

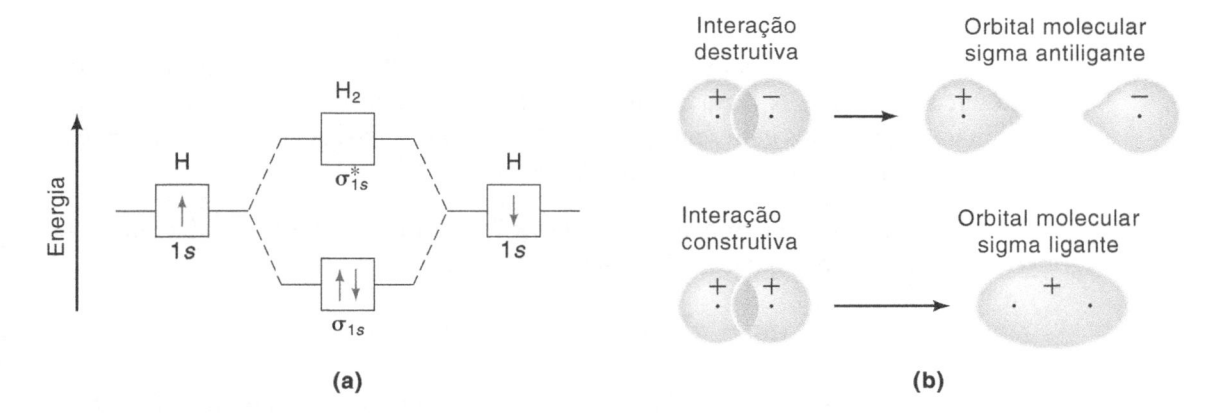

Figura 15.15
(a) Diagrama de níveis de energia para os orbitais moleculares do H_2. (b) Interação construtiva e destrutiva dos orbitais $1s$.

15.6 Moléculas diatômicas

Agora vamos aplicar a teoria de OM a várias moléculas diatômicas, com atenção particular às suas configurações eletrônicas do estado fundamental, às suas estabilidades (medidas pelas ordens de ligação) e suas propriedades magnéticas. Estudaremos tanto as moléculas diatômicas homonucleares como as heteronucleares.

Moléculas diatômicas homonucleares dos elementos do segundo período

Li$_2$. A configuração eletrônica do Li é $1s^2 2s^1$, de modo que no Li$_2$ os quatro elétrons $1s$ estão emparelhados nos orbitais moleculares σ_{1s} e σ_{1s}^*. Além disso, temos também os orbitais σ_{2s} e σ_{2s}^*. Como há somente dois elétrons $2s$, a configuração eletrônica para o Li$_2$ é dada por

$$(\sigma_{1s})^2 (\sigma_{1s}^*)^2 (\sigma_{2s})^2$$

A molécula tem uma ordem de ligação igual a 1 e é diamagnética.

B$_2$. A configuração eletrônica do B é $1s^2 2s^2 2p^1$. A presença de um orbital p sugere que dois tipos de interação são possíveis. Na Figura 15.16a, o recobrimento linear de dois orbitais p dá origem a um orbital molecular σ; na Figura 15.16b, o orbital molecular π é formado. Como mencionado anteriormente, uma vez que cada átomo tem três orbitais p, podemos verificar por simples simetria que da interação desses orbitais vão resultar um orbital molecular σ e dois π. Em casos isolados, um orbital molecular σ é mais estável que um orbital molecular π por causa da extensão com que os orbitais $2p$ se recobrem. A situação é mais complicada para uma molécula na qual os orbitais moleculares são formados por orbitais $2s$ e $2p$. Há dois tipos de diagramas de níveis de energia de orbitais moleculares; a Figura 15.17a é aplicável do Li$_2$ ao N$_2$, e a Figura 15.17b é aplicável ao O$_2$ e ao F$_2$. Os dois diagramas indicam que os orbitais σ_{2s} e σ_{2s}^* são os orbitais moleculares mais baixos em energia, porque o orbital atômico $2s$ se encontra abaixo dos orbitais atômicos $2p$. Eles diferem, entretanto, na ordem dos orbitais σ_{2p} e π_{2p}. Essa diferença é por causa das interações complexas entre os orbitais $2s$ e $2p$ e é explicada por cálculos mecânico-quânticos. Assim, a configuração eletrônica do B$_2$ é

$$(\sigma_{1s})^2 (\sigma_{1s}^*)^2 (\sigma_{2s})^2 (\sigma_{2s}^*)^2 (\pi_x)^1 (\pi_y)^1$$

em que π_x e π_y representam os orbitais moleculares π formados a partir dos orbitais atômicos $2p_x$ e $2p_y$. A regra de Hund nos diz que os dois elétrons devem entrar nos orbitais degenerados com seus *spins* paralelos. Como consequência, a molécula B$_2$ é paramagnética e tem uma ordem de ligação de 1.

N$_2$. A configuração eletrônica do N é $1s^2 2s^2 2p^3$. A Figura 15.17a nos diz que podemos escrever a configuração eletrônica do N$_2$ como

$$(\sigma_{1s})^2 (\sigma_{1s}^*)^2 (\sigma_{2s})^2 (\sigma_{2s}^*)^2 (\pi_x)^2 (\pi_y)^2 (\sigma_{2p})^2$$

em que σ_{2p} é o orbital molecular formado pelo recobrimento dos orbitais $2p_z$. Desse modo, a configuração eletrônica é consistente com o que sabemos do N$_2$, mais precisamente, que é uma molécula diamagnética, com uma ordem de ligação de 3 (uma ligação tripla).

Por convenção, tomamos o z como o eixo internuclear em uma molécula diatômica.

As configurações eletrônicas são confirmadas por medidas espectroscópicas e magnéticas.

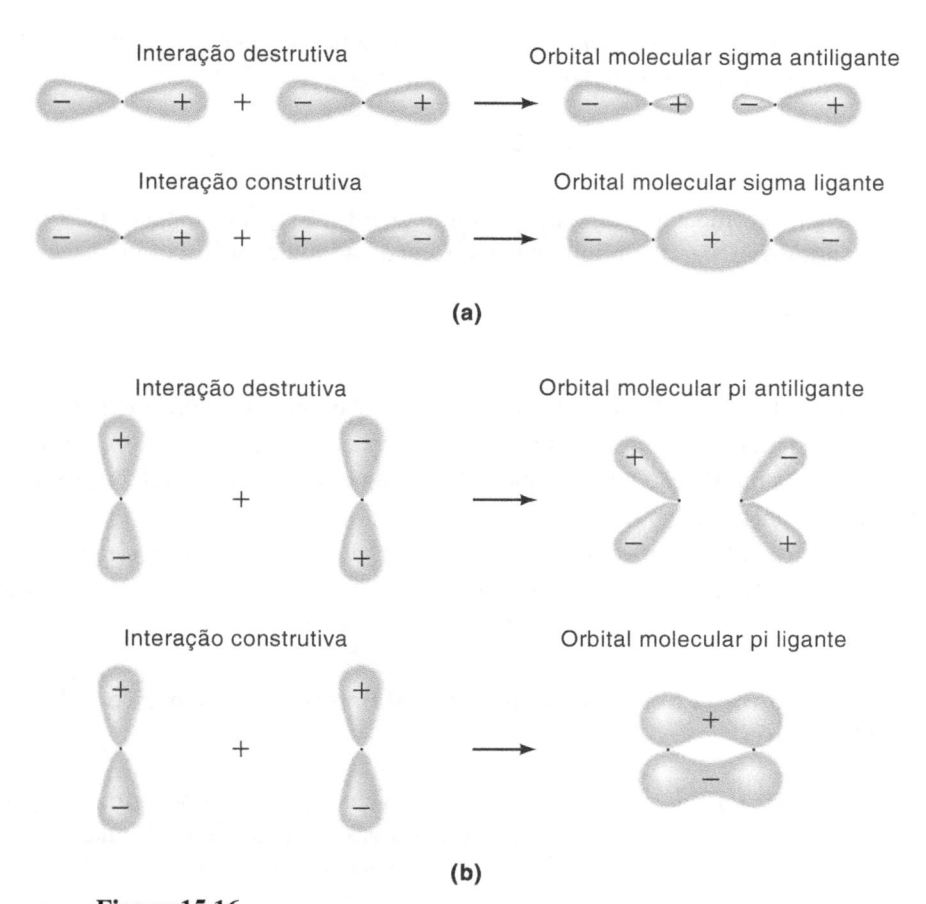

Figura 15.16
Formação de orbitais moleculares a partir de dois orbitais p: (a) σ; (b) π.

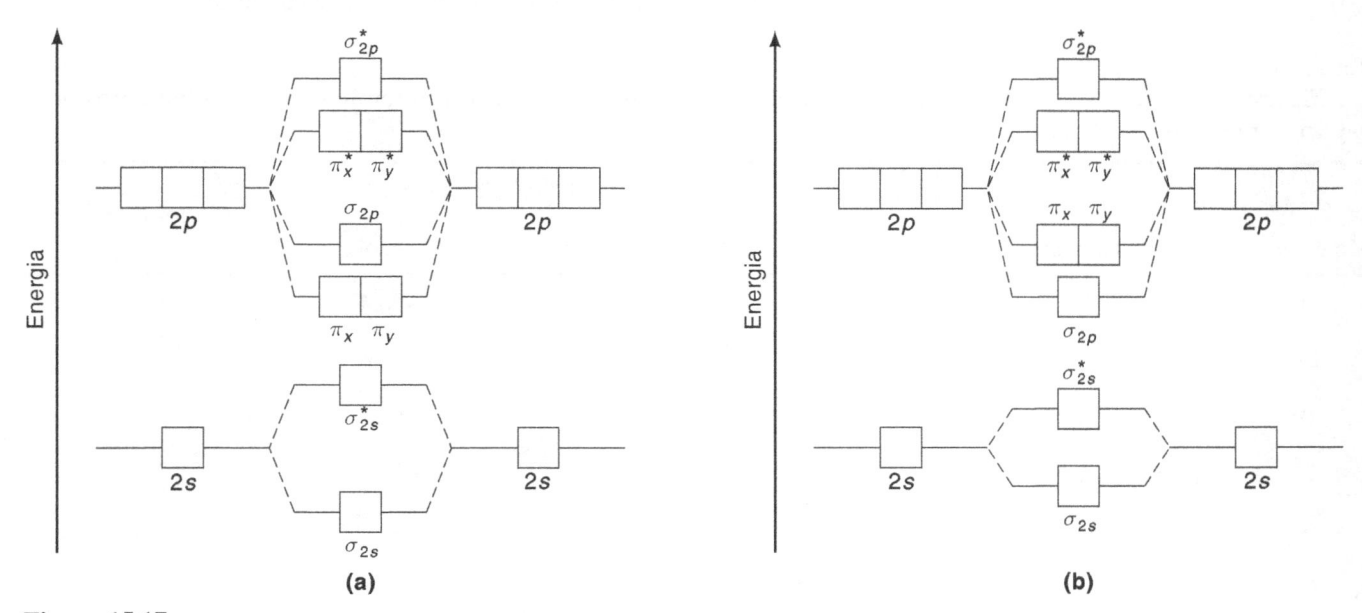

Figura 15.17
Diagramas de níveis de energia de orbitais moleculares para moléculas diatômicas homonucleares dos elementos do segundo período. (a) Diagrama para Li_2, B_2, C_2 e N_2. (b) Diagrama para O_2 e F_2. Para simplificar, omitimos os orbitais σ_{1s} e σ_{1s}^*.

O₂. Sabe-se há muito tempo que a molécula O$_2$ é paramagnética e que a estrutura de Lewis não explica essa propriedade:

$$\ddot{\text{O}}=\ddot{\text{O}}$$

A configuração eletrônica do átomo de oxigênio, O, é $1s^2 2s^2 2p^4$. Com base na Figura 15.17b, podemos escrever a configuração eletrônica da molécula O$_2$ como

$$(\sigma_{1s})^2 (\sigma_{1s}^*)^2 (\sigma_{2s})^2 (\sigma_{2s}^*)^2 (\sigma_{2p})^2 (\pi_x)^2 (\pi_y)^2 (\pi_x^*)^1 (\pi_y^*)^1$$

Os dois elétrons desemparelhados nos orbitais π_x^* e π_y^* explicam as propriedades paramagnéticas. Além disso, a molécula O$_2$ tem uma ordem de ligação de 2. A explicação bem-sucedida da ligação e das propriedades magnéticas da molécula O$_2$ foi um dos primeiros triunfos da teoria de OM.

A Tabela 15.3 relaciona as configurações eletrônicas e outras propriedades de todas as moléculas diatômicas homonucleares formadas pelos elementos do segundo período.

Moléculas diatômicas heteronucleares dos elementos do primeiro e do segundo períodos

Para uma molécula diatômica heteronuclear com elementos dos dois primeiros períodos, a abordagem é basicamente a mesma que foi utilizada para as moléculas diatômicas homonucleares, exceto que os níveis de energia dos orbitais moleculares não estão mais simetricamente posicionados relativamente aos dos orbitais atômicos porque os átomos são diferentes. Em particular, os níveis dos orbitais moleculares ligantes estarão mais próximos dos níveis dos orbitais atômicos do elemento mais eletronegativo. O oposto é verdadeiro para os níveis dos orbitais moleculares antiligantes: eles estarão mais próximos dos níveis dos orbitais atômicos do elemento menos eletronegativo.

Tabela 15.3
Configuração eletrônica e propriedades de ligação de moléculas diatômicas homonucleares dos elementos do segundo período

Molécula	Configuração eletrônica[†]	Ordem de ligação	Entalpia de ligação kJ·mol^{-1}	Comprimento de ligação/Å
H$_2$	$(\sigma_{1s})^2$	1	436,4	0,74
Li$_2$	KK $(\sigma_{2s})^2$	1	104,6	2,67
B$_2$	KK $(\sigma_{2s})^2 (\sigma_{2s}^*)^2 (\pi_x)^1 (\pi_y)^1$	1	288,7	1,59
C$_2$	KK $(\sigma_{2s})^2 (\sigma_{2s}^*)^2 (\pi_x)^2 (\pi_y)^2$	2	627,6	1,31
N$_2$	KK $(\sigma_{2s})^2 (\sigma_{2s}^*)^2 (\pi_x)^2 (\pi_y)^2 (\sigma_{2p})^2$	3	941,4	1,10
O$_2$	KK $(\sigma_{2s})^2 (\sigma_{2s}^*)^2 (\sigma_{2p})^2 (\pi_x)^2 (\pi_y)^2 (\pi_x^*)^1 (\pi_y^*)^1$	2	498,8	1,21
F$_2$	KK $(\sigma_{2s})^2 (\sigma_{2s}^*)^2 (\sigma_{2p})^2 (\pi_x)^2 (\pi_y)^2 (\pi_x^*)^2 (\pi_y^*)^2$	1	150,6	1,42

[†] A notação KK representa a configuração eletrônica $(\sigma_{1s})^2 (\sigma_{1s}^*)^2$, que é uma molécula He$_2$.

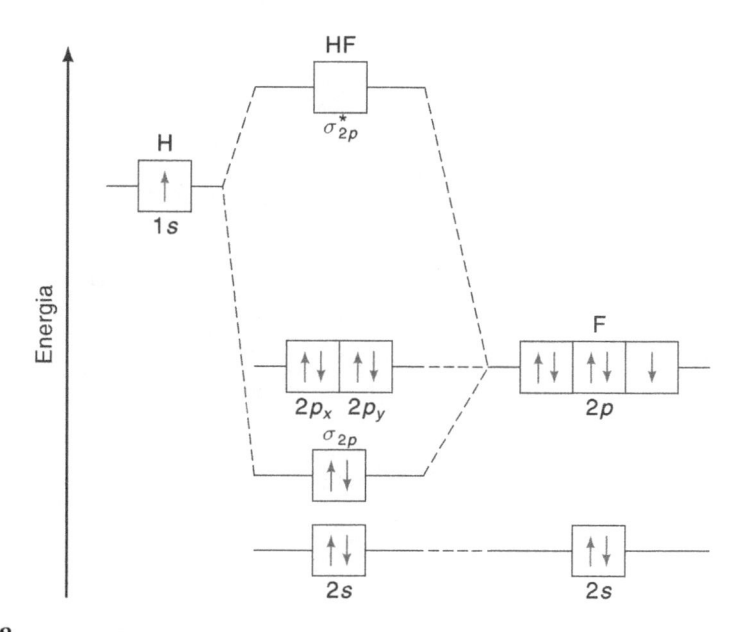

Figura 15.8
Diagrama de níveis de energia de orbitais moleculares para a molécula HF. As posições do nível do orbital $1s$ do hidrogênio e do nível do orbital $2p$ do flúor estão baseadas nos valores do primeiro potencial de ionização de cada um deles. (Ver a Tabela 14.4). Para simplificar, o nível de energia do orbital $1s$ do flúor foi omitido.

Fluoreto de hidrogênio. A estrutura de Lewis do fluoreto de hidrogênio contém uma única ligação e três pares eletrônicos isolados no átomo de F:

$$H-\ddot{\underset{..}{F}}:$$

A Figura 15.18 mostra as energias relativas dos orbitais atômicos e moleculares para o HF. Vários aspectos devem ser salientados. Primeiro, o orbital $1s$ do H se recobre com o orbital $2p_z$ do F para formar um orbital molecular σ, que contém um grande componente do orbital $2p_z$ do flúor. Isso é consistente com o fato de que a ligação H–F é polar, e que uma maior densidade eletrônica é encontrada na vizinhança do flúor. O nível de energia do orbital molecular σ^* se situa mais próximo do nível do orbital $1s$ do hidrogênio e se assemelha mais a esse orbital. O orbital $1s$ não tem nenhuma interação líquida com os orbitais $2p_x$ e $2p_y$ do flúor. Consequentemente, esses dois orbitais p são não-ligantes; isto é, dois dos três pares isolados residem neles. A energia do orbital $2s$ do flúor é muito baixa para interagir com o orbital $1s$ do hidrogênio. Por essa razão, ele é também não ligante e nele está o par eletrônico remanescente do átomo de F.

Matematicamente, as funções de onda para os orbitais moleculares ligantes e antiligantes são

$$\psi(\sigma) = c_1\psi_{1s} + c_2\psi_{2p_z} \quad (15.15)$$

$$\psi(\sigma^*) = c_3\psi_{1s} - c_4\psi_{2p_z} \quad (15.16)$$

Para simplificar, omitimos as constantes de normalização.

em que os coeficientes c_1 e c_2 fornecem as contribuições relativas do orbital $1s$ do hidrogênio e do orbital $2p_z$ do flúor no orbital molecular σ. A grande diferença entre as eletronegatividades do H e do F significa que $c_2 \gg c_1$, de modo que a densidade

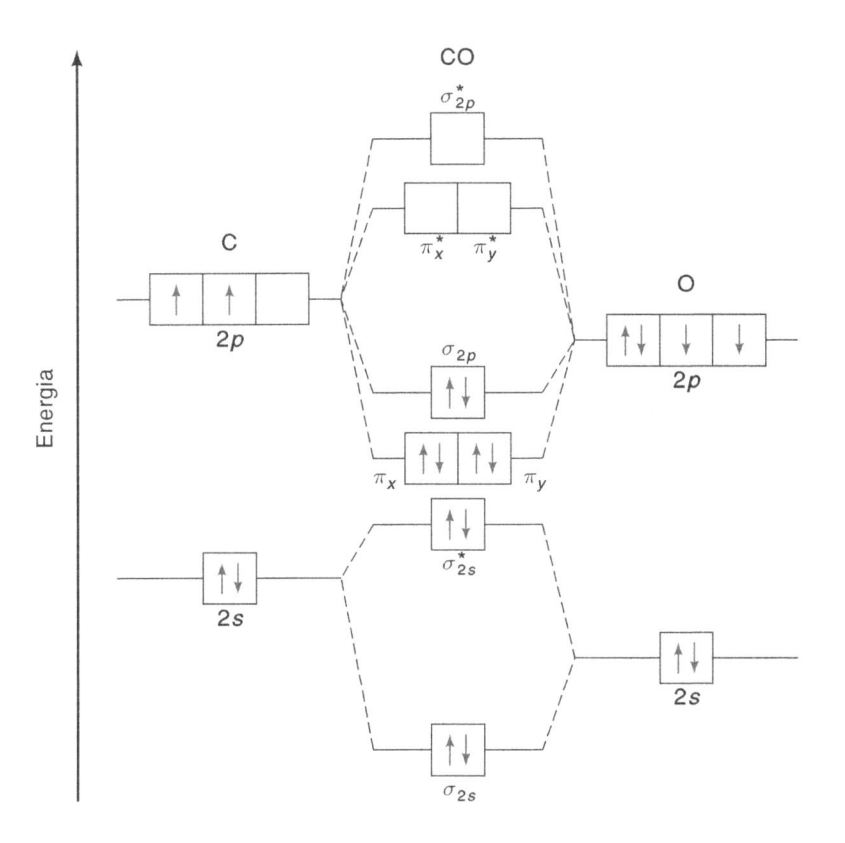

Figura 15.19
Diagrama de níveis de energia de orbitais moleculares para a molécula CO. As posições dos níveis de energia dos orbitais $2p$ do carbono e do oxigênio baseiam-se nos valores do primeiro potencial de ionização de cada um deles (ver a Tabela 14.4). Para simplificar, os níveis de energia dos orbitais $1s$ foram omitidos.

eletrônica é muito maior próximo ao F na molécula HF. O oposto é verdadeiro para o orbital σ^*, que está vazio, mas poderia ser ocupado em alguns estados eletrônicos excitados. Esse orbital tem um caráter muito grande do orbital $1s$ do hidrogênio, isto é, $c_3 \gg c_4$.

Monóxido de carbono. O monóxido de carbono é *isoeletrônico* (isto é, tem o mesmo número de elétrons) com o N_2. Na realidade, as energias dos orbitais $2s$ e $2p$ do C e do O são muito próximas e a maneira como eles interagem é similar ao modo com que os orbitais $2s$ e $2p$ interagem no N_2. A Figura 15.19 mostra o diagrama de níveis de energia dos orbitais moleculares para o CO. Novamente, a localização dos níveis de energia dos orbitais dos átomos de C e O é determinada pelos valores do potencial de ionização de cada um deles. Como para o HF, os coeficientes dos orbitais para o átomo mais eletronegativo (O) serão maiores nos orbitais moleculares mais estáveis (os orbitais ligantes). O átomo menos eletronegativo (C) terá coeficientes maiores para seus orbitais nos orbitais moleculares menos estáveis (os orbitais antiligantes). A configuração eletrônica do CO é análoga à do N_2 (ver p. 76).

EXEMPLO 15.2

O óxido nítrico (NO) participa da formação de *smog* fotoquímico. Recentemente, descobriu-se também que age como neurotransmissor e tem papel no controle da pressão sanguínea e na regulação de genes. (a) Escreva sua configuração eletrônica; (b) calcule sua ordem de ligação; (c) preveja suas propriedades magnéticas; e (4) desenhe duas estruturas de Lewis para a molécula, incluindo as cargas formais.

RESPOSTA

(a) A eletronegatividade do N é próxima à do O (ver a Figura 15.11); portanto, eles interagem para formar um conjunto de orbitais moleculares similares aos do N_2 e do CO. O óxido nítrico tem um elétron a mais que o N_2, portanto sua configuração eletrônica é

$$(\sigma_{1s})^2(\sigma_{1s}^*)^2(\sigma_{2s})^2(\sigma_{2s}^*)^2(\pi_x)^2(\pi_y)^2(\sigma_{2p})^2(\pi_x^*)^1$$

(b) A ordem de ligação é dada por

$$\text{ordem de ligação} = \tfrac{1}{2}(6 - 1) = 2{,}5$$

Observe que não precisamos incluir os elétrons mais internos (nos orbitais σ) porque suas contribuições líquidas para a ordem de ligação são zero.

(c) A molécula é paramagnética porque tem um elétron desemparelhado.

(d) As estruturas de Lewis são

$$\cdot \ddot{N}=\ddot{O} \qquad {}^-\ddot{N}=\ddot{O}{}^+$$

Note que não podemos desenhar uma estrutura de Lewis que mostre uma ligação tripla entre o N e o O. Essas duas estruturas mostram uma ligação dupla entre eles.

15.7 Ressonância e delocalização eletrônica

A vantagem do conceito de hibridização orbital é que, além de explicar a geometria das moléculas, nos permite continuar a pensar sobre uma ligação química como o emparelhamento de elétrons. As propriedades de uma molécula, entretanto, não podem sempre ser representadas completamente por uma única estrutura. Um caso em questão é o do íon carbonato:

O íon tem uma estrutura planar e o ângulo de ligação OCO é 120°, que pode ser prontamente explicado supondo-se que o átomo de carbono tem uma hibridização sp^2. Contudo, como estudos experimentais indicam que todas as três ligações carbono-oxigênio têm distâncias iguais e forças iguais, a estrutura mostrada é inadequada para descrever o íon. A posição da ligação dupla C=O é escolhida arbitrariamente; portanto, precisamos considerar as três estruturas seguintes:

A   B   C

A seta com duas pontas indica que estamos olhando as *estruturas de ressonância* do íon carbonato. O termo *ressonância* significa o uso de duas ou mais estruturas de Lewis para uma molécula (ou íon) que não pode ser totalmente descrita com uma única estrutura. É importante destacar que nenhuma das estruturas de Lewis sozinha representa de forma precisa o íon carbonato. O íon é mais bem representado pela superposição de todas as três estruturas de ressonância. Claramente, então, o caráter de cada ligação carbono-oxigênio situa-se entre o caráter de uma ligação simples e o de uma ligação dupla, de acordo com as observações experimentais. Absolutamente nenhuma evidência indica que essas três estruturas de ressonância oscilem realmente entre si. De fato, cada uma das três estruturas de ressonância pode ser vista como a estrutura de um íon não existente. O modelo anterior meramente nos permite resolver o dilema de tentar explicar propriedades tais como o comprimento e a força de uma ligação.*

Na teoria LV, podemos escrever a função de onda do íon carbonato como

$$\psi = c_A \psi_A + c_B \psi_B + c_C \psi_C$$

em que ψ_A, ψ_B e ψ_C são as funções de onda de cada uma das estruturas de ressonância e c_A, c_B e c_C são os coeficientes que determinam o peso ou a importância das estruturas de ressonância. Aqui temos três estruturas equivalentes; portanto, c_A, c_B e c_C são todos iguais.

O conceito de ressonância é aplicado mais frequentemente aos hidrocarbonetos aromáticos. Em 1865, o químico alemão August Kekulé (1829–1896) foi o primeiro a propor a estrutura cíclica para o benzeno. Desde então, um progresso considerável tem sido feito no estudo dessas moléculas. A distância carbono-carbono medida no benzeno é 1,40 Å, que se situa entre uma ligação C—C simples (1,54 Å) e uma ligação C=C dupla (1,33 Å). É mais realista descrever a ressonância entre as duas estruturas de Kekulé como se segue:

Outras estruturas de ressonância, como as estruturas planares propostas pelo químico britânico James Dewar (1842–1923):

---

*Uma analogia interessante tem sido feita para a ressonância. Um viajante medieval da Europa retorna a seu país depois de uma jornada na África e descreve um rinoceronte como o cruzamento entre um grifo e um unicórnio. Assim, um animal real é descrito com base em dois animais familiares (conceitualmente), mas imaginários. De modo similar, uma espécie química real, o íon carbonato, é descrita em termos das três estruturas de ressonância familiares na aparência, mas não existentes.

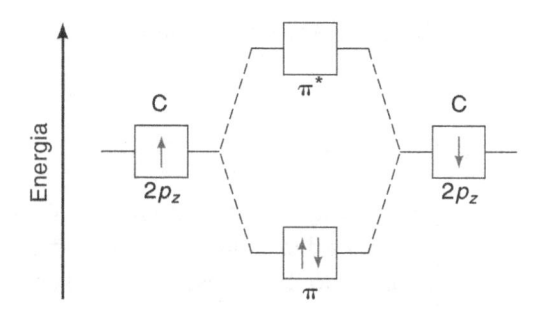

Figura 15.20
Diagrama de níveis de energia de orbital molecular para o orbital molecular ligante π e o orbital molecular antiligante π^* no etileno.

podem também ser incluídas, embora tenham muito menos importância por causa de suas longas ligações energeticamente desfavoráveis.

A teoria de OM oferece uma abordagem alternativa para explicar as propriedades discutidas acima. Em vez do conceito de ressonância, a teoria de OM emprega a delocalização de elétrons nos orbitais moleculares. Na molécula de etileno, por exemplo, os dois orbitais $2p_z$ que se recobrem dão origem a dois orbitais moleculares – um ligante e um antiligante (Figura 15.20). Os dois elétrons são colocados no orbital molecular ligante π, que se estende pelos dois átomos de carbono. Os orbitais moleculares σ mais estáveis situam-se mais embaixo na escala de energia. De modo similar para a molécula de benzeno, os seis orbitais $2p_z$ que se recobrem dão origem a seis orbitais moleculares, três dos quais são ligantes e três são antiligantes (Figura 15.21). Um par de elétrons é atribuído a cada um dos orbitais moleculares ligantes. Esses elétrons estão livres para se moverem dentro dos limites especificados pelas linhas tracejadas na Figura 15.21. Por exemplo, o orbital molecular de mais baixa energia é formado pela combinação linear dos seis orbitais $2p_z$ ($\psi_1 + \psi_2 + \psi_3 + \psi_4 + \psi_5 + \psi_6$).*
O número de nós aumenta conforme a energia dos orbitais moleculares aumenta, uma situação análoga à da partícula em uma caixa discutida no Capítulo 14. Dentro

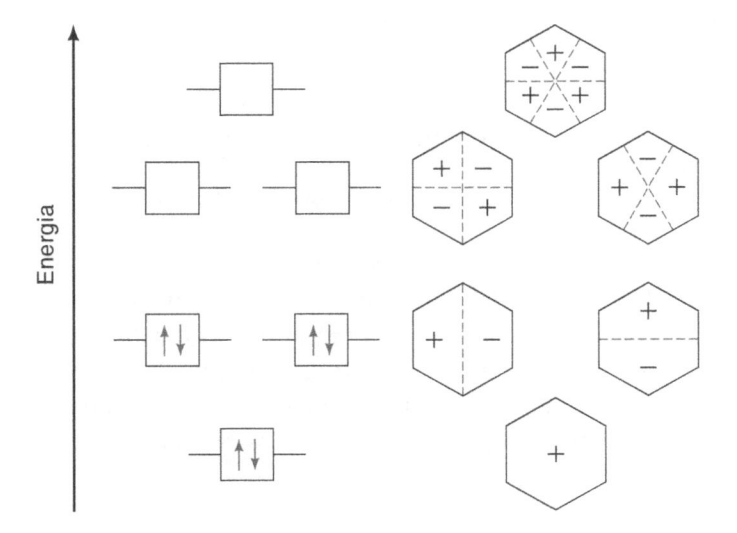

Figura 15.21
Diagrama de níveis de energia para os três orbitais moleculares ligantes e para os três orbitais moleculares antiligantes no benzeno, juntamente com as funções de onda dos elétrons π (vista superior). As linhas tracejadas representam os planos nodais.

---

* Os orbitais moleculares π, de energia mais alta, são formados fazendo-se diferentes combinações lineares dos orbitais $2p_z$, nas quais alguns dos coeficientes são negativos.

da estrutura da teoria de OM, a molécula de benzeno é frequentemente representada como

em que o círculo indica que as ligações π entre os átomos de carbono não estão confinadas a pares de átomos individuais; ao contrário, as densidades de elétron π estão distribuídas igualmente por toda a molécula de benzeno. Essa descrição também explica a igualdade dos comprimentos de ligação carbono-carbono observada no benzeno, como também a igualdade das forças dessas ligações.

Tanto a teoria de OM como a teoria de LV são úteis no estudo das ligações químicas, mas cada uma tem pontos fortes e pontos fracos. A primeira tende a enfatizar a delocalização eletrônica; a segunda enfatiza a ligação de par de elétrons. Da mesma forma, o conceito de ressonância é útil, embora seja necessária uma intuição química considerável ao aplicá-la a moléculas grandes. A hibridização parece se ajustar à teoria de LV, trabalhando com o conceito de par eletrônico em vez de delocalização eletrônica. De fato, a hibridização pode igualmente ser bem explicada pela teoria de OM, pois os orbitais híbridos também podem ser utilizados na construção de orbitais moleculares.

> Uma molécula do tamanho do antraceno ($C_{14}H_{10}$) tem cerca de 450 estruturas de ressonância possíveis.

A ligação peptídica

As ligações peptídicas (isto é, as ligações entre os átomos de C e N no grupo amida, $-CO-NH-$) têm um papel importante na determinação da estrutura de proteínas. A difração de raios X e outras técnicas experimentais mostram que todos os quatro átomos (C, O, N e H) estão no plano, indicando uma rotação restrita em torno da ligação $C-N$. A distância de ligação carbono-nitrogênio é de aproximadamente 1,33 Å, que se situa entre o comprimento de uma ligação $C-N$ (1,49 Å) e o de uma ligação $C=N$ (1,27 Å). A planaridade do grupo amida pode ser explicada com base nas seguintes estruturas de ressonância:

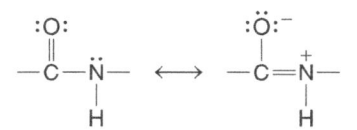

O caráter de uma dupla ligação parcial restringe a rotação em torno da ligação carbono-nitrogênio e mantém os quatro átomos presos no mesmo plano.

Na teoria de OM, supomos que os átomos de C e N têm hibridização sp^2. Há um elétron em cada um dos orbitais $2p_z$ não hibridizados no C e no O e dois elétrons no orbital $2p_z$ não hibridizado no N. Os três orbitais não hibridizados $2p_z$ se sobrepõem para formar três orbitais moleculares cujas funções de onda são (Figura 15.22)

> As ligações sigma são formadas entre o orbital $2p_x$ do oxigênio e um orbital sp^2 no carbono, e entre os orbitais sp^2 no carbono e no nitrogênio.

$$\psi_1 = c_{11}\psi(O) + c_{12}\psi(C) + c_{13}\psi(N)$$
$$\psi_2 = c_{21}\psi(O) + c_{22}\psi(C) + c_{23}\psi(N)$$
$$\psi_3 = c_{31}\psi(O) + c_{32}\psi(C) + c_{33}\psi(N)$$

em que ψ_1, ψ_2 e ψ_3 são as funções de onda dos orbitais moleculares (do mais baixo ao mais alto em energia) e $\psi(O)$, $\psi(C)$ e $\psi(N)$ são as funções de onda $2p_z$ dos átomos. Por analogia com os três primeiros estados de uma partícula em uma caixa unidimensional

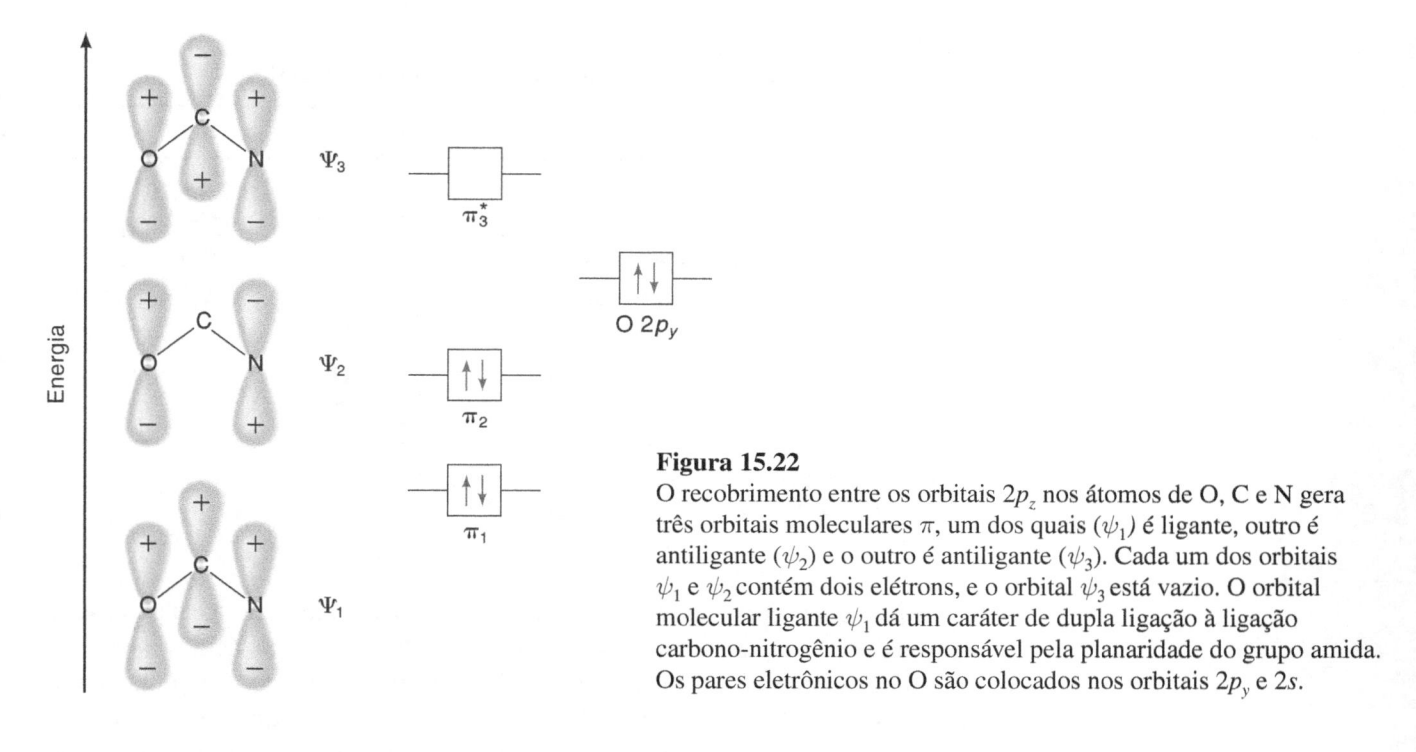

Figura 15.22
O recobrimento entre os orbitais $2p_z$ nos átomos de O, C e N gera três orbitais moleculares π, um dos quais (ψ_1) é ligante, outro é antiligante (ψ_2) e o outro é antiligante (ψ_3). Cada um dos orbitais ψ_1 e ψ_2 contém dois elétrons, e o orbital ψ_3 está vazio. O orbital molecular ligante ψ_1 dá um caráter de dupla ligação à ligação carbono-nitrogênio e é responsável pela planaridade do grupo amida. Os pares eletrônicos no O são colocados nos orbitais $2p_y$ e $2s$.

(ver a Figura 14.18), podemos fazer as seguintes previsões acerca dos coeficientes:

ψ_1: c_{11}, c_{12} e c_{13} são todos positivos.

ψ_2: c_{21} é positivo, c_{22} é zero e c_{23} é negativo.

ψ_3: c_{31} e c_{33} são positivos e c_{32} é negativo.

O orbital molecular delocalizado sobre todos os átomos confere um caráter de dupla ligação para a ligação carbono-nitrogênio e, dessa forma, explica a geometria do grupo amida.

15.8 Compostos de coordenação

Um *composto de coordenação* consiste, tipicamente, de um *íon complexo*, ou seja, de um íon metálico com um ou mais grupos ligantes presos a ele, e contra-íons, que são tanto ânions como cátions necessários para produzir um composto sem carga líquida. Exemplos são $[Co(NH_3)_5Cl]Cl_2$ e $K_3[Fe(CN)_6]$. Alguns compostos de coordenação não contêm íons complexos; um exemplo é o $Fe(CO)_5$.[*] A reação entre um ligante e um íon metálico é frequentemente classificada como uma interação ácido-base de Lewis, na qual a base (o ligante) doa um par de elétrons ao ácido (o íon metálico) para formar uma ligação covalente coordenada.

O químico americano Ralph Gottfrid Pearson (1919–1987) propôs que o íon metálico central — ou ácido — em um complexo seja designado como duro ou mole, de acordo com sua capacidade de se ligar a vários grupos ligantes. Ácidos duros são íons

---

[*] Alguns químicos preferem chamar os compostos de coordenação, como o $Fe(CO)_5$, de compostos *organometálicos*, porque o átomo de carbono está ligado diretamente ao metal.

Tabela 15.4
Lista de ácidos e bases duras e moles em reações ligante-metal

	Ácidos	Bases*
Duro(a)	H^+, Li^+, Na^+, K^+	H_2O, NH_3, RNH_2,
	Mg^{2+}, Ca^{2+}, Mn^{2+}, Al^{3+}	OH^-, F^-, Cl^-, NO_3^-
	Ga^{3+}, Co^{3+}, Cr^{3+}, Fe^{3+}	CO_3^{2-}, CH_3COO^-, PO_4^{3-}
Intermediário(a)	Fe^{2+}, Co^{2+}, Ni^{2+}, Cu^{2+}	N_2, Br^-, NO_2^-, SO_3^{2-}
	Zn^{2+}, Sn^{2+}	N_3^-, imidazol
Mole	Cu^+, Au^+, Pt^{2+}, Ag^+	H^-, CN^-, SCN^-, I^-
	Cd^{2+}, Hg^{2+}, Pb^{2+}	RSH, RS^-, R_3P, CO

* R é um grupo alquila ou arila.

metálicos pequenos, compactos e menos facilmente polarizados (isto é, suas densidades eletrônicas não são distorcidas com facilidade). Por outro lado, ácidos moles são íons metálicos grandes e consideravelmente polarizados. De modo similar, podemos classificar os ligantes como duros ou moles conforme o par eletrônico está mais ou menos fortemente preso ao átomo doador — quanto mais eletronegativo o átomo, mais dura a base. A Tabela 15.4 lista vários compostos conhecidos como ácidos e bases duros e moles. Essa designação significa que os ácidos duros, em geral, se ligam preferencialmente a bases duras, e os ácidos moles, a bases moles. Essa correlação nos ajuda a entender e prever muitos processos químicos e biológicos. A Figura 15.23 mostra algumas geometrias comuns de compostos de coordenação. Essas geometrias permitem

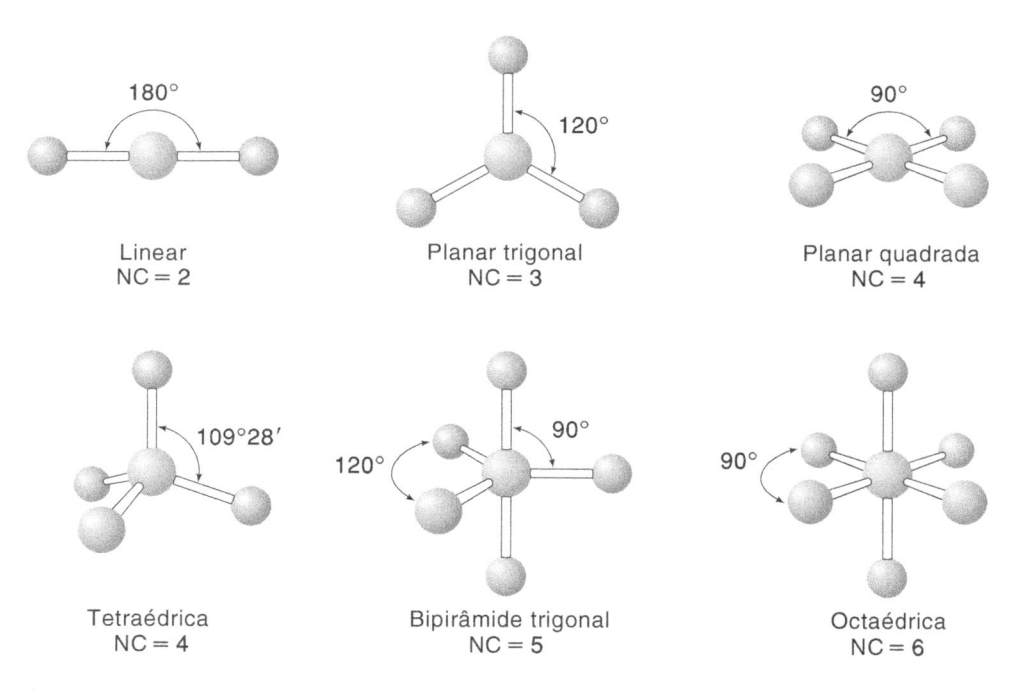

Figura 15.23
Geometrias comuns de íons complexos. A esfera vermelha denota o íon metálico e as esferas cinza, os ligantes. NC significa número de coordenação.

Tabela 15.5
Configurações eletrônicas e outras propriedades dos metais de transição do primeiro período

	Sc	Ti	V	Cr	Mn	Fe	Co	Ni	Cu
Configurações eletrônicas									
M	$4s^2 3d^1$	$4s^2 3d^2$	$4s^2 3d^3$	$4s^1 3d^5$	$4s^2 3d^5$	$4s^2 3d^6$	$4s^2 3d^7$	$4s^2 3d^8$	$4s^1 3d^{10}$
M^{2+}	—	$3d^2$	$3d^3$	$3d^4$	$3d^5$	$3d^6$	$3d^7$	$3d^8$	$3d^9$
M^{3+}	[Ne]	$3d^1$	$3d^2$	$3d^3$	$3d^4$	$3d^5$	$3d^6$	—	—
Energia de ionização/kJ mol^{-1}									
Primeira	631	658	650	652	717	759	760	736	745
Segunda	1 235	1 309	1 414	1 591	1 509	1 561	1 645	1 751	1 958
Terceira	2 388	2 650	2 828	2 986	3 251	2 956	3 231	3 393	3 578
Raio/Å									
M	1,44	1,36	1,22	1,17	1,17	1,16	1,16	1,15	1,17
M^{2+}	—	0,90	0,88	0,85	0,80	0,77	0,75	0,72	0,72
M^{3+}	0,81	0,77	0,74	0,68	0,66	0,63	0,64	—	—

definir o *número de coordenação* (NC), que é o número de átomos doadores (nos ligantes) em torno do átomo metálico central em um complexo.

Muitos dos íons metálicos ou átomos nos compostos de coordenação são metais de transição. A Tabela 15.5 fornece as configurações eletrônicas do estado fundamental para os metais de transição da primeira linha. Duas configurações, d^5 e d^{10}, são preferidas porque suas camadas semipreenchidas e preenchidas resultam em uma estabilidade extra (ver a Seção 14.11).

Qualquer teoria que explica a ligação nos compostos de coordenação deve explicar suas cores, propriedades magnéticas, geometrias e outras características. Como descrito a seguir, atualmente, três teorias são aplicadas ao estudo desses compostos.

Teoria do campo cristalino

Em um átomo ou íon de metal de transição isolado, todos os cinco orbitais d têm a mesma energia, independentemente de suas orientações. Entretanto, esse não é o caso quando o átomo ou o íon está circundado por ligantes. A *teoria do campo cristalino* trata da interação eletrostática entre o metal e os ligantes. Existem dois tipos de interação eletrostática: (1) as atrações entre o cátion metálico e os ligantes carregados negativamente, como Cl$^-$, ou com as extremidades negativas de ligantes polares, como H_2O; (2) as repulsões entre os elétrons de valência do metal e o par isolado nos ligantes. O campo elétrico resultante dessas interações é chamado de campo cristalino, porque a teoria foi originalmente aplicada ao estudo de íons em cristais.

Complexos octaédricos. Considere um íon complexo com seis grupos ligantes dispostos na forma de um octaedro ao redor do íon metálico (Figura 15.24). A magnitude da interação eletrostática entre o íon metálico e os pares eletrônicos nos ligantes depende da orientação dos orbitais d envolvidos. Tomemos o orbital $d_{x^2-y^2}$ como

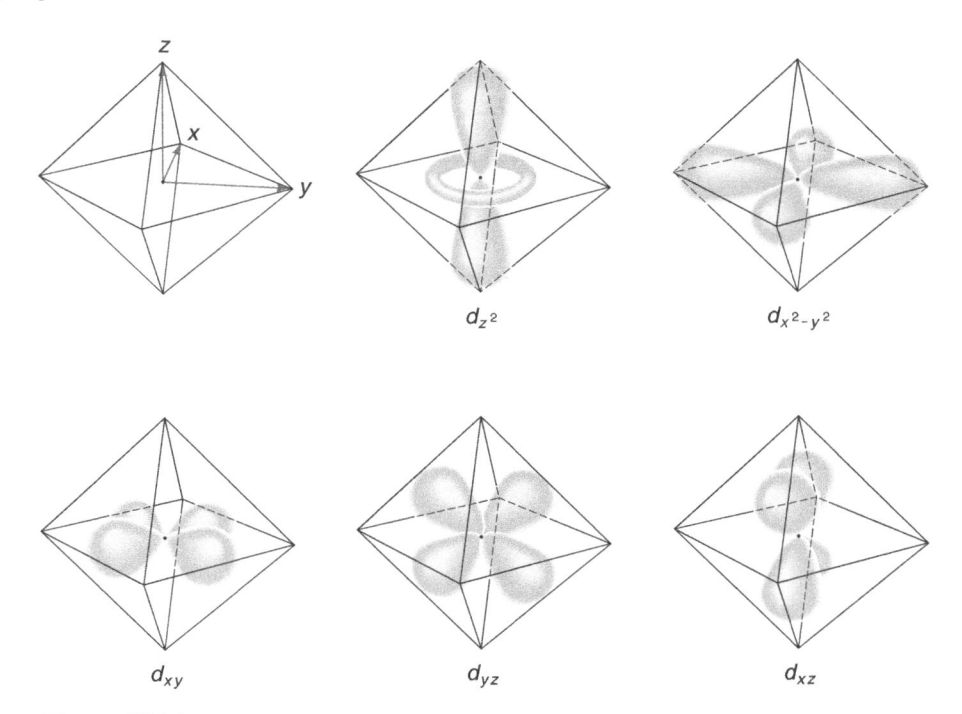

Figura 15.24
Os cinco orbitais d em uma vizinhança octaédrica. O íon metálico está no centro do octaedro e os seis pares eletrônicos nos átomos doadores dos ligantes estão nos vértices.

exemplo. Nele vemos que seus lobos apontam nas direções dos vértices de um octaedro ao longo dos eixos x e y, onde os pares eletrônicos estão posicionados. Dessa forma, um elétron que está nesse orbital experimentaria uma maior repulsão dos ligantes do que um elétron, digamos, no orbital d_{xy}. Por essa razão, a energia do orbital $d_{x^2-y^2}$ é mais alta do que a dos orbitais d_{xy}, d_{yz} e d_{xz}. A energia do orbital d_{z^2} também é maior, porque seus lobos estão apontados para os ligantes ao longo do eixo z.

A Figura 15.25 mostra o efeito de um campo cristalino octaédrico nas energias dos orbitais d. A diferença de energia entre os dois conjuntos de orbitais d é

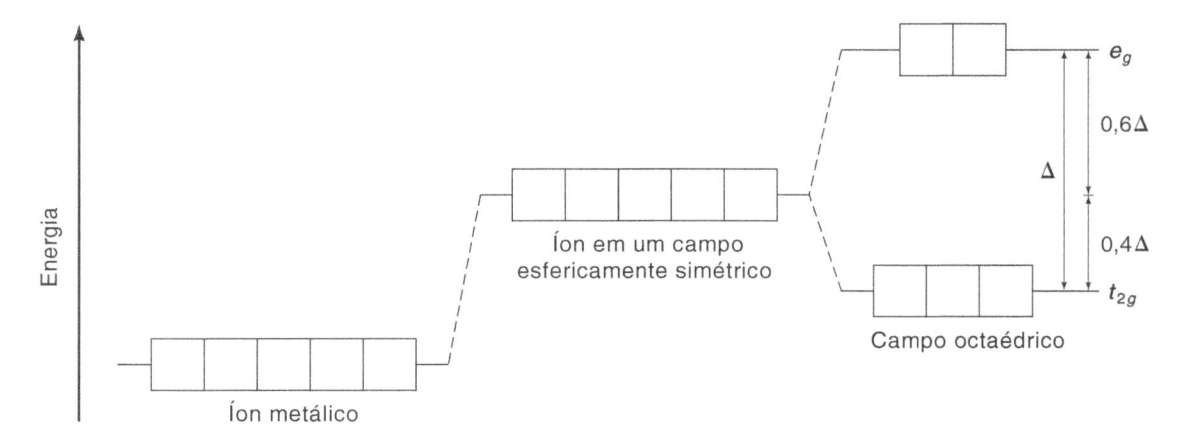

Figura 15.25
Efeito de um campo cristalino nos orbitais d em uma vizinhança octaédrica. A energia de estabilização do campo cristalino é dada pela Equação 15.17. Os símbolos e_g e t_{2g} referem-se aos dois conjuntos de ligantes e têm origem na teoria de grupos (uma teoria matemática de simetria).

denominada *desdobramento do campo cristalino*, e simbolizada por Δ. A energia de estabilização do campo cristalino (EECC) é o decréscimo líquido na energia do orbital d (daí a estabilização extra) em um íon complexo relativamente à energia do orbital d em um campo cristalino com simetria esférica. Como podemos ver na Figura 15.25, a EECC depende da magnitude de Δ (que depende da natureza dos ligantes) e do número de elétrons presentes. Ela pode ser calculada com se segue:

$$\text{EECC} = n(e_g)(0{,}6\Delta) - n(t_{2g})(0{,}4\Delta) \qquad (15.17)$$

em que $n(e_g)$ e $n(t_{2g})$ são os números de elétrons nos orbitais e_g e t_{2g}, respectivamente. Essa equação informa que, como a configuração eletrônica do estado fundamental tem sempre mais elétrons nos orbitais t_{2g} que nos orbitais e_g, a EECC é negativa (indicando que um íon é mais estável em um campo octaédrico do que em um campo simétrico esfericamente) ou zero. No último caso, não ocorre nenhuma estabilização quando os orbitais e_g e t_{2g} estão completamente vazios (d^0) ou preenchidos (d^{10}).

Os ligantes podem ser classificados como *ligantes de campo forte* ou *ligantes de campo fraco*, dependendo da magnitude de Δ que resulta da interação. Quanto maior Δ, mais forte o ligante. Uma medida quantitativa de Δ pode ser obtida do espectro de absorção do íon complexo em solução. Por exemplo, quando o $TiCl_3$ se dissolve em água, o íon hidratado Ti^{3+} ($3d^1$) existe como $Ti(H_2O)_6^{3+}$. Os elétrons d isolados no íon devem residir em um dos orbitais t_{2g}. Quando irradiado com luz de um comprimento de onda específico, esse elétron pode ser excitado a um dos orbitais e_g. A Figura 15.26 mostra o espectro de absorção de $Ti(H_2O)_6^{3+}$, que tem um máximo em

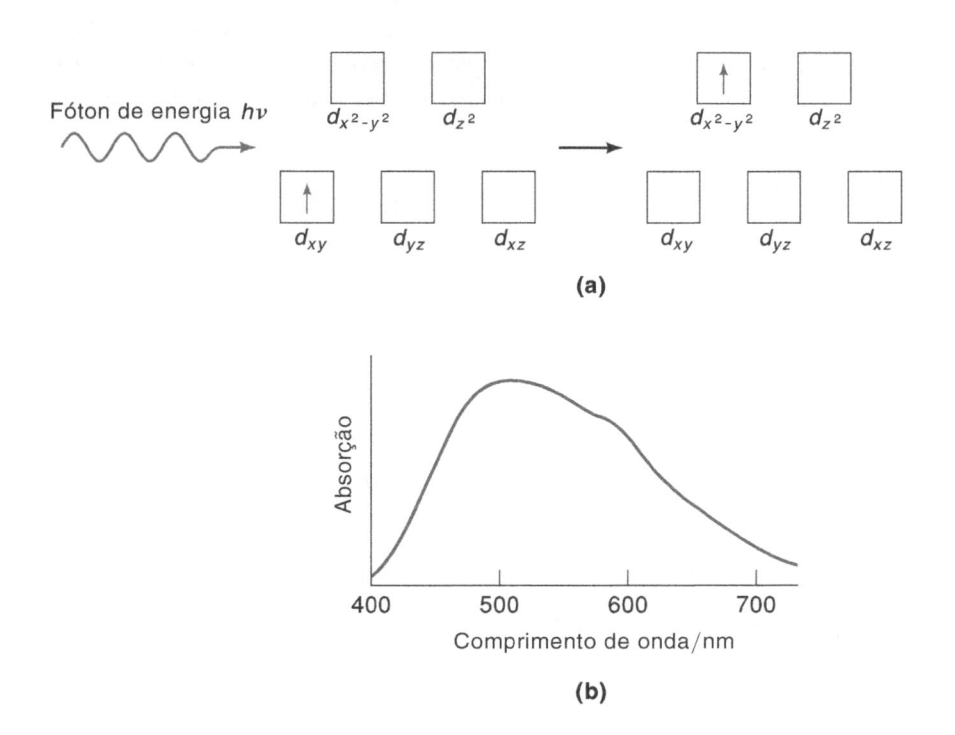

Figura 15.26
(a) Transição eletrônica no $Ti(H_2O)_6^{3+}$. A condição para absorção é $\Delta = h\nu$. (b) Espectro de absorção de $Ti(H_2O)_6^{3+}$, com um máximo em 498 nm.

498 nm. Da condição para uma transição espectroscópica ($\Delta = h\nu$) e da relação $\nu = c/\lambda$, escrevemos

$$\Delta = \frac{hc}{\lambda} = \frac{(6{,}626 \times 10^{-34} \text{ J s})(3{,}00 \times 10^8 \text{ m})}{498 \text{ nm} \times 10^{-9} \text{ m/nm}}$$

$$= 3{,}99 \times 10^{-19} \text{ J}$$

Essa é a energia necessária para excitar um íon. Para um mol de íons, encontramos $\Delta = 240$ kJ mol^{-1}, que é o desdobramento cristalino devido à água como grupo ligante. Dessa forma, uma maneira de comparar a força dos ligantes é usar o mesmo íon metálico e variar os ligantes. Dos espectros de absorção desses íons complexos, podemos medir Δ e obter a *série espectroquímica*, uma relação de grupos ligantes arranjados em ordem crescente de suas capacidades de desdobrar os níveis de energia dos orbitais d:

$$\text{I}^- < \text{Br}^- < \text{SCN}^- < \text{Cl}^- < \text{F}^- < \text{OH}^- < \text{H}_2\text{O} < \text{NH}_3 < en < \text{NO}_2^- < \text{CN}^- < \text{CO}$$

em que a abreviação *en* denota o grupo ligante etilenodiamina. Tanto o CO como o CN$^-$ são grupos ligantes fortes porque produzem os maiores valores de Δ; os íons haletos e o íon hidróxido são ligantes de campo fraco.

O conhecimento da força dos ligantes auxilia a compreender as propriedades ópticas e magnéticas de íons complexos. Para íons complexos de metais com mais de três e menos de oito elétrons d, há duas maneiras de preencher os orbitais t_{2g} e e_g. Considere, por exemplo, os complexos octaédricos FeF$_6^{3-}$ e Fe(CN)$_6^{3-}$ (Figura 15.27). A configuração eletrônica do Fe^{3+} é [Ar]$3d^5$ e há duas maneiras possíveis de distribuir os cinco elétrons d. De acordo com a regra de Hund, a estabilidade máxima é alcançada quando os elétrons são colocados em cinco orbitais separados com *spins* paralelos. Contudo, esse arranjo pode ser conseguido somente com uma condição:

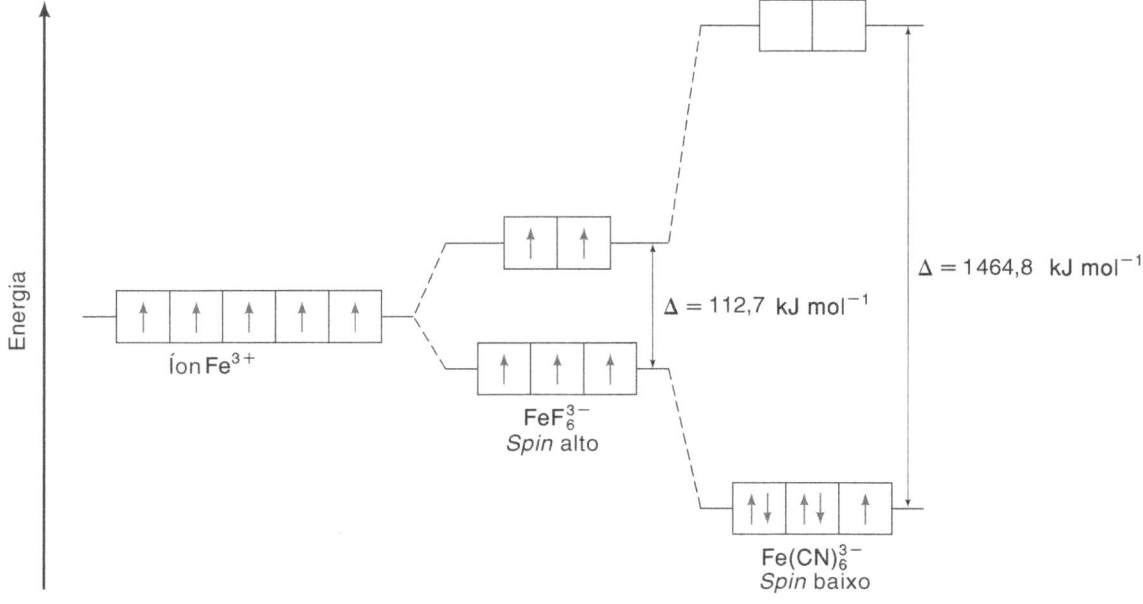

Figura 15.27
Diagramas de níveis de energia para FeF$_6^{3-}$ e Fe(CN)$_6^{3-}$.

Tabela 15.6
Relação entre comprimento de onda e cor

Comprimento de onda absorvido/nm	Cor observada
400 (violeta)	Amarelo esverdeado
450 (azul)	Amarelo
490 (azul-verde)	Vermelho
570 (amarelo-verde)	Violeta
580 (amarelo)	Azul escuro
600 (laranja)	Azul
650 (vermelho)	Verde

dois dos cinco elétrons devem ser promovidos aos orbitais e_g mais altos em energia. Note que colocar todos os cinco elétrons nos orbitais t_{2g} resulta em maior repulsão eletrostática em razão da proximidade dos elétrons nos *mesmos* orbitais d. A configuração eletrônica real é, então, um balanço entre esses dois efeitos opostos. Como o F^- é um ligante de campo fraco com um pequeno valor de Δ, a regra de Hund prevalece, e o FeF_6^{3-} é um *complexo de spin alto*. O oposto é verdadeiro para o ligante de campo forte CN^-. No $Fe(CN)_6^{3-}$, os elétrons estão preferencialmente emparelhados nos orbitais t_{2g}, e resulta em um *complexo de spin baixo*. Em geral, podemos prever com confiança as propriedades magnéticas de íons complexos a partir da configuração eletrônica e da natureza dos ligantes.

Para o mesmo íon metálico, o complexo de *spin* alto contém um número maior de elétrons desemparelhados.

A cor de um íon complexo também depende do tipo de ligantes, por causa da equação $\Delta = h\nu$ que governa a transição eletrônica; quanto maior o valor de Δ, maior a frequência e menor o comprimento de onda da luz. A Tabela 15.6 mostra a relação aproximada entre o comprimento de onda da luz absorvida e o comprimento de onda da luz transmitida. Por exemplo, o íon $Ti(H_2O)_6^{3+}$ absorve mais na região amarelo-verde (ver a Figura 15.26); portanto, sua aparência é violeta.

Complexos tetraédricos e quadrados planares. O desdobramento dos níveis de energia do orbital d em dois tipos de complexos — tetraédrico e quadrado planar — pode também ser explicado pela teoria do campo cristalino. De fato, o padrão de desdobramento para um íon tetraédrico é exatamente o oposto daquele para um íon octaédrico (Figura 15.28). Nesse caso, os orbitais d_{xy}, d_{yz} e d_{xz} estão mais proximamente direcionados aos ligantes e, portanto, têm mais energia que os orbitais $d_{x^2-y^2}$ e d_{z^2}. Como os ligantes arranjados de forma tetraédrica não diferenciam os orbitais d tão fortemente quanto os ligantes de arranjo octaédrico, o desdobramento do campo cristalino é menor. De fato, para o mesmo íon metálico e os mesmos ligantes, o desdobramento tetraédrico é 4/9 do valor correspondente ao desdobramento octaédrico, isto é, $\Delta_{tet} = (4/9) \Delta_{oct}$. Como resultado, a maior parte dos complexos tetraédricos são de *spin* alto.

Como mostra a Figura 15.28, o padrão de desdobramento para complexos quadrados planares é o mais complicado. Claramente, o orbital $d_{x^2-y^2}$ possui a energia mais alta (como no caso octaédrico) e o orbital d_{xy} é o próximo mais alto. Em seguida, vem o d_{z^2}, que tem uma faixa de densidade eletrônica significativa no plano xy. Os orbitais d_{xz} e d_{yz} são os mais baixos em energia. Esse padrão não permite definir o desdobramento de campo cristalino da mesma maneira que nos casos octaédrico e tetraédrico.

Figura 15.28
Desdobramento dos orbitais d em vizinhanças tetraédricas, octaédricas e quadradas planares. O desdobramento de campo cristalino pode ser definido somente para os complexos tetraédricos e octaédricos.

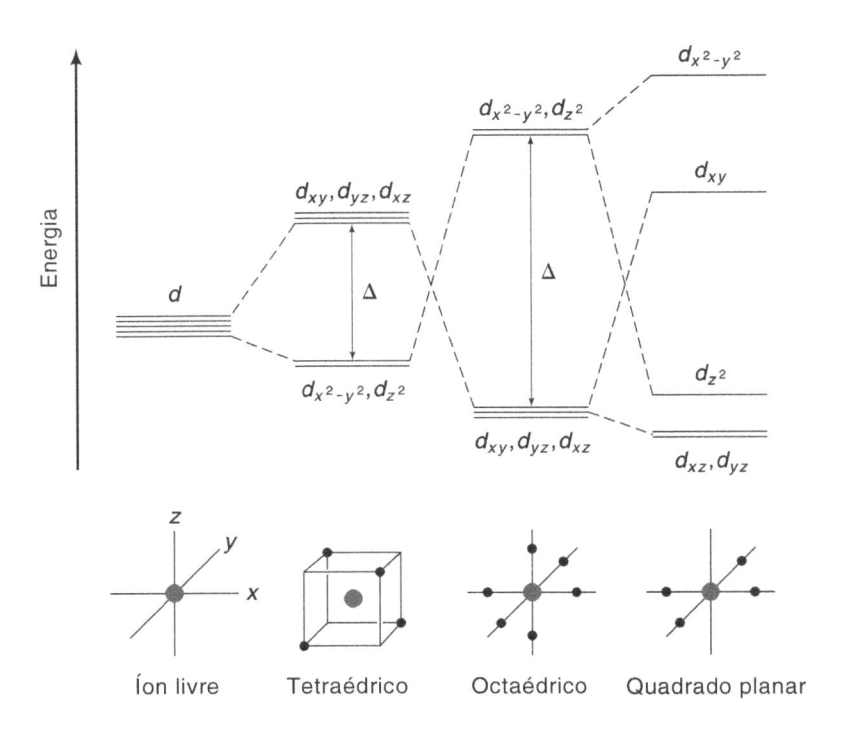

EXEMPLO 15.3

Calcule a EECC (em termos de Δ) e preveja as propriedades magnéticas do íon $Mn(CN)_6^{4-}$.

RESPOSTA

O íon metálico é o Mn^{2+}, que tem a configuração eletrônica $[Ar]3d^5$. Como o CN^- é um ligante de campo forte, todos os cinco elétrons estarão nos orbitais t_{2g}. De acordo com a Equação 15.17, temos

$$EECC = (0)(0{,}6\Delta) - (5)(0{,}4\Delta)$$
$$= -2{,}0\Delta$$

Quatro dos cinco elétrons estão emparelhados, o que resulta em um complexo paramagnético, mas de *spin* baixo.

COMENTÁRIO

Note que a EECC verdadeira é menor (mais positiva) que $-2{,}0\Delta$ porque ignoramos a repulsão que se deve ao emparelhamento de elétrons nos orbitais t_{2g}.

Teoria de orbitais moleculares

Embora a teoria do campo cristalino seja conceitualmente fácil de entender e forneça uma explicação para as propriedades espectrais e magnéticas de alguns complexos, ela tem um defeito sério. Ao considerar somente a interação eletrostática, despreza completamente o caráter covalente das ligações metal-ligante. Um tratamento mais satisfatório que leva em conta essa propriedade é a teoria de orbitais moleculares (OM).†

Vamos começar com a ideia de que orbitais moleculares próximos em energia interagirão mais fortemente do que aqueles bastante separados. Considere, por exemplo, um íon complexo octaédrico que tem a fórmula geral ML_6^{n+} (ou ML_6^{n-}, dependendo da carga no metal e se L tem uma carga negativa). Como mencionado (ver a Figura 15.24), os orbitais $d_{x^2-y^2}$ e d_{z^2} apontam na direção dos ligantes; portanto, formarão orbitais moleculares σ com os orbitais de pares isolados do ligante. Por outro lado, os orbitais d_{xy}, d_{yz} e d_{xz} apontam para a direção entre os ligantes e não estarão envolvidos na ligação σ com os ligantes. O orbital $4s$ tem simetria esférica e se recobrirá com todos os orbitais de pares isolados dos ligantes. Os três orbitais $4p$ se recobrirão com os orbitais de pares isolados do ligante nos eixos x, y e z. Dessa forma, os orbitais $d_{x^2-y^2}$ e d_{z^2}, $4s$, $4p_x$, $4p_y$ e $4p_z$ estarão envolvidos nas formações de orbitais moleculares σ e os d_{xy}, d_{yz} e d_{xz} serão os orbitais moleculares não ligantes.

A Figura 15.29 mostra o diagrama de níveis de energia de orbitais moleculares para o íon FeF_6^{3-}. Note que os orbitais antiligantes e_g^* são compostos principalmente dos orbitais atômicos $d_{x^2-y^2}$ e d_{z^2}, com contribuição relativamente pequena dos orbitais ligantes.

Supomos que M é um metal de transição da primeira série.

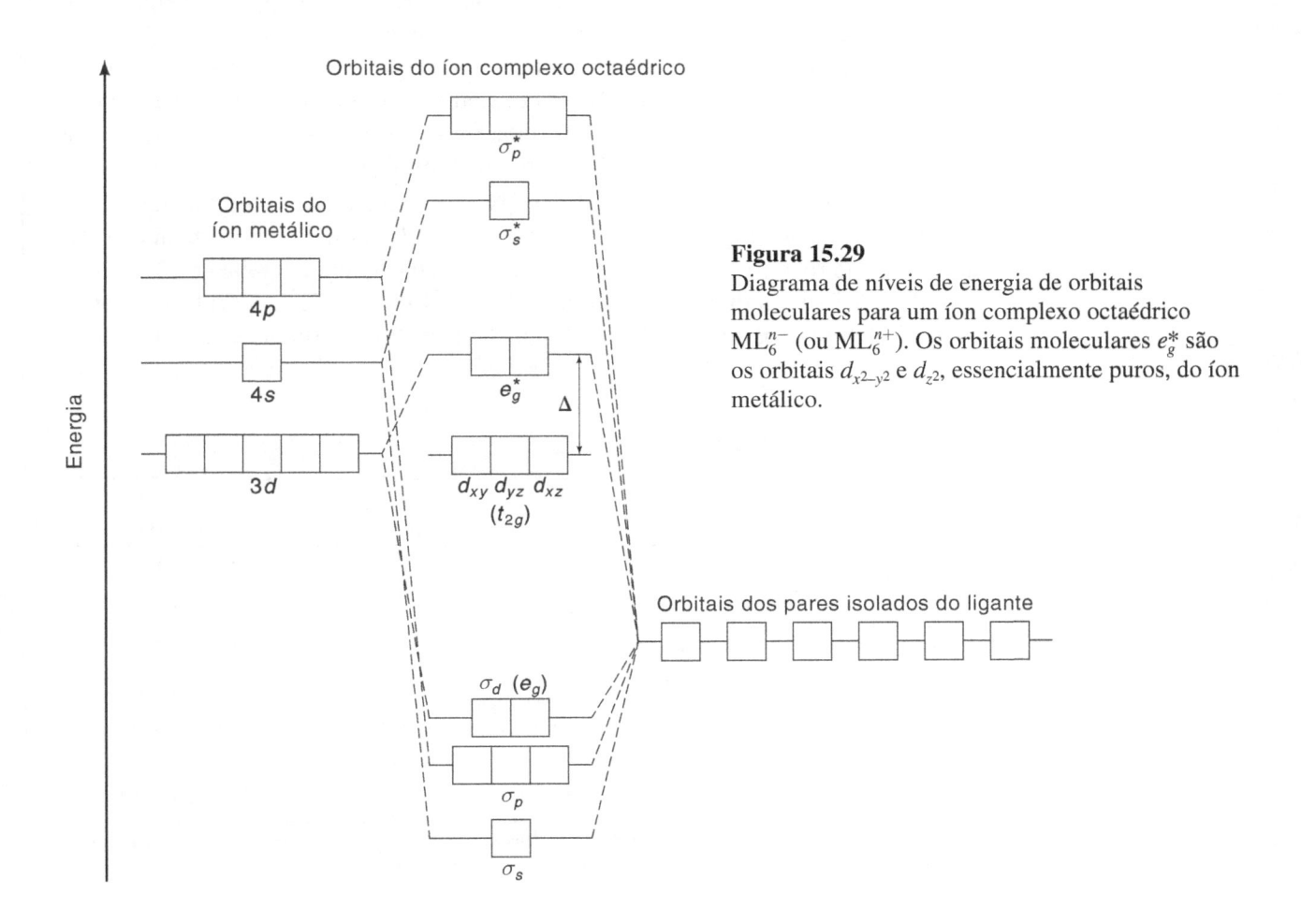

---

†Um tratamento estendido da teoria de OM para complexos metálicos, que inclui orbitais moleculares delocalizados, é chamado de teoria do campo ligante.

Figura 15.29
Diagrama de níveis de energia de orbitais moleculares para um íon complexo octaédrico ML_6^{n-} (ou ML_6^{n+}). Os orbitais moleculares e_g^* são os orbitais $d_{x^2-y^2}$ e d_{z^2}, essencialmente puros, do íon metálico.

A inexistência de uma mistura deve-se à grande diferença de energia entre os orbitais do ligante e os orbitais $3d$ do metal. Dessa forma, a teoria de OM prevê o mesmo tipo de desdobramento de orbitais d previsto pela teoria do campo cristalino. Além disso, a teoria de OM fornece uma base mais sólida para a ligação e oferece uma imagem mais clara do desdobramento do campo cristalino. Por exemplo, um ligante com um átomo doador muito eletronegativo, digamos F, terá os orbitais de pares isolados com uma energia muito baixa (porque os elétrons estão fortemente presos aos átomos). Consequentemente, esses orbitais não se misturam muito bem com os orbitais metálicos, e o desdobramento de campo cristalino é mínimo. Por essa razão, o FeF_6^{3-} é um complexo de *spin* alto.

Outra vantagem da teoria de OM é que ela pode explicar também as interações ligantes π entre o grupo ligante e o íon metálico (ver a Seção 15.9). Entretanto, em geral, ela é muito mais complexa para ser aplicada do que a teoria de campo cristalino.

Teoria da ligação de valência

Uma terceira abordagem supõe que cada grupo ligante doa um par de elétrons ao íon metálico para formar uma ligação covalente coordenada. Em um complexo octaédrico, o íon metálico tem seis orbitais vazios disponíveis para formar ligações. Podemos visualizar a configuração supondo que o íon metálico está hibridizado. A discussão anterior sobre hibridização não incluiu os orbitais d, embora sua participação seja esperada para os elementos do terceiro período e seguintes. O critério estabelece que os orbitais d devam ser próximos, na escala de energia, aos orbitais s e p. Assim, o formato de bipirâmide trigonal do PCl_5 pode ser explicado se fizermos a suposição de que o átomo de P tenha uma hibridização dsp^3. A configuração eletrônica do P é $[Ne]3s^23p^3$. A promoção de um elétron s ao orbital $3d$ vazio mais baixo, seguida de uma mistura, gera os cinco orbitais híbridos dsp^3. A Tabela 15.7 relaciona as diferentes geometrias com os vários tipos de hibridização.

Em complexos octaédricos como $Fe(CN)_6^{3-}$, o íon metálico tem uma hibridização d^2sp^3. Esse processo envolve os orbitais $3d_{x^2-y^2}$, $3d_{z^2}$, $4s$, e os três orbitais $4p$. Ao aceitar 12 elétrons de seis grupos cianeto, o íon metálico terá um total de 17 elétrons (o Fe^{3+} é $3d^5$) e a configuração eletrônica $3d^{10}4s^24p^5$. Depois da hibridização, teremos 12 elétrons nos seis orbitais híbridos e outros 5 nos orbitais d_{xy}, d_{yz} e d_{xz} não

Tabela 15.17
Hibridização e geometria de moléculas

Hibridização do átomo central	Forma	Ângulo de ligação	Exemplo
sp	Linear	180°	HCN, C_2H_2
sp^2	Planar	120°	BF_3, C_2H_4
sp^3	Tetraédrica	109°28'	CH_4, NH_4^+
dsp^2	Quadrada planar	90°	$Ni(CN)_4^{2-}$, $PtCl_4^{2-}$
dsp^3	Bipirâmide trigonal	90° (axial-equatorial)* 120° (equatorial-equatorial)	PCl_5
d^2sp^3	Octaédrica	90°	$Ti(H_2O)_6^{3+}$, SF_6

* Os átomos que estão acima e abaixo do plano do triângulo ocupam as chamadas posições axiais, e aqueles que estão no plano do triângulo ocupam as chamadas posições equatoriais.

hibridizados. A principal desvantagem da teoria da LV é que ela não explica de maneira satisfatória o desdobramento do campo cristalino e, portanto, não pode explicar de imediato a cor e o magnetismo de íons complexos. Apesar disso, o uso da hibridização para explicar a geometria é útil, de modo que esse aspecto da teoria foi mantido.

15.9 Compostos de coordenação em sistemas biológicos

Os metais desempenham um papel central em muitos processos biológicos. É impossível fornecer aqui um levantamento abrangente dos diferentes metais e de suas funções. Em vez disso, discutiremos somente uns poucos íons metálicos e examinaremos seus aspectos estruturais nas proteínas e em outras moléculas biológicas. Por causa da importância do ferro em todos os organismos vivos, enfocaremos principalmente a química bioinorgânica desse metal.

Embora não surpreendente de um ponto de vista evolucionário, é interessante que em proteínas como a mioglobina, a hemoglobina e os citocromos, e em enzimas como a catalase e a peroxidase, o ferro esteja situado no centro de um sistema porfirínico planar, como mostrado na Figura 15.30. Como nos hidrocarbonetos aromáticos, os elétrons na molécula de porfirina estão amplamente delocalizados. Tanto na mioglobina como na hemoglobina, o íon de ferro está no estado de oxidação +2. Ele forma quatro ligações σ com os átomos de nitrogênio no anel porfirínico. Isso deixa mais dois grupos ligantes para justificar um complexo octaédrico. O quinto ligante nesses casos é fornecido pelo grupo histidina, que é parte da cadeia da proteína. Na ausência de oxigênio, o sexto ligante é uma molécula de água, que se liga ao íon Fe^{2+} do outro lado do anel para completar o complexo octaédrico (Figura 15.31). Na oxiemoglobina, em que a molécula de água é substituída por oxigênio molecular, três orientações diferentes foram propostas para a molécula O_2 (Figura 15.32). Acontece que a molécula O_2 assume uma configuração angular, como mostrado na Figura 15.32c. Embora a configuração linear (O=O−Fe) mostrada na Figura 15.32b possa parecer mais razoável porque permite um maior grau de recobrimento entre os orbitais, o impedimento estérico por causa de um resíduo histidina na vizinhança – denominado histidina *distal* — que não está ligado ao grupo heme, força a molécula O_2 a se inclinar de determinado ângulo (o ângulo FeOO é de aproximadamente 120°). A natureza da ligação na oximioglobina e na oxiemoglobina é essencialmente a mesma, embora suas afini-

A molécula de clorofila contém também a molécula de porfirina, mas com Mg^{2+} como íon metálico.

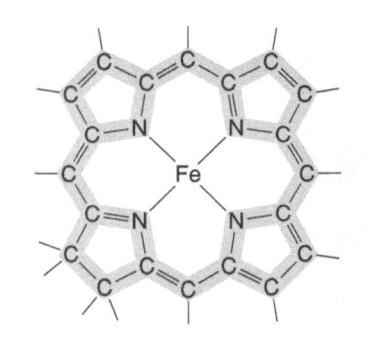

Figura 15.30
O sistema ferro-porfirina. A porção da molécula com elétrons delocalizados está colorida.

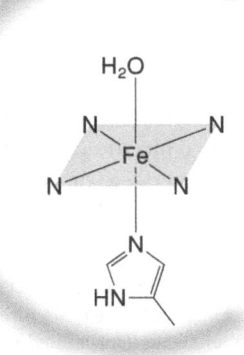

Figura 15.31
O grupo heme na hemoglobina e na mioglobina. O quinto ligante é a histidina, chamada histidina *proximal* para diferenciá-la de outra histidina nas proximidades denominada histidina *distal*. Na ausência de oxigênio, o sexto ligante é a água.

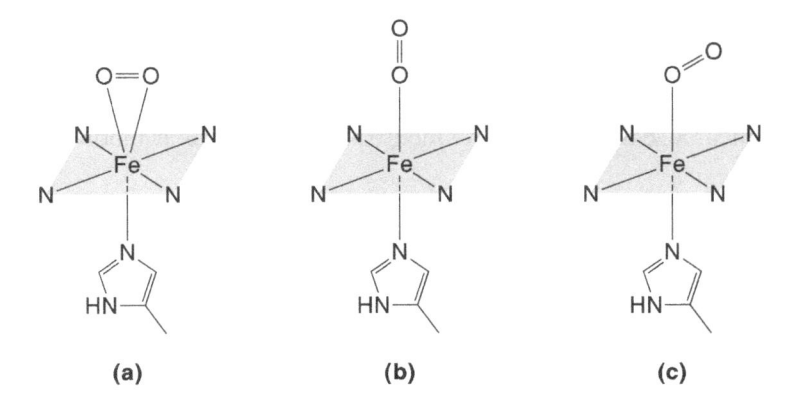

Figura 15.32
Três arranjos possíveis para a molécula O_2 se ligar ao grupo heme na hemoglobina. A estrutura mostrada em (a) teria um número de coordenação 7, que é considerado improvável para complexos de ferro. Embora o arranjo linear em (b) pareça mais razoável, há evidência experimental de que a estrutura em (c) seja a correta.

dades pelo oxigênio sejam drasticamente diferentes. O efeito cooperativo, discutido no Capítulo 13 (volume 1), é responsável por essa diferença.[†]

No Capítulo 13, vimos que a deoxiemoglobina é paramagnética e que a oxiemoglobina é diamagnética. A transição do Fe^{2+} de *spin* alto para Fe^{2+} de *spin* baixo causa diminuição no raio iônico, de tal modo que o átomo de ferro pode agora se encaixar no anel porfirínico e iniciar o processo cooperativo. A Figura 15.33 mostra as diferenças nos estados de *spin* da deoxiemoglobina e da oxiemoglobina. Na dissociação, a molécula de O_2 é liberada e o íon Fe^{2+} de *spin* baixo reverte ao estado de *spin* alto com H_2O como o sexto ligante.

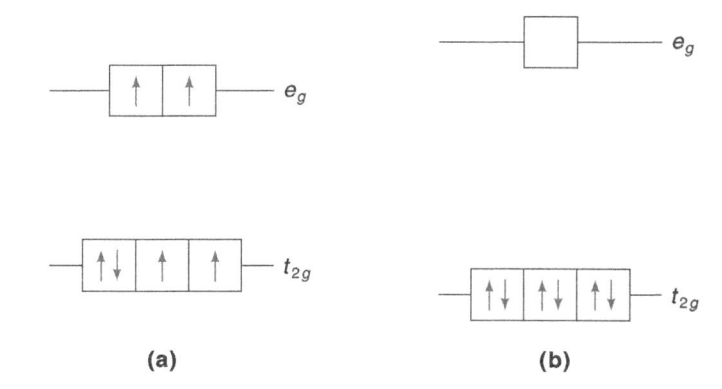

Figura 15.33
Diagrama que mostra os estados de *spin* (a) da deoxiemoglobina (*spin* alto) e (b) da oxiemoglobina (*spin* baixo). Como o Fe^{2+} de *spin* baixo é menor, é puxado para dentro do anel porfirínico, que é parcialmente responsável pelo efeito cooperativo discutido no Capítulo 13 do volume 1 (ver a Figura 13.22).

[†] Na presença de oxigênio, o íon Fe^{2+} em um grupo heme isolado em solução é prontamente oxidado a Fe^{3+}, que não tem a capacidade de ligar o O_2. O mecanismo envolve um intermediário na forma de um sanduíche, com a molécula O_2 entre os dois grupos heme. Tanto na mioglobina como na hemoglobina, o impedimento estérico da estrutura tridimensional da proteína impede uma aproximação maior entre dois grupos heme quaisquer, de modo que o íon Fe^{2+} permanece inalterado.

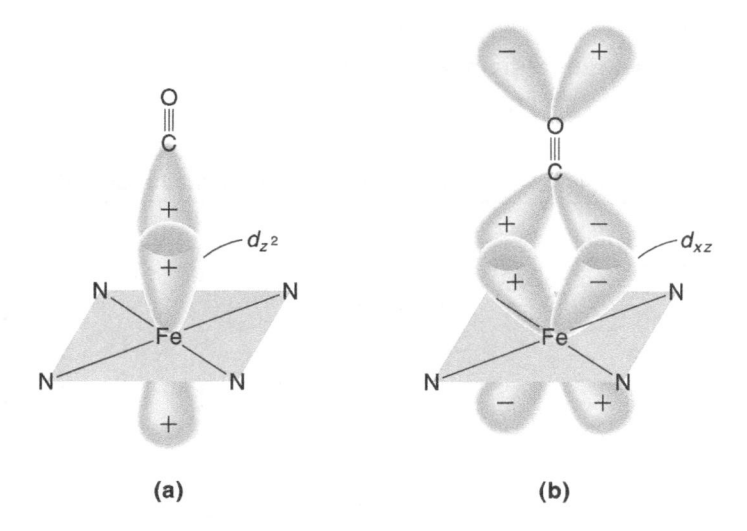

Figura 15.34
A formação de (a) uma ligação σ e (b) uma ligação π entre o ligante monóxido de carbono e o íon Fe^{2+} no grupo heme. Note que a extensão do recobrimento tanto em (a) como em (b) diminuirá se a molécula CO assumir uma geometria angular como aquela mostrada na Figura 15.32c para a molécula O_2.

Além de água e oxigênio, vários outros ligantes, tais como CO e N_3^-, se ligam ao íon Fe^{2+}. Na realidade, a ligação de CO é cerca de 50 vezes mais forte que a ligação de O_2 na mioglobina e 200 vezes mais forte na hemoglobina. A intensificação da afinidade de CO por Fe^{2+} deve-se à interação $d_\pi - p_\pi$. O átomo de carbono no CO tem uma hibridização sp. O orbital híbrido sp que contém o par isolado de elétrons se recobre com o orbital d_{z^2} do ferro para formar uma ligação σ. Além disso, o orbital d_{xz} doa densidade eletrônica a um orbital vazio π^* no CO (Figura 15.34). Como resultado dessa interação, a ligação entre Fe^{2+} e CO tem um caráter apreciável de dupla ligação e é, portanto, mais difícil de ser rompida do que uma ligação simples típica. A força da ligação Fe—C depende da extensão do recobrimento entre os orbitais. Felizmente, a molécula CO assume uma configuração angular na carboxiemoglobina, assim como o faz a molécula O_2 na oxiemoglobina. Se a molécula CO tivesse de se ligar ao íon Fe^{2+} em uma forma linear, a afinidade do CO pelo Fe^{2+} na mioglobina e na hemoglobina seria mil vezes maior ou mais do que a do O_2, e dirigir por pouco tempo em uma via expressa durante o horário de pico poderia ser fatal para a maioria das pessoas! Embora o íon cianeto seja isoeletrônico com o monóxido de carbono, o cianeto não se complexa fortemente com o íon Fe^{2+} na hemoglobina por causa da repulsão entre os elétrons d do Fe e a carga negativa no grupo cianeto. A toxicidade do íon cianeto reside em sua capacidade de atacar a citocromo oxidase, uma enzima respiratória.[†] A Tabela 15.8 mostra os estados de *spin* de algumas importantes hemeproteínas, isto é, proteínas que contêm o grupo heme.

Outra hemeproteína é o citocromo *c*, que difere da hemoglobina por transportar elétrons em vez de oxigênio. Esse composto está presente em cadeias transportadoras

---

[†] Ver CHANG, R.; VICKERY, L. E., *J. Chem. Educ.* **51**, 800 (1974); LABIANCA, D. A., *ibid*, **56**, 789, 1979.

Tabela 15.8
Estados de *spin* para algumas hemeproteínas

Hemeproteína	Estado de oxidação do Fe	Sexto ligante	Número de elétrons desemparelhados	Estado de *spin*
Hemoglobina	+2	H_2O	4	Alto
Oxiemoglobina	+2	O_2	0	Baixo
Mioglobina	+2	H_2O	4	Alto
Cianoemoglobina	+2	CN^-	0	Baixo
Carboxiemoglobina	+2	CO	0	Baixo
Metemoglobina[a]	+3	H_2O	5	Alto
Cianometemoglobina	+3	CN^-	1	Baixo

[a] Metemoglobina é a hemoglobina em que o ferro está no estado férrico (Fe^{3+}).

de elétrons tanto no sistema fotossintético como no sistema respiratório. A reação redox é

$$\text{cit}c\text{Fe}^{3+} + e^- \rightleftharpoons \text{cit}c\text{Fe}^{2+}$$

Novamente, o ferro está no centro do anel porfirínico e a histidina é o quinto ligante. Nesse caso, entretanto, o sexto ligante é um segmento metionina (Figura 15.35). A ligação ferro-enxofre é suficientemente forte para evitar a substituição do ligante metionina pelo oxigênio.

A rubredoxina e a ferredoxina são exemplos de outro tipo de ferroproteínas que não contêm o grupo heme. Essas proteínas são encontradas em todas as plantas verdes, algas e bactérias fotossintéticas. Elas têm um papel importante na fixação do nitrogênio. Como os citocromos, as ferredoxinas funcionam como transportadores de elétrons. Estudos de raios X revelaram que o átomo de ferro está ligado de forma tetraédrica aos átomos de enxofre nesses compostos.

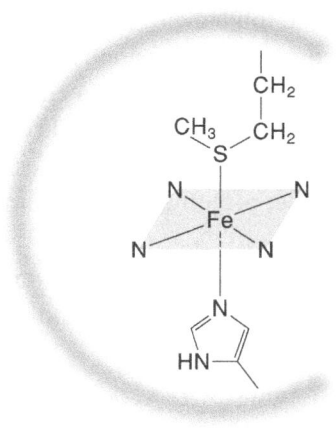

Figura 15.35
O grupo heme no citocromo *c*. Nesse caso, o sexto ligante, um resíduo da metionina, não pode ser substituído por outro ligante.

Cobre

O íon de cobre também está presente em uma variedade de proteínas e enzimas, incluindo a citocromo oxidase, enzima da cadeia respiratória; a hemocianina, enzima transportadora de oxigênio; a plastocianina, proteína transportadora de elétrons na fotossíntese; e a tirosinase, enzima que catalisa a conversão do aminoácido tirosina no pigmento melanina nas plantas e animais. A configuração eletrônica do Cu^+ é $[Ar]3d^{10}$, que faz com que não possa ser visto como um íon metal de transição. A maior parte dos complexos de Cu(I) são incolores e tetraédricos. No estado de oxidação +2, em geral, o cobre forma complexos quadrados planares e octaédricos, que são verdes ou azuis. Por exemplo, a deoxiemocianina é uma espécie de Cu(I) incolor, que muda para azul quando combina com o oxigênio, indicando a presença de Cu(II). Há dois átomos de cobre por molécula de hemocianina, e a razão da ligação proteína-oxigênio é 1:1.

Cobalto e manganês

Dois outros metais de transição biologicamente importantes são o cobalto e o manganês. Como o cobre, o cobalto tem comumente dois estados de oxidação em solução, Co(II) e Co(III). A atividade biológica do cobalto está em grande parte restrita a seu papel na série de coenzimas da vitamina B_{12}. Na vitamina B_{12}, o íon cobáltico está situado no centro de um anel de corrina conjugado, que é semelhante à estrutura da porfirina. (Figura 15.36). O sistema corrina fornece quatro átomos de nitrogênio cujos pares isolados formam ligações sigma com o cobalto. O quinto e o sexto ligantes são o benzimidazol e um íon cianeto. O complexo de cianeto em si não funciona como uma coenzima, mas o íon cianeto pode ser substituído por vários outros ligantes, muitos dos quais são ativos biologicamente.

O manganês tem muitos estados de oxidação, mas somente o Mn(II) e o Mn(III) são importantes em sistemas biológicos. Em geral, no estado de oxidação +2, o manganês forma complexos octaédricos de *spin* alto, ao passo que o Mn^{3+} é instável em solução aquosa, a menos que esteja complexado. A fotossíntese não pode ocorrer em muitas plantas de ordem superior, como o espinafre, sem a presença do manganês. A razão para isso é que a evolução do oxigênio nessas plantas (isto é, a oxidação da água a oxigênio molecular) é catalisada por um complexo de proteína–Mn(III).

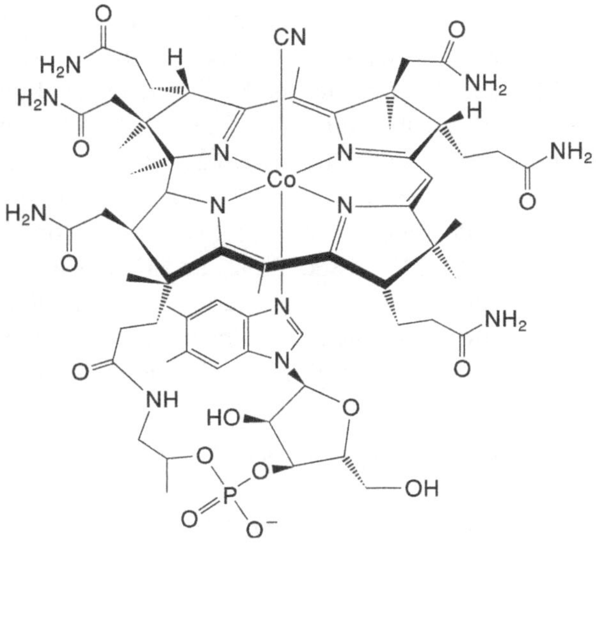

A coenzima é uma substância que ativa as enzimas. A maioria das coenzimas são vitaminas.

Figura 15.36
Estrutura da vitamina B_{12}.

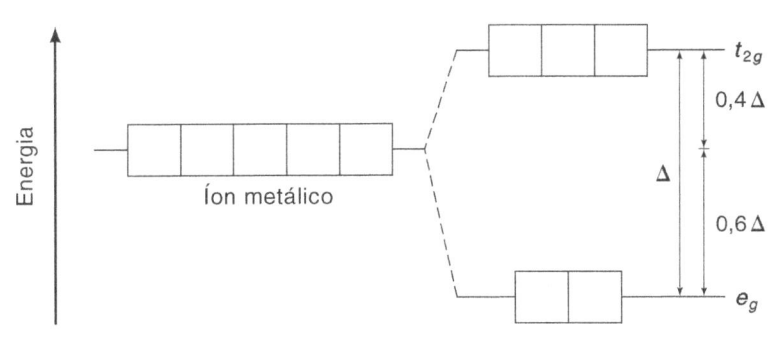

Figura 15.37
Energia de estabilização de campo ligante para um íon complexo tetraédrico.

Zinco

A configuração eletrônica do Zn^{2+} é $[Ar]3d^{10}$; portanto, ele não é um metal de transição. Isso é consistente com o fato de que compostos de zinco são em grande parte incolores e diamagnéticos. O zinco tem tanto um papel estrutural como um papel catalítico em proteínas. Por exemplo, a enzima álcool desidrogenase do fígado catalisa a reação

$$CH_3CH_2OH + NAD^+ \rightarrow CH_3CHO + NADH + H^+$$

Cada subunidade da enzima liga um NAD^+ e dois íons Zn^{2+} muito diferentes funcionalmente. A geometria dos complexos de zinco é tetraédrica. Um dos íons Zn^{2+} está ligado a quatro grupos ligantes cisteína e é inacessível ao solvente; sem dúvida, sua função é estrutural. O outro íon Zn^{2+} está ligado a duas cisteínas, a uma histidina e a uma molécula de água; juntos eles formam o domínio catalítico.

Como mencionado, a EECC para um complexo octaédrico com configuração d^{10} é zero. Essa conclusão também se aplica a complexos tetraédricos (Figura 15.37). O fato de que a EECC é zero para *qualquer* geometria de íons com configuração d^{10} ajuda a explicar a especificidade e a estabilidade do Zn^{2+} em proteínas. Estudos recentes encontraram íons Zn^{2+} "estruturais" complexados com proteínas que se ligam ao DNA. Em um caso, o Zn^{2+} se liga de forma tetraédrica a dois resíduos de cisteína e a dois resíduos de histidina para formar uma alça, ou "dedo", que se ajusta na fenda† maior do DNA (Figura 15.38). Por essa razão, essa parte da estrutura é denominada *dedo de zinco*. A estabilidade termodinâmica do dedo de zinco pode ser prontamente apreciada se examinarmos a energética da substituição de Zn^{2+} por outro íon. Vamos supor que temos Co^{2+} ($3d^7$) em solução na forma $Co(H_2O)_6^{2+}$. Como a H_2O é um ligante de campo fraco, o desdobramento de campo cristalino Δ é 111 kJ mol^{-1}, e o valor da EECC, dado pela Equação 15.17, é $-(4/5)\Delta$, ou -89 kJ mol^{-1}. Para substituir o Zn^{2+}, o Co^{2+} deve assumir uma geometria tetraédrica com um valor de EECC de $-(6/5)\Delta$.* Para um sítio de dedo de zinco que contém dois grupos ligantes cisteína e dois grupos ligantes histidina, Δ é igual a 59 kJ mol^{-1}; portanto o valor da EECC é $-(6/5)(59$ kJ mol$^{-1})$ ou -71 kJ mol^{-1}. Assim, o íon Co^{2+} vai perder $89 - 71 = 18$ kJ mol^{-1} na EECC durante a transição de um sítio octaédrico em solução para um sítio tetraédrico em um domínio do dedo de zinco. Essa comparação pelo menos explica parcialmente a estabilidade de muitos complexos de zinco e a dificuldade de substituir zinco por outros metais.

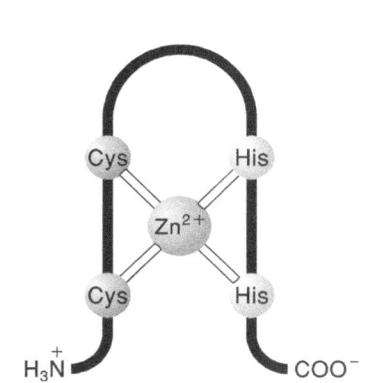

Figura 15.38
Diagrama esquemático que mostra o íon de zinco ligado tetraedricamente a dois resíduos de cisteína e a dois resíduos de histidina para formar o domínio do "dedo de zinco". O dedo de zinco faz contato com sequências de DNA e as identifica.

---

† NT: Do inglês *groove*; outro termo também utilizado em português é cavidade.

* A EECC para um complexo tetraédrico é dada por:
$$EECC = n(t_{2g})(0{,}4\Delta) - n(e_g)(0{,}6\Delta)$$

Metais pesados tóxicos

O cádmio, o mercúrio e o chumbo não têm funções biológicas conhecidas, mas são extremamente venenosos aos organismos vivos. As toxicidades desses metais pesados são bem conhecidas e compreendidas porque eles são utilizados em processos industriais, como também em baterias, e estão presentes na pintura e nos encanamentos de construções velhas. Em solução, esses metais existem principalmente na forma de cátions divalentes (Cd^{2+}: $[Kr]4d^{10}$; Hg^{2+}: $[Xe]4f^{14}5d^{10}$; e Pb^{2+}: $[Xe]\,6s^24f^{14}5d^{10}$). Como são ácidos moles, eles têm uma grande afinidade por bases moles, em particular, o grupo sulfridila no resíduo de cisteína e, em uma extensão menor, o grupo imidazol na histidina. Como consequência, eles podem tornar as enzimas inativas e desorganizar as funções de proteínas no fornecimento de energia e no transporte de oxigênio. Como seus orbitais d estão completamente ocupados, a EECC não desempenha nenhum papel na geometria de complexos que contém esses íons. O íon Cd^{2+} forma preferencialmente complexos tetraédricos, ao passo que o Hg^{2+} forma complexos octaédricos, como também complexos lineares e tetraédricos. Mais perigosos que os complexos inorgânicos de mercúrio são os compostos organomercúricos como $(CH_3)_2Hg$ e CH_3Hg^+, porque as biomembranas são mais permeáveis a eles. Eles se concentram no sangue e têm um efeito mais imediato e permanente no cérebro e no sistema nervoso central, sem dúvida, por se ligarem aos grupos –SH nas proteínas. O envenenamento por chumbo afeta os rins e o fígado, e inibe a síntese de heme, resultando em anemia.

O envenenamento por metal é geralmente tratado ministrando-se um agente quelante. Os dois compostos quelantes mais eficazes são o etilenodiaminotetracetato (EDTA) e o 2,3-dimercaptopropanol, que é mais familiarmente chamado de BAL (em inglês *British anti-Lewisite*), mostrados na Figura 15.39. É interessante que, praticamente, todos os órgãos de mamíferos contêm proteínas metalotioneínas, que agem como a primeira linha de defesa contra envenenamento por metais pesados. Embora bastante pequenas (com massa molar de aproximadamente 6 500 daltons), aproximadamente de 30% a 35% dos aminoácidos nessas proteínas são resíduos de cisteína, cuja função principal é proteger as células contra efeitos tóxicos dos metais pesados. Testes têm mostrado que doses não letais de cádmio, de mercúrio e de chumbo em animais podem induzir a síntese de metalotioneína.

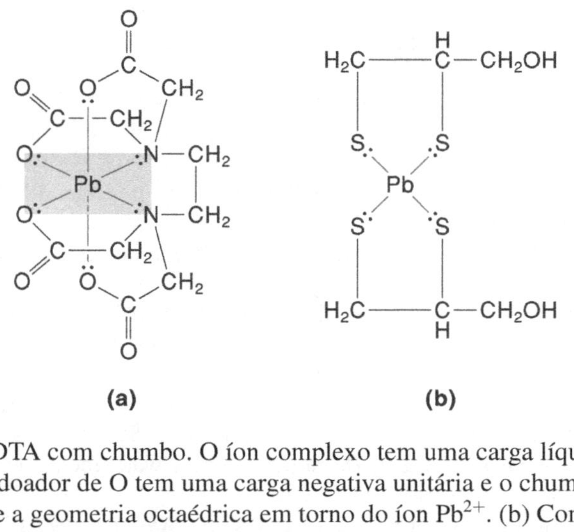

Figura 15.39
(a) Complexo de EDTA com chumbo. O íon complexo tem uma carga líquida de -2, porque cada átomo doador de O tem uma carga negativa unitária e o chumbo está presente como Pb^{2+}. Observe a geometria octaédrica em torno do íon Pb^{2+}. (b) Complexo BAL de chumbo. Esse íon complexo carrega também uma carga negativa líquida de -2, porque cada átomo de enxofre tem uma carga negativa unitária. O íon Pb^{2+} está ligado de forma tetraédrica a quatro átomos de S.

Equações principais

$$\text{carga formal} = \begin{pmatrix} \text{número de elétrons de} \\ \text{valência no átomo livre} \end{pmatrix} - \begin{pmatrix} \text{número de elétrons} \\ \text{não ligantes} \end{pmatrix} - \frac{1}{2}\begin{pmatrix} \text{número de} \\ \text{elétrons ligantes} \end{pmatrix} \qquad (15.1)$$

$$\text{ordem de ligação} = \frac{1}{2}\begin{pmatrix} \text{número de elétrons} \\ \text{nos OM ligantes} \end{pmatrix} - \begin{pmatrix} \text{número de elétrons} \\ \text{nos OM antiligantes} \end{pmatrix} \qquad (15.4)$$

Sugestões de leitura para aprofundamento

LIVROS

COMPANION, A. L. *Chemical bonding.* 2. ed. Nova York: McGraw-Hill, 1979.

DEKOCK, R. L.; GRAY, H. B. *Chemical structure and bonding.* 2. ed. Mill Valley, CA: University Science Books, 1989.

FRAÚSTO da Silva, J. J. R.; WILLIAMS, R. J. P. *The biological chemistry of the elements.* Oxford, Inglaterra: Clarendon Press, 1991.

KARPLUS, M.; PORTER, R. N. *Atoms and molecules: an introduction for students of physical chemistry.* Nova York: W. A. Benjamin, 1970.

LIPPARD, S. J.; BERG, J. M. *Principles of bioinorganic chemistry.* Mill Valley, CA: University Science Books, 1994.

McWEENY, R. *Coulson's valence.* 3. ed. Nova York: Oxford University Press, 1979.

RICHARDS, W. G.; SCOTT, P. R. *Energy levels in atoms and molecules.* Nova York: Oxford University Press, 1994.

ARTIGOS

Ligação química

AIHARA, J.-I. Why aromatic compounds are stable. *Sci. Am.*, mar. 1992.

COOPER, W. F.; CLARK, G. A.; HARE, C. R. A simple, quantitative molecular orbital theory. *J. Chem. Educ.* **48**, 247, 1971.

COTTON, F. A. Ligand field theory. *J. Chem. Educ.* **41**, 466, 1964.

DEMCHIK, M. J.; DEMCHIK, V. C. Size and shape of a molecule. *J. Chem. Educ.* **48**, 770, 1971.

FUNG, B. M. Molecular orbitals and air pollution. *J. Chem. Educ.* **49**, 26, 1972. Ver também p. 654 (mesmo volume).

GRAY, H. B. Molecular orbital theory for transition metal complexes. *J. Chem. Educ.* **41**, 2, 1964.

HAIM, A. The relative energies of molecular orbitals for second-row homonuclear diatomic molecules: the effect of s-p mixing. *J. Chem. Educ.* **68**, 737, 1991.

HOFFMANN, R. How should chemists think? *Sci. Am.*, fev. 1993.

KLEVAN, L.; PEONE Jr., I.; MADAN, S. K. Molecular oxygen adducts of transition metal complexes: structure and mechanism. *J. Chem. Educ.* **50**, 670, 1973.

LAING, M. J. No rabbit ears on water. The structure of the water molecule: what should we tell the students? *Chem. Educ.* **64**, 124, 1987.

LAMBERT, J. B. The shape of organic molecules. *Sci. Am.*, jan. 1970.

MARTIN, R. B. Localized and spectroscopic orbitals: squirrel ears on water. *J. Chem. Educ.* **65**, 668, 1988.

PEARSON, R. G. Hard and soft acids and bases. *J. Chem. Educ.* **45**, 581, 681, 1968.
ROUVRAY, D. H. Predicting chemistry from topology. *Sci. Am.*, set. 1986.
RUSSEL, C. A. Kekulé and benzene. *Chem. Bri.* **1**, 141, 1965.
WAHL, A. C. Chemistry by computer. *Sci. Am.* abr. 1970.

Química bioinorgânica
AINSCOUGH, E. W.; BRODIE, A. M. The role of metal ions in proteins and other biological molecules. *J. Chem. Educ.* **53**, 156, 1976.
BERTINI, J.; LUCHINAT, C.; MONNANNI, R. Zinc enzyme. *J. Chem. Educ.* **62**, 924, 1985.
BLAND, J. Biochemical effects of excited state molecular oxygen. *J. Chem. Educ.* **53**, 274, 1976.
BRAUN, V.; KILLMAN, H. Bacterial solutions to the iron-supply problems. *Trends Biochem. Sci.* **24**, 104, 1999.
BROWN, de N. L. Bacterial resistance to mercury. *Trends Biochem. Sci.* **10**, 400, 1985.
CARTER, D. E.; FERNANDO, Q. Chemical toxicology: part II. Metal toxicity. *J. Chem. Educ.* **56**, 491, 1979.
CHISOLM Jr., J. I. Lead poisoning. *Sci. Am.*, fev. 1971.
CSINTALAU, R. P.; SENOZAN, N. M. Copper precipitation in the human body. *J. Chem. Educ.* **68**, 365, 1991.
DICKERSON, R. E. Cytochrome *c* and the evolution of energy metabolism. *Sci. Am.*, mar. 1980.
DONLIN, M. J.; FREY, R. F.; PUTNAM, C.; PROCTOR J. K.; BASKIN, J. K. Analysis of iron in ferritin, the iron-storage protein. *J. Chem. Educ.* **75**, 437, 1998.
FRIEDEN, E. New perspectives on the essential trace elements. *J. Chem. Educ.* **62**, 917, 1985.
_____. The biochemistry of copper. *Sci. Am.*, maio 1968.
HILL, H. A. O. Metals, models, mechanisms, microbes, and medicine. *Chem. Bri.* **12**, 119, 1976.
IBERS, J. A.; HOLM, R. H. Modeling coordination sites in metallobiomolecules. *Science* **209**, 223, 1980.
JONES, M. M.; PRATT, T. H. Therapeutic chelating agents. *J. Chem. Educ.* **53**, 342, 1976.
LANCASTER Jr., J. R. Nitric oxide in cells. *Am. Sci.* **80**, 248, 1992.
OCHIAI, E.-I. CO, N_2, NO, and O_2 - their bioinorganic chemistry. *J. Chem. Educ.* **73**, 130, 1996.
_____. Environmental bioinorganic chemistry. *J. Chem. Educ.* **51**, 25, 1974.
_____. Principles in bioinorganic chemistry. *J. Chem. Educ.* **55**, 631, 1978.
_____. Toxicity of heavy metals and biological defense. *J. Chem. Educ.* **72**, 479, 1995.
_____. Uniqueness of zinc as a bioelement. *J. Chem. Educ.* **65**, 943, 1988.
PERUTZ, M. F. Hemoglobin structure and respiratory transport. *Sci. Am.*, dez. 1978.
RHODES, D.; KLUG, A. Zinc fingers. *Sci. Am.*, fev. 1993.
SALTMAN, P. The role of chelation in iron metabolism. *J. Chem. Educ.* **42**, 682, 1965.
SCHUBERT, J. Chelation in medicine. *Sci. Am.*, maio 1966.
SENOZAN, N. M. Methemoglobinemia: an illness caused by the ferric state. *J. Chem. Educ.* **62**, 181, 1985.
_____. Hemocyanin: the copper blood. *J. Chem. Educ.* **53**, 684, 1977.
SENOZAN, N. M.; CHRISTIANO, M. P. Iron as nutrient and poison. *J. Chem. Educ.* **74**, 1060, 1997.
SENOZAN, N. M.; DEVORE, J. A. Carbon monoxide poisoning. *J. Chem. Educ.* **73**, 767, 1996.
SENOZAN, N. M.; HUNT, R. L. Hemoglobin: its occurrence, structure, and adaptation. *J. Chem. Educ.* **59**, 173, 1982.
SNYDER, S. H. e BREDT, D. S. Biological roles of nitric oxide. *Sci. Am.*, maio 1992.
STRONG, L. E. Mercury poisoning. *J. Chem. Educ.* **49**, 28, 1972.
WEINBERG, E. D. Iron and susceptibility to infectious disease. *Science* **184**, 952, 1974.
WILLIAMS, R. J. P. Inorganic elements in biology and medicine. *Chem. Bri.* **15**, 506, 1979

Problemas

Teoria de Lewis e tópicos relacionados

15.1 Qual das seguintes moléculas tem a menor ligação nitrogênio-nitrogênio? Explique.

$$N_2H_4 \quad N_2O \quad N_2 \quad N_2O_4$$

15.2 Acredita-se que a molécula cloronitrato ($ClONO_2$) esteja envolvida na destruição do ozônio na estratosfera antártica. Desenhe uma estrutura de Lewis plausível para essa molécula.

15.3 Desenhe estruturas de ressonância para o N_2O. O arranjo atômico é NNO. Mostre as cargas formais. Como você distinguiria essa estrutura da estrutura NON?

15.4 O monóxido de carbono tem um momento de dipolo bem pequeno ($\mu = 0,12$ D), embora a diferença entre as eletronegatividades do C e O seja bastante grande ($X_C = 2,5$ e $X_O = 3,5$). Como você explicaria esse fato em termos de estruturas de ressonância?

15.5 O conceito de ressonância é algumas vezes descrito por analogia com a mula, que é um cruzamento entre cavalo (égua) e jumenta (o). Compare essa analogia com a descrição do rinoceronte como um cruzamento entre um grifo e um unicórnio. Qual descrição é mais apropriada? Por quê?

15.6 Comente sobre a adequação de se usar a seguinte estrutura de ressonância para o O_2 com a intenção de explicar seu paramagnetismo.

$$\cdot\ddot{O}-\ddot{O}\cdot$$

15.7 Considere a estrutura de Lewis para o trifluoreto de boro (BF_3) mostrada abaixo:

Essa estrutura satisfaz a regra do octeto? Se não, desenhe estruturas de ressonância adicionais que satisfaçam essa regra. Sugira uma medida experimental que permitiria mostrar a importância relativa das estruturas de ressonância.

Teoria da ligação de valência e hibridização

15.8 As ligações dissulfeto têm um papel importante na estrutura tridimensional de moléculas de proteínas. Discuta a natureza da ligação $-S-S-$.

15.9 Considere a molécula HCl. Seja ψ_{1s} a função de onda $1s$ do hidrogênio e ψ_{3p} a função de onda $3p$ do cloro. Escreva funções de onda do tipo LV para o HCl supondo que **(a)** a ligação é puramente covalente; **(b)** a ligação é puramente iônica e o elétron é transferido do H para o Cl; e **(c)** a ligação é polar.

15.10 A molécula de carbeno ou metileno (CH_2) é instável, mas foi isolada e estudada espectroscopicamente. Sugira dois tipos de ligação que possam estar presentes nesse tipo de molécula. Como você determinaria o tipo de ligação presente no CH_2?

15.11 Descreva a ligação no CO_2 e no C_3H_4 (aleno) em termos de hibridização. Desenhe diagramas para mostrar a formação de ligações σ e de ligações π no aleno.

Teoria de orbitais moleculares, ressonância e delocalização eletrônica

15.12 Descreva o esquema de ligação nas seguintes espécies em termos da teoria de orbitais moleculares: H_2^+, H_2, He_2^+ e He_2. Liste as espécies na ordem de estabilidade decrescente.

15.13 Qual molécula teria o maior comprimento de ligação: F_2 ou F_2^+ ? Explique em termos da teoria de orbitais moleculares.

15.14 Qual das seguintes espécies tem a ligação mais longa: CN^+, CN ou CN^-?

15.15 A borazina ($B_3N_3H_6$) é isoeletrônica com o benzeno. Descreva, qualitativamente, a ligação nessa molécula em termos de (a) ressonância e (b) teoria de orbitais moleculares.

15.16 Qual das duas moléculas seguintes tem o maior grau de delocalização de elétrons π: naftaleno ou bifenilo?

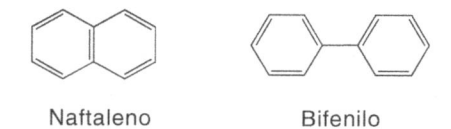

Naftaleno   Bifenilo

15.17 Use a teoria de orbitais moleculares para descrever a ligação em NO^+, NO e NO^-. Compare suas energias de ligação e seus comprimentos de ligação.

15.18 Compare a descrição da molécula H_2 usando a teoria de orbitais moleculares, em que a função de onda é dada por

$$\psi = [\psi_A(1) + \psi_B(1)] [\psi_A(2) + \psi_B(2)]$$

com o tratamento da teoria LV dado pela Equação 15.4. Sob que condições as duas abordagens se tornam idênticas?

15.19 O acetileno (C_2H_2) tem uma tendência de perder dois prótons (H^+) e formar o íon carbeto C_2^{2-}, que está presente em vários compostos iônicos como CaC_2 e MgC_2. Descreva o esquema de ligação no íon C_2^{2-} em termos da teoria de orbitais moleculares. Compare a ordem de ligação no C_2^{2-} com aquela no C_2.

15.20 Descreva a ligação no íon nitrato NO_3^- em termos de orbitais moleculares delocalizados.

15.21 Uma ligação simples é em geral do tipo σ, e uma ligação dupla é em geral composta de uma ligação σ e uma ligação π. Você pode identificar as exceções no caso das moléculas diatômicas heteronucleares do segundo período?

Teoria do campo cristalino

15.22 Desenhe diagramas de níveis de energia para mostrar os complexos octaédricos de *spin* baixo e de *spin* alto dos íons de metais de transição que têm as configurações eletrônicas d^4, d^5, d^6 e d^7.

15.23 O íon $Ni(CN)_4^{2-}$, que tem uma geometria quadrada planar, é diamagnético, ao passo que o íon $NiCl_4^{2-}$, que tem uma geometria tetraédrica, é paramagnético. Esquematize os diagramas de desdobramento de campo cristalino para esses dois complexos.

15.24 Preveja o número de elétrons desemparelhados nos seguintes íons complexos: (a) $Cr(CN)_6^{4-}$ e (b) $Cr(H_2O)_6^{2+}$.

15.25 Os complexos de metais de transição que contêm ligantes CN^- frequentemente são amarelos, ao passo que os complexos que contêm H_2O como ligantes tendem a ser verdes ou azuis. Explique.

15.26 A absorção máxima para o íon complexo $Co(NH_3)_6^{3+}$ ocorre em 470 nm. (a) Preveja a cor do complexo; (b) calcule o desdobramento de campo cristalino em kJ mol^{-1}.

15.27 Os rótulos de determinados tipos de maionese listam o EDTA como um conservante de comida. Como o EDTA previne a deterioração da maionese?

15.28 Os íons Mn^{2+} hidratados são praticamente incolores, embora possuam cinco elétrons $3d$. Explique. (*Dica*: As transições eletrônicas em que há uma variação no número de elétrons desemparelhados não ocorrem prontamente.)

15.29 A oxiemoglobina é vermelha brilhante, ao passo que a deoxiemoglobina é púrpura. Explique a diferença de cor em termos das configurações eletrônicas do ferro nesses dois complexos.

Problemas adicionais

15.30 Embora tanto o carbono como o silício estejam no grupo 4A, são conhecidas muito poucas ligações Si=Si. Explique a instabilidade das duplas ligações silício-silício, em geral. (*Dica*: Compare o raio covalente do C e do Si.)

15.31 Compare as ligações nos íons FeF_6^{3-} e $Fe(CN)_6^{3-}$ em termos de hibridização.

15.32 A análise química mostra que a hemoglobina tem 0,34% de Fe em peso. Qual é a massa molar mínima possível da hemoglobina? A massa molar verdadeira da hemoglobina é aproximadamente 65 000 g mol^{-1}. Como você justifica a discrepância entre o valor mínimo e o valor verdadeiro?

15.33 Use o diagrama de energia de orbitais moleculares para o O_2 para mostrar que a estrutura de Lewis abaixo corresponde de fato a um estado excitado:

$$\ddot{\underline{O}}=\ddot{\underline{O}}$$

15.34 O Co se liga melhor ao grupo heme do que o Fe, e o Co^{2+} tem uma tendência menor de ser oxidado a Co^{3+} do que o Fe^{2+} a Fe^{3+}. Explique por que o Fe é o metal na hemoglobina e na mioglobina em vez do Co.

15.35 Em geral, vítimas de sufocação ficam roxas, mas a pessoa envenenada com monóxido de carbono tem, frequentemente, as bochechas rosadas. Explique.

15.36 O momento de dipolo do *cis*-dicloroetileno é 1,81 D a 25 °C. Com o aquecimento, o momento de dipolo começa a decrescer. Dê uma explicação razoável para essa observação.

15.37 Embora o radical hidroxila (OH) esteja presente somente em quantidades de traços na atmosfera, desempenha um papel importante na química atmosférica, porque é um oxidante forte e pode reagir com muitos poluentes. Suponha que esse radical é análogo à molécula HF e que seus orbitais moleculares resultam do recobrimento do orbital $2p_x$ do oxigênio com um orbital $1s$ do hidrogênio. **(a)** Esquematize os orbitais moleculares σ e σ^* no OH. **(b)** Qual dos dois orbitais moleculares tem mais caráter de orbital $1s$ do hidrogênio? **(c)** Desenhe um diagrama de níveis de energia de orbitais moleculares e escreva a configuração eletrônica para o radical. Observe que os elétrons nos orbitais não ligantes no oxigênio têm caráter π e devem ser designados dessa forma. **(d)** Estime a ordem de ligação do OH. Compare esse valor com o do OH^+.

15.38 O íon H_3^+ é a molécula poliatômica mais simples. Sua geometria é a de um triângulo equilátero. **(a)** Desenhe três estruturas de ressonância para representar essa espécie. **(b)** Use a teoria de OM para descrever o orbital molecular ligante para esse íon. Escreva a função de onda para o orbital molecular de mais baixa energia. É um orbital molecular σ ou π deslocalizado? **(c)** Dado que $\Delta_r H = -849$ kJ mol^{-1} para a reação $2H + H^+ \rightarrow H_3^+$, e que $\Delta_r H = 436,4$ kJ mol^{-1} para a reação $H_2 \rightarrow 2H$, calcule o valor de $\Delta_r H$ para a reação $H^+ + H_2 \rightarrow H_3^+$. Comente sobre a magnitude de $\Delta_r H$.

15.39 Foi descoberto que uma nova proteína transportadora de elétrons contém somente Zn como metal. Comente esse achado.

15.40 A molécula HBrC=C=CHBr tem um momento de dipolo?

15.41 Qual é o estado de hibridização do átomo de O central no O_3? Descreva a ligação no O_3 em termos de orbitais moleculares deslocalizados.

15.42 O ácido oxálico, $H_2C_2O_4$, algumas vezes é utilizado para remover manchas de ferrugem de pias e banheiros. Explique a química atuante nessa ação de limpeza.

15.43 Use o modelo da partícula em uma caixa para explicar a diferença entre as curvas de energia potencial que resultam das Equações 15.2 e 15.3.

15.44 Esquematize diagramas qualitativos para o desdobramento de campo cristalino em **(a)** um íon complexo linear ML_2; **(b)** um íon complexo trigonal planar ML_3; e **(c)** um íon complexo bipiramidal trigonal ML_5.

15.45 São dadas a você duas soluções que contêm $FeCl_2$ e $FeCl_3$ com as mesmas concentrações. Uma solução é amarelo-claro e a outra é marrom. Identifique essas soluções com base somente na cor.

15.46 Todas as geometrias discutidas neste capítulo se prestam a uma elucidação bastante razoável dos ângulos de ligação. A exceção é o tetraedro, porque os ângulos de ligação são difíceis de visualizar. Considere a molécula CCl_4, que tem uma geometria tetraédrica e é apolar. Igualando o momento de ligação de uma ligação C—Cl qualquer aos momentos de ligação resultantes das outras três ligações C—Cl em direções opostas, mostre que os ângulos de ligação são todos iguais a 109,5°.

CAPÍTULO 16

Forças intermoleculares

Unidos estaremos.

No Capítulo 15, discutimos a ligação covalente e relacionamos a força que mantém os átomos unidos com a sobreposição dos orbitais atômicos. Interações entre moléculas são mais bem explicadas por diversos tipos de forças intermoleculares, que são aquelas responsáveis por fenômenos como a liquefação dos gases e a estabilidade de proteínas. Um tipo especial de interação, a ligação de hidrogênio, desempenha um papel importante na determinação da estrutura e das propriedades do DNA e da água.

16.1 Interações intermoleculares

Quando duas moléculas neutras se aproximam uma da outra, várias interações entre os elétrons e os núcleos de uma e os elétrons e os núcleos da outra geram energia potencial. A uma grande distância de separação, em que não há interação intermolecular, podemos arbitrariamente estabelecer como zero a energia potencial do sistema. À medida que as moléculas se aproximam umas das outras, as atrações eletrostáticas superam as repulsões eletrostáticas, de modo que as moléculas são puxadas umas em direção às outras, e a energia potencial de interação é negativa. Essa tendência continua até que a energia potencial atinge um mínimo. Além desse ponto (isto é, à medida que a distância de separação continua a diminuir), forças repulsivas predominam e a energia potencial aumenta (tornando-se mais positiva).

Para uma discussão da interação molecular, é útil distinguir entre força e energia potencial. Em mecânica, o trabalho realizado é força vezes distância. O trabalho realizado (dw) em mover duas moléculas interagentes para longe uma da outra por uma distância infinitesimal (dr) é dado por

$$dw = -F dr \qquad (16.1)$$

A convenção de sinais para o trabalho estabelece que, se as moléculas se atraem mutuamente (ou seja, F é negativo) e dr é positivo (isto é, as moléculas são movidas para mais distante), então dw é positivo. Uma expressão para a energia potencial (V) das moléculas separadas pela distância r pode ser obtida como se segue. Imagine que uma molécula esteja fixa em uma posição e queremos saber quanto trabalho é realizado ao

Uma demonstração simples das forças intermoleculares é perguntar por que a extremidade de uma bengala também se levanta quando você levanta a parte onde se apoia a mão.

Figura 16.1
Relação entre a energia potencial e a força. Como $F = -dV/dr$, no mínimo da curva de V em função de r, $F = 0$. Observe que para $r < r_e$, em que a energia potencial ainda é negativa, a força torna-se repulsiva.

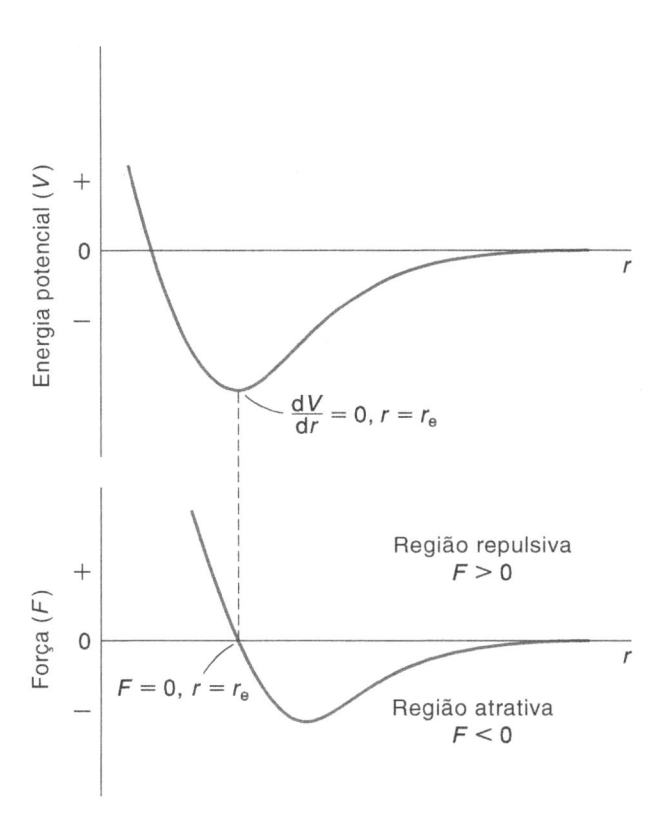

se trazer outra molécula de uma separação infinita até uma distância r dessa molécula. Esse trabalho é a energia potencial adquirida pelo sistema, dada por

$$V = \int_\infty^r dw$$

Da Equação 16.1,

$$V = -\int_\infty^r F\,dr \qquad (16.2)$$

A Equação 16.2 relaciona a energia potencial de interação à força entre as duas moléculas. Diferenciando a Equação 16.2 em relação a r, obtemos

$$F = -\frac{dV}{dr} \qquad (16.3)$$

Assim, a força é o negativo do coeficiente angular da curva que descreve a dependência de V com r. A Figura 16.1 mostra a relação entre energia potencial e força.

16.2 A ligação iônica

Antes de estudarmos a interação entre moléculas neutras, devemos primeiro examinar a ligação entre um par de íons para fins de comparação. Em temperaturas elevadas, os compostos iônicos como NaCl vaporizam para formar pares iônicos. Os momentos de dipolo desses e de outros pares iônicos de haletos alcalinos similares são grandes, cerca de dez vezes o dos haletos de hidrogênio, indicando que o caráter da ligação é em grande parte iônico. A força decorrente da atração entre um par de íons Na$^+$ e Cl$^-$ é dada pela lei de Coulomb (ver o Capítulo 1, volume 1) e a energia potencial correspondente é escrita como:

$$V = -\frac{q_{Na^+} q_{Cl^-}}{4\pi\varepsilon_0 r} \qquad (16.4)$$

Consideramos que o ar é o meio, de modo que a constante dielétrica é 1 em todos os casos.

em que r é a distância de separação e é conhecida somente a magnitude (não os sinais) das cargas. No entanto, devemos também incluir um termo que represente a repulsão entre os elétrons e entre os núcleos desses íons. Esse termo geralmente toma a forma de be^{-ar} ou b/r^n, em que a e b são constantes específicas para um dado par iônico e n é um inteiro entre 8 e 12. Utilizando o último termo, escrevemos a equação completa para a energia potencial como

$$V = -\frac{q_{Na^+} q_{Cl^-}}{4\pi\varepsilon_0 r} + \frac{b}{r^n} \qquad (16.5)$$

Podemos resolver a equação para b percebendo que, no mínimo da curva de energia potencial (ver a Figura 16.1), $dV/dr = 0$, de modo que

$$\frac{dV}{dr} = 0 = \frac{q_{Na^+} q_{Cl^-}}{4\pi\varepsilon_0 r_e^2} - \frac{nb}{r_e^{n+1}}$$

ou

$$b = \frac{q_{Na^+} q_{Cl^-}}{4\pi\varepsilon_0 n} r_e^{n-1} \qquad (16.6)$$

em que r_e é o comprimento de ligação de equilíbrio do par iônico. Substituindo a Equação 16.6 na 16.5, escrevemos

$$V_0 = -\frac{q_{Na^+} q_{Cl^-}}{4\pi\varepsilon_0 r_e} + \frac{q_{Na^+} q_{Cl^-}}{4\pi\varepsilon_0 n r_e}$$

$$= -\frac{q_{Na^+} q_{Cl^-}}{4\pi\varepsilon_0 r_e}\left(1 - \frac{1}{n}\right) \qquad (16.7)$$

Observe que V_0 denota a energia potencial associada à separação mais estável (r_e). Usando o comprimento de ligação do NaCl(g) de 2,36 Å (236 pm), $1{,}602 \times 10^{-19}$ C para a unidade de carga, e $n = 10$ para a repulsão, escrevemos, para 1 mol de pares iônicos Na$^+$ e Cl$^-$,

$$V_0 = -\frac{(1{,}602 \times 10^{-19}\text{ C})^2 (6{,}022 \times 10^{23}\text{ mol}^{-1})(1 - 0{,}1)}{4\pi(8{,}854 \times 10^{-12}\text{ C}^2\text{ N}^{-1}\text{ m}^{-2})(236 \times 10^{-12}\text{ m})}$$

$$= -5{,}297 \times 10^5\text{ N m mol}^{-1}$$

$$= -529{,}7\text{ kJ mol}^{-1}$$

Essa é a energia liberada quando 1 mol de pares iônicos de NaCl se forma a partir dos íons Na$^+$ e Cl$^-$ no estado gasoso:

$$\text{Na}^+(g) + \text{Cl}^-(g) \rightarrow \text{NaCl}(g)$$

Figura 16.2
Ciclo de Born-Haber para a formação de um par iônico gasoso de NaCl.

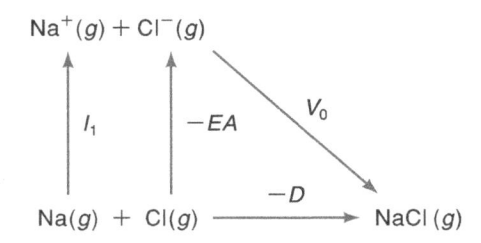

No entanto, o estado fundamental do sistema dissociado consiste de átomos em vez de íons, isto é,

$$\text{NaCl}(g) \rightarrow \text{Na}(g) + \text{Cl}(g)$$

Para calcular a entalpia de dissociação de ligação para esse processo, aplicamos o *ciclo de Born-Haber* mostrado na Figura 16.2. Com base na lei de Hess, esse processo quebra a formação do NaCl(g) em etapas separadas que envolvem a energia de ionização do Na e a afinidade eletrônica do Cl. Considere-se D como a entalpia de dissociação de ligação do NaCl(g) em átomos, de modo que

$$-D = I_1 - EA + V_0 \qquad (16.8)$$

em que I_1 é a primeira energia de ionização do Na, e EA é a afinidade eletrônica do Cl. Usando dados das Tabelas 14.4 e 14.5, escrevemos

$$-D = 495,9 \text{ kJ mol}^{-1} - 349 \text{ kJ mol}^{-1} - 529,7 \text{ kJ mol}^{-1}$$
$$= -383 \text{ kJ mol}^{-1}$$

Portanto, para a dissociação do NaCl em átomos de Na e Cl, a entalpia de dissociação de ligação é 383 kJ mol^{-1}. Esse valor difere um pouco do valor experimentalmente medido (414 kJ mol^{-1}) porque o termo de repulsão é inexato, e a verdadeira ligação tem algum caráter covalente.

16.3 Tipos de forças intermoleculares

Estamos agora aptos a fazer um levantamento dos diferentes tipos de forças intermoleculares. Para ser completos, discutiremos interações entre moléculas assim como entre íons e moléculas.

Interação dipolo-dipolo

Uma interação intermolecular do tipo *dipolo-dipolo* ocorre entre moléculas polares, que possuem momentos de dipolo permanentes. Considere a interação eletrostática entre os dois dipolos μ_A e μ_B separados pela distância r. Em casos extremos, esses dois dipolos podem estar alinhados como mostrado na Figura 16.3. Para o alinhamento de cima, a energia potencial de interação é dada por

$$V = -\frac{2\mu_A \mu_B}{4\pi\varepsilon_0 r^3} \qquad (16.9)$$

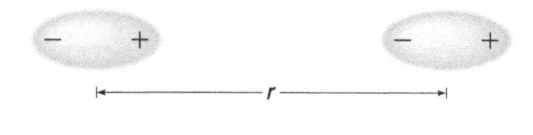

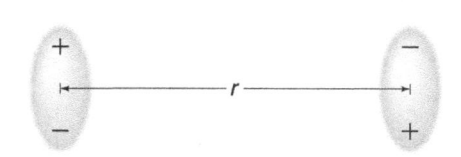

Figura 16.3
Desenho esquemático que mostra as orientações extremas de dois dipolos permanentes para uma interação atrativa.

e para o par de baixo, temos

$$V = -\frac{\mu_A \mu_B}{4\pi\varepsilon_0 r^3} \qquad (16.10)$$

em que o sinal negativo indica que a interação é atrativa; isto é, energia é liberada quando essas duas moléculas interagem. A reversão dos sinais das cargas de um dos dipolos torna V uma quantidade positiva. Nesse caso, a interação entre as duas moléculas é repulsiva.

EXEMPLO 16.1

Duas moléculas de HCl ($\mu = 1{,}08$ D) estão separadas por 4,0 Å (400 pm) no ar. Calcule a energia de interação dipolo–dipolo em kJ mol^{-1} no caso de os dipolos estarem orientados ponta com ponta, isto é, H–Cl H–Cl.

RESPOSTA

Precisamos da Equação 16.9. Os dados são

$$\mu = 1{,}08 \text{ D} = 3{,}60 \times 10^{-30} \text{ C m} \quad \text{(ver a Seção 15.4)}$$
$$r = 4{,}0 \text{ Å} = 4{,}0 \times 10^{-10} \text{ m}$$

A energia potencial devida a essa interação é

$$V = -\frac{2(3{,}60 \times 10^{-30} \text{ C m})(3{,}60 \times 10^{-30} \text{ C m})}{4\pi(8{,}854 \times 10^{-12} \text{ C}^2 \text{ N}^{-1} \text{ m}^{-2})(4{,}0 \times 10^{-10} \text{ m})^3}$$
$$= -3{,}6 \times 10^{-21} \text{ N m}$$
$$= -3{,}6 \times 10^{-21} \text{ J}$$

Para expressar a energia potencial em base molar, escrevemos

$$V = (-3{,}6 \times 10^{-21} \text{ J})(6{,}022 \times 10^{23} \text{ mol}^{-1})$$
$$= -2{,}2 \text{ kJ mol}^{-1}$$

COMENTÁRIO

Consideramos que a constante dielétrica do ar é 1. Em geral, a constante dielétrica (ε) do meio através do qual os dipolos interagem aparece no denominador da Equação 16.9 (ver a Seção 8.2, volume 1).

Em um sistema macroscópico em que todas as orientações possíveis dos dipolos estão presentes, esperaríamos que o valor médio de V fosse zero, porque haveria tantas repulsões quantas fossem as atrações. Porém, mesmo sob condições de rotação livre em um estado líquido ou gasoso, as orientações que resultam em uma energia potencial menor são favorecidas relativamente às que resultam em uma energia potencial mais alta, de acordo com a lei de distribuição de Boltzmann (ver o Capítulo 3, volume 1). Uma derivação mais elaborada mostra que o valor médio ou líquido da energia de interação de dipolos permanentes é dado por

$$V = -\frac{2}{3}\frac{\mu_A^2 \mu_B^2}{(4\pi\varepsilon_0)^2 r^6}\frac{1}{k_B T} \quad (16.11)$$

em que k_B é a constante de Boltzmann e T é a temperatura absoluta. Observe que V é inversamente proporcional à sexta potência de r, de modo que a energia de interação cai rapidamente com a distância. V também é inversamente proporcional a T, porque a temperaturas mais altas, a energia cinética média das moléculas é maior, resultando em uma condição desfavorável para o alinhamento de dipolos para interações atrativas. Em outras palavras, a interação dipolo-dipolo tende gradualmente a zero com o aumento da temperatura.

Interação íon-dipolo

A interação entre um íon e moléculas polares foi primeiramente discutida no Capítulo 8 (volume 1) em relação à hidratação iônica. A energia potencial de interação entre um íon de carga q a uma distância r de um dipolo μ é dada por

$$V = -\frac{q\mu}{4\pi\varepsilon_0 r^2} \quad (16.12)$$

A Equação 16.12 se aplica somente quando o íon e o dipolo se encontram ao longo do mesmo eixo. Essa interação atrativa é a principal responsável pela dissolução de compostos iônicos em solventes polares. A Figura 16.4 mostra a atração de moléculas polares de água por um bastão carregado negativamente.

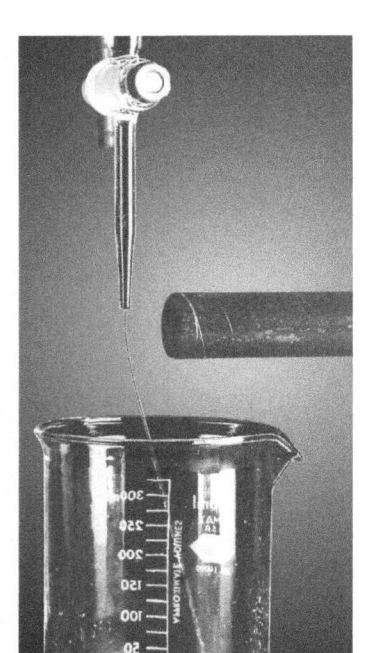

Figura 16.4
Deflexão de um jato de água por um bastão carregado, ilustrando a natureza atrativa da interação íon–dipolo. A mesma deflexão ocorre se o bastão for (a) negativamente carregado (um bastão de ebonita esfregado com pele) ou (b) positivamente carregado (um bastão de vidro esfregado com seda).

EXEMPLO 16.2

Um íon de sódio (Na^+) situa-se no ar a uma distância de 4,0 Å (400 pm) de uma molécula de HCl com um momento de dipolo de 1,08 D. Use a Equação 16.12 para calcular a energia potencial de interação em kJ mol^{-1}.

RESPOSTA

Os dados são

$$\mu = 1{,}08 \text{ D} = 3{,}60 \times 10^{-30} \text{ C m}$$
$$r = 4{,}0 \text{ Å} = 4{,}0 \times 10^{-10} \text{ m}$$

Da Equação 16.12,

$$V = -\frac{(1{,}602 \times 10^{-19}\text{C})(3{,}60 \times 10^{-30} \text{ C m})}{4\pi(8{,}854 \times 10^{-12} \text{ C}^2 \text{ N}^{-1} \text{ m}^{-2})(4{,}0 \times 10^{-10}\text{m})^2}$$
$$= -3{,}2 \times 10^{-20} \text{ J}$$
$$= -19 \text{ kJ mol}^{-1}$$

Interações íon-dipolo induzido e dipolo-dipolo induzido

Em uma espécie não polar neutra tal como o átomo de hélio, a densidade de carga elétrica é esfericamente simétrica ao redor do núcleo. Se um objeto eletricamente carregado, como um íon positivo, for levado para perto de um átomo de hélio, a interação eletrostática causará uma redistribuição da densidade de carga (Figura 16.5). O átomo, então, adquirirá um momento de dipolo induzido pela partícula carregada. A magnitude do *momento de dipolo induzido*, $\mu_{\text{ind.}}$, é diretamente proporcional à intensidade do campo elétrico, E:

$$\mu_{\text{ind.}} \propto E$$
$$= \alpha' E \qquad (16.13)$$

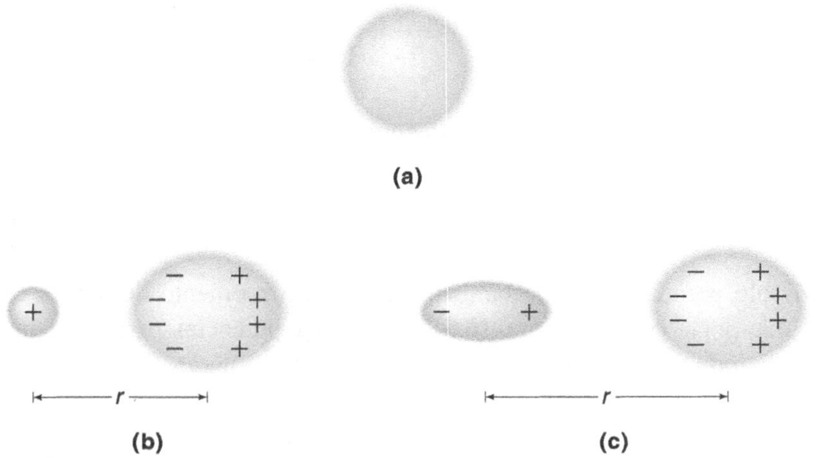

Figura 16.5
(a) Um átomo de hélio isolado tem densidade eletrônica esfericamente simétrica.
(b) Momento de dipolo induzido no hélio devido à interação eletrostática com um cátion.
(c) Momento de dipolo induzido no hélio devido à interação eletrostática com um dipolo permanente. Os sinais de mais e de menos no hélio representam deslocamentos na densidade eletrônica.

em que α', a constante de proporcionalidade, é denominada *polarizabilidade*. A energia potencial de interação é dada pelo trabalho realizado para levar o átomo de hélio de uma distância infinita ($E = 0$) para uma distância r ($E = E$), isto é

$$V = -\int_0^E \mu_{\text{ind.}} dE$$

$$= -\int_0^E \alpha' E dE$$

$$= -\frac{1}{2}\alpha' E^2 \tag{16.14}$$

O campo elétrico exercido pelo íon de carga q sobre o átomo é (ver o Apêndice 8.1, volume 1)

$$E = \frac{q}{4\pi\varepsilon_0 r^2}$$

Substituindo a expressão para E na Equação 16.14, obtemos

$$V = -\frac{1}{2}\frac{\alpha' q^2}{(4\pi\varepsilon_0)^2 r^4} \tag{16.15}$$

Qualitativamente, a polarizabilidade mede quão facilmente a densidade eletrônica em um átomo ou em uma molécula pode ser distorcida por um campo elétrico externo. Os íons negativos e as ligações insaturadas como aquelas encontradas em C=C, em C=N, no grupo nitro ($-NO_2$), no grupo fenila ($-C_6H_5$) e nos pares de bases no DNA são exemplos de grupos altamente polarizáveis. Geralmente, quanto maior o número de elétrons e mais difusa a nuvem de carga eletrônica na molécula, maior sua polarizabilidade. Como definido na Equação 16.13, entretanto, α' tem unidades estranhas de $C\,m^2\,V^{-1}$. Por essa razão, é mais conveniente usar a polarizabilidade α em unidades m^3, em que

$$\alpha = \frac{\alpha'}{4\pi\varepsilon_0}$$

A Equação 16.15 pode ser agora expressa como

$$V = -\frac{1}{2}\frac{\alpha q^2}{4\pi\varepsilon_0 r^4} \tag{16.16}$$

Um dipolo permanente pode também induzir um momento de dipolo em uma molécula não-polar (ver a Figura 16.5). A energia potencial para uma interação dipolo-dipolo induzido é dada por

$$V = -\frac{\alpha' \mu^2}{(4\pi\varepsilon_0)^2 r^6} = -\frac{\alpha \mu^2}{4\pi\varepsilon_0 r^6} \tag{16.17}$$

em que α é a polarizabilidade da molécula não-polar, e μ é o momento de dipolo da molécula polar. Observe que tanto a Equação 16.16 como a 16.17 são independentes da temperatura. Isso acontece porque o momento de dipolo pode ser induzido instantaneamente, de modo que o valor de V não é afetado pelo movimento térmico das

Tabela 16.1
Polarizabilidades de alguns átomos e de algumas moléculas

Átomos	$\alpha/10^{-30}$ m^3	Moléculas	$\alpha/10^{-30}$ m^3
He	0,20	H_2	0,80
Ne	0,40	N_2	1,74
Ar	1,66	CO_2	2,91
Kr	2,54	NH_3	2,26
Xe	4,15	CH_4	2,61
I	4,96	C_6H_6	10,4
Cs	42,0	CCl_4	11,7

moléculas. A Tabela 16.1 lista os valores de polarizabilidade de alguns átomos e moléculas simples.

Em geral, tanto as interações íon-dipolo induzido como as dipolo-dipolo induzido são bem fracas comparadas às interações íon-dipolo. Essa é a razão por que compostos iônicos como NaCl e moléculas polares como álcoois não são solúveis em solventes apolares como benzeno ou tetracloreto de carbono.

EXEMPLO 16.3

Um íon de sódio (Na^+) está situado no ar a uma distância de 4,0 Å (400 pm) de uma molécula de nitrogênio. Use a Equação 16.16 para calcular a energia potencial da interação íon-dipolo induzido em kJ mol^{-1}.

RESPOSTA

Os dados são

$$\alpha(N_2) = 1,74 \times 10^{-30} \text{ m}^3$$
$$r = 4,0 \text{ Å} = 4,0 \times 10^{-10} \text{ m}$$

Da Equação 16.16,

$$V = -\frac{1}{2} \frac{(1,74 \times 10^{-30} \text{ m}^3)(1,602 \times 10^{-19} \text{ C})^2}{4\pi(8,854 \times 10^{-12} \text{ C}^2 \text{ N}^{-1} \text{ m}^{-2})(4,0 \times 10^{-10} \text{ m})^4}$$
$$= -7,8 \times 10^{-21} \text{ J}$$
$$= -4,7 \text{ kJ mol}^{-1}$$

COMENTÁRIO

Esse valor é menor que o obtido para a interação íon-dipolo no Exemplo 16.2.

Interações de dispersão ou interações de London

Os casos considerados até aqui consistem de pelo menos um íon carregado ou um dipolo permanente entre as espécies interagentes, e eles podem ser satisfatoriamente tratados pela física clássica. Devemos agora fazer a seguinte pergunta: uma vez que gases apolares como o hélio e o nitrogênio podem ser condensados, que tipo de interação atrativa existe entre átomos e entre moléculas apolares?

Quando falamos de simetria esférica da densidade de carga no hélio, queremos dizer que, se tirássemos a média sobre um dado período de tempo (por exemplo, um tempo longo o suficiente para realizar uma medida física no sistema), a densidade eletrônica a uma distância fixa do núcleo seria a mesma em qualquer direção. Se pudéssemos tirar fotografias instantâneas da configuração a cada momento de cada átomo individual de hélio, muito provavelmente encontraríamos graus variáveis de desvio da simetria esférica, em razão das interações entre os átomos. No entanto, o dipolo temporário criado a cada instante pode induzir um dipolo no(s) seu(s) átomo(s) vizinho(s), de modo que resulte em uma interação atrativa. É de esperar que essa interação seja fraca; de fato, o baixo ponto de ebulição do hélio (4 K) sugere que forças muito fracas mantêm os átomos de hélio ligados no estado líquido. Para moléculas com grandes polarizabilidades, no entanto, essa interação pode ser comparável ou mesmo maior que as interações dipolo-dipolo e dipolo-dipolo induzido. Por exemplo, o tetracloreto de carbono (CCl_4), uma molécula apolar, tem uma grande polarizabilidade (ver a Tabela 16.1) e um ponto de ebulição consideravelmente mais alto (76,5 °C) do que o fluoreto de metila (CH_3F), uma molécula polar ($-141,8$ °C).

Um tratamento mecânico-quântico para interações entre moléculas apolares foi dado, em 1930, pelo físico alemão Fritz London (1900–1954), que mostrou que a energia potencial que surge da interação de dois átomos idênticos ou de moléculas apolares idênticas é dada por

$$V = -\frac{3}{4}\frac{\alpha'^2 I}{(4\pi\varepsilon_0)^2 r^6}$$
$$= -\frac{3}{4}\frac{\alpha^2 I}{r^6} \tag{16.18}$$

em que I é a primeira energia de ionização do átomo ou da molécula. Para átomos ou moléculas diferentes A e B, a Equação 16.18 torna-se

$$V = -\frac{3}{2}\frac{I_A I_B}{I_A + I_B}\frac{\alpha'_A \alpha'_B}{(4\pi\varepsilon_0)^2 r^6}$$
$$= -\frac{3}{2}\frac{I_A I_B}{I_A + I_B}\frac{\alpha_A \alpha_B}{r^6} \tag{16.19}$$

As forças que surgem desse tipo de interação são chamadas *forças de dispersão* ou *forças de London*.

EXEMPLO 16.4

Calcule a energia potencial de interação entre dois átomos de argônio separados por 4,0 Å no ar.

RESPOSTA

Os dados são

$$\alpha = 1,66 \times 10^{-30} \text{ m}^3 \quad \text{(Tabela 16.1)}$$
$$I = 1\,521 \text{ kJ mol}^{-1} \quad \text{(Tabela 14.4)}$$

Da Equação 16.18,

$$V = -\frac{3}{4}\frac{(1,66 \times 10^{-30} \text{ m}^3)^2 (1\,521 \text{ kJ mol}^{-1})}{(4,0 \times 10^{-10} \text{ m})^6}$$
$$= -0,77 \text{ kJ mol}^{-1}$$

Forças dipolo-dipolo, dipolo-dipolo induzido e de dispersão são coletivamente chamadas *forças de van der Waals*. Essas forças são responsáveis pelo desvio da idealidade do comportamento dos gases, discutido no Capítulo 2, volume 1.

Interações repulsivas e interações totais

Além das forças atrativas discutidas até este ponto, átomos e moléculas devem repelir-se mutuamente; de outro modo, eles acabariam por fundir-se. A fusão é impedida por forças repulsivas fortes entre nuvens eletrônicas e entre núcleos.[*] A energia potencial de repulsão é extremamente de muito curto alcance. É proporcional a $1/r^n$, em que n está entre 8 e 12. O físico britânico Sir John Edward Lennard-Jones (1894–1954) propôs a seguinte expressão para representar as interações atrativas e repulsivas em sistemas não-iônicos:

$$V = -\frac{A}{r^6} + \frac{B}{r^{12}} \quad (16.20)$$

em que A e B são constantes para dois átomos ou duas moléculas interagentes. O primeiro termo na Equação 16.20 representa atração. (Como vimos, todas as interações dipolo-dipolo, dipolo-dipolo induzido e de dispersão têm uma dependência de $1/r^6$). O segundo termo, que é de muito curto alcance (depende de $1/r^{12}$), descreve a repulsão entre as moléculas. Uma forma mais comum da Equação 16.20, chamada *potencial de Lennard-Jones 6–12*, é dada por

$$V = 4\varepsilon\left[\left(\frac{\sigma}{r}\right)^{12} - \left(\frac{\sigma}{r}\right)^6\right] \quad (16.21)$$

---

[*] A repulsão entre átomos ou moléculas é consequência direta do princípio de exclusão de Pauli, que impede elétrons de compartilharem a mesma região no espaço.

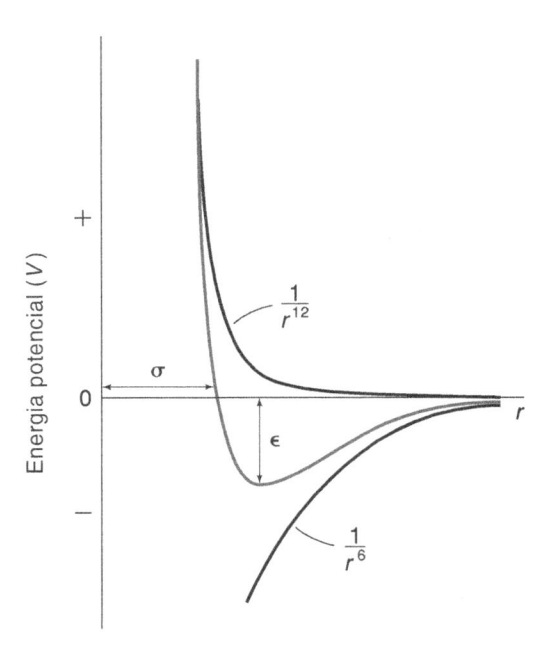

Figura 16.6
A curva de energia potencial (vermelha) entre duas moléculas ou dois átomos não-ligados é a soma dos termos $1/r^6$ (atração) e $1/r^{12}$ (repulsão). A profundidade do poço é dada por ε, e σ dá a distância entre os centros das moléculas em $V = 0$.

A Figura 16.6 mostra o potencial de Lennard-Jones entre duas moléculas. Para um dado par de moléculas, a quantidade ε mede a profundidade do poço de potencial, e σ é a separação na qual $V = 0$. A Tabela 16.2 lista os valores de ε e σ para alguns átomos e moléculas. Embora o potencial de Lennard-Jones tenha sido utilizado extensivamente em cálculos, o termo $1/r^{12}$ é uma representação pobre do potencial de repulsão. Para trabalhos mais precisos, um termo mais satisfatório é $e^{-ar/\sigma}$, em que a é uma constante.

Vale a pena observar vários pontos relativos ao potencial de interação total. Em primeiro lugar, o segundo coeficiente virial B (ver a Seção 2.8, volume 1) pode ser

Tabela 16.2
Parâmetros de Lennard-Jones para átomos e moléculas

Partícula	$\varepsilon/\text{kJ} \cdot \text{mol}^{-1}$	$\sigma/\text{Å}$
Ar	0,997	3,40
Xe	1,77	4,10
H_2	0,307	2,93
N_2	0,765	3,92
O_2	0,943	3,65
CO_2	1,65	4,33
CH_4	1,23	3,82
C_6H_6	2,02	8,60

relacionado com o potencial intermolecular. De acordo com a Equação 2.14, esse coeficiente pode ser medido experimentalmente a partir do coeficiente angular de um gráfico de Z em função de P (se ignorarmos o terceiro coeficiente virial e os de ordem mais alta). Portanto, o conhecimento de B nos permite determinar o potencial intermolecular. Em segundo lugar, o valor de σ dá uma medida de quanto dois átomos não ligados podem se aproximar um do outro. Chamada *raio de van der Waals*, essa medida é a metade da distância internuclear entre dois átomos não-ligados em um cristal. Por exemplo, no Cl_2 sólido, a distância média entre dois átomos de Cl adjacentes não ligados é 3,60 Å, de modo que o raio de van der Waals do Cl é considerado igual a 3,60 Å/2 ou 1,80 Å. Esse valor é consideravelmente maior que o raio covalente do Cl, que é 1,01 Å. A Tabela 16.3 relaciona os raios de van der Waals de vários átomos e do grupo metila. Observe que o tamanho dos átomos nos modelos de preenchimento de espaço está fundamentado nos seus raios de van der Waals. Em terceiro lugar, podemos fazer uma comparação interessante das magnitudes relativas do potencial intermolecular com o potencial intramolecular. Considere a interação entre um par de moléculas de H_2 e a energia potencial de uma molécula de H_2. No primeiro caso, a profundidade do poço de potencial é aproximadamente 0,3 kJ mol^{-1}, e o "comprimento de ligação" é 3,4 Å (340 pm). As quantidades correspondentes para o H_2 são 432 kJ mol^{-1} e 0,74 Å (74 pm), respectivamente (ver a Figura 4.11). Assim, a estabilidade de uma ligação química normal é 2 ou 3 ordens de grandeza maior que a de espécies ligadas por forças intermoleculares, e os átomos ligados estão muito mais próximos em uma molécula.

Tabela 16.3
Raios de van der Waals de átomos e do grupo metila

Átomo	Raio/Å
H	1,2
C	1,5
N	1,5
O	1,4
P	1,9
S	1,85
F	1,35
Cl	1,80
Br	1,95
I	2,2
—CH_3	2,0

O papel das forças de dispersão na anemia falciforme

As forças de dispersão exercem um papel importante nas estruturas das proteínas. Nas membranas de lipoproteínas, a interação entre as caudas dos hidrocarbonetos das moléculas lipídicas é principalmente devida às forças de dispersão e a outros tipos de forças de van der Waals. As forças de dispersão são parcialmente responsáveis por prender o grupo heme no "bolso" formado pelas cadeias laterais na hemoglobina e mioglobina.

Conforme mencionado no Capítulo 1 (volume 1), a substituição do ácido glutâmico por valina na sexta posição em cada uma das cadeias β na hemoglobina (chamada hemoglobina S) causa a doença chamada anemia falciforme. Sabemos agora que as forças não-covalentes entre as moléculas de deoxiemoglobina S são o que resulta na agregação da proteína para formar um "superpolímero". Presume-se que grupos alquilas nos resíduos de valina interajam com certos grupos apolares nas cadeias α de outra molécula de hemoglobina S através de forças de dispersão. As moléculas de hemoglobina S acabam por precipitar-se na solução. O precipitado faz com que as hemácias (células vermelhas do sangue), normalmente em forma de disco, assumam a forma de uma lua crescente deformada ou de foice (Figura 16.7). Essas células deformadas entopem os capilares estreitos, restringindo o fluxo sanguíneo para os órgãos vitais. Os sintomas usuais da anemia falciforme são inchamento, dor forte e outras complicações. A anemia falciforme é chamada doença molecular porque a ação destrutiva é compreendida no nível molecular e a doença é, de fato, causada por um defeito molecular.

Apesar do esforço intensivo de pesquisa corrente, não se conhece nenhuma cura para essa doença. O tratamento baseia-se em grande parte em agentes antianemia falciforme tais como a ureia e o íon cianato:

$$H_2N-\underset{\underset{O}{\|}}{C}-NH_2 \qquad O=C=N^-$$

Ureia   Íon cianato

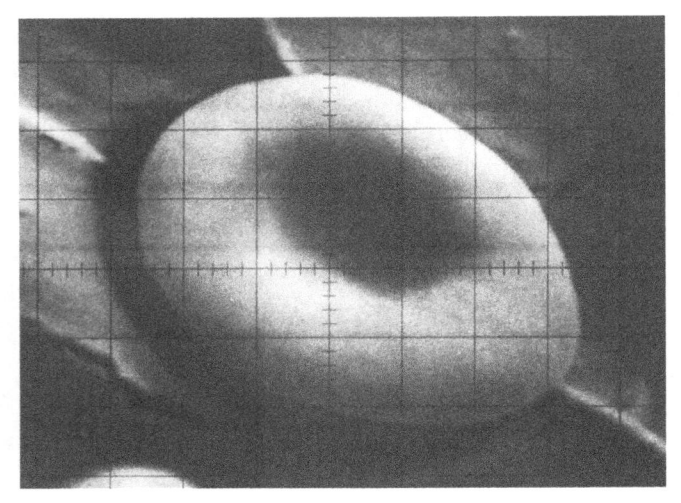

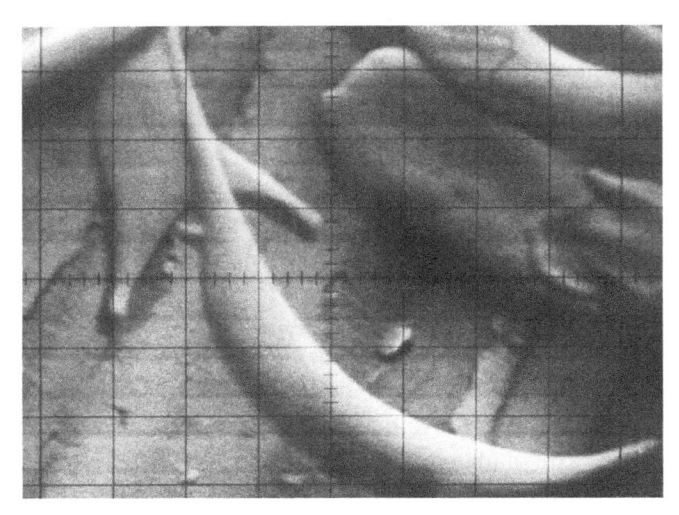

Figura 16.7
Micrografias eletrônicas que mostram uma hemácia normal (esquerda) e uma hemácia falciforme (direita). (*Cortesia da Phillips Electronic Instruments, Inc.*)

A administração intravenosa de ureia em solução 10% de açúcar teve sucesso limitado. O íon cianato é um agente antianemia falciforme mais efetivo, porém tem efeitos colaterais tóxicos um tanto sérios. Outro agente terapêutico promissor é a hidroxiureia:

$$HO-NH-\underset{\underset{O}{\parallel}}{C}-NH_2$$

Hidroxiureia

Essas moléculas quebram as forças de dispersão entre diferentes moléculas de hemoglobina S revertendo a "forma característica de foice" das hemácias.

16.4 Ligação de hidrogênio

A Tabela 16.4 resume tipos diferentes de interações intermoleculares, incluindo a ligação de hidrogênio, que discutiremos aqui. A ligação de hidrogênio é um tipo especial de interação entre moléculas; forma-se sempre que uma ligação polar que contém o átomo de hidrogênio (por exemplo, O–H ou N–H) interage com um átomo eletronegativo como o oxigênio, o nitrogênio ou o flúor. Essa interação é representada como A–H $\cdots$ B, em que A e B são os átomos eletronegativos e a linha pontilhada denota a ligação de hidrogênio.* A Figura 16.8 mostra vários exemplos de ligação de hidrogênio. Embora as ligações de hidrogênio sejam relativamente fracas (cerca de 40 kJ mol^{-1} ou menos), elas desempenham um papel central na determinação das propriedades de muitos compostos.

---

* Estudos detalhados de raios X do gelo mostram que a ligação de hidrogênio O $\cdots$ H, e presumivelmente também outros tipos de ligações de hidrogênio fortes, tem um considerável caráter covalente. Essa conclusão é apoiada por cálculos mecânico-quânticos. Ver ISAACS, E. D.; SHUKLA, A.; PLATZMANN P. M. *et al. Phys. Rev Lett.* **82**, 600, 1999. Ver também *Science* **283**, 614, 1999.

Tabela 16.4
Interações entre moléculas

Tipo de interação	Dependência com a distância	Exemplo	Ordem de grandeza (kJ mol^{-1})[a]
Ligação covalente[b]	Não há uma expressão simples	H–H	200–800
Íon-íon	$\dfrac{q_A q_B}{4\pi\varepsilon_0 r}$	Na$^+$Cl$^-$	40–400
Íon-dipolo	$\dfrac{q\mu}{4\pi\varepsilon_0 r^2}$	Na$^+$(H$_2$O)$_n$	5–60
Dipolo-dipolo	$\dfrac{2}{3}\dfrac{\mu_A^2 \mu_B^2}{(4\pi\varepsilon_0)^2 r^6}\dfrac{1}{k_B T}$	SO$_2$ SO$_2$	0,5–15
Íon-dipolo induzido	$\dfrac{1}{2}\dfrac{\alpha q^2}{4\pi\varepsilon_0 r^4}$	Na$^+$ C$_6$H$_6$	0,4–4
Diplo-dipolo induzido	$\dfrac{\alpha\mu^2}{4\pi\varepsilon_0 r^6}$	HCl C$_6$H$_6$	0,4–4
Dispersão	$\dfrac{3}{4}\dfrac{\alpha^2 I}{r^6}$	CH$_4$ CH$_4$	4–40
Ligação de hidrogênio	Não há uma expressão simples	H$_2$O $\cdots$ H$_2$O	4–40

[a] O valor verdadeiro depende da distância de separação, da carga, do momento de dipolo, da polarizabilidade e da constante dielétrica do meio.
[b] Relacionado apenas para fins de comparação.

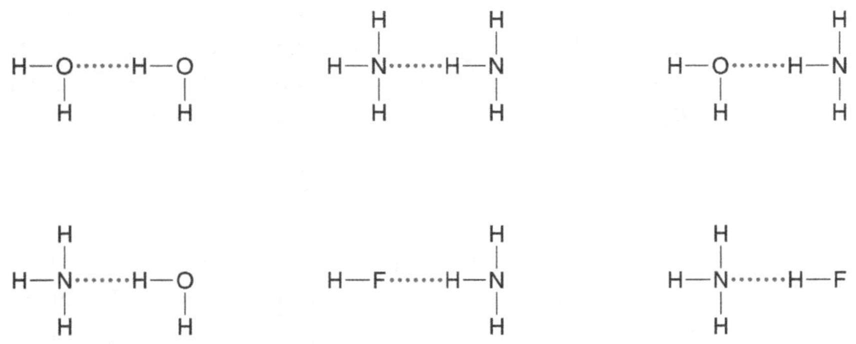

Figura 16.8
Alguns exemplos de ligações de hidrogênio representadas pelas linhas vermelhas pontilhadas.

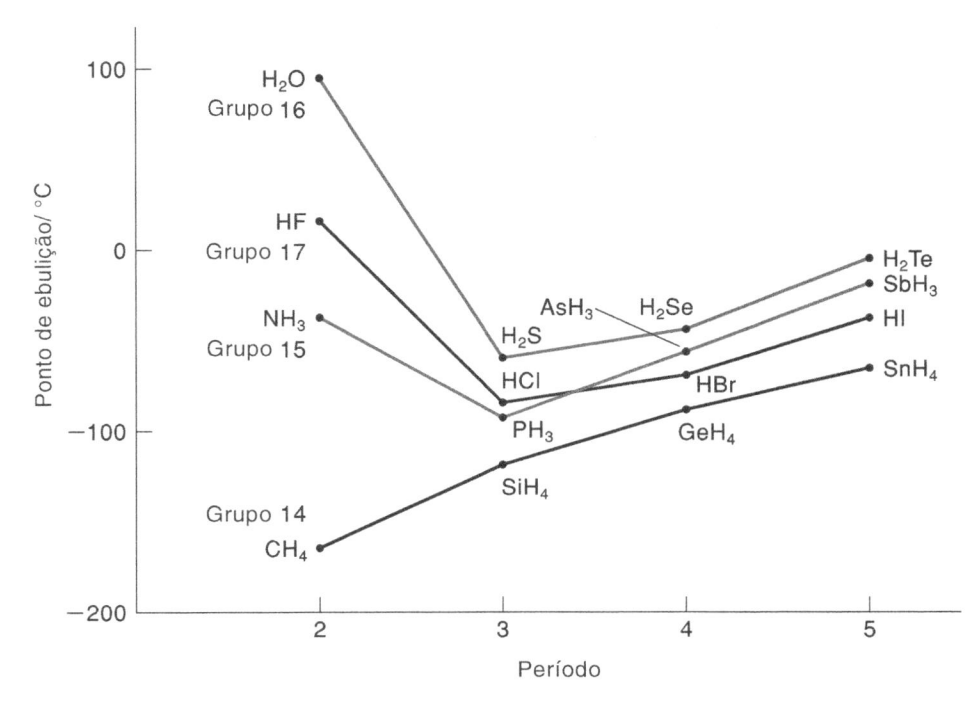

Figura 16.9
Pontos de ebulição de compostos de hidrogênio de elementos dos Grupos 14, 15, 16 e 17. Embora, normalmente, esperemos que o ponto de ebulição aumente conforme descemos em um grupo, vemos que as moléculas NH_3, H_2O e HF se comportam diferentemente como consequência de ligações de hidrogênio intermoleculares.

As primeiras evidências da existência de ligações de hidrogênio vieram do estudo dos pontos de ebulição de compostos. Normalmente, os pontos de ebulição de uma série de compostos similares que contêm elementos no mesmo grupo periódico aumentam com o aumento da massa molar (e daí aumentando a polarizabilidade). Contudo, como mostra a Figura 16.9, os compostos de hidrogênio binários dos elementos nos Grupos 15, 16 e 17 não seguem essa tendência. Em cada uma dessas séries, os compostos mais leves (NH_3, H_2O, HF) têm *os mais altos* pontos de ebulição, porque há extensas ligações de hidrogênio entre as moléculas desses compostos.

Esse tipo de ligação é único para o hidrogênio, principalmente porque o átomo de hidrogênio tem somente um elétron. Quando esse elétron é utilizado para formar uma ligação covalente com um átomo eletronegativo, o núcleo do hidrogênio torna-se parcialmente desprotegido. Consequentemente, seu próton pode interagir diretamente com outro átomo eletronegativo em uma molécula diferente. Dependendo da força da interação, tal ligação pode existir tanto na fase gasosa como nas fases sólida e líquida. Em sólidos e líquidos, o HF forma uma cadeia polimérica como se segue:

Para máxima estabilidade, o par doador (AH) e o receptor (B) são geralmente colineares (isto é, $\angle AHB = 180°$), mas são conhecidos desvios de até 30°.

Uma molécula também pode formar ligações de hidrogênio *intramoleculares*. Exemplos são os ácidos fumárico e maleico, isômeros para os quais a primeira e a segunda constantes de dissociação, K_1 e K_2, são

Ácido fumárico   Ácido maleico

$K_1 = 9{,}6 \times 10^{-4}$ $K_1 = 1{,}2 \times 10^{-2}$

$K_2 = 4{,}1 \times 10^{-5}$ $K_2 = 6{,}0 \times 10^{-7}$

A primeira constante de dissociação para o ácido maleico é maior que aquela para o ácido fumárico por causa da interação estérica no isômero *cis*, que facilita a remoção de um próton. Embora a segunda constante de dissociação do ácido fumárico seja somente cerca de 20 vezes mais baixa que a primeira, K_2 é menor que K_1 por um fator de 20 000 para o ácido maleico. Esse fenômeno pode ser explicado considerando a presença de uma ligação de hidrogênio intramolecular estável entre os grupos –COOH e –COO⁻ no ácido maleico como se segue:

Diversas técnicas físicas são utilizadas para detectar ligações de hidrogênio. Para cristais, medidas de difração de raios X geralmente fornecem a evidência mais direta. Uma ligação de hidrogênio relativamente forte pode diminuir a distância esperada entre AH e B (a soma de seus raios de van der Waals) por dois ou três décimos de um angstrom. Espectroscopias no infravermelho (IV) e de ressonância magnética nuclear (RMN) (ver Capítulo 17) facilitam o estudo da ligação de hidrogênio em líquidos. Por exemplo, a formação de uma ligação de hidrogênio desloca o modo de estiramento para frequências mais baixas no infravermelho e os modos de deformação angular para frequências mais altas.

Estiramento   Deformação angular

A largura e a intensidade do pico devido ao estiramento A–H podem também ser intensificadas pela formação de ligação de hidrogênio. Em estudos de RMN, prevemos e observamos que o deslocamento químico de um próton pode ser apreciavelmente alterado pela ligação de hidrogênio.

A ligação de hidrogênio é em grande parte responsável pela estabilidade das conformações de proteínas. As ligações de hidrogênio intramoleculares entre os grupos >C=O e >N—H de uma cadeia polipeptídica resultam na hélice α. Por outro lado, as ligações de hidrogênio intermoleculares entre duas cadeias polipeptídicas respondem pelas estruturas em folhas β pregueadas. Vamos adiar a discussão sobre essas estruturas para o Capítulo 22. Aqui, vamos considerar a importância da ligação de hidrogênio no DNA.

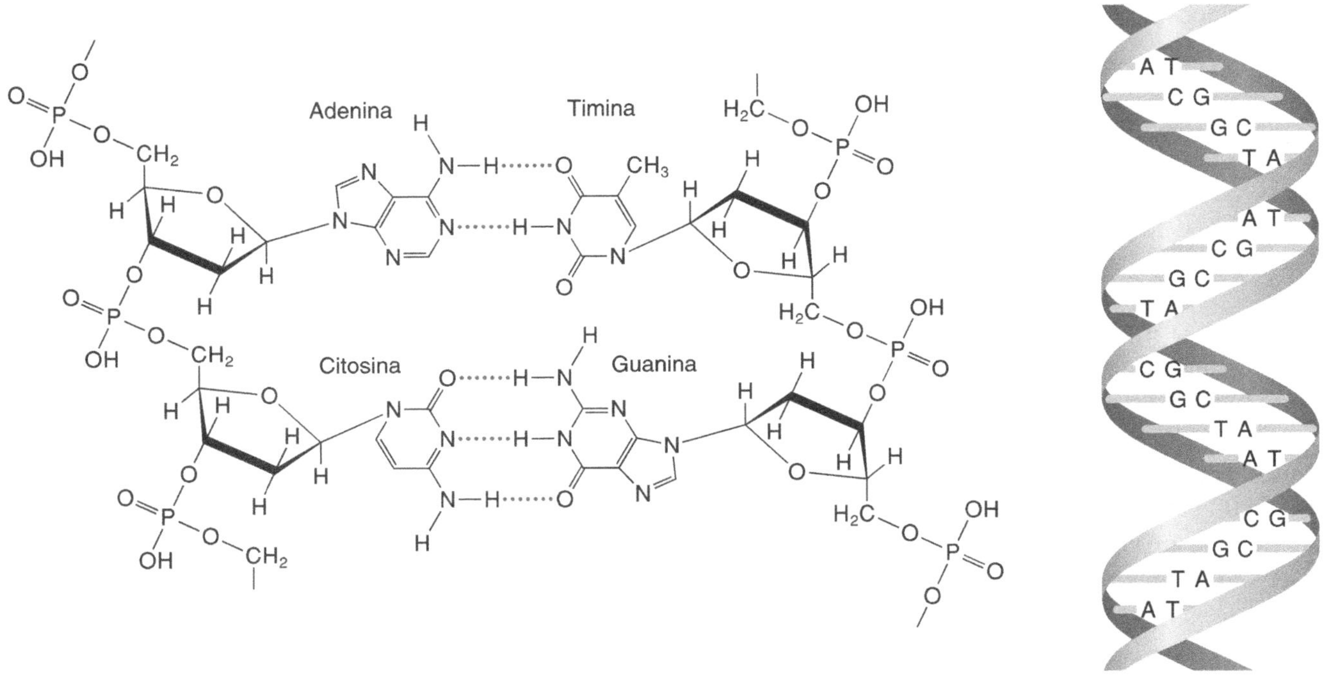

Figura 16.10
(a) Formação de pares de base entre a adenina (A) e a timina (T) e entre a citosina (C) e a guanina (G). (b) A estrutura mais comum do DNA, que é uma dupla hélice em sentido horário. As duas fitas são mantidas juntas por ligações de hidrogênio e outras forças intermoleculares.

As moléculas de DNA são polímeros com massas molares da ordem de milhões a dezenas de bilhões de gramas. Consistem de três partes: grupos fosfatos, grupos de açúcares (deoxirribose) e bases de purina e de pirimidina (adenina, citosina, guanina e timina). A Figura 16.10 mostra o modelo de Watson-Crick da dupla hélice do DNA. O esqueleto molecular contém resíduos alternados de açúcar e de fosfato. Cada resíduo de açúcar é ligado a uma base de purina ou pirimidina. Ligações de hidrogênio formam-se entre as bases nas duas fitas do DNA, gerando a estrutura em dupla hélice. As bases são aproximadamente perpendiculares ao eixo da hélice; cada uma pode formar uma ligação de hidrogênio forte com somente uma das quatro bases disponíveis. Essa especificidade no pareamento das bases dá à estrutura do DNA a estabilidade requerida para sua função como sítio de armazenamento do código genético.

Energeticamente, os pareamentos mais favoráveis nas moléculas de DNA são adenina (**A**) com timina (T) e citosina (C) com guanina (G), e, como a Figura 16.10b mostra, as duas fitas são complementares. Embora a quantidade de energia requerida para quebrar uma ligação de hidrogênio seja bastante pequena (cerca de 5 kJ mol^{-1}), a estrutura em dupla hélice do DNA é estável sob condições fisiológicas normais. A estabilidade da molécula reside na natureza cooperativa da formação das ligações de hidrogênio. Considere o pareamento de dois nucleotídeos, C e G, em solução à temperatura ambiente. A razão entre as bases livres e o par de bases unidas por ligação de hidrogênio pode ser calculada a partir da lei de distribuição de Boltzmann:

$$\frac{(C,G)_{\text{bases livres}}}{(C-G)_{\text{par de bases}}} = e^{-\Delta E/RT} = \exp\left(\frac{-3 \times 5\,000 \text{ J mol}^{-1}}{8,314 \text{ J K}^{-1} \text{ mol}^{-1} \times 300 \text{ K}}\right)$$
$$= 0,00244$$

O par de bases citosina-guanina tem três ligações de hidrogênio.

Assim, há 409 pares de bases unidas por ligações de hidrogênio para um par de bases livres. Para dinucleotídeos nos quais as fitas são feitas de duas citosinas e duas guaninas, respectivamente, a forma complexada é favorecida em relação à forma em base livre por um fator de 409 × 409, ou 1,67 × 10^5. Claramente, portanto, em um polinucleotídeo que contém milhares de bases, o equilíbrio favorece enormemente a estrutura mantida por ligação de hidrogênio.

A elucidação da estrutura do DNA sugeriu imediatamente como ele poderia ser replicado, ou reproduzido, a cada vez que a célula se divide. Durante a replicação, as duas fitas se repartem para formar duas moléculas idênticas de DNA. A razão pela qual o DNA é copiado corretamente durante cada replicação reside nos padrões específicos de ligação de hidrogênio entre a adenina e a timina e entre a citosina e a guanina.

Claramente, a ligação de hidrogênio é a chave para a formação e a estabilidade do DNA, porém não é a única responsável pela estrutura e função do DNA. Como mostra o diagrama seguinte, a timina não pode formar ligações de hidrogênio com a guanina em razão do pareamento desfavorável:

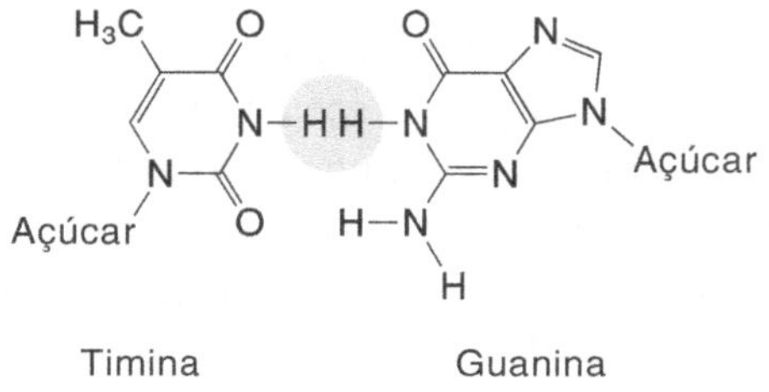

Em um experimento realizado em 1997, químicos na Universidade de Rochester fizeram uma base artificial de DNA na qual a timina foi substituída por um anel benzênico que contém flúor como substituinte (Figura 16.11).[*] Quando usaram esse

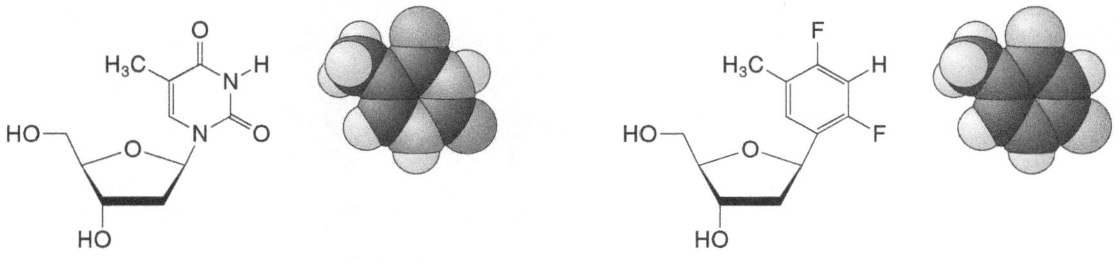

Figura 16.11
O difluorotolueno tem um tamanho e uma forma similares aos da timina e pode parear com a adenina em uma fita dupla de DNA, embora não forme as mesmas ligações de hidrogênio com a adenina. (Desenho fornecido por Eric T. Kool.)

---

[*] KOOL, E. T. *et al.*, *J. Am. Chem. Soc.* **119**, 2056, 1997; *Nat. Struct. Biol.* **5**, 954, 1998.

composto para construir a dupla hélice de DNA *in vitro*, descobriram que a enzima DNA polimerase reconhecia o nucleosídeo fluorobenzeno como timina e colocava a base complementar apropriada adenina na posição oposta. Uma vez que o difluorotolueno não pode formar ligações de hidrogênio com a adenina, parece, ao menos nesse caso, que a forma da base de DNA pode ser o mecanismo principal pelo qual as enzimas replicantes de DNA selecionam a base correta para inserir na fita que está sendo formada. Esse estudo não nega, certamente, a importância da ligação de hidrogênio no DNA, mas de fato mostra que outros fatores também podem desempenhar um papel em sua estrutura e função.

Até aqui, nossa discussão sobre a formação da ligação de hidrogênio esteve centrada em átomos muito eletronegativos como N, O e F. Ampla evidência sugere que ligações de hidrogênio também existem em compostos que não contêm esses átomos. Abaixo são mostrados exemplos de ligações "fracas" de hidrogênio, assim chamadas em razão de sua magnitude menor comparada com as ligações de hidrogênio em H_2O, NH_3 ou HF.

As ligações de hidrogênio entre o clorofórmio e a acetona são responsáveis pelo azeótropo que atinge um ponto de ebulição máximo (ver a Seção 7.6, volume 1). É interessante notar que a ligação tripla no acetileno, rica em elétrons, pode formar uma ligação de hidrogênio com o ácido fluorídrico (HF). De modo semelhante, os elétrons π delocalizados no benzeno podem formar ligações de hidrogênio fracas.

Finalmente, observamos que, em razão da pequena massa do átomo de hidrogênio, em alguns sistemas com ligações de hidrogênio pode ocorrer tunelamento mecânico-quântico. Em solventes apolares, os ácidos carboxílicos dimerizam-se como se segue:

A Figura 16.12 mostra o poço de potencial com duplo mínimo para esse sistema.

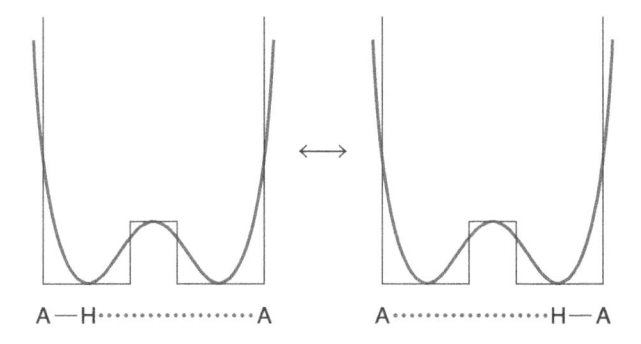

Figura 16.12
Curva de energia potencial para o sistema A–H $\cdots$ A segundo a aproximação do modelo da partícula em uma caixa unidimensional. A partícula pode tunelar através da barreira para gerar a configuração A $\cdots$ H–A.

O tunelamento de próton deve estabilizar as ligações de hidrogênio porque o fenômeno "alarga" a caixa para o próton e, portanto, baixa a energia potencial de interação.

16.5 A estrutura e as propriedades da água

A água é uma substância tão comum que frequentemente não prestamos atenção às suas propriedades únicas. Por exemplo, em virtude de sua massa molar, a água deveria ser um gás à temperatura ambiente, porém, em razão da ligação de hidrogênio, tem ponto de ebulição de 373,15 K a 1 atm. Nesta seção, estudaremos a estrutura da água como gelo e na forma líquida e consideraremos alguns aspectos biologicamente significativos.

A estrutura do gelo

Para compreender o comportamento da água, devemos primeiro investigar a estrutura do gelo. Há nove formas cristalinas de gelo; a maioria delas é estável somente em altas pressões. O gelo I, a forma familiar, tem sido estudado extensivamente. Tem densidade de 0,924 g mL^{-1} a 273 K e 1 atm de pressão.

Há uma diferença significativa entre a H$_2$O e outras moléculas polares, como NH$_3$ e HF. O número de átomos de hidrogênio em uma molécula de água que podem formar as extremidades positivas das ligações de hidrogênio é igual ao número de pares solitários no átomo de oxigênio que podem formar as extremidades negativas:

$$\overset{\cdot\cdot}{\underset{H\quad H}{O}} \quad 0{,}958\ \text{Å} \quad 104°31'$$

O resultado é uma rede tridimensional extensa na qual cada átomo de oxigênio está ligado tetraedricamente a quatro átomos de hidrogênio por meio de duas ligações covalentes e duas ligações de hidrogênio. Essa igualdade no número de prótons e pares solitários não é característica das moléculas de NH$_3$ e HF. Consequentemente, NH$_3$ e HF podem formar somente anéis e não uma estrutura tridimensional extensa.

A Figura 16.13 mostra a estrutura do gelo I. A distância entre átomos de oxigênio adjacentes é 2,76 Å. A distância O–H situa-se entre 0,96 Å e 1,02 Å, e a distância O $\cdots$ H situa-se entre 1,74 Å e 1,80 Å. Em razão de sua estrutura em rede aberta, o gelo tem uma densidade mais baixa que a da água, um fato que tem profundo significado ecológico. Não fosse por esse tipo único de ligação de hidrogênio, o gelo, como a maioria das outras substâncias sólidas, seria mais denso que o líquido correspondente. No congelamento, iria para o fundo de um lago ou de uma poça e faria com que toda a água congelasse gradualmente matando, assim, a maioria dos organismos vivos dentro dela. Felizmente, a água atinge sua densidade máxima em 277,15 K (4 K acima do congelamento). O resfriamento abaixo de 277,15 K diminui a densidade da água permitindo que ela suba para a superfície, onde ocorre o congelamento. Uma camada de gelo formada na superfície não afunda; desse modo, age como um isolante térmico que protege o ambiente biológico debaixo dela.

A estrutura da água

Embora possa parecer estranho o uso da palavra *estrutura* ao discutir líquidos, a maioria dos líquidos possui uma ordem de curto alcance. Um modo conveniente de

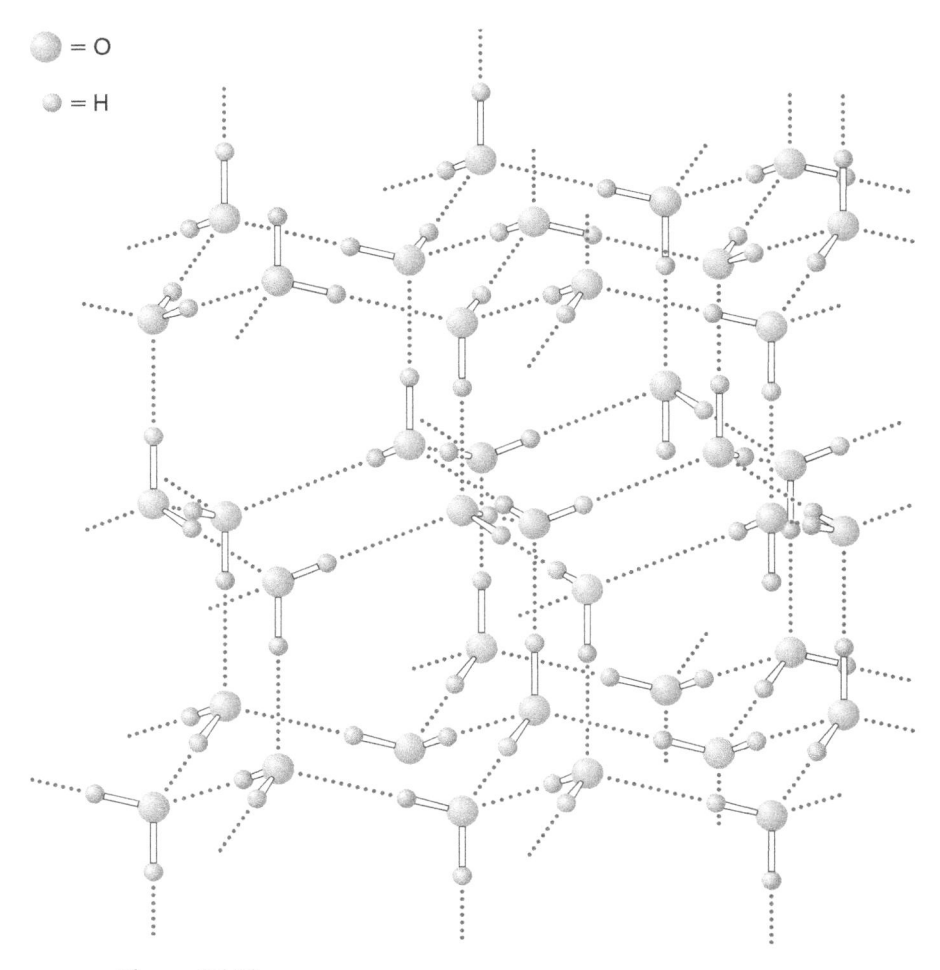

Figura 16.13
A estrutura do gelo. As linhas pontilhadas vermelhas representam as ligações de hidrogênio.

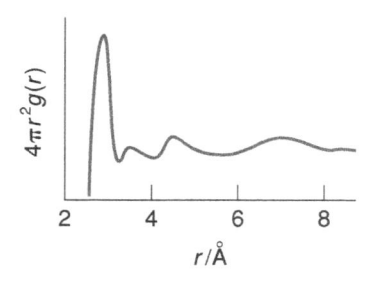

Figura 16.14
Curva de distribuição radial experimental para a água a 4°C. Os picos tornam-se mais largos em temperaturas mais altas.

estudar a estrutura de líquidos é usar a *função de distribuição radial, g(r)*. Essa função é definida de modo que $4\pi r^2 g(r)dr$ dá a probabilidade de uma molécula ser encontrada em uma camada esférica de largura dr a uma distância r do centro de outra molécula.* Para um sólido cristalino, um gráfico de $4\pi r^2 g(r)$ em função de r dá uma série de linhas finas, porque os cristais têm ordem de longo alcance. Em contraste, como mostra a Figura 16.14, a curva de distribuição radial para a água líquida a 4 °C produz um pico principal a 2,90 Å, com picos mais fracos em 3,50 Å, 4,50 Å e 7,00 Å. Além de 7,00 Å, a função é essencialmente zero, o que significa que a ordem local não se estende além dessa distância. Estudos de difração de raios X do gelo I mostram que a distância O–O é 2,76 Å. O pico forte em 2,90 Å sugere um arranjo tetraédrico muito similar no líquido. O pico em 3,50 Å não corresponde a nenhuma distância de ligação no gelo I, o qual, no entanto, tem sítios intersticiais a uma distância de 3,50 Å de cada átomo de O. Portanto, quando o gelo derrete, algumas moléculas de água se soltam e ficam presas nesses sítios intersticiais, que são responsáveis

---

* Essa função de distribuição radial é similar àquela definida para o átomo de hidrogênio no Capítulo 14. A função de distribuição pode ser construída a partir da intensidade dos padrões de difração de raios X do líquido.

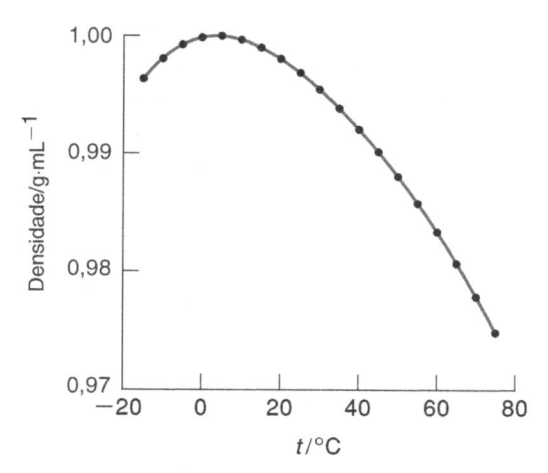

Figura 16.15
Gráfico da densidade em função da temperatura para a água líquida. A densidade máxima da água é alcançada a 4 °C. A densidade do gelo a 0° C é 0,9167 g cm^{-3}.

pelo pico em 3,50 Å. Os picos em 4,50 Å e 7,00 Å também são consistentes com o arranjo tetraédrico.

A discussão acima sugere que a estrutura que caracteriza o gelo I, mantida por extensas ligações de hidrogênio tridimensionais, permanece praticamente intacta na água, embora as ligações possam estar um pouco dobradas ou distorcidas. Na fusão, as moléculas de água monomérica ocupam os buracos no retículo remanescente, semelhante ao "retículo do gelo", fazendo com que a densidade da água se torne maior que a do gelo. À medida que aumenta a temperatura, mais ligações de hidrogênio são rompidas, porém, ao mesmo tempo, a energia cinética das moléculas aumenta. Consequentemente, mais moléculas de água são aprisionadas, mas a energia cinética mais alta diminui a densidade da água porque as moléculas ocupam um volume maior. Inicialmente, a captura de moléculas de água monomérica supera a expansão em volume decorrente do aumento da energia cinética; portanto, a densidade aumenta de 0 °C para 4 °C. Além dessa temperatura, a expansão predomina, de modo que a densidade passa a diminuir com o aumento da temperatura a partir desse ponto (Figura 16.15).

Agregados *("clusters*")* de água. Uma abordagem experimental poderosa no estudo da estrutura da água no nível molecular é formar água líquida e sólida "uma molécula de cada vez", isto é, gerar *agregados (clusters) de água*. Com o tempo, as propriedades e o comportamento dos agregados convergem para aqueles da água líquida. Com essa técnica, agregados de água são criados e resfriados até próximo do zero absoluto em feixes moleculares supersônicos, e as vibrações das ligações de hidrogênio entre as moléculas de água que compõem os agregados são estudadas por espectroscopia no infravermelho. A Figura 16.16 mostra as estruturas de pequenos agregados de água.

Algumas propriedades físico-químicas da água

A Tabela 16.5 lista algumas propriedades físico-químicas importantes da água. Os valores anormalmente altos de várias de suas propriedades tornam a água um

---

* NT: *Clusters* podem também ser traduzidos como "aglomerados".

Tabela 16.5
Algumas propriedades físico-químicas da água[a]

Ponto de fusão	0 °C (273,15 K)
Ponto de ebulição	100 °C (373,15 K)
Densidade da água	0,99987 g mL^{-1} a 0 °C
Densidade do gelo	0,9167 g mL^{-1} a 0 °C
Capacidade calorífica molar	75,3 J K^{-1} mol^{-1}
Calor de fusão molar	6,01 kJ mol^{-1}
Calor de vaporização molar	40,79 kJ mol^{-1} a 100 °C
Constante dielétrica	78,54 a 25 °C
Momento dipolar	1,82 D
Viscosidade	0,001 N s m^{-2}
Tensão superficial	0,07275 N m^{-1} a 20 °C
Coeficiente de difusão	2,4 × 10^{-9} m^2 s^{-1} a 25 °C

[a] Viscosidade, tensão superficial e coeficiente de difusão serão discutidos no Capítulo 21.

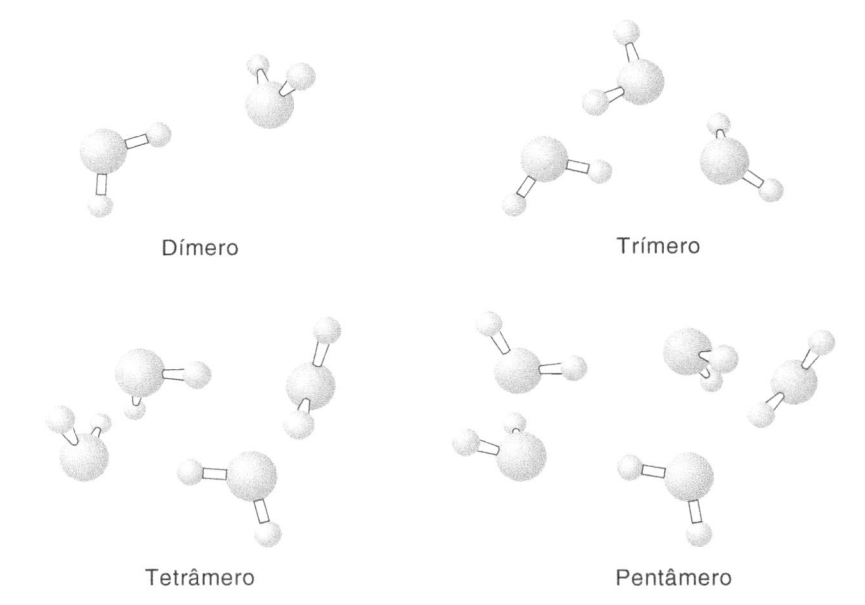

Figura 16.16
Estruturas de agregados de água. O trímero, o tetrâmero e o pentâmero são agregados de água cíclicos, em que cada molécula de água age tanto como doadora quanto como receptora de uma ligação de hidrogênio. O hexâmero tem uma estrutura em gaiola tridimensional. (Ilustrações por Kun Liu, Mac Brown e Jeff Cruzan da Universidade da Califórnia, Berkeley.)

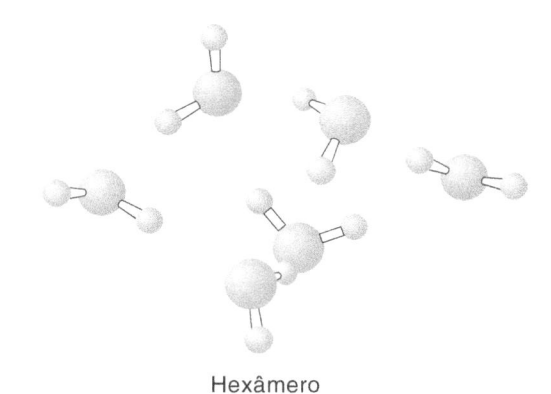

solvente único, particularmente adequado ao suporte de sistemas vivos. As razões são discutidas brevemente abaixo.

1. A água tem uma das constantes dielétricas mais altas de todos os líquidos (ver a Tabela 8.3, volume 1). Essa propriedade torna a água um solvente excelente para compostos iônicos. Além disso, sua habilidade de formar ligações de hidrogênio a torna capaz de dissolver carboidratos, ácidos carboxílicos e aminas.

2. Em razão de suas extensas ligações de hidrogênio, a água tem uma capacidade calorífica muito alta. Como $\Delta H = C_p \Delta T$ (ver a Equação 4.18, volume 1), $\Delta T = \Delta H / C_p$, o que significa que é preciso uma grande quantidade de calor para aumentar a temperatura de uma solução aquosa de um kelvin. Essa propriedade é importante para regular a temperatura de uma célula frente ao calor gerado pelos processos metabólicos. Sob o ponto de vista ambiental, a capacidade da água de absorver muito calor com pequeno aumento de temperatura influencia grandemente o clima na Terra. Os lagos e os oceanos absorvem radiação solar ou liberam grandes quantidades de calor com uma pequena alteração na temperatura. Por essa razão, o clima próximo ao oceano é mais moderado do que no interior.

3. A água tem um alto calor de vaporização molar (41 kJ mol^{-1}). Desse modo, a transpiração é um modo efetivo de regular a temperatura corporal. Em média, uma pessoa de 60 kg gera 1×10^7 J de calor diariamente a partir do metabolismo. Se a transpiração fosse o único mecanismo para o resfriamento, então uma pessoa deveria vaporizar $(1 \times 10^7 \text{ J}/41 \times 1\,000 \text{ J mol}^{-1}) = 244$ mol, ou cerca de 4,4 L de água, para manter a temperatura constante. Normalmente, uma pessoa não transpira tudo isso (a não ser, por exemplo, que esteja treinando para a corrida de São Silvestre, em São Paulo, no último dia do ano). Parte do excesso de calor é irradiada para a vizinhança mais fria. Embora o calor de fusão molar da água não seja excepcionalmente alto (6 kJ mol^{-1}), não é desprezível e ajuda a proteger o corpo contra o congelamento.

4. O significado ecológico da maior densidade da água em relação ao gelo foi discutido.

5. Novamente, a interação intermolecular devida à ligação de hidrogênio dá à água uma alta tensão superficial (ver o Capítulo 21). Essa propriedade força os organismos biológicos a produzirem compostos semelhantes a detergentes (chamados surfactantes) para baixar a tensão superficial que, de outra forma, inibiria algumas funções. Por exemplo, os surfactantes do pulmão são necessários para diminuir o trabalho requerido para abrir os espaços alveolares e permitir que ocorra uma respiração eficiente.

6. A viscosidade da água, de modo distinto da maioria das suas propriedades, é comparável àquela de muitos outros líquidos. Como a presença de macromoléculas (proteínas e ácidos nucleicos, por exemplo) aumenta apreciavelmente a viscosidade de uma solução, o fato de a água não ser um fluido de alta viscosidade facilita o fluxo sanguíneo e a difusão de moléculas e íons no meio.

16.6 Interação hidrofóbica

A experiência nos diz que óleo e água não se misturam. À primeira vista, a razão parece ser que as forças dipolo-dipolo induzido e as forças de dispersão entre a água e as moléculas de óleo apolar são fracas. A partir dessa observação, podemos concluir que a entalpia de mistura (ΔH) é positiva, o que faz com que ΔG seja positivo

Tabela 16.6
Quantidades termodinâmicas para a transferência de solutos apolares de solventes orgânicos para a água a 25 °C

Processo	ΔH/kJ·mol^{-1}	ΔS/J·K^{-1}·mol^{-1}	ΔG/kJ·mol^{-1}
$CH_4(CCl_4) \rightarrow CH_4(H_2O)$	−10,5	−75,8	12,1
$CH_4(C_6H_6) \rightarrow CH_4(H_2O)$	−11,7	−75,8	10,9
$C_2H_6(C_6H_6) \rightarrow C_2H_6(H_2O)$	−9,2	−83,6	15,7
$C_6H_{14}(C_6H_{14}) \rightarrow C_6H_{14}(H_2O)$	0,0	−95,3	28,4
$C_6H_6(C_6H_6) \rightarrow C_6H_6(H_2O)$	0,0	−57,7	17,2

($\Delta G = \Delta H - T\Delta S$). Assim, a solubilidade do óleo em água é muito baixa. Porém, essa explicação é incorreta. A interação desfavorável é acima de tudo devida à *interação hidrofóbica* (também chamada *efeito hidrofóbico*, ou de *ligação hidrofóbica*[†]), que é o nome dado às influências que fazem com que substâncias apolares se agreguem para minimizar seu contato com a água. Essa interação forma a base para muitos fenômenos biológicos e químicos de importância, incluindo a ação de limpeza de sabões e detergentes, a formação de membranas biológicas e a estabilização da estrutura de proteínas.

A Tabela 16.6 mostra as quantidades termodinâmicas para a transferência de pequenas moléculas apolares de solventes apolares para a água. O aspecto mais intrigante dessa tabela é que ΔS é negativo para todos os compostos. Quando moléculas apolares entram no meio aquoso, algumas ligações de hidrogênio devem ser quebradas para criar espaço ou uma cavidade para os solutos. Essa parte da interação é endotérmica porque as ligações de hidrogênio quebradas são muito mais fortes que as interações dipolo-dipolo induzido e de dispersão. Cada molécula de soluto é agora aprisionada numa estrutura em gaiola semelhante à do gelo, conhecida como modelo de gaiola de clatrato, que consiste de um número específico de moléculas de água mantidas juntas por ligações de hidrogênio. A formação do clatrato tem duas importantes consequências. Primeiro, as novas ligações de hidrogênio que se formam (um processo exotérmico) podem parcial ou totalmente compensar as ligações de hidrogênio que se quebraram inicialmente para formar a cavidade. Isso explica por que o ΔH pode ser negativo, zero, ou positivo para o processo completo. Além disso, como a estrutura em gaiola é altamente ordenada, há uma diminuição apreciável na entropia, que supera o aumento na entropia em razão da mistura do soluto com as moléculas de água, de modo que ΔS é negativo. Assim, a imiscibilidade de moléculas apolares e água, ou a interação hidrofóbica, é controlada pela entropia mais do que pela entalpia.[*]

A formação de clatratos de hidrocarbonetos tem algumas consequências práticas. As bactérias nos sedimentos do fundo dos oceanos consomem material orgânico e geram gás metano. Em condições de alta pressão e baixa temperatura, aumenta a solubilidade do metano na água (ou seja, ΔG torna-se mais negativo ou menos

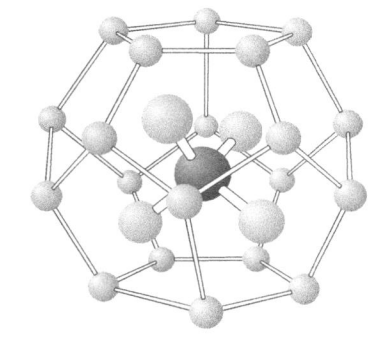

Figura 16.17
Uma estrutura provável para o hidrato de metano. A molécula de metano é aprisionada em uma gaiola de moléculas de água mantida por ligações de hidrogênio. Cada esfera cinza representa uma molécula de água.

[†]NT: O uso do termo *ligação hidrofóbica* é considerado impróprio entre os pesquisadores da área.

[*] É interessante comparar a solubilidade de moléculas apolares com a de compostos iônicos. Nesse último caso, há uma grande diminuição na entalpia ($\Delta H < 0$) em razão da forte interação íon-dipolo, que supera a diminuição na entropia ($\Delta S < 0$), quando a água se torna mais organizada ao redor dos íons carregados, de modo que $\Delta G < 0$. Observe que a estrutura da esfera de hidratação ao redor dos íons é diferente da estrutura em gaiola de clatrato.

Solutos apolares
$\Delta H < 0$
$\Delta S < 0$
$\Delta G > 0$

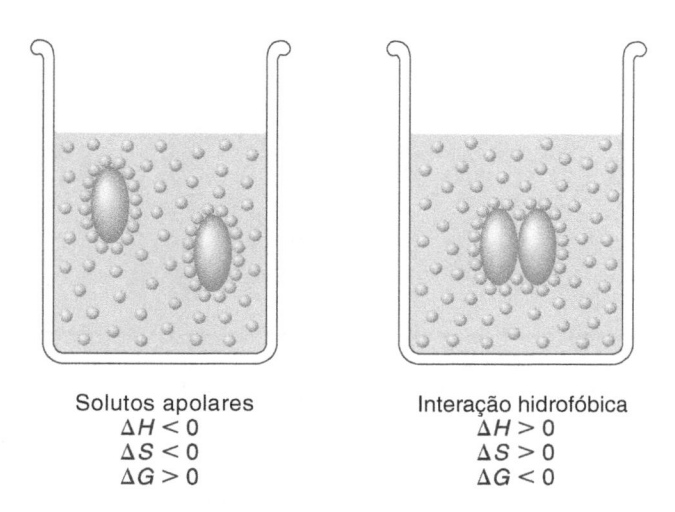

Interação hidrofóbica
$\Delta H > 0$
$\Delta S > 0$
$\Delta G < 0$

Figura 16.18
(a) A dissolução de moléculas apolares em água é desfavorável por causa da grande diminuição na entropia resultante da formação do clatrato, embora o processo seja exotérmico ($\Delta H < 0$). Consequentemente, $\Delta G > 0$. (b) Como resultado da interação hidrofóbica, as moléculas apolares agrupam-se, liberando algumas moléculas de água ordenadas na estrutura do clatrato, aumentando assim a entropia. Esse é um processo termodinamicamente favorável ($\Delta G < 0$), embora seja endotérmico ($\Delta H > 0$) porque são quebradas mais ligações de hidrogênio do que formadas.

positivo à medida que T diminui). O clatrato de metano, comumente chamado hidrato de metano (Figura 16.17), se parece com um cubo de gelo cinza; porém, se alguém colocar um fósforo aceso nele, ele queimará. Estima-se que a reserva total de hidrato de metano no fundo dos oceanos contenha cerca de 10^{13} toneladas de carbono, aproximadamente duas vezes a quantidade de carbono de todo o carvão, petróleo e gás natural na terra. No entanto, obter a energia armazenada no hidrato de metano representa um tremendo desafio de engenharia. É interessante notar que as companhias de petróleo sabem a respeito do hidrato de metano desde a década de 1930, quando teve início o uso de tubulações de alta pressão para transportar gás natural em climas frios. A menos que a água seja cuidadosamente removida antes de o gás entrar nos canos, blocos de hidrato de metano impedirão o fluxo do gás.

A interação hidrofóbica tem um efeito profundo sobre a estrutura de proteínas. Quando a cadeia polipeptídica de uma proteína se enovela em sua estrutura tridimensional em solução, os aminoácidos apolares (por exemplo, glicina, alanina, prolina, fenilalanina e valina) estão no interior da macromolécula e têm pouco ou nenhum contato com a água, enquanto os resíduos de aminoácidos polares (tais como ácido aspártico, ácido glutâmico, arginina e lisina) estão no exterior. Pode-se perceber melhor esse processo controlado pela entropia considerando-se somente duas moléculas apolares em solução aquosa (Figura 16.18). A interação hidrofóbica faz com que as moléculas apolares se juntem em uma única cavidade para diminuir as interações desfavoráveis com a água, ao reduzir sua área de superfície. Essa resposta destrói parte da estrutura em gaiola, resultando em um aumento de ΔS e, por consequência, uma diminuição de ΔG. Além disso, a entalpia aumenta ($\Delta H > 0$), porque algumas das ligações de hidrogênio nas estruturas da gaiola original são quebradas. De modo similar, o enovelamento de uma proteína é um exemplo desse fenômeno porque minimiza a exposição das superfícies apolares à água. Veremos mais sobre a estabilidade de proteínas no Capítulo 22.

Equações principais

$$V = -\frac{q_{Na^+} q_{Cl^-}}{4\pi\varepsilon_0 r} + \frac{b}{r^n} \qquad \text{(Energia potencial da ligação iônica em um par iônico de NaCl)} \qquad (16.5)$$

$$V = -\frac{2}{3}\frac{\mu_A^2 \mu_B^2}{(4\pi\varepsilon_0)^2 r^6}\frac{1}{k_B T} \qquad \text{(Energia potencial para a interação dipolo-dipolo em líquidos)} \qquad (16.11)$$

$$V = -\frac{q\mu}{4\pi\varepsilon_0 r^2} \qquad \text{(Energia potencial para a interação íon-dipolo)} \qquad (16.12)$$

$$V = -\frac{3}{4}\frac{\alpha^2 I}{r^6} \qquad \text{(Energia potencial para a interação de dispersão entre moléculas semelhantes)} \qquad (16.18)$$

$$V = -\frac{3}{2}\frac{I_A I_B}{I_A + I_B}\frac{\alpha_A \alpha_B}{r^6} \qquad \text{(Energia potencial para a interação de dispersão entre moléculas diferentes)} \qquad (16.19)$$

$$V = 4\varepsilon\left[\left(\frac{\sigma}{r}\right)^{12} - \left(\frac{\sigma}{r}\right)^{6}\right] \qquad \text{(Potencial 6–12 de Lennard-Jones)} \qquad (16.21)$$

Sugestões de leitura para aprofundamento

LIVROS

EISENBERG, D.; KAUZMANN, W. *The structure and properties of water*. Nova York: Oxford University Press, 1969.

FRANKS, F. *Water*. Londres: The Royal Society of Chemistry, 1984.

JEFFREY, G. A. *An introduction to hydrogen bonding*. Nova York: Oxford University Press, 1997.

JEFFREY, G. A.; SAENGER, W. *Hydrogen bonding in biological structures*. Nova York: Springer-Verlag, 1994.

KAVANAU, J. L. *Water and water-solute interactions*. San Francisco: Holden-Day, 1964.

PIMENTEL, G. C.; McCLELLAN, A. L. *The hydrogen bond*. San Francisco: W. H. Freman, 1960.

RIGBY, M.; SMITH, E. B.; WAKEHAM, W. A.; MAITLAND, G. C. *The forces between molecules*. Oxford: Clarendon Press, 1986.

VINOGRADOR, S. N.; LINNELL, R. H. *Hydrocarbon bonding*. Nova York: Van Nostrand Reinhold, 1971.

ARTIGOS

Gerais

BENZINGER, T. H. The human thermostat. *Sci. Am.*, jan. 1961.
BROWN Jr., J. F. Inclusion compounds. *Sci. Am.*, jun. 1962.
DERJAGUIN, B. V. The force between molecules. *Sci. Am.*, jul. 1960.
HAGAN, M. M. Clathrates: compounds in cages. *J. Chem. Educ.* **40**, 643, 1963.
HIEMENZ, P. C. The role of van der Waals forces in surface and colloid chemistry. *J. Chem. Educ.* **49**, 164, 1972.
HOLLIDAY, L. Early views on forces between atoms. *Sci. Am.*, maio 1970.
JAFFÉ, H. H. Chemical forces. *J. Chem. Educ.* **40**, 649, 1963.
PAULING, L. A molecular theory of general anesthesia. *Science* **134**, 15, 1961.
VEMULAPALLI, G. K.; KUKOLICH, S. G. Why does a stream of water deflect in an electric field? *J. Chem. Educ.* **73**, 887, 1996.

Anemia falciforme

CERAMI, A.; PETERSON, C. M. Cyanate and sickle-cell disease. *Sci. Am.*, abr. 1975.
DEAN, J.; SCHECHTER, A. N. Sickle-cell anemia: molecular and cellular bases of therapeutic approaches. *New Engl. J. Med.* **299**, 752, 804, 863, 1978.
FRIEDEN, E. Non-covalent interactions. *J. Chem. Educ.* **52**, 754, 1975.
KLOTZ, I. M.; HAVEY, D. N.; KING, L. C. Rational approaches to chemotherapy: antisickling agents. *Science* **213**, 724, 1981.

A ligação de hidrogênio / estrutura da água

DONOHUE, J. On hydrogen bonds. *J. Chem. Educ.* **40**, 598, 1963.
FRANK, H. S. The structure of ordinary water. *Science* **169**, 635, 1970.
GERSTEIN, M.; LEVITT, M. Simulating water and the molecules of life. *Sci. Am.*, nov. 1998.
JOESTEN, M. D. Hydrogen bonding and proton transfer. *J. Chem. Educ.* **59**, 362, 1982.
LIU, K.; CRUZAN, J. D.; SAYKALLY, R. J. Water clusters. *Science* **271**, 929, 1996.
MARTIN, A. Hydrogen bonds involving transition metal centers acting as proton acceptors. *J. Chem. Educ.* **76**, 578, 1999.
McCLELLAN, A. L. The significance of hydrogen bonds in biological structure. *J. Chem. Educ.* **44**, 547, 1967.
RUNNELS, L. K. Ice. *Sci. Am.*, dez.1966.

Interação hidrofóbica

HUQUE, E. M. The hydrophobic effect. *J. Chem. Educ.* **66**, 581, 1989.
NÉMETHY, G. Hydrophobic interactions. *Angew. Chem. Intl. Ed.* **6**, 195, 1967.
SILVERSTEIN, T. P. The real reasons why oil and water don't mix. *J. Chem. Educ.* **75**, 116, 1998.
TANFORD, C. How protein chemists learned about the hydrophobic effect. *Protein Science*, **6**, 1358, 1997.

Problemas

Forças intermoleculares

16.1 Relacione todas as interações intermoleculares que ocorrem em cada um dos seguintes tipos de moléculas: Xe, SO_2, C_6H_5F e LiF.

16.2 Ordene as seguintes espécies de forma decrescente de acordo com os pontos de fusão: Ne, KF, C_2H_6, MgO, H_2S.

16.3 Os compostos Br_2 e ICl têm o mesmo número de elétrons, no entanto o Br_2 funde a $-7,2$ °C, enquanto o ICl funde a 27,2 °C. Explique.

16.4 Se vivesse no Alaska, quais dos seguintes gases naturais você guardaria em tanques de armazenagem externos no inverno? Metano (CH_4), propano (C_3H_8) ou butano (C_4H_{10}). Explique.

16.5 Escreva os tipos de forças intermoleculares que existem entre moléculas (ou unidades básicas) em cada uma das seguintes espécies: **(a)** benzeno (C_6H_6), **(b)** CH_3Cl, **(c)** PF_3, **(d)** NaCl, **(e)** CS_2.

16.6 Os pontos de ebulição dos três diferentes isômeros estruturais do pentano (C_5H_{12}) são 9,5 °C, 27,9 °C, e 36,1 °C. Desenhe suas estruturas e as organize em ordem decrescente de seus pontos de ebulição. Justifique o seu arranjo.

16.7 Duas moléculas de água estão separadas por 2,76 Å no ar. Use a Equação 16.9 para calcular a interação dipolo-dipolo. O momento de dipolo da água é 1,82 D.

16.8 As forças coulômbicas usualmente são conhecidas como forças de longo alcance (dependem de $1/r^2$), enquanto as forças de van der Waals são chamadas forças de curto alcance (dependem de $1/r^7$). **(a)** Considerando que as forças (F) dependem apenas da distância, coloque em gráfico F como função de r para $r = 1$ Å, 2 Å, 3 Å, 4 Å e 5 Å. **(b)** Com base nos seus resultados, explique o fato de que, embora uma solução 0,2 M de um não-eletrólito geralmente se comporte idealmente, um comportamento não-ideal é bastante evidente em uma solução 0,02 M de um eletrólito.

16.9 Calcule o momento de dipolo induzido do I_2 devido ao íon Na^+ que está a 5,0 Å de distância do centro da molécula de I_2. A polarizabilidade do I_2 é $12,5 \times 10^{-30}$ m^3.

16.10 Derive a Equação 16.21 em relação a r para obter uma expressão para σ e ε. Expresse a distância de equilíbrio, r_e, em termos de σ, e mostre que $V = -\varepsilon$.

16.11 Calcule a entalpia de ligação do LiF usando o ciclo de Born-Haber. O comprimento de ligação do LiF é 1,51 Å. Ver as Tabelas 14.4 e 14.5 para outras informações. Use $n = 10$ na Equação 16.7.

16.12 **(a)** A partir dos dados na Tabela 16.2, determine o raio de van der Waals para o argônio. **(b)** Use esse raio para determinar a fração de volume ocupada por 1 mol de argônio a 25 °C e 1 atm.

Ligação de hidrogênio

16.13 O éter dietílico ($C_2H_5OC_2H_5$) tem ponto de ebulição de 34,5 °C, enquanto o 1-butanol (C_4H_9OH) ferve a 117 °C. Esses dois compostos têm o mesmo tipo e número de átomos. Explique a diferença nos seus pontos de ebulição.

16.14 Se a água fosse uma molécula linear, **(a)** seria ainda polar? **(b)** as moléculas de água seriam ainda capazes de formar ligações de hidrogênio umas com as outras?

16.15 Quais dos seguintes compostos é uma base mais forte: $(CH_3)_4NOH$ ou $(CH_3)_3NHOH$? Explique.

16.16 Explique por que a amônia é solúvel em água, mas o tricloreto de nitrogênio não é.

16.17 O ácido acético é miscível com a água, mas também se dissolve em solventes apolares, como benzeno e tetracloreto de carbono. Explique.

16.18 Quais das seguintes moléculas têm ponto de fusão maior? Explique sua resposta.

16.19 Que tipo de análise química é necessário para testar o pareamento A–T e C–G no DNA?

16.20 Suponha que a energia das ligações de hidrogênio por par de base seja 10 kJ mol^{-1}. Dadas duas fitas complementares de DNA que contêm 100 pares de base cada uma, calcule a razão entre as duas fitas separadas e a dupla hélice mantida por ligações de hidrogênio em solução a 300 K.

Problemas adicionais

16.21 O termo "semelhante dissolve semelhante" tem sido frequentemente utilizado para descrever solubilidade. Explique o que significa.

16.22 Escreva todas as forças intra- e intermoleculares que poderiam existir entre moléculas de hemoglobina em água.

16.23 Uma pequena gota de óleo em água geralmente assume a forma esférica. Explique.

16.24 Quais das seguintes propriedades indicam forças intermoleculares muito fortes em um líquido? **(a)** Uma tensão superficial muito baixa; **(b)** uma temperatura crítica muito baixa; **(c)** um ponto de ebulição muito baixo; **(d)** uma pressão de vapor muito baixa.

16.25 A Figura 16.10 mostra que a distância média entre os pares de bases medidos paralelamente ao eixo de uma molécula de DNA é 3,4 Å. A massa molar média de um par de nucleotídeos é 650 g mol^{-1}. Estime o comprimento em cm de uma molécula de DNA de massa molar $5,0 \times 10^9$ g mol^{-1}. Quantos pares de base aproximadamente estão contidos nessa molécula?

16.26 Usando os valores listados na Tabela 16.1 e um manual de química, coloque em gráfico as polarizabilidades dos gases nobres em razão de seus pontos de ebulição. No mesmo gráfico, mostre a variação de suas massas molares em razão de seus pontos de ebulição. Comente sobre as tendências.

16.27 Dadas as seguintes propriedades gerais da água e da amônia, comente sobre os problemas que um sistema biológico (como o conhecemos) teria para se desenvolver em um meio de amônia.

	H_2O	NH_3
Ponto de ebulição	373,15 K	239,65 K
Ponto de fusão	273,15 K	195,3 K
Capacidade calorífica molar	75,3 J K^{-1} mol^{-1}	8,53 J K^{-1} mol^{-1}
Calor de vaporização molar	40,79 kJ mol^{-1}	23,3 kJ mol^{-1}
Calor de fusão molar	6,0 kJ mol^{-1}	5,9 kJ mol^{-1}
Constante dielétrica	78,54	16,9
Viscosidade	0,001 N s m^{-2}	0,0254 N s m^{-2} (a 240 K)
Tensão superficial	0,07275 N m^{-1} (293 K)	0,0412 N m^{-1} (a 244 K)
Momento dipolar	1,82 D	1,46 D
Fase a 300 K	Líquido	Gás

16.28 O íon HF_2^- existe como

$$[\ddot{\mathrm{F}}\!-\!\mathrm{H}\cdots\ddot{\mathrm{F}}]^-$$

O fato de que ambas as ligações no HF são do mesmo comprimento sugere que ocorre tunelamento de prótons. **(a)** Desenhe as estruturas de ressonância para o íon. **(b)** Dê uma descrição segundo a teoria de orbitais moleculares (com um diagrama de níveis de energia) das ligações de hidrogênio no íon.

16.29 (a) Desenhe uma curva de energia potencial para dois átomos com base em um modelo de esferas duras. **(b)** Um potencial intermediário entre o potencial de esfera dura e o de Lennard-Jones é o potencial do poço quadrado, definido por $V = \infty$ para $r < \sigma$, $V = -\varepsilon$ para $\sigma \leq r \leq a$, e $V = 0$ para $r > a$. Desenhe esse potencial.

16.30 A energia potencial do dímero de hélio (He$_2$) é dada por

$$V = \frac{B}{r^{13}} - \frac{C}{r^6}$$

em que $B = 9{,}29 \times 10^4$ kJ Å^{13} (mol dímero)$^{-1}$ e $C = 97{,}7$ kJ Å^6 (mol dímero)$^{-1}$. **(a)** Calcule a distância de equilíbrio entre os átomos de He. **(b)** Calcule a energia de ligação do dímero. **(c)** Você esperaria que o dímero fosse estável à temperatura ambiente (300 K)?

16.31 A distância internuclear entre dois átomos de Ar imediatamente próximos no argônio sólido é cerca de 3,8 Å. A polarizabilidade do argônio é $1{,}66 \times 10^{-30}$ m^3, e a primeira energia de ionização é 1521 kJ mol^{-1}. Estime o ponto de ebulição do argônio. [*Dica:* Calcule a energia potencial decorrente da interação por forças de dispersão para o argônio sólido, e equacione essa quantidade à energia cinética média de 1 mol de gás argônio, que é $(3/2)RT$.]

CAPÍTULO 17

Espectroscopia

E Deus disse: "Faça-se a luz..."
— Gênesis 1 : 3

A espectroscopia é o estudo da interação entre a radiação eletromagnética e a matéria; é um fenômeno mecânico-quântico. Informação detalhada sobre estrutura e ligação, assim como sobre os vários processos intra e intermoleculares, pode ser obtida a partir da análise de espectros atômicos e moleculares. Neste capítulo, introduzimos o vocabulário para espectroscopia e discutimos diversas técnicas espectroscópicas.

17.1 Vocabulário

Vamos começar nos familiarizando com alguns termos comuns em espectroscopia.

Absorção e emissão

Há duas categorias de espectroscopia: de absorção e de emissão. Esses processos foram mencionados brevemente no Capítulo 14. A equação fundamental tanto para absorção como para emissão é

$$\Delta E = E_2 - E_1 = h\nu \qquad (17.1)$$

em que E_1 e E_2 são os valores dos dois níveis de energia quantizados envolvidos em uma transição (ver a Figura 14.11). A espectroscopia de micro-ondas, a espectroscopia no infravermelho, a espectroscopia eletrônica, a ressonância magnética nuclear e a ressonância de *spin* de elétron são geralmente estudadas no modo de absorção. A fluorescência e a fosforescência são processos de emissão. O *laser* é um tipo especial de emissão chamado emissão estimulada.

Unidades

A posição de uma linha espectral corresponde à diferença em energia entre dois níveis envolvidos em uma transição. Essa posição pode ser medida em diferentes unidades.

1. *Comprimento de onda.* O comprimento de onda (λ) pode ser medido em metros (m), micrômetros (μm) ou nanômetros (nm), em que

$$1\ \mu\text{m} = 1 \times 10^{-6}\ \text{m}$$

$$1\ \text{nm} = 1 \times 10^{-9}\ \text{m}$$

2. *Frequência.* A frequência (v) é dada por s^{-1} ou Hz.

3. *Número de onda.* Número de onda ($\tilde{v}$) é o número de ondas por centímetro

$$\tilde{v} = \frac{1}{\lambda} = \frac{v}{c} \tag{17.2}$$

em que c é a velocidade da luz. Observe que a energia é diretamente proporcional ao número de onda. (A energia é também diretamente proporcional à frequência, mas, diferentemente dos números de onda, as frequências são altas demais e, portanto, impraticáveis de usar.)

Dependendo do tipo particular de espectroscopia, qualquer uma dessas unidades pode ser utilizada para marcar as linhas em um espectro. Nenhuma confusão deve surgir desde que nos lembremos da equação fundamental $c = \lambda v$.

Regiões do espectro

A Figura 17.1 resume as características dos principais ramos da espectroscopia que analisam os movimentos moleculares. As técnicas espectroscópicas mais comumente utilizadas para estudar sistemas químicos e biológicos são o infravermelho, o

	Raio γ	Raio X	Ultravioleta	Visível	Infravermelho	Micro-onda	Frequência de rádio
Comprimento de onda / nm	0,0003 0,03		10 30	400 800	1000 3×10^5	3×10^7	3×10^{11} 3×10^{13}
Frequência / Hz	1×10^{21} 1×10^{19}		3×10^{16} 1×10^{16}	8×10^{14} 4×10^{14}	3×10^{14} 1×10^{12}	1×10^{10}	1×10^6 1×10^4
Número de onda / cm^{-1}	3×10^{10} 3×10^8		1×10^6 3×10^5	3×10^4 $1,3 \times 10^4$	1×10^4 33	3	3×10^{-5} 3×10^{-7}
Energia / (kJ mol^{-1})	4×10^8 4×10^6		$1,2 \times 10^4$ 4×10^3	330 170	125 0,4	4×10^{-3}	4×10^{-7} 4×10^{-9}
Fenômeno observado	Transições nucleares	Transições eletrônicas internas $\sigma \longrightarrow \sigma^*$	Transições eletrônicas externas $\pi \longrightarrow \pi^*, n \longrightarrow \pi^*$		Vibração molecular	Rotação molecular, ressonância de *spin* de elétron	Ressonância magnética nuclear
Tipo de espectroscopia	Mössbauer	UV	UV, Visível		IR††	Micro-ondas, EPR††† ou ESR	RMN

Figura 17.1
Tipos de espectroscopia*. A espectroscopia Mössbauer não é discutida neste texto.

---

* NT: As técnicas espectroscópicas serão designadas por suas siglas originais não traduzidas, de acordo com o que é usual na área, excetuando-se a ressonância magnética nuclear, cuja sigla em português – RMN – é a forma usualmente adotada.

†† NT: IR – do inglês *infrared*: infravermelho.

††† NT: EPR – do inglês *electron paramagnetic resonance*: ressonância paramagnética eletrônica. Também referida em inglês como ESR *electron spin resonance*: ressonância de *spin* de elétron.

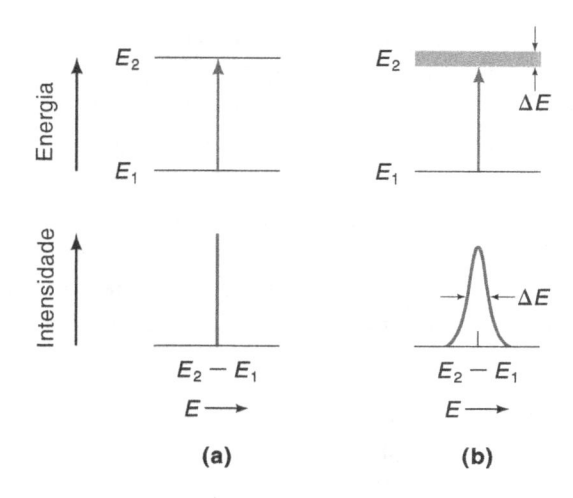

Figura 17.2
(a) Uma linha de absorção hipotética que não tem largura. (b) Uma linha de absorção verdadeira que tem uma largura, ΔE, à meia altura. O tempo de vida do estado fundamental é muito longo, portanto sua energia é bem definida.

UV e o visível, a ressonância magnética nuclear e a fluorescência. Para ter uma visão melhor, no entanto, discutiremos também a espectroscopia de micro-ondas, a ressonância de *spin* de elétron e a fosforescência. O advento da tecnologia do *laser* revolucionou a espectroscopia; portanto, dedicaremos uma seção a esse tópico.

Largura de linha

Toda linha espectral tem uma largura não-nula, finita, que é em geral definida como a largura inteira à meia altura do pico. Se dois estados envolvidos em uma transição espectroscópica têm energias precisamente bem definidas, então a diferença de energia entre eles deve ser também uma quantidade exatamente mensurável. Nesse caso, observaríamos uma linha sem nenhuma largura. Na realidade, no entanto, muitos fenômenos fazem com que toda linha espectral tenha uma largura definida (Figura 17.2). A seguir, discutiremos os três mecanismos mais básicos.

A largura de linha natural. A chamada largura de linha natural de uma linha espectral é uma consequência do princípio da incerteza de Heisenberg, que pode ser expresso como se segue (ver a Equação 14.23)

$$\Delta E \Delta t \geq \frac{h}{4\pi}$$

Essa equação relaciona a incerteza na energia e no tempo de vida do sistema em um estado particular. Diz que, quanto mais tempo se levar para medir a energia de um sistema em um dado estado (quanto maior for Δt), mais precisamente essa energia poderá ser determinada (menor será ΔE). Em um processo de absorção, o estado final (o estado excitado) tem um tempo de vida finito, t; portanto, a incerteza em determinar o tempo de vida, Δt, não pode exceder t. Consequentemente, a incerteza na energia daquele estado será dada por

$$\Delta E \geq \frac{h}{4\pi \Delta t}$$

Como $E = h\nu$, temos $\Delta E = h\Delta\nu$, ou

$$\Delta \nu = \frac{1}{4\pi \Delta t}$$

Observe que usamos aqui o sinal de igual para obter o valor mínimo de Δv. A incerteza na energia (expressa em Hz) aparece como a largura da linha espectral. Ela é chamada largura de linha natural porque é inerente ao sistema e não pode ser influenciada (diminuída) por parâmetros externos tais como a temperatura ou a concentração. Larguras de linha naturais dependem fortemente do tipo de transição. Por exemplo, para transições entre níveis de energia rotacionais, um tempo de vida típico é de aproximadamente 10^3 s, que se traduz por uma largura de linha natural de aproximadamente 8×10^{-5} Hz. Por outro lado, um estado eletrônico excitado tem um tempo de vida da ordem de 10^{-8} s, resultando em uma incerteza na frequência da ordem de 8×10^6 Hz!

O efeito Doppler. Experimentalmente, as larguras de linhas espectrais são sempre muito maiores do que as previstas apenas para os tempos de vida de estados excitados. Portanto, outros mecanismos devem ser também responsáveis pelo alargamento das linhas. O alargamento Doppler de linhas espectrais é um resultado interessante do efeito Doppler (em homenagem ao físico austríaco Christian Doppler, 1803-1853). Quando a radiação é emitida, sua frequência depende da velocidade do átomo ou da molécula em relação ao detector.* Pela mesma razão, o apito de um trem deslocando-se em sua direção parece ter uma frequência mais alta do que realmente tem e, quando o trem se afasta, o som do apito parece ter uma frequência mais baixa. A equação que descreve o efeito Doppler é

$$v = v_0 \left(1 \pm \frac{v}{c}\right) \quad (17.3)$$

em que v_0 é a frequência da molécula que emite, v é a frequência registrada pelo detector, v é a velocidade média das moléculas na amostra e c é a velocidade da luz. O sinal $\pm$ indica que algumas moléculas estão se movendo em direção ao detector ($+$) e outras se afastando dele ($-$).

É possível estimar quanto se alarga uma linha em razão do efeito Doppler. Para moléculas de N_2 a 300 K, podemos usar a Equação 3.7 (volume 1) para calcular a raiz quadrada da velocidade quadrática média, 517 m s^{-1}. Substituindo esse valor na Equação 17.3, obtemos

$$v = v_0 \left(1 \pm \frac{517 \text{ m s}^{-1}}{3{,}00 \times 10^8 \text{ m s}^{-1}}\right)$$
$$= v_0 (1 \pm 1{,}72 \times 10^{-6})$$

Usando uma frequência típica de uma transição eletrônica de 1×10^{15} Hz para o $N_2(v_0)$, encontramos um deslocamento da frequência total (mais e menos) de cerca de 2×10^9 Hz, que é cerca de 400 vezes o da largura de linha natural. O alargamento de uma linha em razão do efeito Doppler aumenta com a temperatura, porque há maior dispersão nas velocidades moleculares. Para minimizar esse efeito, os espectros devem ser obtidos a partir de amostras frias.

O efeito da pressão. Outra influência na largura de uma linha espectral é chamada alargamento por pressão ou alargamento por colisão. As colisões moleculares podem

---

*A mesma conclusão é obtida para um processo de absorção; isto é, o efeito Doppler influencia (aumenta) a largura da linha espectral tanto de emissão como de absorção.

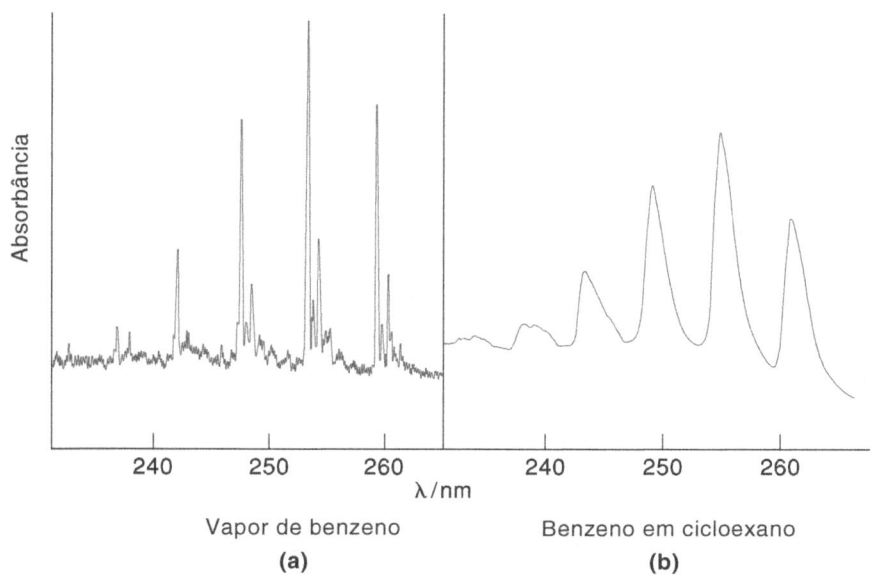

Figura 17.3
Espectros de absorção eletrônica do benzeno (a) na fase de vapor e (b) em cicloexano. (Com permissão da Varian Associates, Palo Alto, CA.)

desativar estados excitados, diminuindo desse modo seus tempos de vida. Se t é o tempo médio entre colisões e se cada colisão resultar em uma transição entre dois estados, então, de acordo com o princípio de incerteza de Heisenberg, há um alargamento, Δv, dado por $1/4\pi\tau$. Como desenvolvido na Seção 3.5 (Volume 1), sabemos que $\tau = 1/Z_1$ em que Z_1 é a frequência de colisão. Como Z_1 é diretamente proporcional à pressão, segue-se que um aumento na pressão levará a uma linha espectral mais larga. A Figura 17.3 mostra os espectros eletrônicos de absorção do benzeno no estado de vapor e no estado líquido. Como a frequência de colisão é maior no líquido, as linhas espectrais são muito mais largas. Para minimizar o alargamento por colisão, os espectros devem ser registrados no estado de vapor (se possível) a baixas pressões.

Finalmente, observamos que processos que dependam da velocidade como dissociação, rotação e reações de transferência de prótons e de elétrons podem também provocar alargamento de linha. Veremos alguns exemplos desses efeitos mais tarde.

Resolução

A separação de uma linha espectral de outra, denominada *resolução*, está também relacionada à largura de linha (Figura 17.4). Em todas as técnicas espectroscópicas, o *poder de resolução* (R) de um instrumento é uma medida da capacidade de um espectrômetro de distinguir linhas muito próximamente espaçadas uma da outra. Um instrumento de alto poder de resolução mostrará duas linhas muito próximas de forma separada, enquanto um instrumento de baixa resolução vai mostrá-las como uma única banda. Se $\Delta\lambda$ for a separação em comprimento de onda das linhas mais próximas que podem ser vistas como duas linhas, o poder de resolução será dado por

$$R = \frac{\lambda}{\Delta\lambda} \tag{17.4}$$

em que λ é o comprimento de onda médio das linhas. Uma equação análoga, expressa em termos de frequências, é $R = v/\Delta v$.

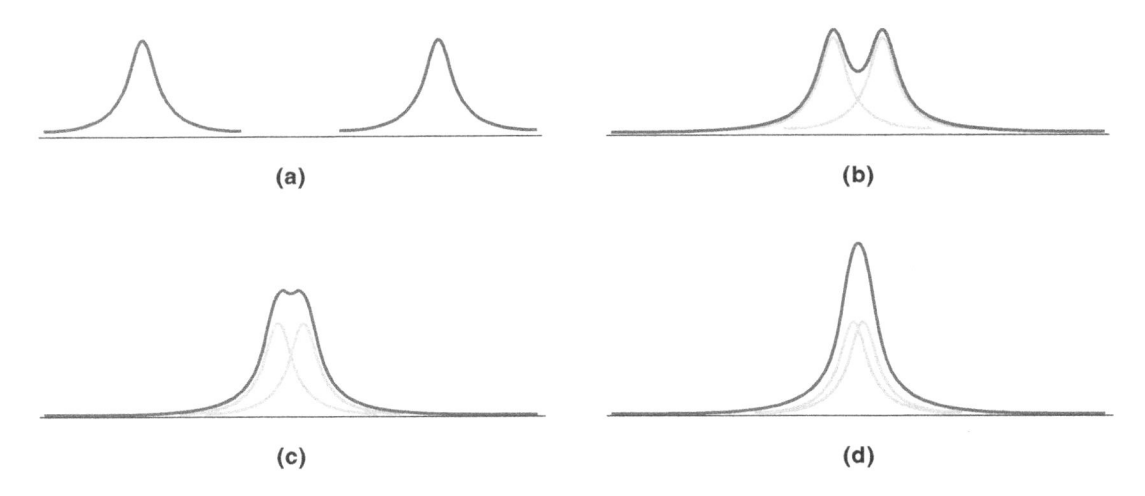

Figura 17.4
(a) Duas linhas bem resolvidas. (b)–(d) Duas linhas com sobreposição. De (b) a (d), a forma de linha observada é a soma de duas linhas sobrepostas.

Intensidade

Diversos fatores afetam a intensidade de uma linha de absorção; um deles está relacionado ao número de moléculas que participam da transição espectroscópica. Discutiremos aqui o tratamento apresentado por Einstein em 1917. Considere um sistema de dois estados separados por $\Delta E = E_n - E_m$. Quando as moléculas estão expostas à radiação com frequência, v, tal que $\Delta E = hv$, elas sofrem uma transição do estado mais baixo, m, para o mais alto, n. A taxa de transição, N_{mn}, para o estado mais alto, é proporcional ao número de moléculas, N_m, no estado mais baixo, e também à densidade de radiação $\rho(v)$ nessa frequência. Assim,

$$N_{mn} \propto N_m \rho(v)$$
$$= B_{mn} N_m \rho(v) \qquad (17.5)$$

em que B_{mn} é o *coeficiente de absorção estimulada de Einstein*. Einstein percebeu que a radiação também pode induzir moléculas no estado excitado a sofrer uma transição para o estado mais baixo. A taxa dessa emissão estimulada, N_{nm}, é

$$N_{nm} = B_{nm} N_n \rho(v) \qquad (17.6)$$

em que B_{nm} é o *coeficiente de emissão estimulada de Einstein*, e N_n é o número de moléculas no estado excitado. Observe que somente uma radiação da *mesma* frequência que a da transição pode estimular a mudança do estado excitado para o estado mais baixo. Os dois coeficientes, B_{mn} e B_{nm}, são iguais. Além disso, moléculas no estado excitado podem perder energia por emissão espontânea a uma taxa que é independente da frequência da radiação. Essa taxa é dada por $A_{nm} N_n$, em que A_{nm} é o *coeficiente de emissão espontânea de Einstein*. Essas três situações são resumidas na Figura 17.5. No equilíbrio, o número de moléculas que vai do estado m para o estado n é igual ao número que vai do estado n para o estado m, de modo que

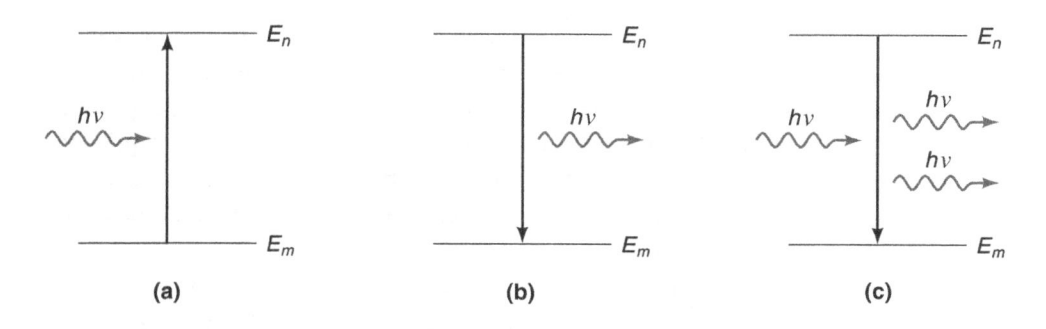

Figura 17.5
(a) Absorção estimulada. (b) Emissão espontânea. (c) Emissão estimulada. A energia do fóton que é absorvido ou emitido é $h\nu$.

$$N_m B_{mn} \rho(\nu) = N_n B_{nm} \rho(\nu) + N_n A_{nm}$$

ou

$$\rho(\nu) = \frac{A_{nm}}{B_{nm}} \frac{N_n}{N_m - N_n} = \frac{A_{nm}}{B_{nm}} \frac{1}{\frac{N_m}{N_n} - 1} \tag{17.7}$$

porque $B_{mn} = B_{nm}$. A razão N_n/N_m é dada pela lei de distribuição de Boltzmann (ver a Equação 3.28, volume 1):

$$\frac{N_n}{N_m} = e^{-h\nu/k_B T}$$

de modo que

$$\frac{N_m}{N_n} = e^{h\nu/k_B T} \tag{17.8}$$

Substituindo a Equação 17.8 na 17.7, obtém-se

$$\rho(\nu) = \frac{A_{nm}}{B_{nm}} \frac{1}{e^{h\nu/k_B T} - 1} \tag{17.9}$$

Planck demonstrou que a densidade de radiação é dada por

$$\rho(\nu) = \frac{8\pi h \nu^3}{c^3} \frac{1}{e^{h\nu/k_B T} - 1} \tag{17.10}$$

Substituindo a Equação 17.10 na Equação 17.9 obtém-se

$$A_{nm} = B_{nm} \frac{8\pi h \nu^3}{c^3} \tag{17.11}$$

Note a dependência de A_{nm} com a frequência. Em espectroscopia eletrônica, v é um número grande, de modo que a probabilidade de emissão espontânea é geralmente muito maior que a de emissão estimulada. (Isso explica o curto tempo de vida dos estados eletrônicos excitados mencionados anteriormente.) Quando as frequências são muito menores, como nas espectroscopias de ressonância magnética ou de micro-ondas, a emissão estimulada prevalece. Retornaremos ao fenômeno da emissão estimulada na seção sobre *lasers*.

Tenha em mente que qualquer tipo de espectro (de absorção ou de emissão) é na verdade uma superposição de numerosas transições de moléculas individuais. A maioria dos espectrômetros não é projetada para detectar a energia absorvida ou emitida por uma única molécula. Além do mais, a interação entre um fóton de radiação eletromagnética e uma molécula pode dar origem a uma transição somente e daí a uma só linha. Qualquer espectro com mais de uma linha, como é o caso mais comum, é na verdade a soma estatística de todas as transições.

Regras de seleção

As transições não ocorrem entre dois níveis quaisquer de energia em um átomo ou uma molécula apenas porque a frequência da radiação é apropriada à condição de ressonância ($\Delta E = hv$). Uma transição, geralmente, deve obedecer a determinadas *regras de seleção*, que são condições teóricas obtidas por cálculos mecânico-quânticos dependentes do tempo. As transições, portanto, são classificadas como *permitidas* (com alta probabilidade de ocorrência) ou *proibidas* (com baixa probabilidade de ocorrência), dependendo de como elas ocorrem segundo as regras de seleção.

Teoricamente, consideramos dois tipos de transições como proibidas: por *spin* e por simetria.

Transições proibidas por *spin*. As transições proibidas por *spin* envolvem uma mudança na *multiplicidade de spin*. A multiplicidade de *spin* é dada por $(2S + 1)$, em que S é o número quântico de *spin* do sistema (Tabela 17.1). O valor numérico nos dá o número dos diferentes modos em que os *spins* desemparelhados podem se alinhar em um campo magnético externo. A regra de seleção estabelece que a multiplicidade de *spin* não deve mudar em uma transição; isto é, devemos ter $\Delta S = 0$. Por exemplo, normalmente uma transição de um estado singleto para um estado tripleto, ou vice-versa, é fortemente proibida.

Tabela 17.1
Multiplicidade de *spin* de átomos e moléculas

Número de elétrons desemparelhados	*Spin* eletrônico máximo S	$2S + 1$	Multiplicidade
0	0	1	Singleto
1	$\frac{1}{2}$	2	Dubleto
2	1	3	Tripleto
3	$\frac{3}{2}$	4	Quarteto
.	.	.	.
.	.	.	.
.	.	.	.

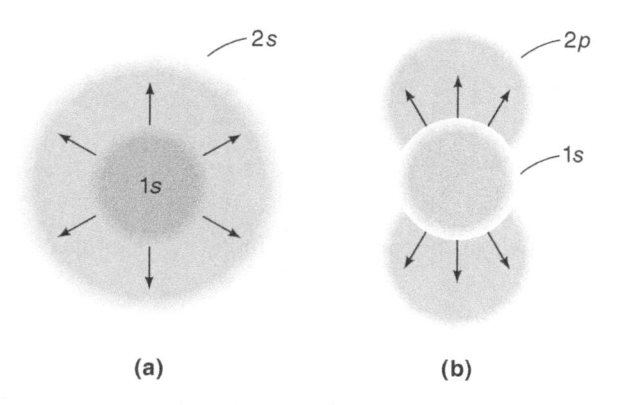

Figura 17.6
(a) Não há nenhum momento de dipolo associado com uma transição $1s \to 2s$ porque a carga elétrica migra esfericamente. Consequentemente, essa é uma transição proibida por simetria. (b) Durante uma transição $1s \to 2p$, há um dipolo associado com a migração da carga. Essa é uma transição permitida.

Transições proibidas por simetria. Uma medida quantitativa para a intensidade de uma transição é fornecida pelo *momento dipolar de transição*, μ_{ij}, dado por

$$\mu_{ij} = \int \psi_i \mu \psi_j d\tau \tag{17.12}$$

em que ψ_i e ψ_j são as funções de onda para os *i*-ésimo e *j*-ésimo estados, e μ é o vetor momento de dipolo que conecta esses dois estados. A integração é realizada sobre todas as coordenadas e $d\tau$ representa o elemento de volume ($d\tau = dx\, dy\, dz$). Para uma transição permitida, $\psi_i \mu \psi_j$ deve ser uma função par.* Como μ depende somente da primeira potência das coordenadas e é, portanto, ímpar, ψ_i e ψ_j devem ter simetrias diferentes uma em relação à outra (par–ímpar ou ímpar–par) de tal modo que o produto será par.

Para ter uma melhor visão a respeito do momento de dipolo de transição, considere a transição eletrônica no átomo de hidrogênio. O significado físico do vetor momento de dipolo é que ele denota a migração da carga do elétron durante a transição. A Figura 17.6 mostra as migrações de carga que acompanham as transições do estado $1s$ para os estados $2s$ e $2p$ do hidrogênio. Como podemos ver, a transição $1s \to 2s$ é proibida, porque a redistribuição de carga permanece esfericamente simétrica, enquanto a transição $1s \to 2p$ é permitida porque a redistribuição de carga é dipolar. Podemos generalizar essas observações com a regra de seleção $\Delta l = \pm 1$, em que l é o número quântico de momento angular.

Mecanismos complexos demais para serem descritos aqui causam vários graus de quebra das regras de seleção. Consequentemente, transições previstas como proibidas podem aparecer como linhas fracas.

Relação sinal-ruído

Um espectro registrado, em razão do modo pelo qual os sinais são detectados, sempre contém flutuações aleatórias dos sinais eletrônicos, chamadas de *ruído*. A

---

* Uma função par, $f(x)$, tem a propriedade de permanecer inalterada quando revertemos o sinal de x, isto é, $f(x) = f(-x)$. O oposto é verdadeiro para uma função ímpar, em que $f(x) = -f(-x)$. Assim, x^2 é uma função par, e x^3 é uma função ímpar.

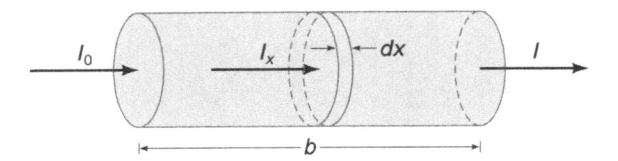

Figura 17.7
Absorção da luz por um meio uniforme de comprimento b.

sensibilidade de detecção de qualquer sinal referente à amostra em estudo depende da facilidade com que podemos distingui-lo do ruído. Um modo efetivo de aumentar a relação sinal–ruído é através da obtenção da média de sinal, que é feita por meio da soma de registros repetitivos do mesmo espectro. Teoricamente, se obtivermos a média de uma coleção de N espectros, a intensidade aumentará por um fator N e o ruído aumentará por um fator $\sqrt{N}$. Assim, a relação sinal–ruído aumentará $N/\sqrt{N}$, ou $\sqrt{N}$, vezes, de modo que a varredura de um mesmo espectro 10 vezes aumentará a relação sinal–ruído por um fator de $\sqrt{10}$, ou 3,2. A técnica de transformada de Fourier (ver o Apêndice 17.1), que permite varrer um espectro rapidamente acumulando centenas ou mesmo milhares de varreduras em um período razoável de tempo, é um recurso agora prático. Esse procedimento aumentou muito nossa capacidade de estudar transições fracas ou amostras em baixas concentrações.

A lei de Beer-Lambert

Uma equação útil para estudar os aspectos quantitativos da absorção é a lei de Beer-Lambert. Considere a passagem de um feixe monocromático de radiação, isto é, radiação de um comprimento de onda através de um meio homogêneo, digamos, uma solução. Sejam I_0 e I a intensidade* da luz incidente e da luz transmitida, e I_x a intensidade da luz a uma distância x (Figura 17.7). A diminuição incremental na intensidade, $-dI_x$, é proporcional a $I_x dx$, isto é,

$$-dI_x \propto I_x dx$$
$$= kI_x dx \qquad (17.13)$$

em que k é uma constante cujo valor depende da natureza do meio absorvedor. Rearranjando a Equação 17.13, obtemos

$$\frac{dI_x}{I_x} = -kdx$$

Após integração,

$$\ln I_x = -kx + C$$

em que C é a constante de integração. Em $x = 0$, $I_x = I_0$, de modo que $C = \ln I_0$. Se considerarmos o comprimento inteiro do meio absorvedor, I_x pode ser substituído por I (que é a intensidade da luz emergente) e x por b. Consequentemente,

---

* A intensidade da luz é determinada pelo número de fótons $cm^{-2} s^{-1}$.

$$\ln I = -kb + \ln I_0$$

$$-\ln \frac{I}{I_0} = kb$$

ou

$$-\log \frac{I}{I_0} = k'b \qquad (17.14)$$

em que $k = 2{,}303\ k'$. A relação I/I_0 é chamada *transmitância* (T); ela mede a quantidade de luz transmitida depois de passar pelo meio. A Equação 17.14 pode ser expressa de maneira mais conveniente como se segue:

$$-\log T = A = \varepsilon bc$$

ou

$$A = \varepsilon bc \qquad (17.15)$$

em que A é a *absorbância*, ε é a *absortividade molar* (também chamada *coeficiente de extinção molar*), b é o *caminho óptico* (cm) e c é a concentração em mol L^{-1}.

A Equação 17.15 é conhecida como a lei de Beer-Lambert, em homenagem ao astrônomo alemão Wilhelm Beer (1797–1850) e ao matemático alemão Johann Heinrich Lambert (1728–1777). Observe que a absorbância é igual ao negativo do log na base 10 da transmitância. Assim, quanto menor a transmitância (e, portanto, maior o $-\log T$), maior a absorção da luz. A absorbância é uma quantidade adimensional, de modo que ε tem as unidades L mol^{-1} cm^{-1}. Teoricamente, A pode ter qualquer valor positivo; na prática, para espectrômetros no UV e no visível, A normalmente varia entre zero e um.

A lei de Beer-Lambert forma a base quantitativa para todos os tipos de espectroscopia de absorção. Ela se aplica desde que não haja interação entre as moléculas do soluto, como dimerização ou formação de par iônico. Uma aplicação interessante da Equação 17.15 é o oxímetro de pulso, um dispositivo utilizado para monitorar a extensão da oxigenação das moléculas de hemoglobina de pacientes sem tirar o sangue. A luz é direcionada através da ponta do dedo, e as absorbâncias do sangue arterial são medidas a diferentes comprimentos de onda, em diferentes tempos. Utilizando as absortividades conhecidas da oxiemoglobina e da deoxiemoglobina, o instrumento determina a fração de oxiemoglobina no sangue.

17.2 Espectroscopia de micro-ondas

A espectroscopia de micro-ondas diz respeito ao movimento rotacional das moléculas. Considere uma molécula diatômica heteronuclear como HCl ou CO, que possa ser tratada como um rotor rígido, isto é, com um comportamento semelhante ao de um halteres. O *momento de inércia* (I) da molécula em torno de seu centro de gravidade é dado por

$$I = m_1 r_1^2 + m_2 r_2^2 \qquad (17.16)$$

Figura 17.8
Molécula diatômica como um rotor rígido.
O zero indica o centro de gravidade.

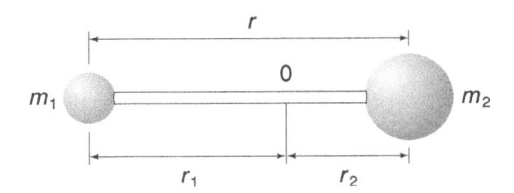

em que m_1 e m_2 são as massas dos átomos e r_1 e r_2 são as distâncias dos núcleos ao centro de gravidade (Figura 17.8). O centro de gravidade também requer que

$$m_1 r_1 = m_2 r_2 \qquad (17.17)$$

Portanto, escrevemos

$$r_1 = \frac{m_2}{m_1} r_2 = \frac{m_2}{m_1}(r - r_1) \qquad (17.18)$$

Da Equação 17.18, segue-se que

$$r_1 = \frac{m_2}{m_1 + m_2} r \qquad (17.19)$$

e

$$r_2 = \frac{m_1}{m_1 + m_2} r \qquad (17.20)$$

Substituindo as Equações 17.19 e 17.20 na 17.16, obtemos

$$I = m_1 \left(\frac{m_2}{m_1 + m_2}\right)^2 r^2 + m_2 \left(\frac{m_1}{m_1 + m_2}\right)^2 r^2$$

$$= \frac{m_1 m_2}{m_1 + m_2} r^2 = \mu r^2 \qquad (17.21)$$

em que μ, a *massa reduzida*, é definida por

$$\frac{1}{\mu} = \frac{1}{m_1} + \frac{1}{m_2} \qquad (17.22)$$

de modo que

$$\mu = \frac{m_1 m_2}{m_1 + m_2}$$

Com a introdução da massa reduzida, podemos tratar a rotação da molécula como uma partícula única de massa μ que se move em um círculo de raio r.

A partir da solução da equação de Schrödinger, obtemos as seguintes energias quantizadas para a rotação:

$$E_{\text{rot}} = \frac{J(J+1)h^2}{8\pi^2 I} = BJ(J+1)h \quad J = 0, 1, 2, \ldots \qquad (17.23)$$

em que B é a *constante rotacional*, dada por $h/8\pi^2 I$, e J é o número quântico rotacional. Vemos que o nível mais baixo tem energia zero.*

A transição de um nível de energia mais baixo para um mais alto pode ser induzida irradiando-se uma amostra de moléculas com a frequência de micro-onda apropriada. Nem todas as transições são permitidas em razão da regra de seleção $\Delta J = \pm 1$. Da Equação 17.23, vemos que a variação da energia, ΔE, para a transição do nível $J = 0$ para o nível $J = 1$ é dada por

$$\Delta E = E_1 - E_0$$
$$= 2Bh$$

Para a transição de $J = 1$ para $J = 2$, ΔE é dado por

$$\Delta E_{\text{rot}} = Bh[2(2+1) - 1(1+1)] = 4Bh$$

e assim por diante. Podemos generalizar os resultados como se segue. Sejam J' e J'' os números quânticos rotacionais para os níveis superior e inferior, respectivamente. A diferença de energia é dada por

$$\Delta E_{\text{rot}} = BJ'(J'+1)h - BJ''(J''+1)h$$
$$= Bh[J'(J'+1) - J''(J''+1)]$$

Como $J' - J'' = 1$, a equação anterior torna-se

$$\Delta E_{\text{rot}} = 2BhJ' \quad J' = 1, 2, 3, \ldots \quad (17.24)$$

Assim, as absorções $J = 0 \to 1$, $1 \to 2$, $2 \to 3$, ... terão diferenças de energia de $2Bh$, $4Bh$, $6Bh$, ..., e será obtido um conjunto de linhas igualmente espaçadas com separações de $2Bh$ (Figura 17.9).

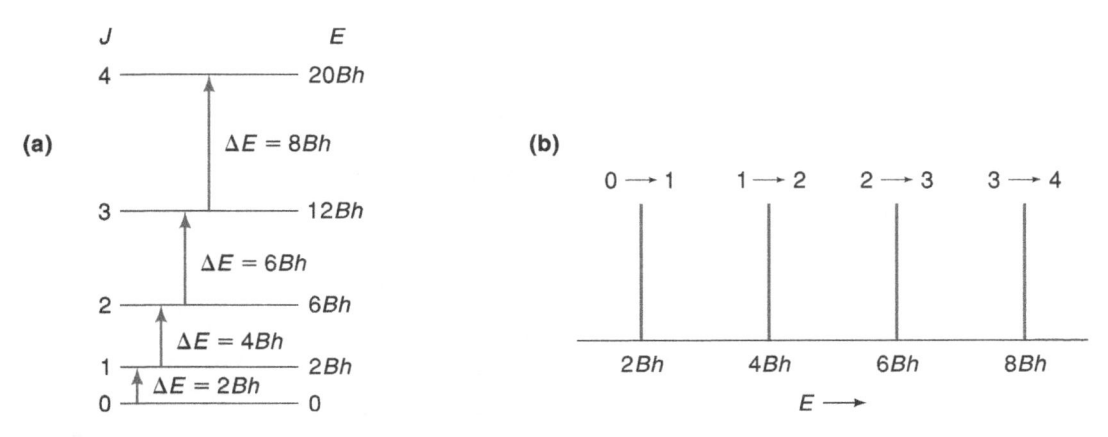

Figura 17.9
(a) Condições de ressonância permitidas para transições de micro-ondas para uma molécula diatômica. (b) Linhas rotacionais igualmente espaçadas. Na prática, essas linhas são de intensidades desiguais (ver texto).

---

* Uma energia (e momento) rotacional igual a zero não viola o princípio de incerteza de Heisenberg porque o rotor rígido pode ter uma infinidade de orientações angulares. Em outras palavras, há uma completa incerteza na orientação angular.

Em alta resolução, o espaçamento entre linhas adjacentes em um espectro rotacional diminui com o aumento nos valores de J. Em níveis de energia mais altos, uma molécula gira mais rapidamente, de modo que a ligação internuclear é esticada um pouco pela força centrífuga. Um aumento no comprimento de ligação, r, aumenta o momento de inércia, I, fazendo com que E_{rot} diminua (ver a Equação 17.23). Para melhor precisão, esse efeito pode ser corrigido adicionando-se um termo na Equação 17.23 como se segue:

$$\Delta E_{rot} = BJ(J+1)h - D[J(J+1)]^2 h \qquad (17.25)$$

em que D, a *constante centrífuga*, é cerca de 1 000 vezes menor que B. Assim, o segundo termo pode geralmente ser desprezado a menos que J seja um número grande.

A espectroscopia de micro-ondas é uma ferramenta importante para determinar a geometria molecular. A partir da separação entre linhas adjacentes, obtemos a constante rotacional B e daí o momento de inércia e a distância internuclear, r.

EXEMPLO 17.1

O espectro de micro-ondas do monóxido de carbono consiste de uma série de linhas separadas por $1,15 \times 10^{11}$ Hz. Calcule o comprimento de ligação do CO.

RESPOSTA

A Figura 17.9 mostra que o espaçamento entre linhas sucessivas é $2Bh$, que é igual a ΔE_{rot}. Portanto, a diferença em frequências, $\Delta \nu$, é dada por

$$\Delta \nu = \frac{\Delta E_{rot}}{h} = 2B = 2 \times \frac{h}{8\pi^2 I}$$

Resolvendo a equação para I, obtemos

$$I = \frac{h}{4\pi^2 \Delta \nu}$$

$$= \frac{6,626 \times 10^{-34} \text{ J s}}{4\pi^2 (1,15 \times 10^{11} \text{ s}^{-1})}$$

$$= 1,46 \times 10^{-46} \text{ kg m}^2$$

Partindo da Equação 17.21,

$$I = \frac{m_1 m_2}{m_1 + m_2} r^2$$

$$1,46 \times 10^{-46} \text{ kg m}^2 = \frac{(12,01 \text{ u})(16,00 \text{ u})(1,661 \times 10^{-27} \text{kg u}^{-1})}{(12,01 \text{ u} + 16,00 \text{ u})} r^2$$

$$r^2 = 1,28 \times 10^{-20} \text{ m}^2$$

$$r = 1,13 \times 10^{-10} \text{ m}$$

$$= 1,13 \text{ Å}$$

17.2 Espectroscopia de micro-ondas

COMENTÁRIO

Muitos comprimentos de ligação têm sido determinados com precisão de quatro ou cinco casas decimais por espectroscopia de micro-ondas.

A análise dos espectros de micro-ondas de moléculas poliatômicas pode ser bastante complexa e não será descrita aqui. Em vez disso, discutiremos brevemente uma molécula triatômica linear, o sulfeto de carbonila, OCS. Como o CO, o espectro do OCS tem uma série de linhas igualmente espaçadas na região de micro-ondas. No entanto, como há dois comprimentos de ligação, o momento de inércia é expresso com duas incógnitas, r_{CO} e r_{CS}. É possível superar essa dificuldade considerando que a substituição isotópica não altera os comprimentos de ligação. Podemos então registrar os espectros de micro-ondas do $^{16}O^{12}C^{32}S$ e do $^{16}O^{12}C^{34}S$ para obter dois momentos de inércia correspondentes a essas espécies e resolver o sistema de duas equações e duas incógnitas para determinar os dois comprimentos de ligação.

Moléculas apolares (por exemplo, moléculas diatômicas homonucleares como N_2 e O_2) não absorvem radiação na região de micro-ondas e são consideradas inativas nessa região. Para entender por que uma molécula polar como o CO se comporta de modo diferente, vamos considerar a interação entre um dipolo e um campo elétrico oscilante de uma onda eletromagnética, mostrada na Figura 17.10. Na Figura 17.10a,

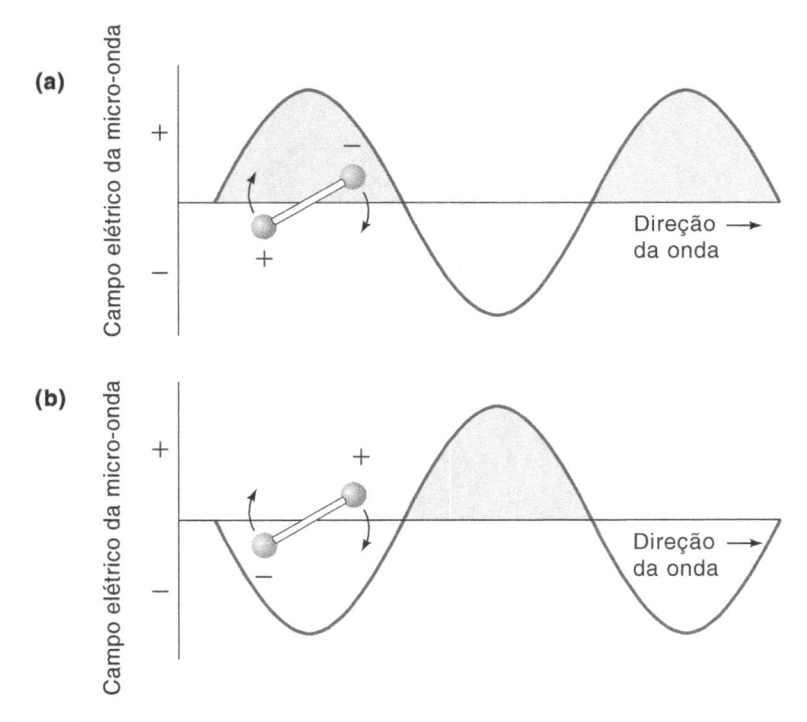

Figura 17.10
Interação entre o componente do campo elétrico da radiação de micro-onda e um dipolo elétrico. (a) A ponta negativa do dipolo segue a propagação da onda (a região positiva) e gira em sentido horário. (b) Se, após a molécula ter sido girada para a nova posição, a radiação também tiver se movido para o seu próximo meio ciclo, a ponta positiva do dipolo se moverá para dentro da região negativa da onda, e a ponta negativa será empurrada para cima. Assim, a molécula vai girar mais rapidamente. Nenhuma interação pode ocorrer com moléculas apolares.

a ponta negativa segue a propagação da onda (a região positiva) e gira em sentido horário. Se, após a molécula ter girado 180°, a onda tiver se movido para seu próximo meio ciclo (Figura 17.10b), a ponta positiva do dipolo vai se mover para dentro da região negativa da onda e a ponta negativa será empurrada para cima. A menos que a frequência da radiação seja igual à da rotação molecular, o dipolo não pode absorver energia da radiação para girar mais rapidamente. Essa descrição ondulatória clássica suplementa a imagem mecânico-quântica para uma transição de um nível de energia rotacional mais baixo para outro de energia mais alta. Também explica por que moléculas apolares- são inativas na região de micro-ondas: porque não podem interagir com o componente do campo elétrico da radiação.

Em seguida, focamos nossa atenção na intensidade das linhas espectrais. Como mencionado antes, em espectroscopia de absorção, a intensidade de uma linha baseia-se na distribuição de Boltzmann. Nos espectros rotacionais, outro fator deve ser também incluído, isto é, a degenerescência do nível rotacional. A mecânica quântica nos diz que, para cada energia rotacional permitida, há na verdade diversos estados associados a ela. Para o nível rotacional correspondente ao número quântico rotacional, J, há $(2J + 1)$ estados. Esses estados são chamados de degenerados porque têm a mesma energia (assim como os três orbitais p do átomo de hidrogênio). A degenerescência pode ser removida, colocando a molécula em um campo elétrico externo, porque cada uma das $(2J + 1)$ orientações no espaço terá agora uma energia diferente. Na ausência de um campo externo, essa degenerescência deve ser incorporada na equação de Boltzmann. Assim, a razão entre o número de moléculas do nível $J = J$ (N_J) e o do nível $J = 0$ (N_0) é dada por

$$\frac{N_J}{N_0} = (2J + 1)e^{-\Delta E/k_B T}$$
$$= (2J + 1)e^{-(E_J - E_0)/k_B T} \tag{17.26}$$

A Figura 17.11 mostra um gráfico de N_J/N_0 em função de J para o CO a 300 K. Inicialmente, quando J é pequeno, o termo exponencial é próximo da unidade, de modo que N_J/N_0 é na verdade *maior* que 1. À medida que J aumenta, o termo $(E_J - E_0)$ torna-se importante, e N_J/N_0 começa a decrescer. A intensidade das linhas no espectro de absorção de micro-ondas do CO segue aproximadamente o padrão mostrado na Figura 17.11.

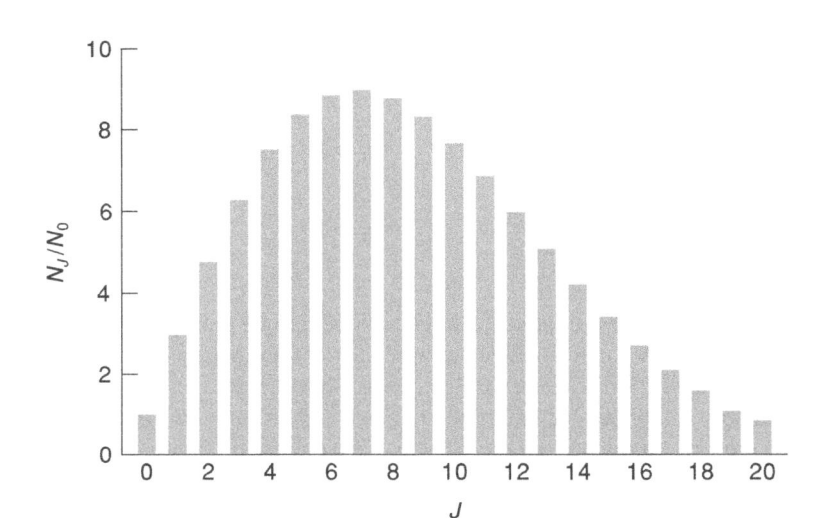

Figura 17.11
Gráfico da razão populacional (N_J/N_0) em função do número quântico rotacional (J) para os primeiros 20 estados do CO a 300 K.

Finalmente, notamos que a espectroscopia de micro-ondas em geral se aplica somente a moléculas na fase gasosa. Em solução, a frequência de colisão molecular é muito maior que a frequência de rotação molecular. Consequentemente, as moléculas não conseguem executar movimentos rotacionais completos e, portanto, não se consegue obter nenhum espectro de micro-ondas.

17.3 Espectroscopia no infravermelho

A espectroscopia no infravermelho (IR) diz respeito ao movimento vibracional das moléculas. Para estudar a vibração molecular, começaremos com um sistema que se comporta de acordo com a mecânica clássica (isto é, newtoniana). A Figura 17.12 mostra esse sistema. Um objeto de massa m é conectado a uma mola. De acordo com a lei de Hooke (em homenagem ao filósofo natural* Robert Hooke, 1635-1703), a força, f, agindo sobre um objeto é proporcional ao seu deslocamento, x, da posição de equilíbrio:

$$f \propto -x$$
$$= -kx \tag{17.27}$$

em que k é a *constante de força*, uma característica da rigidez da mola, medida em $N\,m^{-1}$. O sinal negativo significa que a força age na direção oposta a x; se x é positivo (a mola é esticada), f é negativo, significando que há uma força de restauração puxando o objeto para cima. O inverso se aplica para uma mola comprimida. Se puxarmos o objeto para baixo e o soltarmos, ele sofrerá um movimento vibracional periódico conhecido como movimento harmônico simples, para o qual o deslocamento, x, em qualquer tempo, t, é dado por uma função senoidal,

$$x = A\,\text{sen}\,\alpha t \tag{17.28}$$

em que A é a amplitude da vibração e α é uma constante.

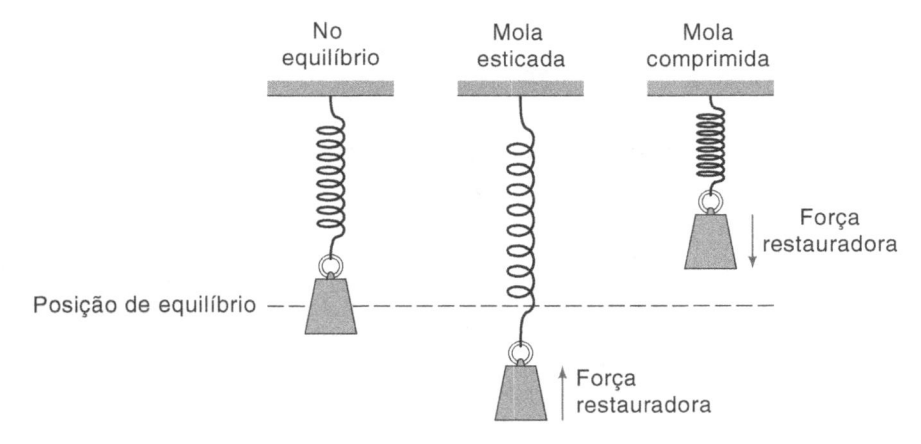

Figura 17.12
Um peso ligado a uma mola exibe movimento harmônico simples quando é puxado para baixo e, então, solto.

---

*NT: A expressão "filósofo natural" deve ser entendida aqui como "filósofo da natureza", que corresponderia ao que entendemos hoje por "cientista".

A frequência de vibração, v, é

$$v = \frac{1}{2\pi}\sqrt{\frac{k}{m}} \quad (\alpha = 2\pi v) \tag{17.29}$$

Como cada termo do lado direito da Equação 17.29 é constante, essa equação diz que há uma frequência de vibração característica, ou natural. Durante o período completo de uma vibração, a energia cinética da partícula está sendo convertida na energia potencial da mola, e vice-versa. A energia potencial do sistema é dada por

$$V = \tfrac{1}{2}kx^2 \tag{17.30}$$

Essa análise do movimento harmônico simples pode ser aplicada à vibração de uma molécula diatômica. Como no movimento rotacional, podemos tratar o sistema como constituído de uma partícula usando a massa reduzida, μ, de tal modo que

$$v = \frac{1}{2\pi}\sqrt{\frac{k}{\mu}} \tag{17.31}$$

em que v é agora a frequência fundamental de vibração da molécula. Se uma molécula se comporta como um oscilador harmônico, então sua energia potencial é dada por

$$V = \tfrac{1}{2}k(r - r_e)^2 \tag{17.32}$$

em que r é a distância entre os dois átomos, e r_e é a distância de ligação de equilíbrio. A Figura 17.13 compara a curva de energia potencial com base na Equação 17.32 com a de uma molécula real, tal como o óxido nítrico, NO. Para pequenos deslocamentos

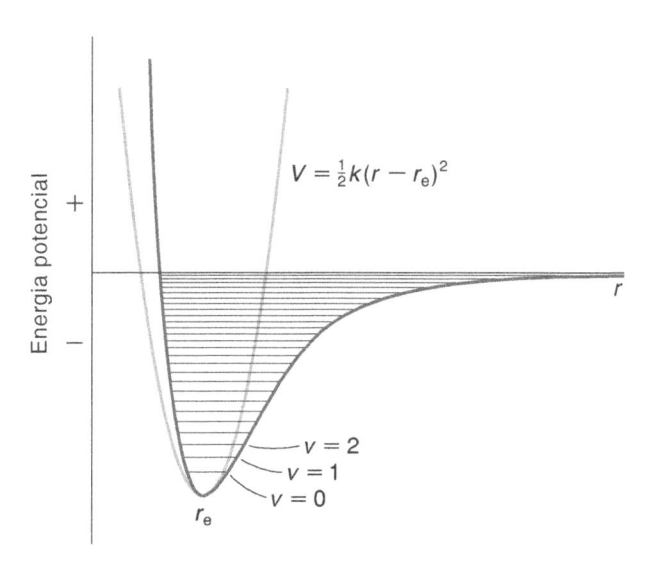

Figura 17.13
Curva de energia potencial para uma molécula diatômica. A curva simétrica é dada pela Equação 17.32; a outra curva representa o comportamento verdadeiro da molécula. A distância vertical de $v = 0$ ao eixo r é a energia de dissociação de ligação da molécula. Os níveis de energia rotacional associados a cada nível vibracional não são mostrados.

a partir de r_e, as duas curvas coincidem bastante bem e a oscilação é harmônica. No entanto, à medida que r aumenta, em razão das vibrações mais energéticas, desvios apreciáveis ocorrerão. Diz-se, agora, que o caráter das vibrações é *anarmônico*. Voltaremos a esse ponto mais adiante.

A solução da equação de Schrödinger para o oscilador harmônico dá as energias vibracionais como

$$E_{vib} = (v + \tfrac{1}{2})hv \quad v = 0, 1, 2, \ldots \quad (17.33)$$

em que v é o *número quântico vibracional*. Assim, as energias vibracionais são quantizadas. Além disso, a energia vibracional mais baixa ($v = 0$) não é zero, mas sim igual a $\tfrac{1}{2}hv$. Isso significa que uma molécula executará movimento vibracional mesmo no zero absoluto de temperatura. Essa energia de *ponto zero* está de acordo com o princípio da incerteza de Heisenberg. Se a molécula não vibrasse, então sua energia e o momento associado com o movimento seriam zero. Nesse caso, a incerteza no momento seria também zero, o que significa que a incerteza na posição (na localização dos átomos) seria infinita. Os átomos, porém, estão separados por uma distância finita, de modo que a incerteza deveria ser comparável à distância de ligação e não infinita.

Como o exemplo seguinte mostra, a frequência fundamental determinada a partir de um espectro de IR fornece informação sobre a força da ligação.

EXEMPLO 17.2

A frequência fundamental de vibração para a molécula $H^{35}Cl$ é $2\,886$ cm^{-1}. Calcule a constante de força da molécula. (Massa atômica do $^{35}Cl = 34{,}97$ u.)

RESPOSTA

Primeiro, precisamos converter cm^{-1} em Hz:

$$v = c\tilde{v}$$
$$= (3{,}00 \times 10^{10} \text{ cm s}^{-1})(2\,886 \text{ cm}^{-1})$$
$$= 8{,}66 \times 10^{13} \text{ Hz}$$

Em seguida, calculamos a massa reduzida da molécula, dada por

$$\mu = \frac{m_H m_{Cl}}{m_H + m_{Cl}}$$
$$= \frac{(1{,}008 \text{ u})(34{,}97 \text{ u})(1{,}661 \times 10^{-27} \text{ kg u}^{-1})}{(1{,}008 \text{ u} + 34{,}97 \text{ u})}$$
$$= 1{,}627 \times 10^{-27} \text{ kg}$$

Rearranjando a Equação 17.31,

$$k = 4\pi^2 v^2 \mu$$

$$= 4\pi^2 (8{,}66 \times 10^{13} \text{ s}^{-1})^2 (1{,}627 \times 10^{-27} \text{ kg})$$
$$= 4{,}82 \times 10^2 \text{ kg s}^{-2}$$
$$= 4{,}82 \times 10^2 \text{ kg m s}^{-2} \text{ m}^{-1}$$
$$= 4{,}82 \times 10^2 \text{ N m}^{-1}$$

COMENTÁRIO

A constante de força mede a força necessária para esticar uma ligação por unidade de comprimento (por metro ou por angstrom). Como esperado, ligações triplas têm constantes de força maiores do que duplas ligações, que, por sua vez, têm valores maiores do que ligações simples. Por exemplo, k é aproximadamente 450 N m^{-1} para a ligação C–C, 930 N m^{-1} para a ligação C=C e 1 600 N m^{-1} para a ligação C≡C.

As moléculas não se comportam exatamente como osciladores harmônicos. Por exemplo, à medida que r aumenta, a ligação química se enfraquece e a dissociação acaba por ocorrer. Uma descrição mais realística da vibração molecular é apresentada pela curva assimétrica na Figura 17.13. Cada linha horizontal representa um nível vibracional. O espaçamento entre níveis sucessivos diminui com o aumento de v, em razão do caráter anarmônico da vibração. Como correção, reescrevemos a Equação 17.33 como

$$E_{\text{vib}} = (v + \tfrac{1}{2})hv - x(v + \tfrac{1}{2})^2 hv \tag{17.34}$$

em que x é a *constante de anarmonicidade*. Assim como para a distorção centrífuga da rotação, x pode ser ignorado exceto para valores altos de v.

A regra de seleção para transições entre níveis de energia vibracional é $\Delta v = \pm 1$. Como o espaçamento entre os níveis de energia é grande, a maioria das moléculas fica no estado fundamental à temperatura ambiente. Portanto, a absorção de radiação IR quase sempre envolve a transição $v = 0 \to 1$ (chamada *banda fundamental*). Se a molécula se comporta como um oscilador harmônico, então a transição $v = 1 \to 2$, chamada *banda quente* (porque sua intensidade aumenta com o aumento da temperatura), ocorrerá na mesma frequência que a banda fundamental. Se houver uma anarmonicidade apreciável, no entanto, a banda quente poderá ser distinguida da banda fundamental por sua frequência levemente mais baixa no espectro. Outra consequência da anarmonicidade é a quebra das regras de seleção, de modo que é possível ter transições $v = 0 \to 2, 0 \to 3, \ldots$ que são chamadas *harmônicos*. Note que a banda do primeiro harmônico ($v = 0 \to 2$) não aparece a exatamente duas vezes a frequência da banda fundamental. Conforme afirmado no Exemplo 17.2, a banda fundamental do H^{35}Cl ocorre a 2 886 cm^{-1}. O primeiro harmônico é observado a 5 668 cm^{-1}, que é um pouco menor que $2 \times 2\,886$ cm^{-1}, ou 5 772 cm^{-1}. A diferença se deve à anarmonicidade.

Para uma vibração particular absorver radiação IR ou, em outras palavras, ser ativa no IR, devemos ter

$$\frac{d\mu}{dr} > 0$$

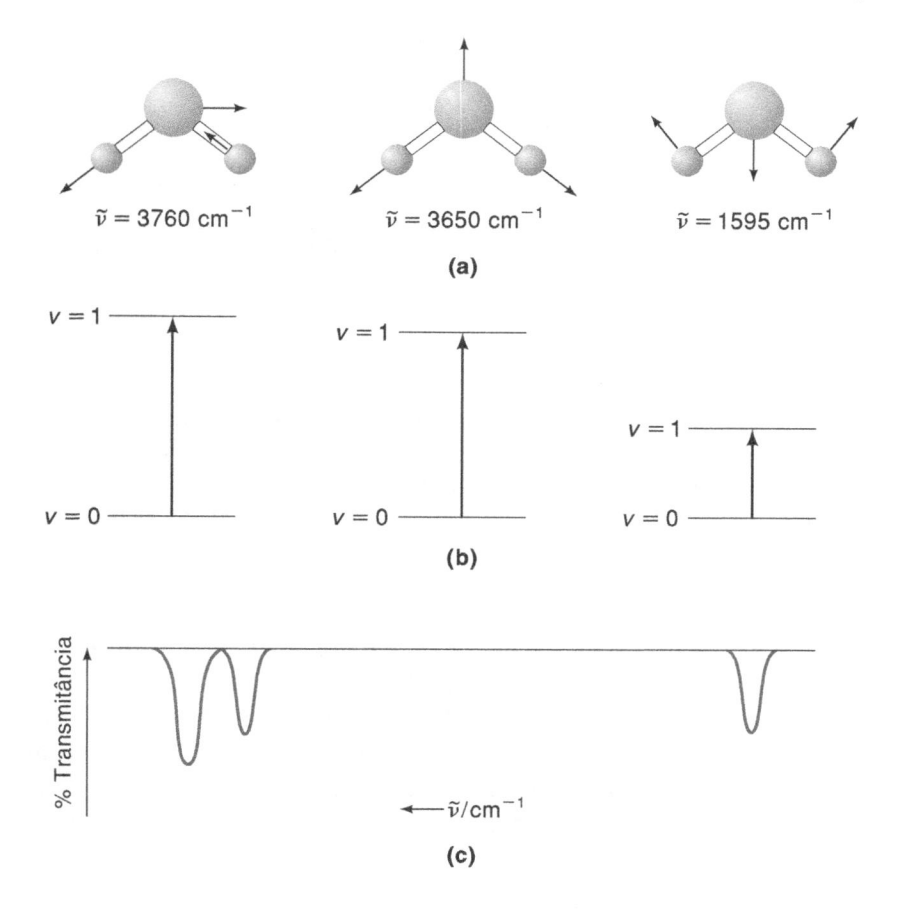

Figura 17.14
(a) Os três modos fundamentais de vibração da molécula H$_2$O, todos ativos no IR. A partir da simetria da molécula, determinamos os detalhes das vibrações, isto é, o movimento dos átomos individuais, usando um procedimento matemático chamado teoria de grupo. Note que, em cada caso, o centro de gravidade da molécula permanece inalterado durante a vibração. (b) Níveis de energia. (c) Espectro de transmissão no IR.

isto é, o momento de dipolo elétrico deve mudar com o comprimento de ligação durante a vibração. Novamente, usando a ideia mais intuitiva da radiação, vemos que, para um modo vibracional ser excitado, a frequência do campo elétrico oscilante da radiação IR deve ser a mesma da vibração da ligação. Tenha em mente que, quando a energia é absorvida pela molécula, a frequência da vibração da ligação não muda. É a amplitude que aumenta.* O requisito de que o momento de dipolo deva mudar com a distância de ligação exclui a atividade no IR em todas as moléculas diatômicas homonucleares.

Uma molécula diatômica tem somente um grau de liberdade vibracional e, portanto, somente uma frequência fundamental de vibração. Uma molécula poliatômica não-linear que contém N átomos tem $(3N - 6)$ graus de liberdade vibracional (ver a Seção 3.8, volume 1). Portanto, H$_2$O e SO$_2$ têm cada um $(3 \times 3 - 6)$, ou 3, modos diferentes de vibração. Os movimentos vibracionais aparentemente complexos dessas moléculas podem ser analisados em relação a essas três frequências fundamentais,

---

* Uma analogia desse efeito é a situação de empurrar alguém em um balanço. Deve-se empurrar "em fase" com a oscilação do balanço para que sua energia aumente a amplitude, não a frequência, do movimento do balanço.

$\tilde{v} = 1388$ cm^{-1}
(inativo no IR)

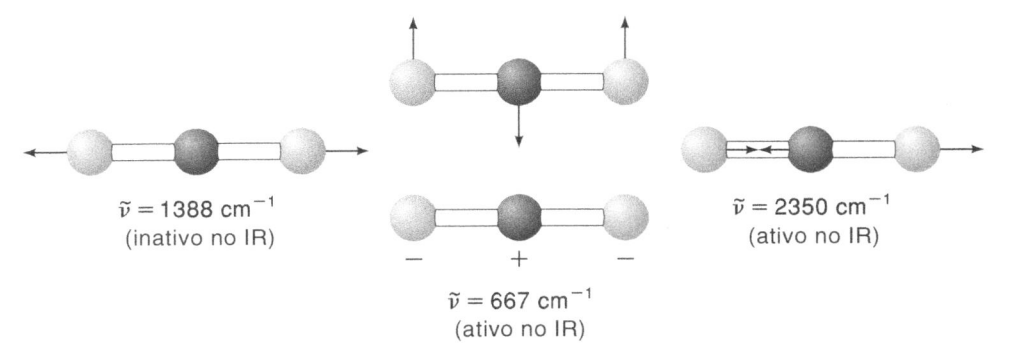

$\tilde{v} = 667$ cm^{-1}
(ativo no IR)

$\tilde{v} = 2350$ cm^{-1}
(ativo no IR)

Figura 17.15
Os quatro modos fundamentais de vibração do CO_2. As duas vibrações do meio têm a mesma frequência e são chamadas degeneradas. Os sinais "+" e "−" indicam o movimento dos átomos para dentro e para fora do plano do papel. A frequência do modo de estiramento inativo no IR é determinada por outra técnica espectroscópica não discutida no texto.

mostradas na Figura 17.14. Esperamos um total de três linhas a partir desse esquema se considerarmos somente a transição $v = 0 \to 1$ para cada modo vibracional.

Como outro exemplo, vamos considerar uma molécula linear, CO_2, que tem quatro graus de liberdade vibracional ($3N − 5 = 4$) (Figura 17.15). Embora o CO_2 não possua um momento de dipolo elétrico permanente, três das quatro vibrações são ativas no IR porque há uma mudança no momento de dipolo em relação à distância de ligação. Duas das quatro vibrações são chamadas degeneradas porque têm a mesma frequência.

Transições rotacionais e vibracionais simultâneas

Associado a um dado estado vibracional v, há um conjunto de níveis rotacionais. Desse modo, uma molécula está constantemente executando movimentos tanto rotacionais como vibracionais. Considera-se que os níveis de energia rotacional mostrados na Figura 17.9 estejam associados ao nível $v = 0$. Geralmente, então, uma transição $v = 0 \to 1$ está acompanhada de uma transição simultânea entre dois níveis rotacionais associados aos estados vibracionais inferior e superior. A regra de seleção $\Delta J = \pm 1$ ainda se aplica nesse caso. No entanto, em solução, as colisões entre as moléculas impedem efetivamente a rotação molecular. As vibrações das moléculas, por outro lado, são pouco afetadas por seus vizinhos porque as frequências vibracionais são maiores que a frequência de colisão. A situação é diferente para moléculas em fase gasosa, em que podem ocorrer variações de energia vibracional e rotacional simultâneas. Por exemplo, é possível obter um espectro de alta resolução para moléculas diatômicas em fase gasosa porque a estrutura fina rotacional pode ser observada (Figura 17.16).

Figura 17.16
Espectro IR do gás HCl. A linha mais intensa de cada dubleto é produzida pelo H^{35}Cl (75%); a linha mais fraca deve-se ao H^{37}Cl (25%). [De HOLLENBERG, J. L. *J. Chem. Educ.* **47**, 2, 1970.]

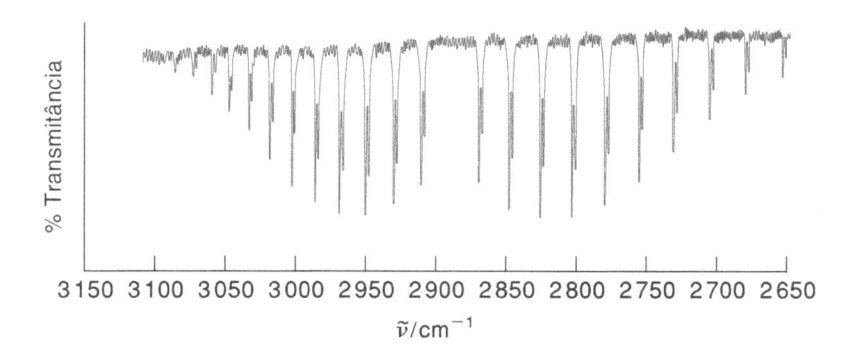

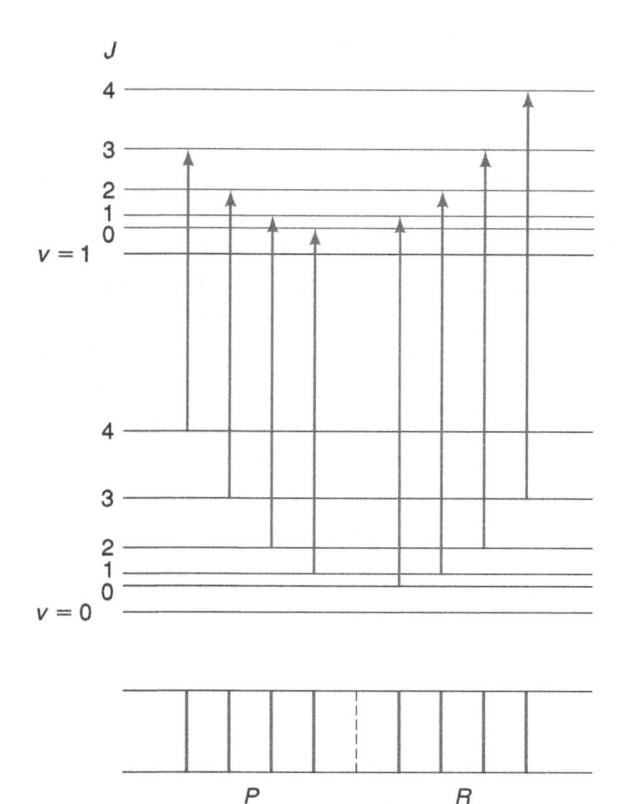

Figura 17.17
Transições simultâneas entre níveis de energia rotacional acompanhando a transição $v = 0 \to 1$ para uma molécula diatômica.

Começando com as Equações 17.23 e 17.33, podemos escrever a diferença de energia para uma transição *simultânea* entre níveis vibracionais e rotacionais como

$$\Delta E = (v' + \tfrac{1}{2})h\nu + BJ'(J'+1)h - (v'' + \tfrac{1}{2})h\nu - BJ''(J''+1)h \quad (17.35)$$

em que v' e v'' representam os estados vibracionais superior e inferior, e J' e J'', os níveis rotacionais nos estados v' e v'', respectivamente.* Para a transição $v = 0 \to 1$, isto é, $v' - v'' = 1$, obtemos

$$\Delta E = h\nu + Bh[J'(J'+1) - J''(J''+1)]$$

ou, expresso em números de onda,

$$\Delta \tilde{\nu} = \tilde{\nu} + \frac{B}{c}[J'(J'+1) - J''(J''+1)]$$

Em muitos casos, um espectro IR pode ser dividido em dois ramos, chamados P e R, de acordo com as seguintes condições (Figura 17.17):

$$\text{Ramo P:} \quad J' = J'' - 1 \quad \Delta \tilde{\nu} = \tilde{\nu} - \frac{2BJ''}{c} \quad J'' = 1, 2, 3, \ldots$$

---

* Essa equação se aplica se não houver interação entre a rotação e a vibração, isto é, se a molécula se comportar como um perfeito rotor rígido. Na prática, a constante rotacional B é afetada pelo estado vibracional em que a molécula se encontra, de modo que, para trabalhos de precisão, é necessário fazer uma correção.

$$\text{Ramo R:} \quad J' = J'' + 1 \quad \Delta\tilde{\nu} = \tilde{\nu} + \frac{2B(J''+1)}{c} \quad J'' = 0, 1, 2, \ldots$$

A espectroscopia no infravermelho é uma técnica altamente útil para a análise química. A complexidade da vibração molecular assegura praticamente que duas moléculas diferentes quaisquer não podem produzir espectros idênticos no IR. A busca de identidade entre o espectro IR de uma substância desconhecida e o de um composto-padrão, procedimento conhecido como *identificação por perfis* (ou *fingerprinting*), é um método inequívoco de identificação. Até o momento, mais de 200 mil espectros de referência foram registrados e armazenados para esse tipo de identificação. Os detalhes de um espectro IR revelam informação muito útil sobre a estrutura e as ligações da molécula. Um diagrama de correlação de frequências de grupo para alguns grupos funcionais orgânicos é mostrado na Figura 17.18. A Figura 17.19 mostra o espectro IR de uma molécula relativamente simples, a 2-propenonitrila, $CH_2=CHCN$, e a atribuição de seus picos principais.

17.4 Espectroscopia eletrônica

A absorção de radiação nas regiões do visível e do UV envolve transições eletrônicas e dá origem a espectros eletrônicos. Há uma grande diferença na aparência dos espectros eletrônicos de moléculas diatômicas e poliatômicas. Discutiremos primeiro as moléculas diatômicas porque seus espectros são mais bem resolvidos.

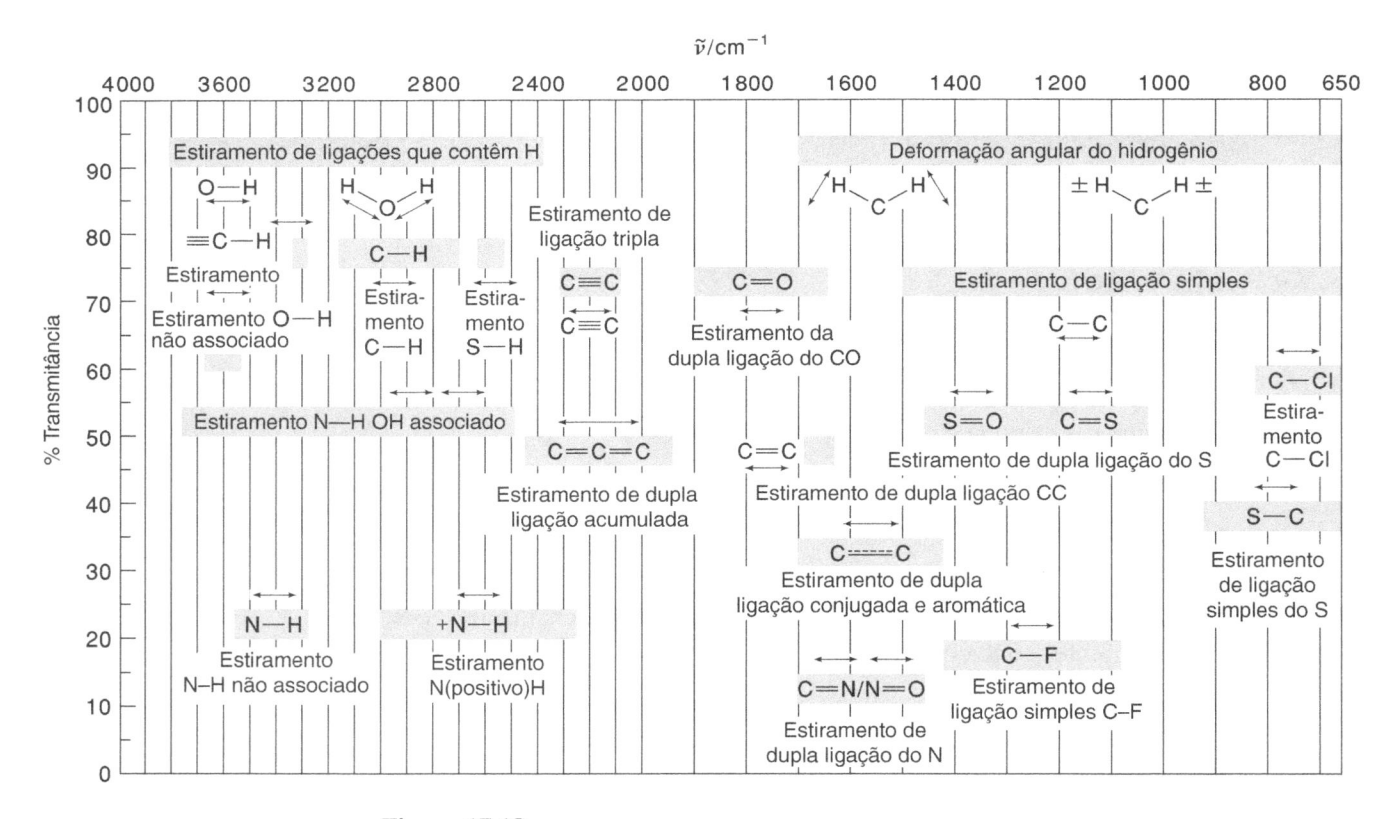

Figura 17.18
Diagrama de correlação de frequências de grupos para alguns grupos funcionais comuns. (Sob permissão de Perkin-Elmer Corporation, Norwalk, CN.)

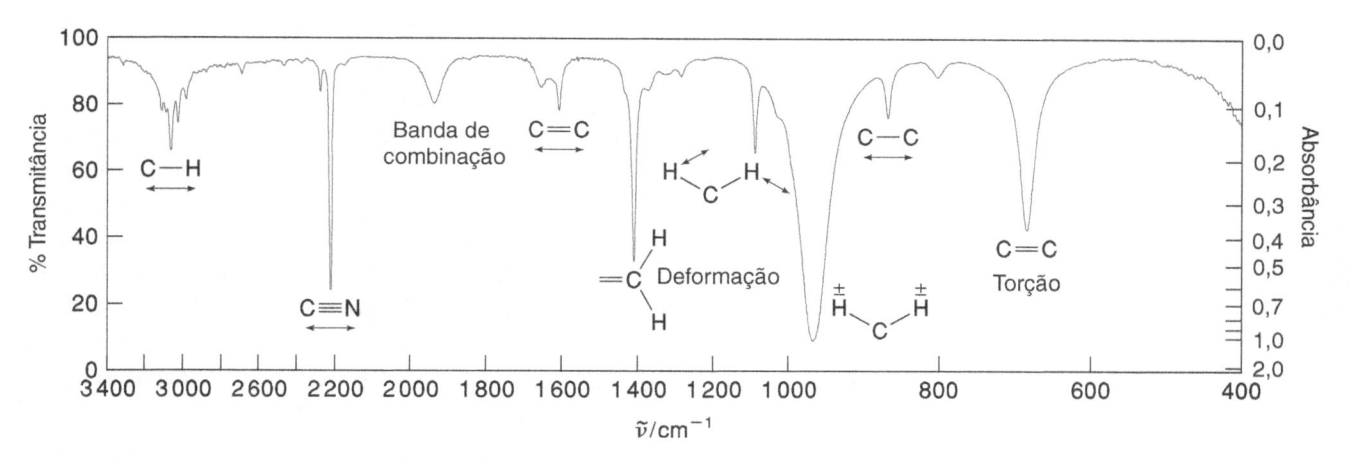

Figura 17.19
Espectro no infravermelho da 2-propenonitrila

A Figura 17.20 mostra as curvas de energia potencial para o estado fundamental e para um estado excitado de uma molécula diatômica e seus respectivos níveis de energia vibracional, v'' e v'. De acordo com a distribuição de Boltzmann, à temperatura

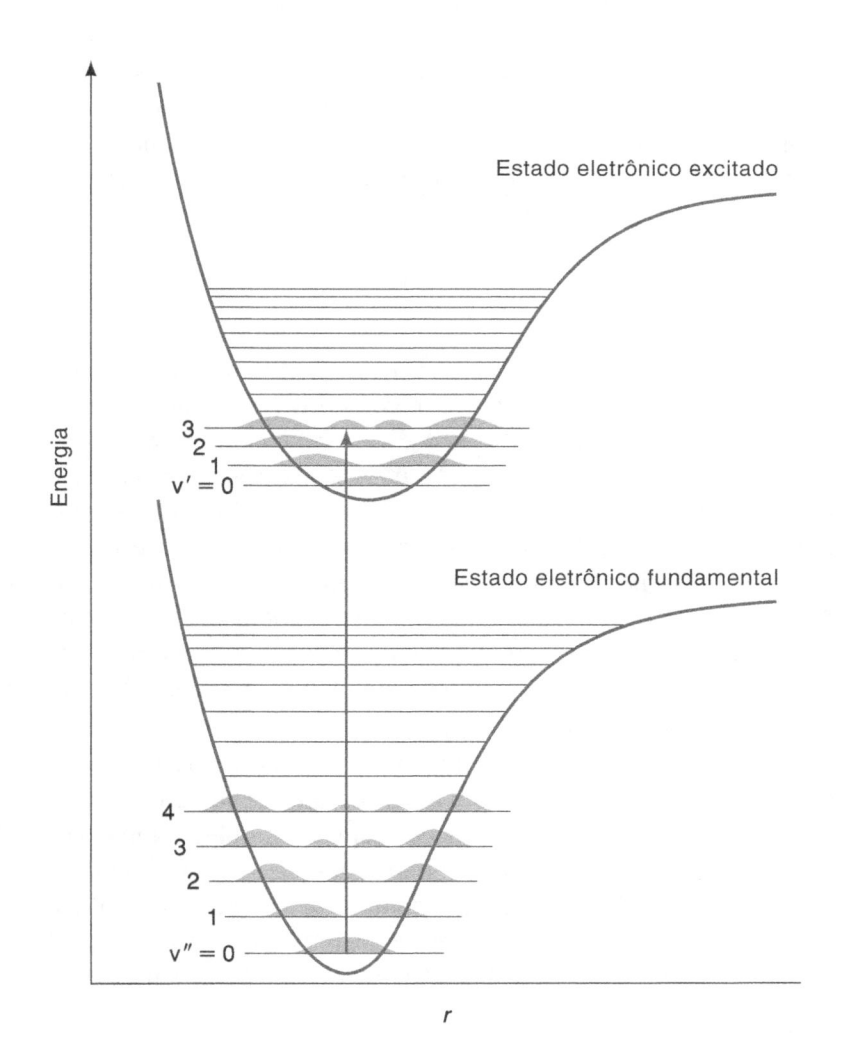

Figura 17.20
Diagrama que mostra a transição eletrônica mais provável de uma molécula diatômica. Uma transição é favorecida (isto é, dará origem a uma linha forte) quando a distância internuclear for tal que a transição conecte estados prováveis da molécula. Em outras palavras, a transição começa no estado fundamental em algum ponto ao longo de r onde a função de densidade de probabilidade vibracional (ψ^2) é grande, e termina no estado excitado em algum ponto ao longo de r onde o valor de ψ^2 é também apreciável.

ambiente, praticamente todas as transições se originam do estado vibracional fundamental. É importante destacar dois aspectos das transições eletrônicas. Primeiro, a regra de seleção $\Delta v = \pm 1$, que se aplica a transições vibracionais dentro de um dado estado eletrônico, não é válida. Desse modo, Δv pode assumir qualquer valor (ver a Figura 17.20). Segundo, podemos usar o *princípio de Franck-Condon* (em homenagem ao físico alemão James Franck, 1882–1964, e ao físico americano Edward Uhler Condon, 1902–1974) para prever as intensidades relativas das bandas. Esse princípio enuncia que, como leva muito mais tempo para uma molécula executar uma vibração (cerca de 10^{-12} s) do que para ocorrer uma transição eletrônica (cerca de 10^{-15} s), os núcleos não alteram apreciavelmente suas posições durante uma transição eletrônica. Portanto, as transições mais prováveis (mais intensas) são aquelas para as quais a distância internuclear permanece inalterada, conforme indicado na Figura 17.20.

Em fase gasosa, os espectros eletrônicos de moléculas diatômicas, em alta resolução, mostram tanto as bandas vibracionais como a estrutura fina rotacional. Embora se trate de espectros bastante complexos, que consistem de centenas ou mesmo de milhares de linhas, essas linhas têm sido atribuídas a transições rotacionais e vibracionais específicas para muitas moléculas. Essa análise nos habilita a determinar comprimentos de ligação de moléculas diatômicas homonucleares tais como N_2 e I_2. Uma observação interessante refere-se ao comprimento de ligação do I_2, que é de 2,67 Å no estado eletrônico fundamental; porém, muda para 3,02 Å no primeiro estado eletrônico excitado, porque a transição envolve a promoção de um elétron a um orbital molecular antiligante.

A situação é bem diferente para moléculas poliatômicas. Grandes momentos de inércia podem tornar difícil resolver a estrutura fina dessas moléculas. Em solução, elas produzem, geralmente, espectros eletrônicos com bandas largas e não resolvidas. Discutiremos brevemente os espectros eletrônicos de três tipos de moléculas poliatômicas: moléculas orgânicas, complexos de metal de transição e moléculas que sofrem interações de transferência de carga.

Moléculas orgânicas

Em moléculas orgânicas saturadas, tais como os alcanos, as transições eletrônicas são do tipo $\sigma \rightarrow \sigma^*$. As moléculas aromáticas e os compostos que contêm grupos $\geq$C=C$\leq$ e $\geq$C=O também têm transições $\pi \rightarrow \pi^*$, $\sigma \rightarrow \pi^*$ e $n \rightarrow \pi^*$, em que n denota o orbital não-ligante. As transições $\sigma \rightarrow \pi^*$ e $n \rightarrow \pi^*$ são mais fracas porque são proibidas por simetria. De modo análogo às frequências vibracionais de grupos no infravermelho, os espectros eletrônicos podem frequentemente ser caracterizados por grupos especiais de átomos chamados *cromóforos*. A Tabela 17.2 lista os comprimentos de onda de absorção de alguns cromóforos comuns. O comprimento de onda verdadeiro no máximo da absorção desses cromóforos depende não somente do composto envolvido como também do ambiente, porque é afetado pelas alterações em variáveis, como solvente e temperatura.

Na Seção 14.8, usamos o modelo do elétron livre para analisar o espectro eletrônico do butadieno. O butadieno é um exemplo simples de uma série de moléculas relacionadas chamadas polienos, que contêm ligações duplas e simples conjugadas. A Figura 17.21 mostra o efeito da conjugação nas transições $\pi \rightarrow \pi^*$ nos difenilpolienos, $C_6H_5-(CH=CH)_n-C_6H_5$. Para $n = 1$ e 2, os compostos são incolores, porque a absorção ocorre na faixa do UV. Conforme n aumenta, há um deslocamento gradual em direção à região do visível, e a cor do composto muda de amarelo pálido para $n = 3$, para preto esverdeado para $n = 15$.

Tabela 17.2
Alguns cromóforos comuns e seus comprimentos de onda nos máximos de absorção

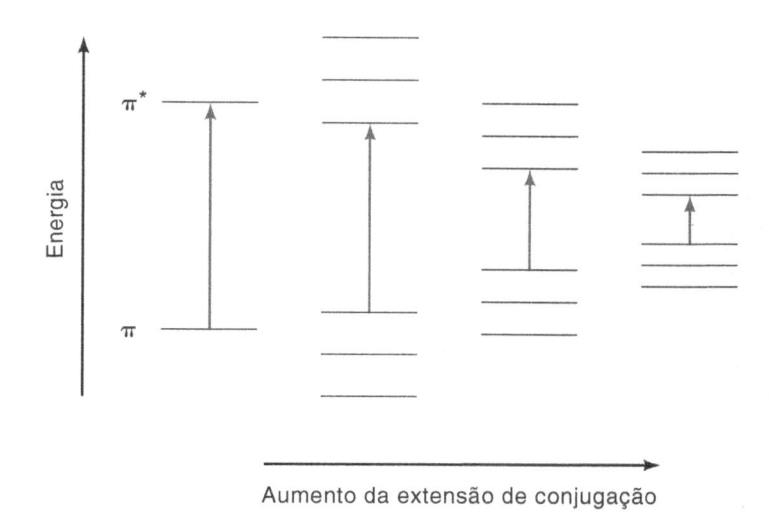

Cromóforo	$\lambda_{máx}$/nm
$\mathrm{C}{=}\mathrm{C}$	190
$\mathrm{C}{=}\mathrm{C}{-}\mathrm{C}{=}\mathrm{C}$	210
(fenila)	190
	260
$\mathrm{C}{=}\mathrm{O}$	190
	280
$-\mathrm{C}{\equiv}\mathrm{N}$	160
$-\mathrm{COOH}$	200
$-\mathrm{N}{=}\mathrm{N}-$	350
$-\mathrm{NO}_2$	270

Figura 17.21
Efeito da conjugação crescente nas transições $\pi \to \pi^*$ em polienos. Cada transição é do orbital ligante preenchido mais alto para o orbital molecular antiligante vazio mais baixo. A diminuição no espaçamento de energia pode ser prevista usando-se o modelo da partícula na caixa unidimensional.

Os espectros eletrônicos da maioria dos aminoácidos surgem das transições $\sigma \to \sigma^*$ que ocorrem na faixa do UV distante, abaixo de 230 nm. As exceções são a fenilalanina, o triptofano e a tirosina; todos eles contêm o cromóforo fenila ($-\mathrm{C}_6\mathrm{H}_5$) e absorvem fortemente acima de 250 nm (Figura 17.22). A absorbância a 280 nm, em razão principalmente dos resíduos de triptofano e tirosina, é útil para medir a concentração de soluções de proteínas.

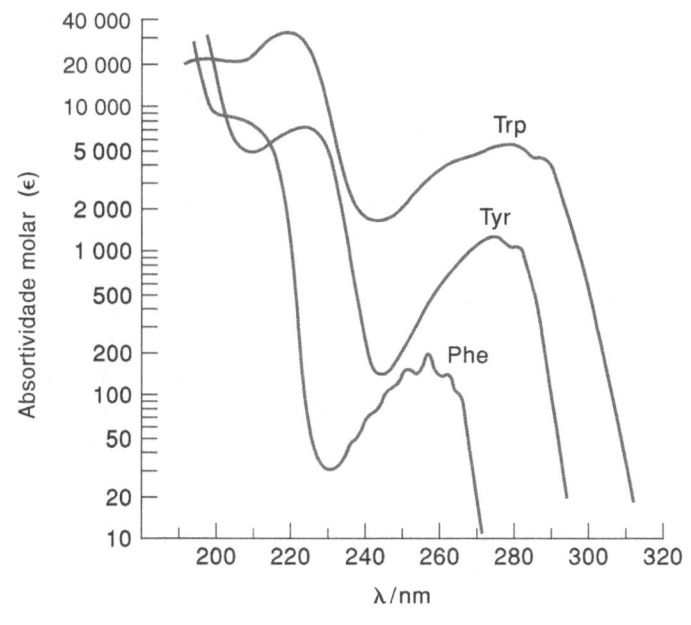

Figura 17.22
Espectros UV da fenilalanina (Phe), triptofano (Trp) e tirosina (Tyr). [De NECKERS, D. C. *J. Chem. Educ.* **50**, 164, 1973.]

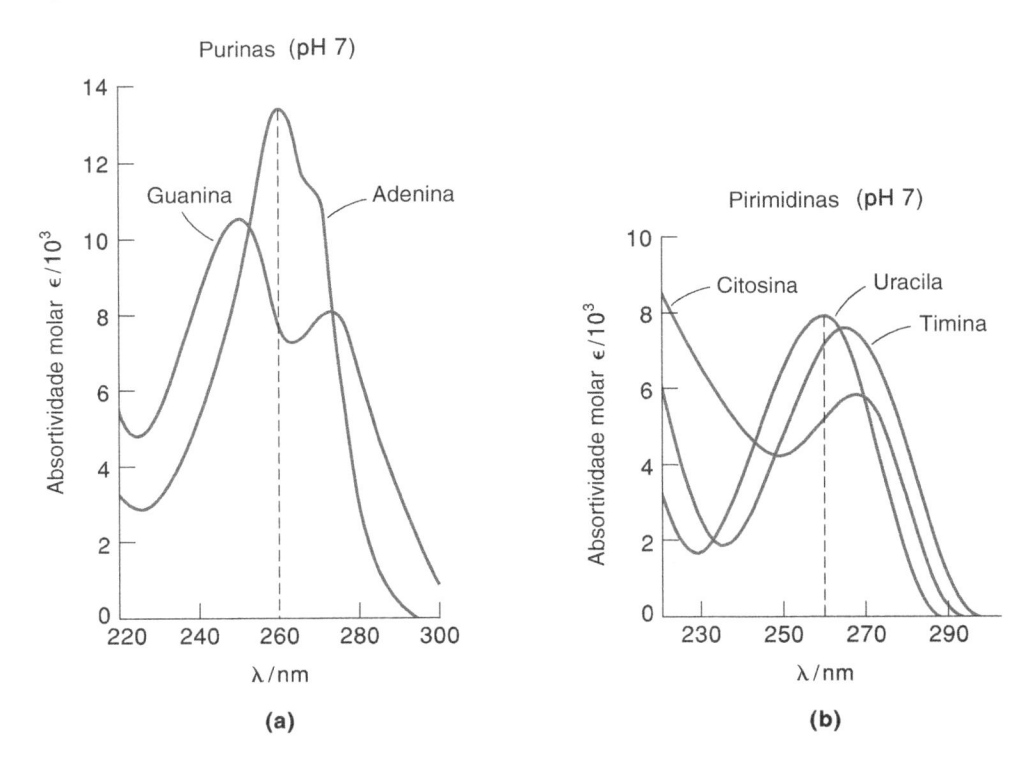

Figura 17.23
Espectros UV de purinas e pirimidinas. (De LEHNINGER, A. L. *Biochemistry*, 2. ed. Nova York: Worth Publishers, 1975.)

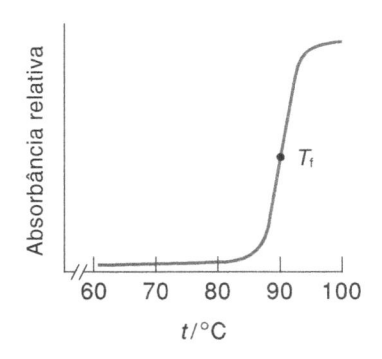

Figura 17.24
Absorbância relativa de DNA a 260 nm como função da temperatura. O ponto de fusão (T_f) é cerca de 90 °C.

O ponto de inflexão é o ponto no qual a segunda derivada é zero.

Para aprender sobre as propriedades ópticas do DNA e do RNA, os pesquisadores têm estudado os espectros eletrônicos de purinas (adenina e guanina) e pirimidinas (citosina, timina e uracila), mostrados na Figura 17.23. A concentração das soluções de ácidos nucleicos é determinada pela absorbância a 260 nm.

Tanto o DNA como o RNA exibem um fenômeno interessante chamado *hipocromismo*. Em geral, a absortividade molar do DNA intacto é cerca de 20% a 40% mais baixa do que esperaríamos, dado o número de nucleotídeos presentes. Por exemplo, a absortividade molar do DNA do timo bovino a 260 nm aumenta de cerca de 6 500 para 9 500 L mol^{-1} cm^{-1} quando o polímero sofre desnaturação térmica. Embora a teoria do hipocromismo esteja além do escopo deste texto, o fenômeno é atribuído a interações coulômbicas entre os dipolos elétricos induzidos pela absorção de luz nos pares de bases. A interação depende da orientação dos dipolos uns em relação aos outros. Uma orientação aleatória produziria pouca ou nenhuma interação e, assim, nenhum efeito no espectro de absorção. No estado nativo, os dipolos estão empilhados paralelamente um em cima do outro, levando a uma *diminuição* na absorbância. Essa propriedade tem sido empregada com sucesso para monitorar a transição hélice-espiral aleatória* no DNA. A Figura 17.24 mostra uma *curva de fusão* de uma solução de DNA. O termo *fusão* aqui se refere ao desenovelamento da estrutura em dupla hélice. A temperatura de fusão, T_f, corresponde ao ponto de inflexão da curva; seu valor depende da composição de pares de base do DNA.

---

*NT: Em inglês, transição *helix-coil*.

Complexos de metais de transição

A cor e os espectros de absorção dos complexos de metais de transição foram discutidos na Seção 15.8. As transições eletrônicas ocorrem entre os níveis de energia do orbital d como resultado do desdobramento do campo cristalino. Por essa razão, essas transições são comumente descritas como transições d-d.

Moléculas que sofrem interações de transferência de carga

Um tipo especial de espectro eletrônico surge da interação de *transferência de carga* entre um par de moléculas. Quando o tetracianoetileno [$(CN)_2C=C(CN)_2$], um aceptor de elétrons, se dissolve em tetracloreto de carbono, a solução resultante é incolor. A razão é que a transição $\pi \rightarrow \pi^*$ ocorre na região do UV. Após a adição à solução de uma pequena quantidade de um doador de elétron (um hidrocarboneto aromático, como benzeno ou tolueno), a solução imediatamente torna-se amarela (Figura 17.25). Muitas reações similares, que incluem aquela entre iodo e benzeno, têm sido observadas. Em 1952, o químico americano Robert Mulliken (1896-1986) propôs o seguinte esquema para explicar os espectros dos complexos de transferência de carga:

$$D + A \rightleftharpoons \underset{\text{estado fundamental}}{[(D,A)]} \xrightarrow{h\nu} \underset{\text{estado excitado}}{[(D^+, A^-)]^*}$$

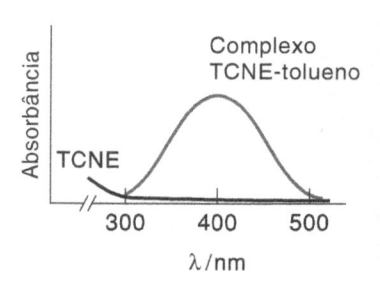

Figura 17.25
Espectro de absorção no visível do complexo de transferência de carga tetracianoetileno-tolueno em tetracloreto de carbono. (TCNE = tetracianoetileno.)

em que D e A são as moléculas doadora e aceptora e (D, A) e (D^+, A^-) representam as estruturas de ressonância covalente e iônica do complexo de transferência de carga, respectivamente. No estado fundamental, as forças de van der Waals mantêm as moléculas juntas e há pouca, se é que há alguma, transferência verdadeira de carga de D para A. No entanto, quando o complexo é excitado em um comprimento de onda adequado, ocorre uma grande transferência de carga e a estrutura iônica contribui majoritariamente para o estado excitado. Se o comprimento de onda de excitação cair na região do visível, a solução parecerá colorida. Há uma diferença interessante entre essa transição eletrônica e a absorção normal. Nesse caso, um elétron é excitado de um nível mais baixo (orbital molecular ligante) na molécula doadora para um nível mais alto (orbital molecular antiligante) na molécula aceptora. A tendência para a formação por transferência de carga geralmente depende da energia de ionização do doador e da afinidade eletrônica do aceptor. Muitos complexos de metais de transição também produzem espectros de transferência de carga. Nesses casos, o processo de absorção é acompanhado pela transferência de um elétron dos ligantes para o metal, ou do metal para os ligantes. Essas transições de transferência de carga frequentemente dão origem a bandas intensas, mas podem ser distinguidas das transições d-d porque caem na região do UV distante, enquanto a maioria das transições d-d ocorre na região do visível (daí a cor desses íons complexos).

Aplicação da lei de Beer-Lambert

A técnica no UV-visível não é tão confiável para a identificação de compostos como é a técnica no infravermelho, porque um espectro eletrônico geralmente não possui os detalhes finos de um espectro no infravermelho. No entanto, a espectroscopia eletrônica é uma ferramenta útil na análise quantitativa. A concentração de uma

Figura 17.26
Espectro de absorção da tirosina nos valores de pH indicados. Note os pontos isosbésticos em 267 nm e 277,5 nm. [De SCHUGAR, D. *Biochem. J.* **52**, 142, 1952.]

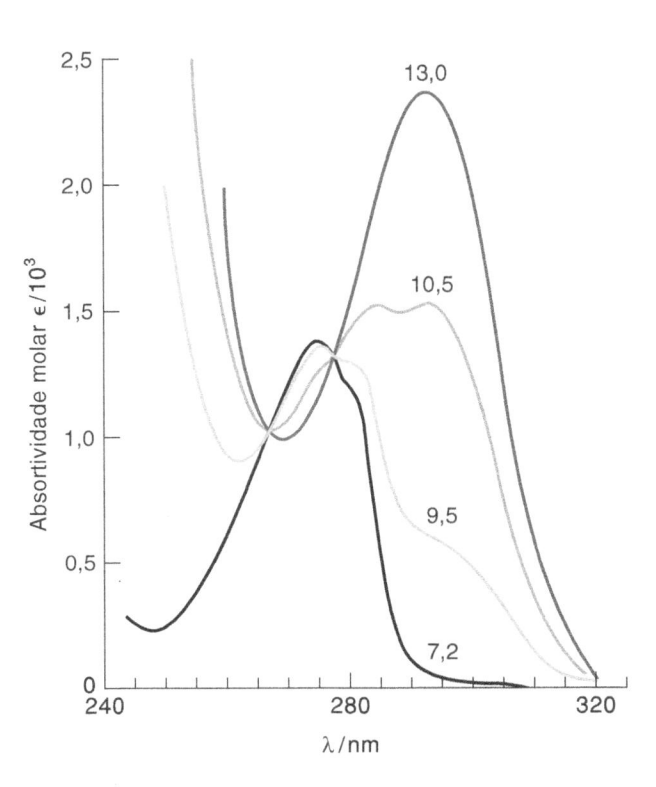

solução pode ser determinada prontamente, usando-se a lei de Beer-Lambert, medindo-se a absorbância (se a absortividade molar for conhecida). Uma situação interessante pode surgir se uma solução contiver uma mistura em equilíbrio de duas substâncias cujas bandas de absorção se sobreponham. Em algum comprimento de onda na região em sobreposição, as absortividades molares das duas espécies podem ser iguais. Se a soma das concentrações molares desses dois compostos em solução for mantida constante, não haverá alteração na absorbância nesse comprimento de onda à medida que a razão entre esses dois compostos varia. Esse ponto invariante é chamado *ponto isosbéstico*. A existência de um ou mais pontos isosbésticos em um sistema é uma boa indicação de equilíbrio químico entre dois compostos.

Suponha que haja duas espécies absorvedoras, X e Y, em equilíbrio na solução (X ⇌ Y) e que deem origem a dois pontos isosbésticos. As absorbâncias nesses pontos são dadas por

Consideramos que o caminho óptico (b) é 1 cm.

$$A_1 = c_X(\varepsilon_X)_1 + c_Y(\varepsilon_Y)_1$$
$$A_2 = c_X(\varepsilon_X)_2 + c_Y(\varepsilon_Y)_2$$

em que 1 e 2 indicam os dois comprimentos de onda diferentes. Como A_1 e A_2 podem ser medidos e as absortividades molares dos compostos são conhecidas nesses comprimentos de onda, c_X e c_Y podem ser calculados e, portanto, a constante de equilíbrio pode ser encontrada. A Figura 17.26 mostra os espectros de absorção da tirosina em vários valores de pH. Há dois pontos isosbésticos em 267 nm e 277 nm, em razão do seguinte processo de equilíbrio:

17.5 Espectroscopia de ressonância magnética nuclear

Alguns núcleos têm um movimento rotatório e, portanto, um momento magnético associado a eles. O *spin* nuclear, *I*, pode ter um dos seguintes valores:

$$I = 0, \tfrac{1}{2}, 1, \tfrac{3}{2}, 2, \ldots$$

Um valor zero significa que o núcleo não tem *spin*. A Tabela 17.3 fornece regras para determinar o *spin* nuclear com base no número atômico e no número de nêutrons presentes. Um núcleo com *spin I* pode adotar $(2I + 1)$ orientações de *spin*, as quais são degeneradas na ausência de um campo magnético. Considere o próton (^{1}H), para o qual $I = \tfrac{1}{2}$. Os dois valores de seu número quântico de *spin* nuclear, m_I, são $+\tfrac{1}{2}$ e $-\tfrac{1}{2}$. Quando um campo magnético externo é aplicado, a degenerescência é removida. A energia de um dado estado de *spin*, E_I, é diretamente proporcional ao valor de m_I e à força do campo magnético, B_0:

$$E_I = -m_I B_0 \frac{\gamma h}{2\pi} \tag{17.36}$$

em que γ é a *razão giromagnética* (também chamada *razão magnetogírica*), que é a constante característica do núcleo em estudo. O sinal de menos segue a convenção de que um valor positivo de m_I corresponde a uma energia menor (negativa) que a de sua contraparte negativa. A Figura 17.27 mostra o desdobramento dos níveis de energia de *spin* nuclear em razão da força do campo magnético para $I = \tfrac{1}{2}$. A diferença de energia, ΔE, é dada por

$$\begin{aligned}\Delta E &= E_{-1/2} - E_{+1/2} \\ &= -B_0\left[\left(-\frac{1}{2}\right)-\left(+\frac{1}{2}\right)\right]\frac{\gamma h}{2\pi} \\ &= \frac{\gamma B_0 h}{2\pi}\end{aligned} \tag{17.37}$$

Uma ressonância magnética nuclear (RMN), isto é, uma transição do nível $m_I = +\tfrac{1}{2}$ para o nível $m_I = -\tfrac{1}{2}$, pode ser observada variando-se a frequência, ν, da radiação

Tabela 17.3
Regras para prever o *spin* nuclear

Número de prótons (Z)	Número de nêutrons[a]	*Spin* nuclear (I)
Par	Par	0
Par	Ímpar	$\tfrac{1}{2}$ ou $\tfrac{3}{2}$ ou $\tfrac{5}{2}\cdots$
Ímpar	Par	$\tfrac{1}{2}$ ou $\tfrac{3}{2}$ ou $\tfrac{5}{2}\cdots$
Ímpar	Ímpar	1 ou 2 ou 3 $\cdots$

[a] No único caso em que o núcleo não tem nêutrons, isto é, no caso do isótopo ^{1}H, o "0" é tratado como um número par, e $I = \tfrac{1}{2}$.

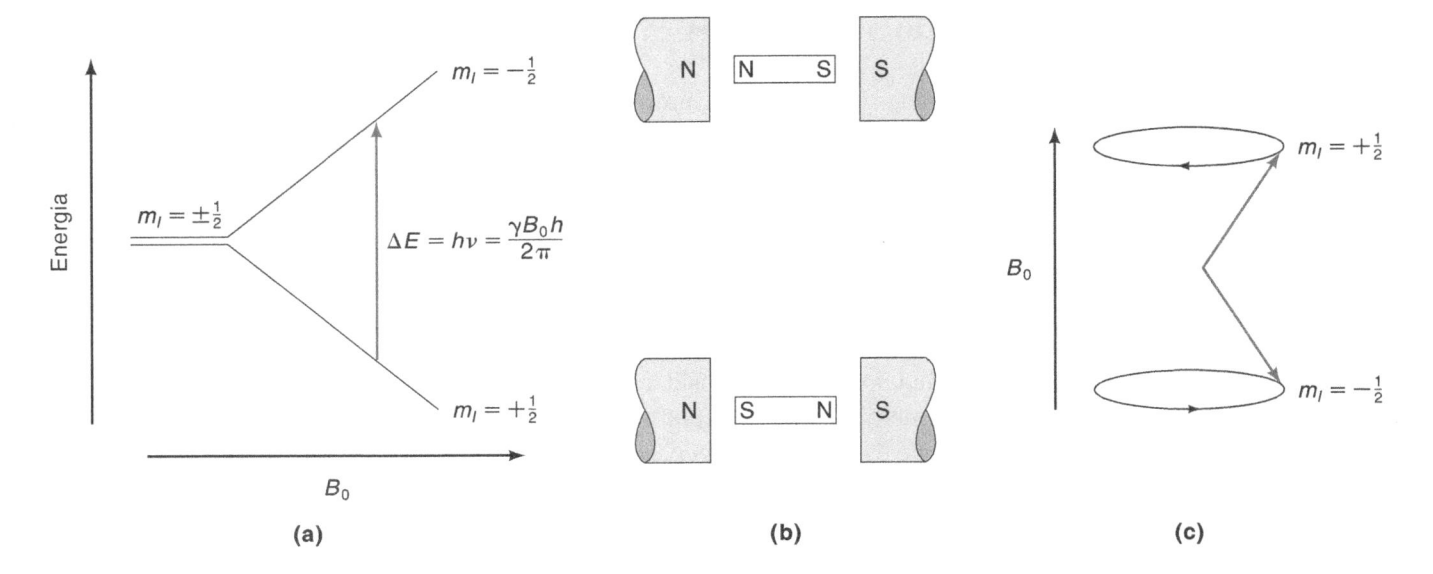

Figura 17.27
(a) Diferença nos níveis de energia de *spin* nuclear em um campo magnético externo, B_0.
(b) Descrição clássica do alinhamento dos *spins* nucleares paralelos e antiparalelos ao campo magnético externo. (c) A precessão dos *spins* nucleares em sua frequência de Larmor.

aplicada (dada por $\Delta E/h$ ou $\gamma B_0/2\pi$) ou a intensidade do campo magnético, B_0, até que a condição de ressonância ($\Delta E = h\nu$) seja satisfeita.* A regra de seleção para as transições de níveis de energia de *spin* nuclear é $\Delta m_I = \pm 1$.

Os dois momentos magnéticos associados a $m_I = \pm \frac{1}{2}$ não estão alinhados estaticamente com o campo magnético externo ou contra ele; na verdade, eles oscilam (como o topo de um pião), ou giram, ao redor do eixo do campo aplicado (Figura 17.27c). A frequência dessa precessão, chamada *frequência de Larmor* (ω), é dada por

$$\omega = \gamma B_0 \tag{17.38}$$

A frequência de Larmor é dada em radianos por segundo (rad s^{-1}), mas pode ser convertida em frequência linear, ν, como se segue (ver o Apêndice A)

$$\nu_{\text{precessão}} = \frac{\omega}{2\pi} = \frac{\gamma B_0}{2\pi} \tag{17.39}$$

Essa frequência de precessão é independente de m_I, de modo que todas as orientações de *spin* de um dado núcleo giram nessa frequência em um campo magnético. Observe que a Equação 17.39 se parece com a que descreve a frequência para observar a ressonância magnética nuclear mencionada anteriormente. A razão é que a frequência da radiação aplicada deve ser igual à frequência de Larmor para que ocorra a ressonância.

A força de um campo magnético é medida em *tesla* (T), em homenagem ao

---

*Note que, de modo diferente das espectroscopias na região de micro-ondas, no infravermelho e eletrônica, a espectroscopia de RMN está centrada na interação entre o componente de campo magnético da radiação eletromagnética e o momento magnético dos núcleos.

Tabela 17.4
Razões giromagnéticas, frequências de RMN (em um campo de 4,7 T) e abundâncias naturais de isótopos

Isótopo	I	$\gamma/10^7\ T^{-1}\cdot s^{-1}$	ν/MHz	Abundância natural (%)
^{1}H	$\frac{1}{2}$	26,75	200	99,985
^{2}H	1	4,11	30,7	0,015
^{13}C	$\frac{1}{2}$	6,73	50,3	1,108
^{14}N	1	1,93	14,5	99,63
^{15}N	$\frac{1}{2}$	2,71	20,3	0,37
^{17}O	$\frac{5}{2}$	3,63	27,2	0,037
^{19}F	$\frac{1}{2}$	25,17	188,3	100
^{31}P	$\frac{1}{2}$	10,83	81,1	100
^{33}S	$\frac{3}{2}$	2,05	15,3	0,76

engenheiro e inventor sérvio Nikola Tesla (1856–1944), em que

$$1\ T = 10^4\ gauss$$

A razão giromagnética tem unidades $T^{-1}\ s^{-1}$. A Tabela 17.4 relaciona as razões giromagnéticas, as frequências de RMN (em um campo de 4,7 T) e as abundâncias naturais de vários isótopos. Essas frequências estão na região de radiofrequência. Para um dado núcleo, quanto maior γ, mais fácil é detectar o correspondente sinal de RMN. Desse modo, os núcleos mais facilmente estudados são ^{1}H, ^{19}F e ^{31}P. No entanto, com instrumentação moderna (ver o Apêndice 17.1), o espectro de RMN do núcleo ^{13}C, que tem um valor de γ pequeno e uma abundância natural muito baixa, mas que é de grande importância em química orgânica e bioquímica, pode ser estudado com facilidade.

EXEMPLO 17.3

Calcule o campo magnético, B_0, que corresponde a uma frequência de precessão de 400 MHz para o ^{1}H.

RESPOSTA

Da Equação 17.39 e da Tabela 17.4, tem-se

$$B_0 = \frac{2\pi\nu}{\gamma}$$

$$= \frac{2\pi(400\times 10^6\ s^{-1})}{26,75\times 10^7\ T^{-1}\ s^{-1}}$$

$$= 9,40\ T$$

COMENTÁRIO

Estudos de RMN de núcleos com frequências iguais ou maiores que 200 MHz requerem campos magnéticos fortes; portanto, devem ser utilizados ímãs supercondutores para esses experimentos.

A distribuição de Boltzmann

Como a RMN é um ramo da espectroscopia de absorção, sua sensibilidade é governada pela distribuição de Boltzmann. Considere uma amostra de núcleos de ^{1}H em um campo magnético de 9,40 T a 300 K. Da Equação 17.37, temos

$$\Delta E = \frac{(26{,}75 \times 10^7 \text{ T}^{-1} \text{ s}^{-1})(9{,}40 \text{ T})(6{,}626 \times 10^{-34} \text{ J s})}{2\pi}$$

$$= 2{,}65 \times 10^{-25} \text{ J}$$

e $k_B T = 4{,}14 \times 10^{-21}$ J. Assim, a razão entre o número de *spins* nucleares no nível mais alto de energia e aquele no nível mais baixo é

$$\frac{N_{-1/2}}{N_{+1/2}} = e^{-\Delta E / k_B T}$$

$$= \exp\left(\frac{-2{,}65 \times 10^{-25} \text{ J}}{4{,}14 \times 10^{-21} \text{ J}}\right)$$

$$= 0{,}99994$$

Esse número é muito próximo a um, e significa que os dois níveis têm quase a mesma população.* Essa distribuição é o resultado do forte movimento térmico na amostra que supera a tendência de orientação dos *spins* em um campo magnético. Apesar disso, mesmo um pequeno excesso de *spins* no nível mais baixo é suficiente para dar origem a sinais de RMN detectáveis.

Deslocamentos químicos

A discussão até esse ponto parece sugerir que todos os prótons ressoam na mesma frequência, mas esse não é o caso. Na realidade, para um valor em particular do campo magnético, a frequência de ressonância para um dado núcleo de ^{1}H depende de sua posição na molécula em estudo. Esse efeito, chamado *deslocamento químico*, é o que torna a espectroscopia de RMN tão útil.

A Figura 17.28a mostra o espectro RMN de próton do etanol (CH_3CH_2OH). Os três picos de áreas relativas 1 : 2 : 3 correspondem aos prótons da hidroxila, do metileno e da metila, respectivamente. O fato de serem observados três picos separados significa que o campo magnético local, B, presente em cada tipo de núcleo, é diferente do campo magnético externo, B_0. Esses campos magnéticos estão relacionados da seguinte maneira:

$$B = B_0(1 - \sigma) \tag{17.40}$$

em que σ, uma constante adimensional, é chamada *constante de blindagem* ou constante de "*screening*". Como resultado dessa blindagem, a frequência de ressonância para um dado núcleo torna-se

$$v = \frac{\gamma B_0 (1 - \sigma)}{2\pi} \tag{17.41}$$

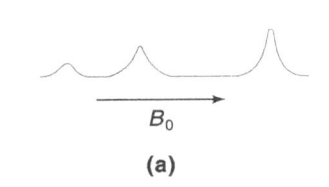

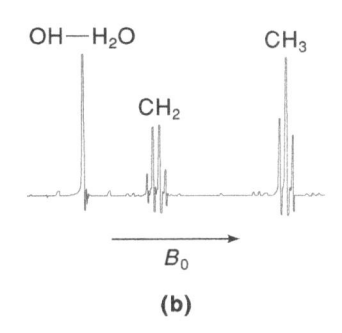

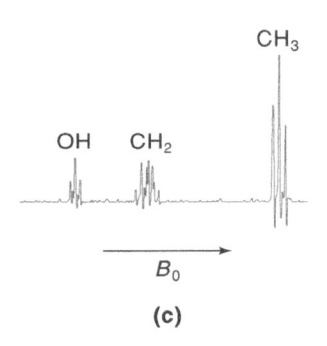

Figura 17.28
(a) Espectro de RMN de próton do etanol em baixa resolução e (b) em alta resolução. (c) Espectro de RMN de etanol puro anidro. [Partes (b) e (c) de GLAROS, G. e CROMWELL, N. H. *J. Chem. Educ.* **48**, 202, 1971.]

---

* Essa razão é muito menor (favorecendo o processo de absorção) para a espectroscopia no infravermelho e a espectroscopia eletrônica por causa da separação visivelmente maior nos níveis de energia.

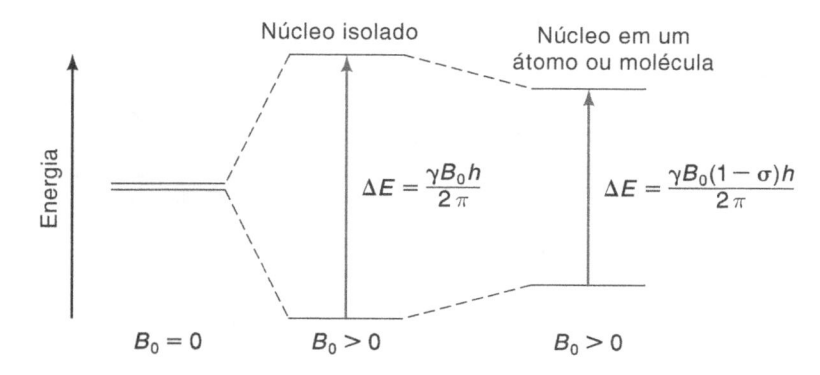

Figura 17.29
Efeito da blindagem eletrônica sobre a condição de ressonância magnética nuclear.

Assim, a frequência de ressonância para um núcleo em um átomo (ou em uma molécula) é mais baixa do que para um núcleo isolado, isto é, para um próton isolado. Em geral, σ é um número pequeno (cerca de 10^{-5} para prótons), cuja magnitude depende da estrutura eletrônica ao redor do núcleo em questão. A condição de ressonância modificada é mostrada na Figura 17.29.

Em geral, não estamos interessados nos deslocamentos químicos dos picos de RMN em relação ao deslocamento esperado para um próton isolado, mas sim nas posições relativas dos picos. Desse modo, é usual definir o deslocamento químico pela diferença nas frequências de ressonância entre um núcleo de interesse (ν) e um núcleo de referência (ν_{ref}) em termos do parâmetro de deslocamento químico (δ), em que

$$\delta = \frac{\nu - \nu_{\text{ref}}}{\nu_{\text{ref}}} \times 10^6 \qquad (17.42)$$

Como a diferença entre ν e ν_{ref} é tipicamente da ordem de centenas de hertz e ν_{ref} é tipicamente da ordem de centenas de megahertz, a razão é multiplicada por 10^6 para tornar δ um número conveniente com o qual trabalhar. Por essa razão, os deslocamentos químicos são expressos em unidades de ppm (partes por milhão). Note que a diferença de frequência ($\nu - \nu_{\text{ref}}$) é dividida por ν_{ref}. Isso significa que δ é *independente* do campo magnético utilizado para medi-lo. O composto de referência escolhido para a maioria dos sistemas orgânicos é o tetrametilsilano (TMS), $(CH_3)_4Si$, porque tem as seguintes vantagens: (1) contém 12 prótons do mesmo tipo, portanto é necessária apenas uma pequena quantidade como referência interna; (2) é quimicamente inerte; e (3) seus prótons têm uma frequência de ressonância menor que a observada para a maioria dos outros prótons, de modo que se podem atribuir valores positivos a seus deslocamentos químicos. A Figura 17.30 mostra deslocamentos químicos para vários tipos de prótons em relação ao TMS em ppm.

Por convenção, o deslocamento químico do TMS é 0 ppm.

Convencionalmente, os espectros RMN aparecem na forma de gráficos com ν (e δ) aumentando da direita para a esquerda. Assim, prótons mais fortemente blindados (maior σ, menor ν, menor δ) aparecem no lado mais à direita do espectro. Algumas vezes, os químicos se referem aos deslocamentos químicos com os termos "de campo alto" ou "de campo baixo", que significam "mais blindado" ou "menos blindado", respectivamente. Os deslocamentos químicos podem ser convertidos rapidamente de volta às frequências, separando os picos da amostra e os da referência por meio da Equação 17.42. Por exemplo, o deslocamento químico do benzeno é aproximadamente de 7,3 ppm, de modo que, se o espectrômetro opera em uma frequência de 200 MHz,

$$\nu_{\text{benzeno}} - \nu_{\text{TMS}} = \delta \times \nu$$
$$= (7,3 \times 10^{-6})(200 \times 10^6 \text{ Hz})$$
$$= 1,46 \times 10^3 \text{ Hz}$$

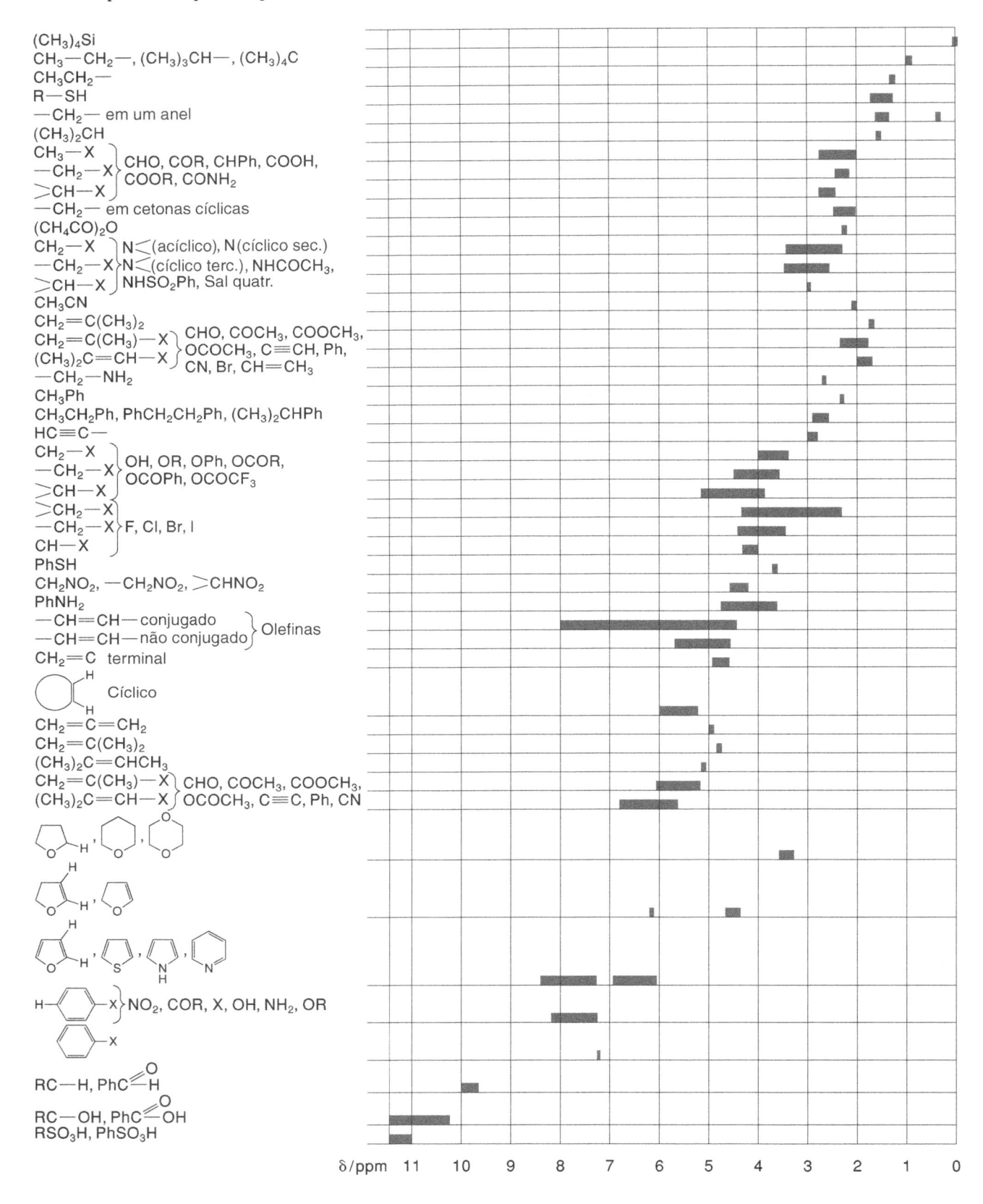

Figura 17.30
Deslocamentos químicos (ppm) para vários compostos orgânicos. O TMS tem um deslocamento químico igual a zero porque é um composto de referência. [De MOHACSI, E., *J. Chem. Educ.* **41**, 38, 1964.]

Pode-se ver que, se os sinais fossem registrados com um espectrômetro de 400 MHz, a diferença em frequência seria de $2,92 \times 10^3$ Hz. Portanto, a separação entre os picos em um dado espectro de RMN é diretamente proporcional à frequência do espectrômetro (ou ao campo magnético), mas δ é independente da frequência. Por essa razão, a RMN de campo alto (aproximando-se de 1 000 MHz em 1999) está se tornando cada vez mais popular no estudo de soluções de proteínas, para as quais a separação dos muitos picos sobrepostos observados é crítica para uma análise significativa.

Outra vantagem da RMN de campo alto é o aumento na sensibilidade em razão da distribuição de Boltzmann.

Acoplamento *spin-spin*

Em alta resolução, o espectro do etanol é semelhante ao mostrado na Figura 17.28b. Os picos de $-CH_2$ e $-CH_3$ consistem realmente de quatro ou três linhas, respectivamente, com intensidades relativas de 1 : 3 : 3 : 1 e 1 : 2 : 1. O espaçamento entre cada grupo de linhas é *independente* da frequência do espectrômetro. Portanto, não pode ser um efeito de deslocamento químico como discutido anteriormente. Como podemos explicar essa observação? Cada núcleo com $I \neq 0$ tem um momento magnético nuclear, e o campo magnético gerado por esse núcleo pode afetar o campo magnético percebido por um núcleo próximo, portanto pode alterar levemente a frequência na qual o núcleo vizinho sofrerá absorção de RMN. Em fase gasosa ou líquida, em que ocorre rotação molecular rápida, a interação *spin-spin* nuclear direta, chamada interação dipolar, na média é igual a zero.

Há, no entanto, uma interação indireta adicional entre os *spins* nucleares que é transmitida através dos elétrons de ligação. Essa interação não é afetada pela rotação molecular e causa desdobramento dos picos de RMN. No etanol, com duas possíveis orientações para cada *spin* nuclear no grupo metileno, o pico metila é desdobrado em duas linhas pelo campo magnético gerado pelo primeiro próton do metileno. Cada uma dessas duas linhas é então desdobrada mais uma vez pelo segundo próton do metileno, resultando em um total de quatro linhas. Vemos apenas três linhas para o grupo $-CH_3$ porque duas dessas linhas caem uma sobre a outra, dando origem ao padrão de intensidade observado de 1 : 2 : 1. De modo semelhante, quatro linhas são obtidas para o grupo $-CH_2$ em razão do desdobramento pelos prótons do grupo metila (Figura 17.31). A separação entre as linhas em cada grupo dá a constante de acoplamento *spin-spin* (J), cuja magnitude é determinada pela extensão dessa interação magnética. Vale a pena observar os seguintes pontos a respeito do acoplamento *spin-spin*.

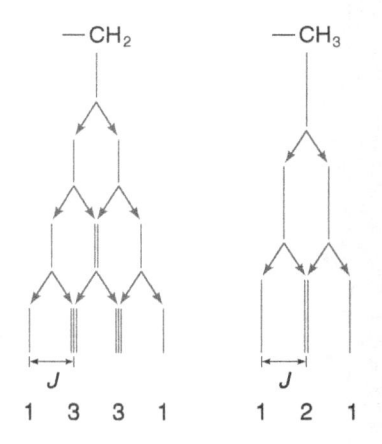

Figura 17.31
Desdobramento *spin-spin* entre os grupos $-CH_2$ e $-CH_3$ no etanol que dá origem ao tripleto e quarteto no espectro de RMN. A constante de acoplamento (J) é a mesma em ambos os casos.

1. Os núcleos devem ser magneticamente não-equivalentes para produzir o acoplamento *spin-spin*. Por exemplo, os prótons no grupo metila no etanol são magneticamente equivalentes, portanto não interagem uns com os outros. Eles causam desdobramento no pico do metileno somente porque os prótons do metileno são magneticamente não-equivalentes aos prótons do grupo metila.

2. O acoplamento *spin-spin* é observado somente para dois núcleos separados por não mais de três ligações.

3. Para o ^1H (ou qualquer núcleo com $I = \frac{1}{2}$), o desdobramento de uma linha por um grupo de n prótons equivalentes é governado pela regra ($n + 1$), e as intensidades são dadas pela distribuição binomial (Tabela 17.5). A distribuição binomial explica satisfatoriamente os padrões de desdobramento de RMN do etanol e de outros compostos que contêm hidrogênio.

Tabela 17.5
Os coeficientes da distribuição binomial*

n	Razão entre as intensidades	Multiplicidade
0	1	singleto
1	1 1	dubleto
2	1 2 1	tripleto
3	1 3 3 1	quarteto
4	1 4 6 4 1	quinteto
5	1 5 10 10 5 1	sexteto

* Os coeficientes são gerados pela equação $(1 + x)^n$. A razão das intensidades começa com o número 1, e é seguida pelos coeficientes de $x, x^2,...$

RMN e processos de velocidade

Para terminar nossa discussão sobre o espectro do etanol, devemos explicar a ausência da interação *spin-spin* entre os grupos metileno e hidroxila. Na verdade, no etanol puro, o pico da hidroxila é de fato desdobrado em um tripleto 1 : 2 : 1 pelo grupo metileno, e cada uma das quatro linhas no grupo metileno é por sua vez desdobrada em um dubleto de igual intensidade pelo próton hidroxila (Figura 17.28c). Não há nenhum desdobramento observável entre os grupos –OH e –CH$_3$ porque esses prótons estão separados por mais de três ligações. Na presença de uma pequena quantidade de água, uma reação rápida de troca de próton entre o grupo –OH e a H$_2$O, e entre o C$_2$H$_5$OH e o C$_2$H$_5$OH protonado elimina efetivamente a interação *spin-spin* entre os grupos –OH e –CH$_2$:

$$C_2H_5OH' + H_3O^+ \rightleftharpoons C_2H_5OHH'^+ + H_2O$$

$$C_2H_5OHH'^+ + C_2H_5OH \rightleftharpoons C_2H_5OH + C_2H_5OHH'^+$$

Usamos H' para mostrar o próton envolvido na reação de troca.

De fato, a espectroscopia de RMN é conveniente para estudar as velocidades das reações de troca de prótons e de muitos outros processos químicos tais como a rotação em torno de uma ligação química e a inversão de anel. Considere, por exemplo, a mudança conformacional, ou "inversão do anel", que ocorre no cicloexano:

Figura 17.32
Os espectros de RMN de próton do cicloexano deuterado (C$_6$D$_{11}$H) a várias temperaturas (graus Celsius). (De BOVEY, F. A. *Nuclear Magnetic Resonance Spectroscopy*, Nova York: Academic Press, 1969.)

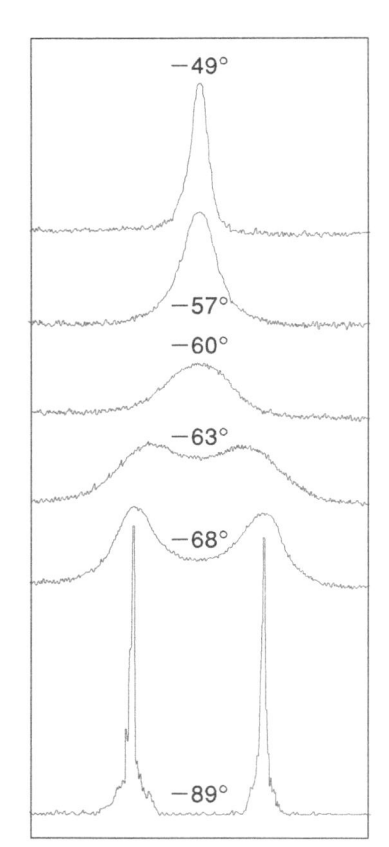

O espectro de RMN do cicloexano é bastante complexo por causa das interações *spin-spin*. No entanto, usando um composto deuterado, C$_6$D$_{11}$H, e aplicando um procedimento conhecido como *desacoplamento de spin*, eliminamos essas interações, o que deixa apenas duas linhas para observação, uma representando o próton na posição axial e outra correspondendo às posições equatoriais (Figura 17.32). A −89 °C, a inversão do anel é muito lenta, de modo que são observadas duas linhas que correspondem a um estado no qual somente metade dos prótons na amostra está na posição axial e metade na posição equatorial. O aquecimento da amostra provoca o alargamento dos picos. A –60 °C, os picos se fundem em uma linha única, que se torna mais estreita à medida que a temperatura aumenta. Essa troca química (entre a posição axial e a posição equatorial) pode ser entendida em termos do princípio da incerteza de Heisenberg:

$$\Delta E = \frac{h}{4\pi\tau}$$

ou

$$\Delta \nu = \frac{1}{4\pi\tau}$$

em que τ é o tempo de vida médio do próton em um meio magnético particular, e $\Delta \nu$ é a largura de uma linha de RMN. O processo de troca provoca o encurtamento do tempo de vida, levando a um grande $\Delta \nu$ e daí a um alargamento da linha, que excede sua largura de linha natural (alargamento por tempo de vida). A velocidade de inversão do anel aumenta rapidamente com a temperatura. Quando a velocidade de troca, $1/\tau$, é grande comparada com a diferença de frequência entre as duas linhas, o espectro colapsa em uma única linha. Em uma velocidade de inversão ainda maior, os dois prótons trocam de sítios tão rapidamente que o sistema se comporta como se houvesse somente um tipo de próton presente. O espectro observado é chamado região de estreitamento de troca (o pico registrado a -49 °C). A partir de uma análise da variação da largura de linha com a temperatura, verifica-se que a energia de ativação para a inversão do anel de cicloexano é de 42 kJ mol^{-1}.

RMN de outros núcleos além do ^{1}H

A ressonância magnética de próton é a forma mais frequentemente encontrada de RMN, porém outros núcleos são também importantes em investigações de sistemas químicos e bioquímicos. Como núcleo de RMN, o ^{13}C é o segundo em popularidade, atrás somente do ^{1}H, graças ao desenvolvimento da espectroscopia de transformada de Fourier. O acoplamento *spin-spin* discutido para prótons também ocorre entre o núcleo de ^{13}C e quaisquer prótons ligados a ele. Assim, o espectro de RMN de ^{13}C de um grupo metileno é observado como um tripleto em razão da interação do ^{13}C com os dois prótons. A baixa abundância natural do isótopo de ^{13}C tem de fato uma vantagem: não observamos o desdobramento ^{13}C–^{13}C porque a probabilidade de dois átomos de ^{13}C estarem ligados entre si é muito pequena. Na prática, os espectros de RMN de ^{13}C são *desacoplados de prótons*, procedimento que elimina todos os desdobramentos ^{13}C–^{1}H de modo que os espectros são mais facilmente analisados.* Além disso, os deslocamentos químicos de RMN de ^{13}C se estendem por uma faixa de cerca de 250 ppm em magnitude, que é uma ordem de grandeza maior que a faixa para prótons.

Além do ^{13}C, os isótopos ^{15}N, ^{19}F e ^{31}P são importantes na espectroscopia de RMN, porque esses elementos são encontrados em muitos compostos químicos e biológicos. Como um exemplo interessante, observamos que, na década de 1990, os químicos detectaram o acoplamento *spin-spin* entre dois núcleos de nitrogênio-15 participantes de uma ligação de hidrogênio, isto é, N—H⋯N. Essa descoberta foi

A verificação por RMN é consistente com o experimento de raios X discutido na página 122.

---

* O desacoplamento é obtido irradiando-se a amostra na frequência de ressonância do ^{1}H enquanto o espectro de ^{13}C está sendo registrado. O espectro de RMN de ^{13}C de um grupo C—H mostra um dubleto (supondo ausência de qualquer outro núcleo magnético). Quando a potência da frequência de desacoplamento é suficientemente grande, a velocidade de troca das orientações do *spin* do ^{1}H torna-se muito maior que a constante de acoplamento e leva ao colapso do dubleto em um único pico.

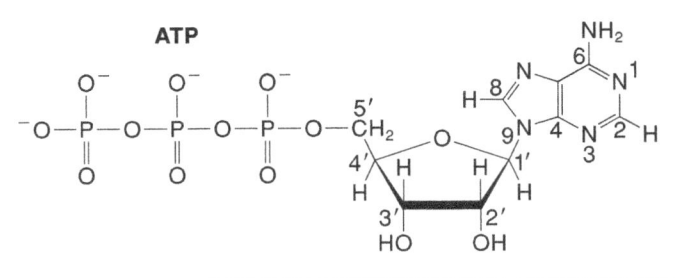

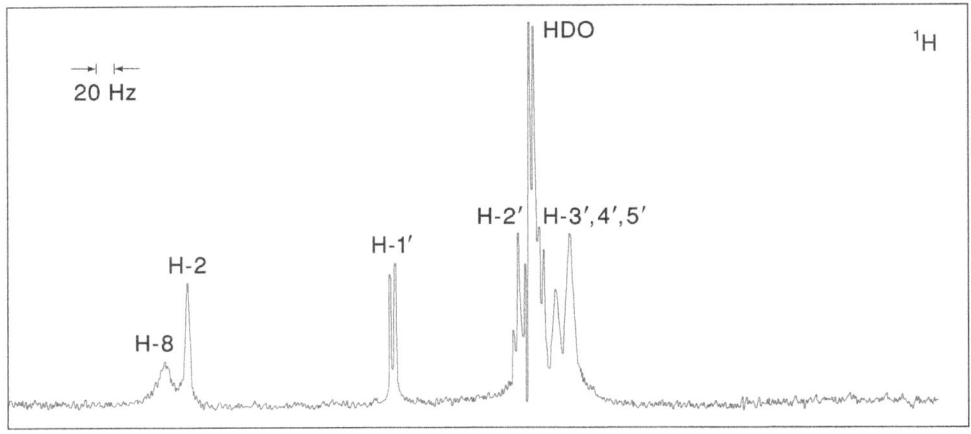

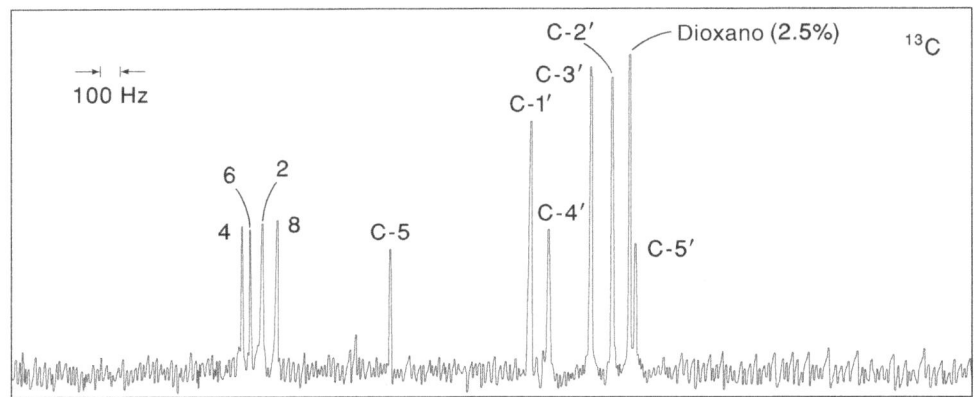

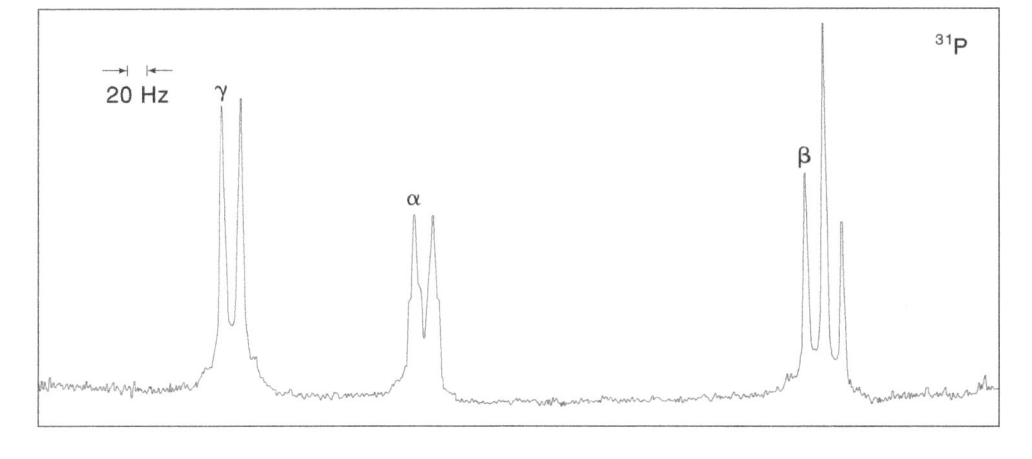

Figura 17.33
Espectros de ^{1}H, ^{13}C e ^{31}P da adenosina-5´-trifosfato (ATP). Note que o espectro de ^{13}C é de próton desacoplado, de modo que são mostrados somente os deslocamentos químicos de diferentes tipos de átomos de carbono. (Com permissão de Varian Associates, Palo Alto, CA.)

significativa porque forneceu forte evidência de que essa ligação de hidrogênio, e de fato todas as ligações de hidrogênio em geral, possuem algum caráter covalente. Vimos anteriormente que o acoplamento *spin-spin* é transmitido através de elétrons ligantes; portanto, essa interação não poderia surgir se as ligações de hidrogênio fossem puramente atrações eletrostáticas. Assim, deve haver alguma sobreposição das funções de onda entre o grupo doador (N—H) e o átomo aceptor (N).

A Figura 17.33 mostra os espectros de RMN de ^{1}H, ^{13}C e ^{31}P de uma pequena biomolécula importante, a adenosina-5'-trifosfato (ATP).

17.6 Espectroscopia de ressonância de *spin* de elétron

A ressonância de *spin* de elétron (ESR), também chamada ressonância paramagnética eletrônica (EPR)*, é muito similar em teoria à RMN. O elétron tem um *spin* $S = \frac{1}{2}$. O movimento de rotação do elétron gera um campo magnético, e a orientação do momento magnético do elétron em um campo magnético externo (B_0) é caracterizada pelos números quânticos de *spin* do elétron, $m_S = \pm \frac{1}{2}$. A condição de ressonância é dada por

$$\Delta E = h\nu = g\beta B_0 \tag{17.43}$$

em que g é uma constante adimensional chamada fator g de Landé, que, para um elétron livre, é igual a 2,0023[†]; β é o magneton de Bohr, dado por $eh/2\pi m_e c$, em que e e m_e são a carga e a massa do elétron, respectivamente; e c é a velocidade da luz (Figura 17.34a).

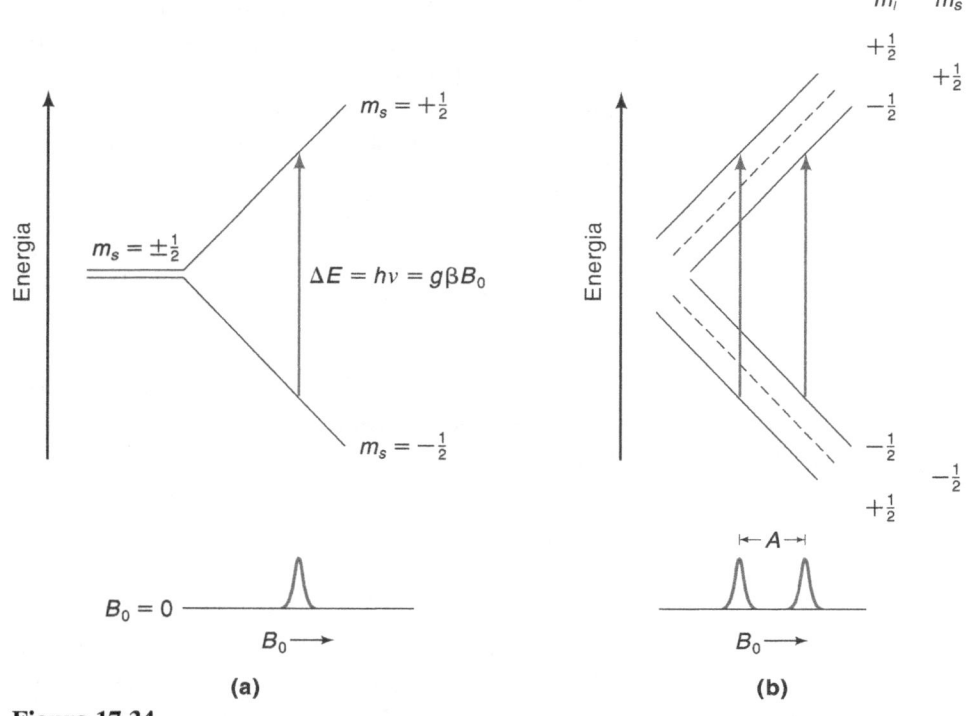

Figura 17.34
(a) Condição de ressonância para um elétron. (b) Condições de ressonância para o elétron em um átomo de hidrogênio. A é a constante de desdobramento hiperfino.

[†] O fator g é a razão entre o momento magnético do elétron e seu momento angular de *spin*.
* Ver NT na página 142.

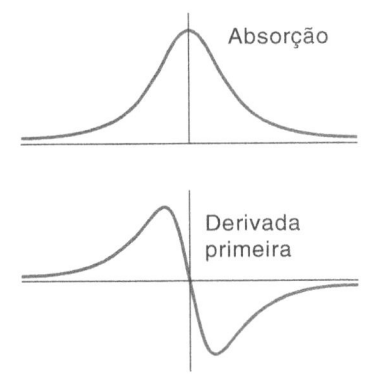

Figura 17.35
Relação entre uma linha de absorção e sua derivada primeira.

Como o momento magnético de um elétron é cerca de 600 vezes maior que o de um próton, as medidas de ESR são geralmente realizadas em um campo magnético de aproximadamente 0,34 T, a uma frequência de $9,5 \times 10^9$ Hz, ou 9,5 GHz, que cai na região de micro-ondas. A maioria dos espectrômetros é projetada de modo que apresente as linhas de ESR como a primeira derivada das linhas de absorção (Figura 17.35).

Embora os elétrons isolados, ou os elétrons aprisionados em uma matriz, sofram somente uma transição e, portanto, apenas uma linha seja observada, o espectro de ESR do átomo de hidrogênio consiste de duas linhas de intensidades iguais, como mostrado na Figura 17.34b. Esse *desdobramento hiperfino* resulta da interação magnética entre o elétron desemparelhado e o núcleo, que é análoga à interação *spin-spin* discutida anteriormente para a RMN. No entanto, somente duas transições são permitidas, em razão das regras de seleção $\Delta m_s = \pm 1$ e $\Delta m_I = 0$. Uma interpretação das regras de seleção estabelece que a mobilidade de um núcleo é muito mais lenta que a de um elétron, de modo que o tempo que um elétron leva para mudar sua orientação não é suficiente para o *spin* nuclear se reorientar. A separação entre essas duas linhas é a *constante de desdobramento hiperfino* (A). Em geral, o número de linhas hiperfinas pode ser previsto pela quantidade ($2nI + 1$), em que n é o número de núcleos equivalentes e I é o *spin* nuclear. Como em RMN, a intensidade das linhas que se originam do desdobramento hiperfino é dada pela distribuição binomial.

Na maioria das moléculas, os elétrons estão regularmente emparelhados com os elétrons que têm *spins* opostos, conforme requerido pelo princípio de exclusão de Pauli; consequentemente, experimentos de ESR não podem ser realizados sobre eles. Algumas poucas moléculas, incluindo NO, NO_2, ClO_2 e O_2, de fato contêm um ou mais elétrons desemparelhados em seus estados fundamentais. Espectros de ESR têm sido estudados para essas moléculas. É também possível reduzir moléculas diamagnéticas por meios químicos ou eletroquímicos, convertendo-as em ânions radicais. Por exemplo, quando benzeno e naftaleno são dissolvidos em um solvente orgânico inerte, tal como o tetraidrofurano, e são tratados com potássio metálico na ausência de oxigênio e água, os ânions radicais de benzeno e naftaleno são gerados (Figura 17.36a, b):

$$C_6H_6 + K \rightarrow C_6H_6^- K^+$$
$$C_{10}H_8 + K \rightarrow C_{10}H_8^- K^+$$

Uma importante classe de radicais neutros e estáveis são os nitróxidos. Nessas moléculas, o elétron desemparelhado está localizado nos átomos de nitrogênio e oxigênio. Um exemplo é o radical di-*terc*-butil nitróxido:

$$(CH_3)_3C-\underset{\underset{O^\cdot}{|}}{N}-C(CH_3)_3$$

A abundância natural do ^{14}N é 99,63%.

Como o ^{16}O não tem momento magnético ($I = 0$), os desdobramentos hiperfinos devem-se somente ao núcleo de ^{14}N; é observado um total de três linhas de igual intensidade (Figura 17.36c).* Em razão de sua estabilidade e da simplicidade de seus espectros de ESR, os nitróxidos têm sido extensivamente utilizados como marcadores de *spin* na investigação da estrutura e da dinâmica de proteínas.

---

* O spin nuclear do ^{14}N é 1, portanto, de acordo com a regra ($2nI + 1$), temos $2 \times 1 \times 1 + 1 = 3$.

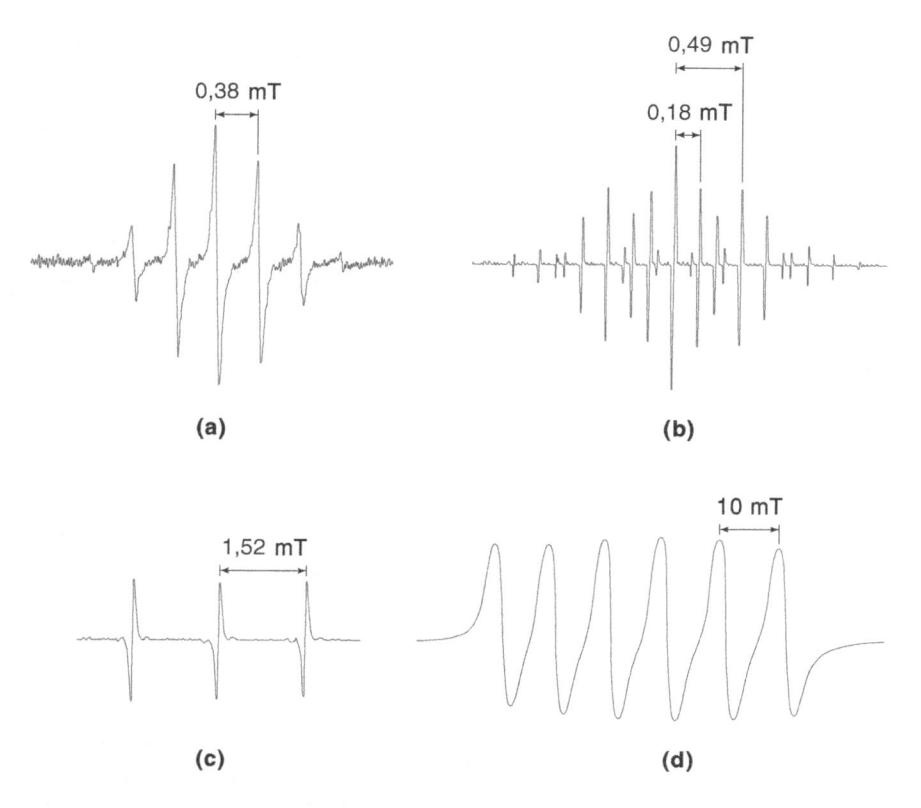

Figura 17.36
Espectros de ESR: (a) ânion radical benzeno; (b) ânion radical naftaleno; (c) radical di-*terc*-butil nitróxido; (d) Mn^{2+} em água. Note que há dois tipos de prótons no naftaleno e, portanto, duas constantes de acoplamento diferentes.

Muitos íons de metais de transição contêm elétrons d desemparelhados e são particularmente adequados para estudos de ESR.[†] Os íons Cu^{2+}, Co^{2+}, Fe^{3+}, Ni^{3+} e Mn^{2+} são de particular interesse porque ocorrem em sistemas biológicos. O espectro de ESR do Mn^{2+} ($I = \frac{5}{2}$) dá origem a seis linhas igualmente espaçadas (Figura 17.36d). O íon Cu^{2+} é especialmente suscetível à investigação por ESR porque tem somente um elétron desemparelhado. Em razão da interação hiperfina (tanto o ^{63}Cu como o ^{65}Cu têm *spins* nucleares $I = \frac{3}{2}$), seu espectro dá origem a um padrão de quatro linhas.

17.7 Fluorescência e fosforescência

Se a excitação de uma molécula pela luz – a base das técnicas espectroscópicas consideradas até aqui – não leva a uma reação química, como uma dissociação ou rearranjo, ou à transferência de energia por colisão, então a molécula acabará por retornar ao estado fundamental através da emissão de um fóton de energia $h\nu$. O fóton liberado revela-se como emissão luminescente. Na luminescência, há dois caminhos para a redução da energia na molécula excitada: a fluorescência e a fosforescência.

[†] De acordo com um teorema de autoria do físico holandês Hendrik Kramers (1894-1952), os íons mais adequados para o estudo de ESR são os que contêm um número *ímpar* de elétrons.

Figura 17.37
Relação entre absorção e fluorescência. (Adaptado de McQUARRIE, D. A. e SIMON, J. D. *Physical Chemistry*, Sausalito, CA: University Science Books, 1997.)

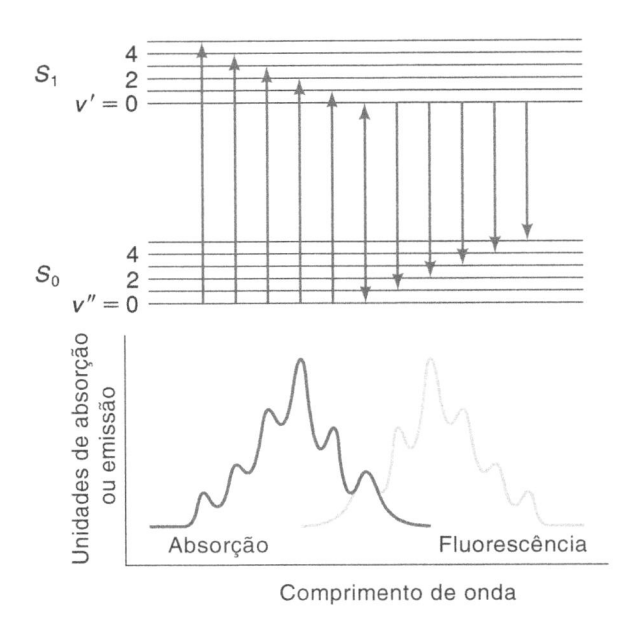

Fluorescência

Fluorescência é a emissão da radiação que causa a transição de um elétron de um estado excitado para o estado fundamental sem qualquer mudança na multiplicidade de *spin*. Como os elétrons nas moléculas estão emparelhados de acordo com o princípio de exclusão de Pauli e na maioria das moléculas o *spin* eletrônico total é zero, a absorção inicial ocorre a partir do estado fundamental singleto, S_0, para o primeiro singleto excitado, S_1 (ou algum nível singleto mais alto). Em princípio, a fluorescência pode parecer exatamente o inverso da absorção. Isso é verdadeiro no nível atômico, mas uma comparação dos espectros de absorção e de emissão de moléculas mostra que eles não podem ser sobrepostos. Em vez disso, formam usualmente imagens especulares um do outro, e o espectro de emissão é deslocado na direção de comprimentos de onda maiores (Figura 17.37). Como o tempo requerido para a transferência de energia vibracional (cerca de 10^{-13} s) é muito mais curto que o de decaimento ou o tempo de vida média do estado fluorescente (cerca de 10^{-9} s), a maior parte da energia vibracional em excesso se dissipa para o meio como calor, e as moléculas eletronicamente excitadas decairão a partir de seus níveis vibracionais fundamentais.

Definimos o rendimento quântico da emissão fluorescente, Φ_F, como a razão entre o número de fótons emitidos via fluorescência e o número total de fótons originalmente absorvidos. O valor máximo de Φ_F é 1, embora possa ser apreciavelmente menor que 1 se outros processos que desativam as moléculas excitadas estiverem presentes, como é em geral o caso. A intensidade da radiação emitida após a luz excitante ter sido desligada é dada por

$$I = I_0 e^{-t/\tau} \tag{17.44}$$

em que I_0 é a intensidade em $t = 0$, I é a intensidade no tempo t, e τ é o tempo de vida médio do estado fluorescente. O tempo de vida médio é igual ao tempo que leva para que a intensidade original decresça para $1/e$, ou 0,368, de seu valor original. Assim, quando $t = \tau$, $I = I_0/e$. A Equação 17.44 mostra que o decaimento da fluorescência obedece a uma cinética de primeira ordem (ver a Equação 12.7, volume 1), e a constante de velocidade, k, para o decaimento é dada por $1/\tau$.

Contagem por cintilação líquida. A técnica de fluorescência, além de fornecer informação sobre a estrutura eletrônica de moléculas nos estados excitados, é também útil na análise química e bioquímica. Por exemplo, é empregada na *contagem por cintilação líquida*, um método comum de ensaio de compostos marcados com traçadores radioativos que contêm ^{3}H, ^{14}C, ^{32}P e ^{35}S. Cintiladores são compostos que podem ser excitados ou no estado sólido ou em solução. A intensidade da fluorescência subsequente desses compostos está relacionada à quantidade da fonte excitante presente. O procedimento geral na contagem por cintilação líquida consiste em primeiro dissolver o cintilador em um solvente (tolueno ou dioxano, dependendo da natureza da amostra a ser estudada), produzindo o chamado "coquetel". Em seguida, a amostra radioativa é adicionada ao "coquetel" e tem lugar a seguinte sequência de eventos: (1) As moléculas de solvente são excitadas por bombardeamento com partículas β emitidas dos núcleos radioativos; (2) as moléculas de solvente excitadas transferem a energia ao cintilador; (3) é medida a fluorescência das moléculas de cintilador; e (4) a quantidade de núcleos radioativos presentes na amostra original é determinada a partir da fluorescência previamente calibrada em função de medidas de concentração.

O composto fluorescente, caracterizado por um grande valor de Φ_F, é excitado pela energia do solvente (digamos, tolueno), através de um mecanismo não radiativo, como colisão.* Essa transferência de energia singleto–singleto é representada por

$$D(S_1) + A(S_0) \rightarrow D(S_0) + A(S_1)$$

Aqui, a molécula doadora (D) é o tolueno excitado, e a molécula aceptora (A) é o composto fluorescente. Se os comprimentos de onda dos fótons emitidos pelo composto fluorescente não estiverem na região de mais alta sensibilidade do detector, um segundo composto fluorescente é adicionado. O composto fluorescente secundário absorve os fótons emitidos pelo composto fluorescente primário e os reemite como fluorescência em um comprimento de onda maior, que seja mais adequado ao detector. O composto fluorescente primário mais comumente utilizado é o 2,5-difeniloxazol (PPO), e o secundário mais comumente utilizado é o 1,4-bis-2-(5-feniloxazol) benzeno (POPOP):

Fosforescência

A *fosforescência* oferece um caminho diferente para o retorno de uma molécula excitada ao estado fundamental com a emissão de luz. A fosforescência pode ser distinguida prontamente da fluorescência por duas características. Primeiro, a fosforescência tem um decaimento muito mais longo que a fluorescência, de cerca de 10^{-3} s a vários segundos. Segundo, uma molécula no estado fosforescente é paramagnética, com dois elétrons desemparelhados; isto é, está em um estado tripleto. A relação entre os estados eletrônicos excitados singleto e tripleto é convenientemente ilustrada pelo *diagrama de Jablonski* (em homenagem ao físico polonês Alexander Jablonski,

---

* Outro mecanismo, responsável por transferências de energia intermolecular de longo alcance, depende da sobreposição entre a banda de emissão da molécula doadora e a banda de absorção da molécula aceptora. O doador excitado interage com o aceptor no estado fundamental através de um mecanismo dipolo-dipolo.

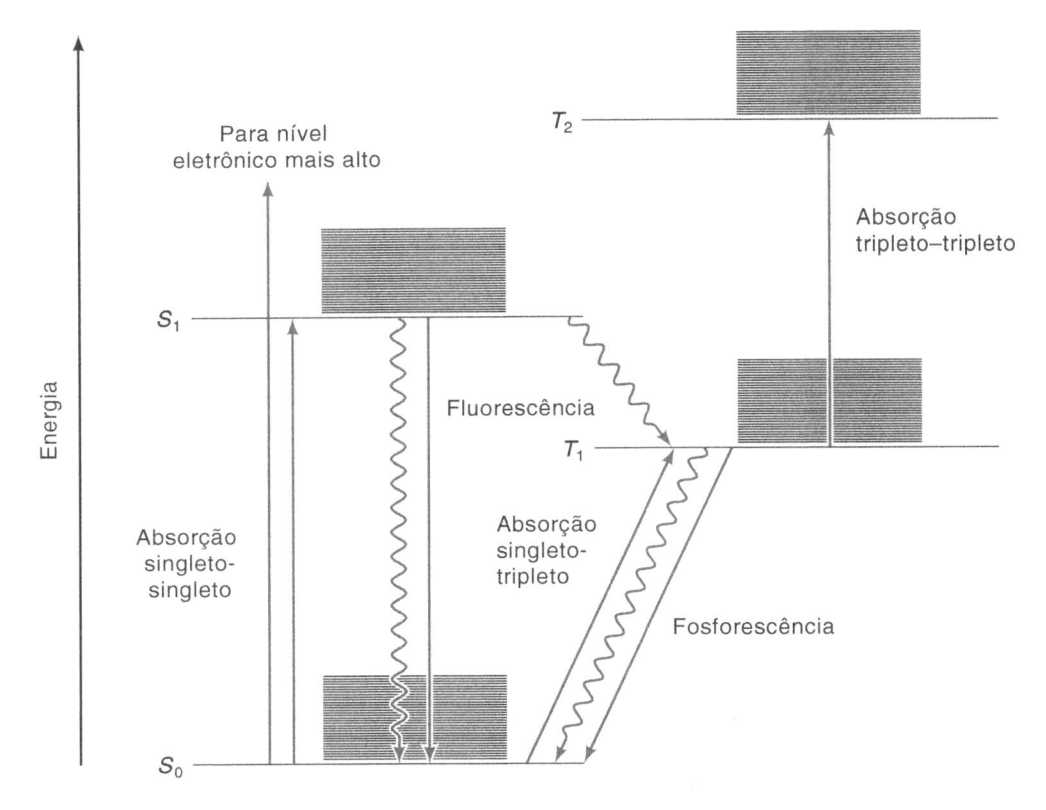

Figura 17.38
Diagrama de Jablonski mostrando a absorção, a fluorescência e a fosforescência. As linhas onduladas indicam transições não-radiativas; as linhas proximamente espaçadas representam níveis de energia vibracional.

1898–1980), mostrado na Figura 17.38. Inicialmente, um elétron é promovido de S_0 para S_1. A promoção é seguida por um processo chamado *transição não radiativa*, em que o elétron muda seu *spin* e cai de S_1 para T_1, o nível tripleto mais baixo, sem a emissão de luz. No final, ocorre uma transição radiativa de T_1 para S_0. Esse passo é chamado *fosforescência*. Como a transição envolve uma mudança na multiplicidade de *spin* (de tripleto para singleto), é proibida por *spin* e, portanto, tem probabilidade baixa de ocorrência, respondendo pelos longos tempos de vida observados. Como o estado excitado (T_1) é facilmente desativado por colisão em razão do seu longo tempo de vida, a fosforescência, contrariamente à fluorescência, não pode ser estudada na fase líquida. A fosforescência é mais bem estudada quando a amostra está em um estado vítreo congelado, na temperatura do nitrogênio líquido (77 K) ou abaixo dela.

17.8 Laser

Laser é um acrônimo para *amplificação da luz por emissão estimulada da radiação* (em inglês, *light amplification by stimulated emission of radiation*). É um tipo especial de emissão que envolve átomos ou moléculas. Considere primeiramente um sistema de dois níveis. Suponha que N moléculas sejam irradiadas por luz com a intensidade $\rho(v)$. Na Seção 17.1, vimos que a taxa de absorção estimulada é dada por $B_{mn} \rho(v) N (1-x)$, e que a taxa de emissão estimulada é $B_{nm} \rho(v) Nx$, em que x é a

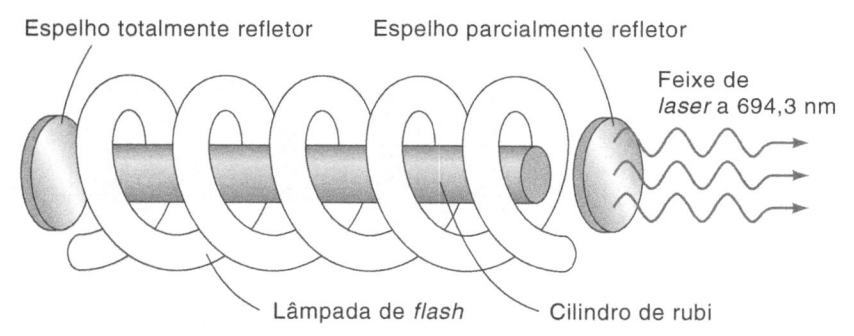

Figura 17.39
Emissão de luz de um *laser* de rubi.

fração de moléculas no estado excitado. Além disso, uma molécula excitada sofre emissão espontânea, a uma taxa de $A_{nm}Nx$. No equilíbrio, as taxas de absorção e emissão são iguais, de modo que

$$B_{mn}\rho(v)N(1-x) = B_{nm}\rho(v)Nx + A_{nm}Nx \quad (17.45)$$

ou

$$x = \frac{B_{nm}\rho(v)}{2B_{nm}\rho(v) + A_{nm}} \quad (17.46)$$

(Lembre-se de que $B_{mn} = B_{nm}$.) Segue-se que o valor máximo de x é 0,5, alcançado somente à medida que $\rho(v)$ se aproxima do infinito.

A discussão acima significa que a condição $x > 0,5$ não pode nunca ser alcançada em um sistema de dois níveis. Se pudermos de algum modo ter mais moléculas no nível superior sem usar o processo de radiação normal, poderíamos ser capazes de promover uma *inversão de população*, fazendo com que x exceda 0,5. Nesse caso, seria possível induzir uma emissão intensa irradiando o sistema com fótons de frequência apropriada. De fato, esse objetivo pode ser alcançado utilizando-se um sistema de três ou quatro níveis, nos quais se baseia a maioria das ações de *laser*.

O primeiro *laser* bem-sucedido foi criado pelo físico e engenheiro americano Theodore Harold Maiman (1927-). Em 1960, Maiman construiu um cilindro de rubi dopando safira sintética (Al_2O_3) com cerca de 0,5% de Cr_2O_3, e fez com que o Cr^{3+} substituísse alguns íons de Al^{3+} no retículo cristalino. Um diagrama esquemático de um *laser* de rubi é mostrado na Figura 17.39. Os níveis de energia para os íons Cr^{3+} são mostrados na Figura 17.40. Primeiramente, o sistema de *laser* é sujeito a uma irradiação curta e intensa, conhecida como *bombeamento óptico* (através da descarga de um *flash*, por exemplo), que causa transições de E_0 aos níveis E_2 e E_3 do Cr^{3+}. Os estados excitados, então, decaem ao estado E_1 através de transições não radiativas. O tempo de vida do estado E_1 é um tanto longo – cerca de 0,003 s à temperatura ambiente – porque a transição $E_1 \to E_0$ é proibida por *spin*. Se o bombeamento for efetivo, a população no estado E_1 excederá a população no estado E_0, e uma transição *laser* pode ser efetuada estimulando-se a transição com fótons de comprimento de onda de 694,3 nm.

Uma variedade de *lasers* está agora disponível. Operando nos estados sólido, líquido e gasoso, emitem radiação que se estende do infravermelho ao ultravioleta e raios X. Não examinaremos aqui os vários tipos de *lasers*, exceto para indicar que o

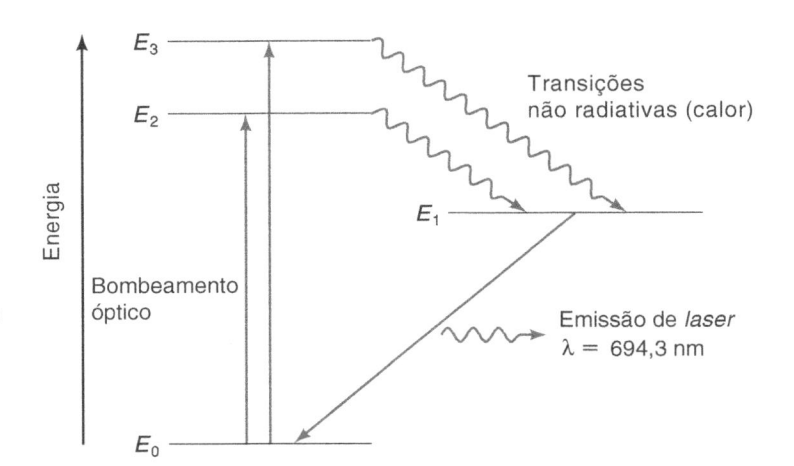

Figura 17.40
Diagrama de nível de energia para um íon Cr^{3+} utilizado em um *laser* de rubi.

mecanismo para atingir as inversões de população pode variar muito para os diferentes *lasers*. Por exemplo, no *laser* de hélio-neônio, que é um exemplo de *laser* de gás atômico, os átomos de He são primeiramente excitados por elétrons para os estados eletrônicos mais altos, que são então desativados por colisões com os átomos de Ne. As populações nos estados excitados mais altos do Ne crescem, excedendo as dos estados excitados mais baixos, de modo que as transições *laser* possam ocorrer (Figura 17.41).

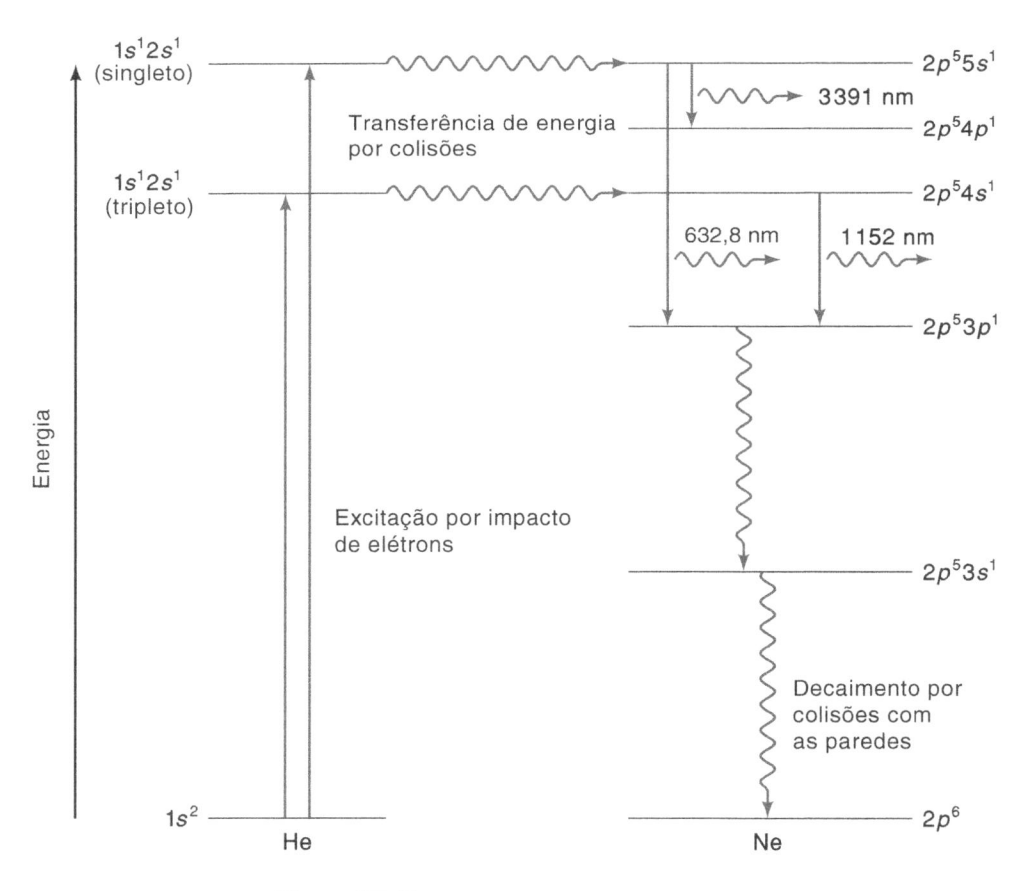

Figura 17.41
Diagrama de nível de energia para um *laser* de hélio-neônio

Tabela 17.6
Alguns sistemas de *lasers* comuns

Laser	Comprimentos de onda de emissão/nm	Modo[a]
Rubi	694,3	pulsado
He–Ne(g)	632,8	cw
	1152	
	3391	
Ar$^+$(g)	457	cw
	488	
	514,5	
N$_2$(g)	337,1	pulsado
Nd/YAG[b]	1064,1	cw/pulsado
CO$_2$(g)	10600	cw/pulsado

[a] cw, onda contínua.

[b] Esse sistema de *laser* é feito de íons de neodímio (Nd^{3+}) aprisionados em um cristal granada de ítrio alumínio (Y$_3$Al$_5$O$_{12}$). (O acrônimo YAG corresponde a *y*ttrium *a*luminum *g*arnet, em inglês.) Um procedimento chamado *duplicação de frequência* torna possível converter a luz de 1 064 nm para 532 nm e 266 nm, que são mais aplicáveis para pesquisa em fotoquímica e fotobiologia.

A Tabela 17.6 resume as propriedades de *lasers* comuns. Os *lasers* são operados em um de dois modos diferentes: onda contínua (cw) ou pulsado. Como os nomes sugerem, no modo cw (do inglês "continuous wave") a luz do *laser* é emitida continuamente, enquanto no modo pulsado a luz sai em pulsos, alguns dos quais podem ser tão curtos quanto 1×10^{-14} s ou 10 fs (1 femtosegundo = 10^{-15} s). O modo na verdade depende do sistema, do método de bombeamento e do desenho do aparelho. Por exemplo, se a taxa de bombeamento for menor que a taxa de decaimento do nível superior do *laser*, então uma inversão de população não se sustenta e a duração do pulso é governada pela cinética de decaimento. Um *laser* pode operar continuamente se o calor que ele gera for facilmente dissipado e a inversão de população puder assim ser sustentada.

Propriedades e aplicações da luz *laser*

Um feixe de *laser* é caracterizado por três propriedades: alta intensidade, alta coerência e alta monocromaticidade. Discutiremos brevemente essas propriedades e as aplicações que nelas se baseiam.

Intensidade. A luz *laser* é a que tem a intensidade mais alta em relação a qualquer luz na Terra. Como exemplo, considere um *laser* de Nd^{3+}: YAG (ver a Tabela 17.6) que produz $7,0 \times 10^{15}$ fótons de 1 064,1 nm durante um pulso com duração de 150 ps (1 ps = 10^{-12} s). Como $E = h\nu = hc/\lambda$, a energia total gerada é dada por

$$E = \left(\frac{hc}{\lambda} \text{ fóton}^{-1}\right)(7,0 \times 10^{15} \text{ fótons})$$

$$= \frac{(6,626 \times 10^{-34} \text{ J s})(3,00 \times 10^8 \text{ m s}^{-1})(7,0 \times 10^{15})}{1064,1 \times 10^{-9} \text{ m}}$$

$$= 1,3 \times 10^{-3} \text{ J}$$

Agora, $1,3 \times 10^{-3}$ J pode não parecer muito, mas é gerado em um espaço extremamente curto de tempo. Calculamos a potência do pico associada a esse feixe *laser* como se segue:

$$\text{potência} = \frac{\text{energia}}{\text{tempo}} = \frac{1,3 \times 10^{-3} \text{ J}}{150 \times 10^{-12} \text{ s}} = 8,7 \times 10^6 \text{ J s}^{-1}$$

$$= 8,7 \times 10^6 \text{ W}$$

(A unidade de potência é o watt, denotado por W, em que $1\text{W} = 1 \text{ J s}^{-1}$.) Essa é a potência de saída durante o pulso do *laser*. Quando esse feixe de *laser* é focalizado em um pequeno alvo de área igual a, digamos, $0,01 \text{ cm}^2$, a densidade de fluxo de potência é dada por

$$\text{densidade de fluxo de potência} = \frac{\text{potência}}{\text{área}} = \frac{8,7 \times 10^6 \text{ W}}{0,01 \text{ cm}^2} = 8,7 \times 10^8 \text{ W cm}^{-2}$$

Pulsos mais curtos e áreas menores produzem densidades de fluxo de potência maiores.

Feixes de *laser* intensos têm sido utilizados para cortar e soldar metais e até mesmo para produzir fusão nuclear. Na área médica, os *lasers* são utilizados em cirurgia. Por exemplo, um *laser* pulsado de argônio é empregado para "soldar" localmente uma retina descolada de volta ao seu suporte (a coroide). Esse procedimento tem algumas vantagens sobre o tratamento tradicional pelo fato de não ser invasivo e não requerer a administração de anestésicos.

A alta intensidade de um feixe de *laser* também permite a "absorção multifotônica", um processo em que uma molécula absorve dois ou mais fótons durante uma transição espectroscópica. Em uma medida espectroscópica convencional, um átomo ou uma molécula absorve um fóton de energia igual à que separa o estado fundamental do estado excitado. Esse é o processo normal de um fóton. No entanto, quando um sistema é irradiado com um feixe de *laser* de alta potência de frequência v_l, ele pode sofrer um processo de dois fótons no qual o sistema atinge o estado excitado, absorvendo dois fótons de forma concertada (Figura 17.42). Um processo de dois fótons requer um feixe de *laser* muito intenso, porque os dois fótons devem passar essencialmente de forma simultânea através da região do espaço ocupada por uma molécula. Uma consequência interessante da espectroscopia multifotônica é que as regras de seleção são diferentes, de modo que as transições que são estritamente proibidas para a absorção de um fóton agora ocorrem em um processo de dois fótons.* Além disso, transições que têm lugar na região do UV podem ser investigadas usando-se *laser* de luz visível em razão da aditividade das frequências.

Coerência. Por *coerente* queremos dizer que os fótons em um *laser* são emitidos *em fase*. O alto grau de coerência origina-se do fato de que a emissão estimulada sincroniza a radiação das moléculas individuais, de modo que o fóton emitido de uma molécula estimula outra molécula a emitir um fóton do mesmo comprimento de onda, que está exatamente em fase com o primeiro fóton, e assim por diante. Uma aplicação da coerência do *laser* é a *holografia*, uma técnica para produzir imagens tridimensionais. Esse processo produz um *holograma*, que contém informação não somente da intensidade (como em uma fotografia bidimensional convencional),

Uma lâmpada de 60 watt tem uma saída contínua de 60 W ou 60 J s^{-1}.

---

* Como mencionado na Seção 17.1, para uma transição permitida, ψ_i e ψ_j devem ter simetrias diferentes uma em relação à outra. Para o processo de dois fótons, podemos imaginar a presença de um estado intermediário entre os estados inicial e final, isto é, a transição ocorre em duas etapas. Assim, o estado inicial e o estado final devem ter a *mesma* simetria (par–par ou ímpar–ímpar).

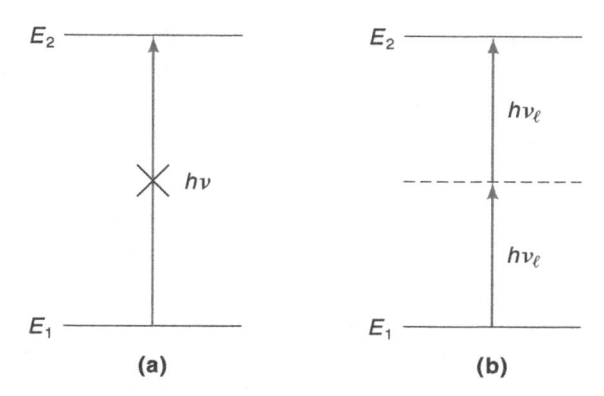

Figura 17.42
(a) Uma transição proibida em um processo de absorção de um fóton. (b) A mesma transição torna-se permitida em um processo de absorção de dois fótons. Note que $v = 2v_l$

como também da fase da luz refletida pelo sujeito. A iluminação subsequente do holograma reconstrói a imagem tridimensional.

Monocromaticidade. A luz do *laser* é altamente monocromática (isto é, tem o mesmo comprimento de onda) porque todos os fótons são emitidos como resultado de uma transição entre os mesmos dois níveis de energia atômicos ou moleculares. Portanto, possuem a mesma frequência e comprimento de onda. No *laser* de rubi, por exemplo, a luz emitida é centrada em 694,3 nm com uma largura menor que 0,01 nm. Embora larguras estreitas de linha também possam ser obtidas de luz ordinária (de um bulbo de luz incandescente, por exemplo) e de um *monocromador* (um prisma ou uma rede de difração que separa luz de diferentes comprimentos de onda), a intensidade de um feixe de *laser* em determinado comprimento de onda pode ser seis ordens de grandeza maior que a da luz obtida a partir de uma fonte convencional.

A natureza altamente monocromática da luz do *laser* permite induzir e identificar transições específicas entre níveis de energia eletrônica, vibracional e até rotacional para muitas moléculas e, portanto, obter espectros de absorção bem resolvidos. Os sistemas discutidos até aqui, no entanto, são todos de *lasers* de frequência fixa, que fornecem emissão de luz em somente um ou alguns poucos comprimentos de onda discretos. Desse modo, não são adequados para os métodos usuais de absorção, que requerem uma varredura sobre uma faixa contínua de comprimentos de onda. *Lasers* de corantes orgânicos são apropriados para essa aplicação porque são sintonizáveis, isto é, fornecem comprimentos de onda em uma faixa contínua. Um dos corantes orgânicos mais utilizados é a rodamina 6G, $(C_{28}H_{31}N_2O_3BF_4)$, uma molécula que tem muitos modos de vibração. O espectro eletrônico da rodamina 6G em solução mostra um pico largo que se deve à interação molecular forte no estado líquido. (Colisões com moléculas de solvente alargam a estrutura vibracional das transições em bandas não resolvidas.) Consequentemente, a fluorescência do corante, que ocorre em um comprimento de onda maior, também aparece como um pico largo. Bombeando-se a solução com um *laser*, produz-se uma inversão de população na rodamina 6G e a subsequente ação *laser*. Com uma rede de difração apropriada, é possível sintonizar um comprimento de onda particular para uso. Por exemplo, um *laser* de corante usando rodamina 6G em metanol é sintonizável continuamente na faixa de 570 nm a 660 nm. Usando diferentes corantes orgânicos, os espectroscopistas têm expandido a faixa sintonizável dos *lasers* de corante para um intervalo de 200 nm a 1 000 nm. Essa técnica ampliou grandemente as possibilidades da espectroscopia de alta resolução.

Finalmente, notamos que a alta intensidade, a alta monocromaticidade e a sintonizabilidade da luz *laser* permite excitar átomos e moléculas e monitorar a fluorescência subsequente dessas espécies. A vantagem da assim chamada *fluorescência induzida por laser* (LIF, do inglês *laser-induced fluorescence*) sobre a fluorescência produzida por uma fonte convencional de luz é que é altamente sensível. Em análise elementar, por exemplo, uma solução de amostra é atomizada (decomposta em espécies atômicas) em um forno ou chama e então irradiada com um feixe *laser* para induzir fluorescência atômica. Por esse processo, os espectroscopistas podem detectar uma concentração (da solução original) na faixa de 10^{-11} g mL^{-1}. A alta monocromaticidade e a largura de linha estreita de uma fonte de *laser* permitem excitar moléculas a níveis vibracionais específicos em estados eletrônicos excitados e observar a fluorescência subsequente. O método produz informação valiosa sobre a estrutura eletrônica de estados excitados e é particularmente útil para estudar pequenas espécies transientes, tais como radicais gerados em uma chama.

Equações principais

$\tilde{v} = \dfrac{1}{\lambda} = \dfrac{v}{c}$	(Número de onda)	(17.2)
$\mu_{ij} = \int \psi_i \mu \psi_j d\tau$	(Momento de dipolo de transição)	(17.12)
$A = \varepsilon bc$	(Lei de Beer-Lambert)	(17.15)
$\dfrac{1}{\mu} = \dfrac{1}{m_1} + \dfrac{1}{m_2}$	(Massa reduzida)	(17.22)
$E_{\text{rot}} = \dfrac{J(J+1)h^2}{8\pi^2 I}$ $\phantom{E_{\text{rot}}} = BJ(J+1)h$	(Energias rotacionais quantizadas)	(17.23)
$v = \dfrac{1}{2\pi}\sqrt{\dfrac{k}{\mu}}$	(Frequência vibracional fundamental)	(17.31)
$E_{\text{vib}} = (v + \tfrac{1}{2})hv$	(Energias vibracionais quantizadas)	(17.33)
$\Delta E = \dfrac{\gamma B_0 h}{2\pi}$	(Variação de energia em RMN)	(17.37)
$\delta = \dfrac{v - v_{\text{ref}}}{v_{\text{ref}}} \times 10^6$	(Deslocamento químico em ppm)	(17.42)
$\Delta E = hv = g\beta B_0$	(Variação de energia em ESR)	(17.43)
$I = I_0 e^{-t/\tau}$	(Intensidade de fluorescência)	(17.44)

APÊNDICE 17.1

Espectroscopia de transformada de Fourier

Nos últimos anos, a técnica de transformada de Fourier tem tido um impacto profundo em vários ramos da espectroscopia. Aqui, discutiremos dois métodos espectroscópicos comumente empregados — a espectroscopia no infravermelho com transformada de Fourier (FT-IR) e a ressonância magnética nuclear com transformada de Fourier (FT-RMN).

FT-IR

Antes de discutirmos a FT-IR, precisamos ter uma ideia de como os espectrômetros no infravermelho convencionais funcionam. Esses espectrômetros são do tipo *dispersivo*; isto é, separam as frequências individuais de energia emitida da fonte de infravermelho (como um corpo negro brilhante) por meio de um prisma ou uma rede de difração. O prisma de infravermelho funciona de maneira muito semelhante à de um prisma de vidro, que separa a luz visível em suas cores. A rede é um elemento dispersivo mais moderno que separa as frequências em energias no infravermelho com melhor resolução. O detector mede a quantidade de energia em cada frequência que passou pela amostra. O espectro resultante é um gráfico de absorbância ou de transmitância percentual em função da frequência, do comprimento de onda ou do número de onda. Embora essa técnica tenha sido utilizada com confiabilidade por muitos anos, tem algumas limitações sérias. Em primeiro lugar, como instrumentos dispersivos medem as frequências individualmente, o registro de um único espectro pode levar minutos. Esse tempo pode ser um problema quando se tem de estudar centenas de amostras, como, por exemplo, em análise ambiental. Em segundo lugar, esses espectrômetros têm sensibilidade razoavelmente baixa. Finalmente, os instrumentos têm muitas partes móveis e estão sujeitos a quebra mecânica.

Um espectrômetro de FT-IR fornece melhor sensibilidade, velocidade e precisão de medida de comprimento de onda do que os instrumentos de IR dispersivos. As frequências IR são medidas *simultaneamente* com a ajuda de um dispositivo óptico chamado *interferômetro*. Não é necessário nenhum prisma ou rede. O interferômetro produz um tipo único de sinal que tem todas as frequências de IR codificadas nele. Esse sinal pode ser medido muito rapidamente, em geral em cerca de um segundo; portanto, com o FT-IR, pode-se obter uma média dos sinais de forma bastante conveniente.

A Figura 17.43 é um diagrama esquemático de um espectrômetro de FT-IR. Radiação IR de todas as frequências provenientes da fonte (a) colide com um *separador de feixes**, uma placa parcialmente transmissora que separa o feixe que chega em duas partes, b e c. O feixe b reflete de um espelho plano fixo no espaço, produzindo o feixe d. O feixe c reflete de um espelho móvel, produzindo o feixe e. Os feixes d e e encontram-se de volta no separador de feixes, o qual então transmite parte do feixe d e reflete parte do feixe e, gerando o feixe combinado f. O feixe f passa através da amostra e o feixe g emergente atinge o detector.

---

* NT: Em inglês, *beam splitter*.

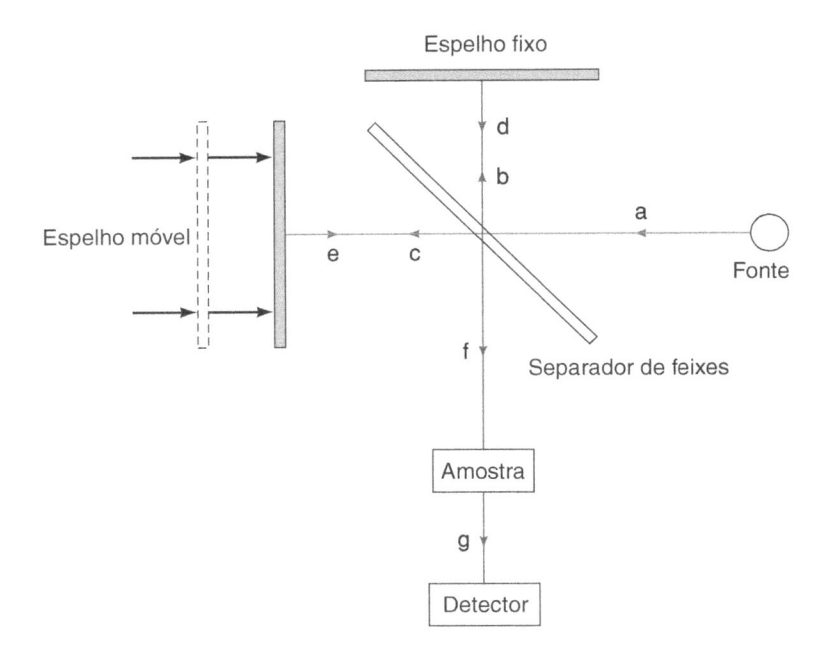

Figura 17.43
Um espectrômetro FT-IR. A distância percorrida pelo espelho móvel (alguns milímetros) é monitorada com precisão por um *laser* de hélio-neônio (não mostrado).

Como o caminho percorrido por um feixe (abd) tem comprimento fixo e o outro (ace) está constantemente mudando conforme o espelho se move, o sinal que sai do interferômetro é o produto desses dois feixes "interferindo" um no outro.* O sinal resultante, chamado *interferograma*, apresenta a propriedade única de todo ponto de dados (uma função da posição do espelho móvel) no sinal carregar informação sobre cada frequência de IR que vem da fonte. Portanto, após o interferograma passar através da amostra, todas as frequências são medidas simultaneamente. Essa é a razão de um espectrômetro FT-IR poder registrar um espectro com rapidez tão superior à de um espectrômetro de IR convencional.

Os detalhes matemáticos da conversão de um interferograma em um espectro de frequência (um gráfico da intensidade em cada frequência), tarefa realizada pela transformada de Fourier, estão além do alcance deste livro. As duas equações seguintes relacionam a intensidade de radiação que entra no detector, $I(\delta)$, nas quais, δ é a diferença entre a distância percorrida pelos feixes c e e comparativamente aos feixes b e d com a densidade espectral $B(\tilde{v})$, que é a intensidade da radiação que atinge o detector como uma função do número de onda:

$$I(\delta) = \int_{-\infty}^{+\infty} B(\tilde{v})\cos(2\pi\tilde{v}\delta)d\tilde{v} \qquad (1)$$

e

$$B(\tilde{v}) = \int_{-\infty}^{+\infty} I(\delta)\cos(2\pi\tilde{v}\delta)d\delta \qquad (2)$$

---

* Um análogo de luz visível do fenômeno de interferência é o espectro de cor refletida de uma bolha de sabão ou de uma película fina de gasolina em uma rua molhada.

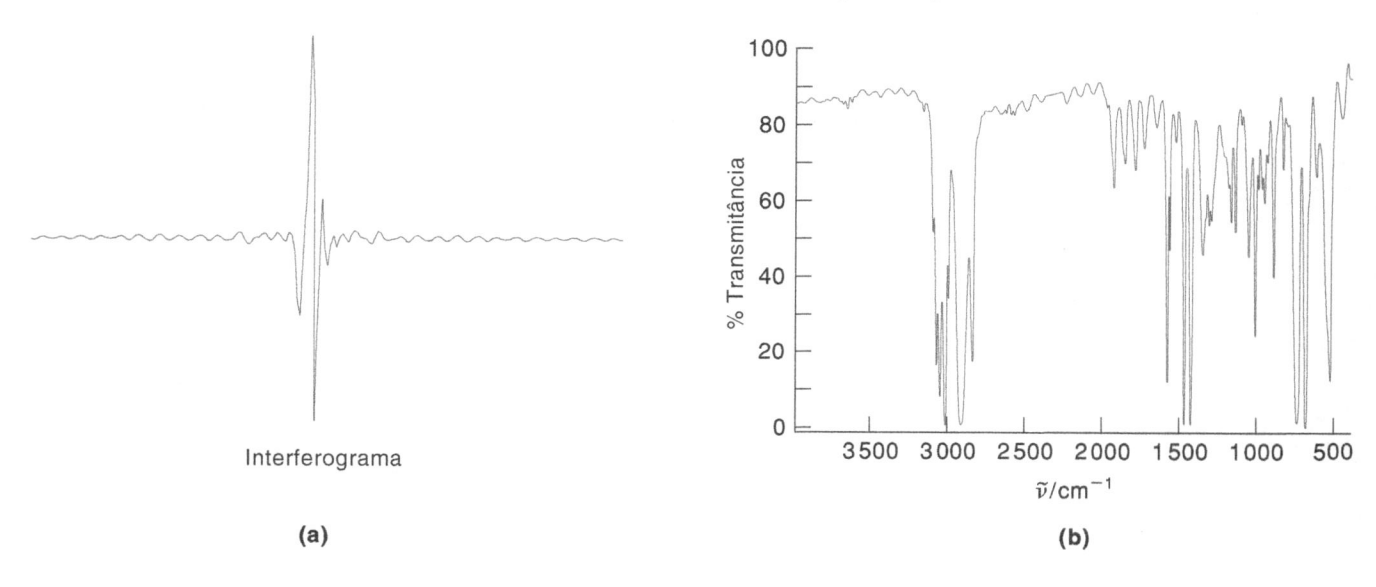

Figura 17.44
(a) O interferograma do poliestireno em um filme. O gráfico mostra a intensidade em função da distância. Note o forte acúmulo de picos que brotam no centro do espectro, em $\delta = 0$. (b) A transformada de Fourier do interferograma, que é um gráfico da transmitância percentual em função do número de onda. (Cortesia de Nicolet Instruments.)

Essas duas equações são interconvertíveis e são conhecidas como um par de transformadas de Fourier. Na prática, o sinal do interferograma medido é digitalizado e enviado a um computador, onde a transformada de Fourier é realizada de acordo com a Equação 2. O espectro IR resultante é geralmente apresentado como um gráfico de transmitância percentual em função do número de onda (Figura 17.44).

FT-RMN

Como mencionado na Seção 17.5, a ressonância magnética nuclear pode ser observada mantendo-se o campo magnético externo constante e variando-se a radiofrequência (rf) da radiação aplicada, ou mantendo-se a radiofrequência constante e varrendo-se o campo magnético até que a condição de ressonância seja satisfeita. Tecnicamente, é mais simples manter uma radiofrequência constante e variar o campo magnético. Em qualquer dos casos, no entanto, o espectrômetro opera no modo de onda contínua, porque a radiação é fornecida continuamente à amostra. Esse arranjo é semelhante, em princípio, a um espectrômetro IR convencional. Do mesmo modo, leva-se também minutos para registrar um espectro de RMN com esse tipo de instrumento.

Para entender como o FT-RMN funciona, considere uma amostra que consiste de muitos *spins* idênticos com $I = \frac{1}{2}$. Quando colocado em um campo magnético externo forte, B_0, os núcleos se alinham de modo paralelo ou antiparalelo ao campo aplicado, com um excesso muito pequeno no alinhamento paralelo, que corresponde ao nível de energia mais baixo. A magnetização líquida, M, executa então um movimento de precessão ao redor de B_0 (o eixo z) na frequência de Larmor (Figura 17.45). Em um experimento de RMN pulsado, um pulso único, curto e intenso de campo magnético de força B_1 é aplicado à amostra ao longo do eixo x.

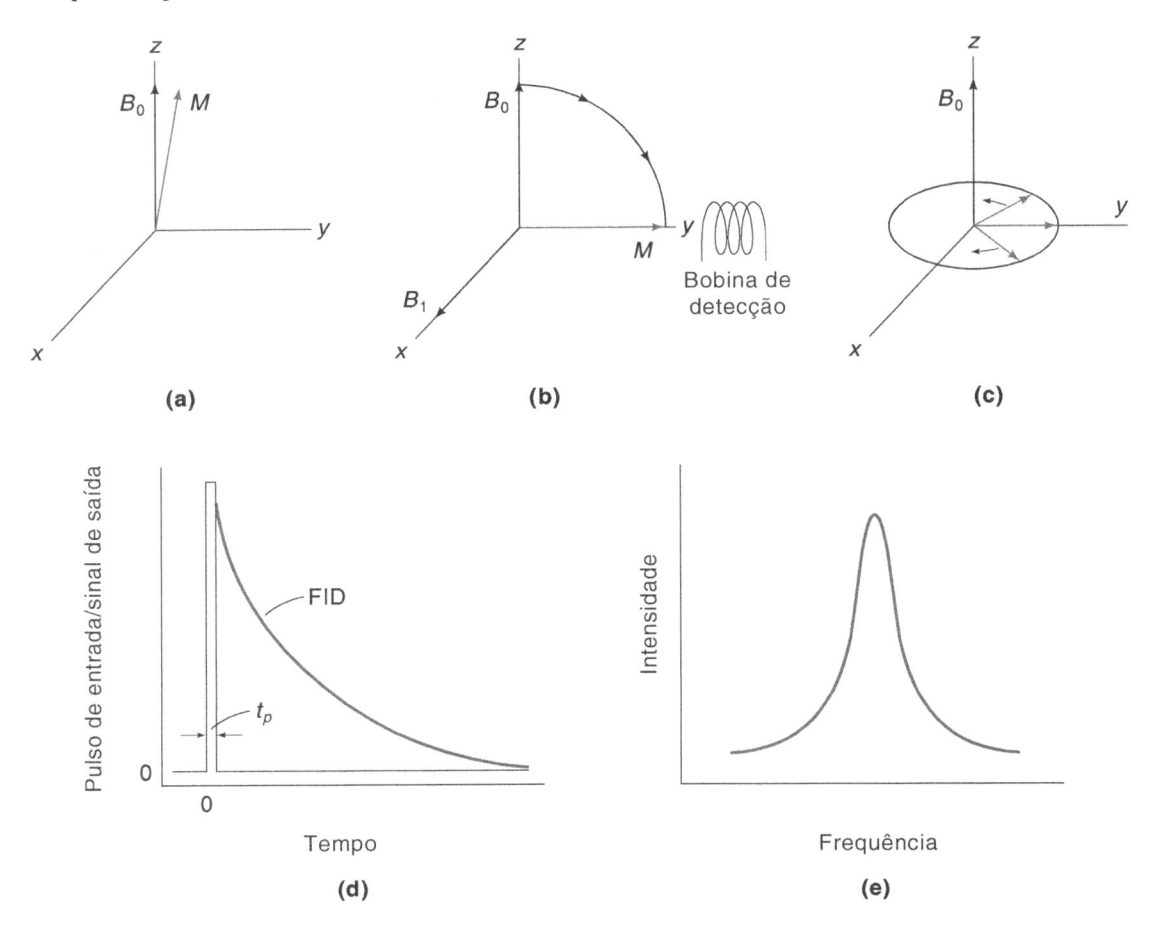

Figura 17.45
(a) Precessão da magnetização líquida de uma coleção de *spins* em torno de um campo magnético externo, B_0, ao longo do eixo z. (b) Um pulso de 90° (por um campo de radiofrequência, B_1, ao longo do eixo x) move o vetor de magnetização na direção do eixo y, onde a bobina está localizada. (c) Logo após o pulso, os *spins* começam a girar no plano xy. (d) A sequência de tempo entre o pulso de 90° e o decaimento de indução livre (FID)* subsequente. (e) A transformada de Fourier do FID [$f(t)$] produz um espectro de intensidade em função da frequência.

Como resultado, a magnetização líquida gira um ângulo α, dado por

$$\alpha = \gamma B_1 t_p \tag{3}$$

em que γ é a razão magnetogírica, e t_p é a duração do pulso aplicado. A escolha apropriada de t_p faz com que a magnetização gire do eixo z para o eixo y. (Isso é chamado pulso de 90° porque $\alpha = 90°$.) O sinal de RMN é medido por uma bobina de detecção ao longo do eixo y. Imediatamente antes do pulso (quando B_1 é desligado), o vetor de magnetização começa a girar no plano xy na frequência de Larmor. Mecanismos de relaxação subsequentes fazem com que a magnetização diminua ao longo do eixo y e, ao atingir o equilíbrio térmico, acabe por restabelecer-se ao longo do eixo z.

---

* NT: Do inglês, *free induction decay*.

O decaimento no sinal de RMN em função do tempo é chamado *decaimento de indução livre* (conhecido por FID, de sua expressão em inglês, *free induction decay*). Finalmente, aplicando-se uma transformação de Fourier (ver a seguir), o FID é convertido em um pico de absorção.

A Figura 17.45d aplica-se à situação em que os núcleos são idênticos e a radiação rf (B_1) é escolhida de modo que se ajuste à frequência de Larmor. Na maioria das vezes, estudamos núcleos que diferem na frequência de Larmor como resultado de deslocamentos químicos e acoplamento *spin–spin*. Nesses casos, grupos diferentes de núcleos executam movimentos de precessão em diferentes frequências e podem ocorrer efeitos de interferência, de modo que o FID terá uma aparência muito mais complexa.

Um aspecto essencial da RMN pulsada é o fato de podermos excitar simultaneamente núcleos com deslocamentos químicos diferentes mesmo se aplicarmos um campo de rf em somente uma frequência. Considere um pulso de 10 μs (1 μs = 10^{-6} s) de duração. De acordo com o princípio de Heisenberg,

$$\Delta E \Delta t = \frac{h}{4\pi}$$

Como $\Delta E = h\Delta v$, temos

$$\Delta v = \frac{1}{4\pi \Delta t}$$

$$= \frac{1}{4\pi(10 \times 10^{-6} \text{ s})}$$

$$\approx 8 \times 10^3 \text{ s}^{-1}$$

$$= 8 \text{ kHz}$$

Essa faixa de frequência é suficientemente larga para cobrir a maioria dos deslocamentos químicos de próton. Em virtude da dificuldade de interpretar $f(t)$, que é a função que descreve a variação da intensidade do sinal com o tempo associada ao FID, devemos convertê-la em uma forma mais reconhecível $I(v)$, que é uma função da variação na intensidade com a frequência. Essas duas funções especiais estão relacionadas através de transformadas de Fourier como se segue:

$$f(t) = \int_{-\infty}^{+\infty} I(v)\cos(vt)dv \tag{4}$$

$$I(v) = \int_{-\infty}^{+\infty} f(t)\cos(vt)dt \tag{5}$$

A Figura 17.46a mostra o FID para o acetaldeído (CH_3CHO). É claro que a curva do FID é assim complexa porque surge da precessão de um vetor de magnetização que é composto por seis componentes (dos seis picos), cada um dos quais realiza um movimento de precessão a uma frequência característica. Usando a Equação 5 para realizar a transformada de Fourier, obtém-se o espectro convencional de RMN do acetaldeído, em que as intensidades dos picos são traçadas como função da frequência (Figura 17.46b).

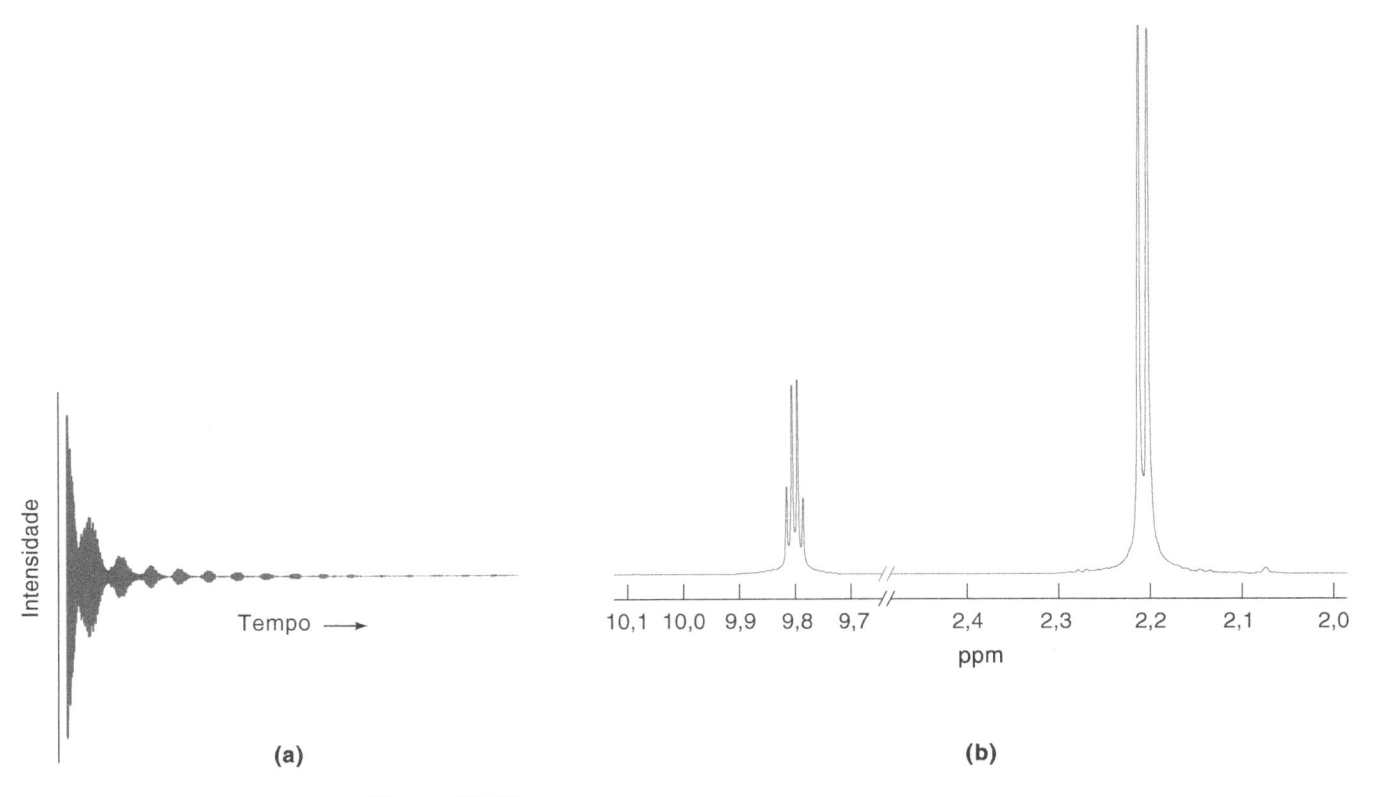

Figura 17.46
O FID (a) e seu espectro de transformada de Fourier (b) do acetaldeído (CH_3CHO).

Comparação entre FT-IR e FT-RMN

Finalmente, comparamos as duas técnicas discutidas aqui.* Vimos que um espectrômetro FT-RMN registra $f(t)$, que está no domínio do tempo. Relembrando o princípio da incerteza de Heisenberg, vemos que a frequência e o tempo são variáveis conjugadas (ver a Seção 14.6)

$$\Delta v \Delta t = \frac{1}{4\pi}$$

Isso significa que a informação contida em $f(t)$ pode sofrer uma transformada de Fourier para $I(v)$, que está no domínio da frequência. Um espectrômetro FT-IR, por outro lado, mede $I(\delta)$, que é uma função da variável de posição. A transformada de Fourier de $I(\delta)$ dá um espectro infravermelho mais conveniente, $B(\tilde{v})$, como função do número de onda, $\tilde{v}$. Novamente, podemos usar o princípio da incerteza de Heisenberg para mostrar que a distância e o número de onda são também variáveis conjugadas:

$$\Delta x \Delta p = \frac{h}{4\pi}$$

---

* A discussão aqui segue muito proximamente o excelente trabalho de autoria de AHN, M. K. *J. Chem. Educ.* **66**, 802, 1989.

Usando a relação de de Broglie ($\lambda = h/p$), escrevemos

$$p = \frac{h}{\lambda} = h\tilde{v}$$

e

$$\Delta p = h\Delta\tilde{v}$$

de modo que

$$\Delta x \Delta \tilde{v} = \frac{1}{4\pi}$$

Assim, a transformada de Fourier sempre ocorre entre variáveis conjugadas.

Em princípio, um espectro pode ser registrado em qualquer domínio definido por uma das quatro variáveis (frequência, tempo, distância e número de onda). A escolha da primeira função espectral a ser detectada em um dado espectrômetro depende do desenho do instrumento particular em questão. Em um espectrômetro de RMN de onda contínua, registramos $I(v)$ no domínio de frequência, que é o que queremos, mas o processo é lento. Usando RMN pulsado, geramos um FID que decai exponencialmente como se segue (ver a Figura 17.45d):

$$f(t) = f(0)e^{-t/T_2} \tag{6}$$

em que $f(0)$ é a intensidade do sinal em $t = 0$. A quantidade T_2 é chamada *tempo de relaxação spin-spin*, um tempo característico que mede quão rapidamente a magnetização (de uma coleção de spins) ao longo do eixo y (após o pulso de 90°) se espalha no plano xy. A incerteza na frequência de uma linha de RMN, Δv, é identificada com a largura de linha na meia altura, e a incerteza no tempo é identificada com T_2. Se uma linha de RMN tem uma largura de 10 Hz (uma linha bem larga), a relação de incerteza indica $T_2 = 8$ ms (1 ms = 10^{-3} s). Se considerarmos que um decaimento exponencial de 10 vezes traz $f(t)$ para a linha base (isto é, para o sinal desaparecer), então o espectro completo é coletado em 10×8 ms, ou 0,08 s. Esse é um período de tempo suficientemente longo para o espectrômetro registrar todos os dados pertinentes.

Em contraste, o FT-IR mede transições entre níveis de energia em uma escala muito maior. Considere uma linha de infravermelho de largura $\Delta\tilde{v} = 10$ cm^{-1}. Utilizando a relação $\Delta v = c\Delta\tilde{v}$, obtemos 3×10^{11} Hz para a largura de linha. Essa incerteza na frequência dá uma incerteza no tempo de cerca de 3×10^{-13} s, tempo muito curto para coletar dados. Em vez disso, o espectro, $I(\delta)$, é registrado primeiro como função da variável de posição. A transformada de Fourier de $I(\delta)$, então, dá o espectro de infravermelho mais convencional, $B(\tilde{v})$, como uma função do número de onda, $\tilde{v}$.

Sugestões de leitura para aprofundamento

LIVROS

ANDREWS, D. L. *Lasers in Chemistry*. 3. ed. Nova York: Springer-Verlag, 1997.

_____. *The structure of molecules*. Nova York: W. A. Benjamin, 1963.

BARROW, G. M. *Molecular spectroscopy*. Nova York: McGraw-Hill, 1962.

DUNFORD, H. B. *Elements of diatomic molecular spectra*. Reading, MA: Addison-Wesley, 1968.

GIBILISCO, S. *Understanding lasers*. Blue Ridge Summit, PA: Tab Books, 1989.

HORE, P. J. *Nuclear magnetic resonance*. Nova York: Oxford University Press, 1995.

LAKOWICZ, J. R. *Principles of fluorescence spectroscopy*. Nova York: Plenum Press, 1999.

MACOMBER, R. S. *Complete introduction to modern NMR spectroscopy*. Nova York: John Wiley and Sons, 1998.

STEINFELD, J. I. *Molecules and radiation*. 2 ed. Cambridge, MA: M.I.T. Press, 1996.

STRAUGHAN, B. P.; WALKER, S. (eds.). *Spectroscopy*. v. 1, 2 e 3. Nova York: John Wiley and Sons, 1976.

STUART, B. *Biological applications of infrared spectroscopy*. Nova York: John Wiley and Sons, 1997.

SWARTZ, H. M.; BOLTON, J. R.; BORG, D. C. *Biological applications of electron spin resonance*. Nova York: Wiley-Interscience, 1972.

WERTZ, J. E.; BOLTON, J. R. *Electron spin resonance: elementary theory and practical applications*. Nova York: Chapman & Hall, 1986.

YODER, C. H.; SCHAEFFER, Jr., C. D. *Introduction to multinuclear NMR*. Reading, MA: Benjamin/Cummings, 1987.

ZARE, R. N. *Laser: experiments for beginners*. Sausalito, CA: University Science Books, 1995.

ARTIGOS

Gerais

BERG, C. L.; CHANG, R. Demonstration of Maxwell distribution law of velocity by spectral line shape analysis. *Am. J. Phys.* **52**, 80, 1984.

BURROWS, H. D.; CARDOSO, A. C. Radiationless relaxation and red wine. *J. Chem. Educ.* **64**, 995, 1987.

BRACEWELL, R. N. The Fourier transform. *Sci. Am.*, jun. 1989.

FEINBERG, G. Light. *Sci. Am.*, set. 1968.

GRUNWALD, E.; HERZOG, J.; STEEL, C. Using Fourier transform to understand spectral line shape. *J. Chem. Educ.* **72**, 210, 1995.

LYKOS, P. The Beer-Lambert law revisited. *J. Chem. Educ.* **69**, 730, 1992.

MACOMBER, R. S. A unified approach to absortion spectroscopy at the undergraduate level. *J. Chem. Educ.* **74**, 65, 1997.

NASSAU, K. The causes of color. *Sci. Am.*, out. 1980.

OLSSON, L-F. Band breadth of electronic transitions and the particle-in-a-box model. *J. Chem. Educ.* **63**, 756, 1986.

ONWOOD, D. A time scale for fast events. *J. Chem. Educ.* **63**, 680, 1986.

ORNA, M. V. The chemical origin of color. *J. Chem. Educ.* **55**, 478, 1978.

SLAGG, N. Chemistry and light generation. *J. Chem. Educ.* **45**, 103, 1968.

THOMAS, N. C. The early history of spectroscopy. *J. Chem. Educ.* **68**, 730, 1991.

THOMSEN, V. B. E. Why do spectral lines have linewidth? *J. Chem. Educ.* **72**, 616, 1995.

WEISSKOPF, V. F. How light interacts with matter. *Sci. Am.*, set. 1968.

Ressonância magnética nuclear

AHN, M. K. A comparison of FTNMR and FTIR techniques. *J. Chem. Educ.* **66**, 802, 1989.

BREWER, R. G.; HAHN, E. L. Atomic memory. *Sci. Am.*, dez. 1984.

BRYANT, R. G. The NMR time scale. *J. Chem. Educ.* **60**, 933, 1983.

CHEATHAM, S. Nuclear magnetic resonance in biochemistry. *J. Chem. Educ.* **66**, 111, 1989.

CHIPPENDALL, A. M. Structural determination by nuclear magnetic resonance spectroscopy. In: TRIGG, G. L. (ed.). *Encyclopedia of applied physics*. Nova York: VCH Publishers, 1997. v. 20, p. 119.

FAUST, B. NMR of whole body fluids. *Educ. Chem.* **32**, 22, 1995.

HULL, L. A. A demonstration of imaging on an NMR spectrometer. *J. Chem. Educ.* **67**, 782, 1990.

MACOMBER, R. S. A primer on Fourier transform NMR. *J. Chem. Educ.* **62**, 213, 1985.

PYKETT, I. L. NMR imaging in medicine. *Sci. Am.*, maio 1982.

RABENSTEIN, D. L. Sensitivity enhancement by signal averaging in pulsed/Fourier transform RMN spectroscopy. *J. Chem. Educ.* **61**, 909, 1984.

SCHWARTZ, L. J. A step-by-step picture of pulsed (time-domain) NMR. *J. Chem. Educ.* **65**, 959, 1988.

SHULMAN, R. G. NMR spectroscopy in living cells. *Sci. Am.*, jan. 1983.

WINK, D. J. Spin-lattice relaxation times in ^{1}H NMR spectroscopy. *J. Chem. Educ.* **66**, 810, 1989.

WÜTHRICH, K. Protein structure determination in solution by NMR spectroscopy. *Scienc,* **243**, 45, 1989.

Outros campos da espectroscopia

BLANCK, H. F. Introduction to a quantum mechanical harmonic oscillator using a modified particle-in-a-box problem. *J. Chem. Educ.* **69**, 98, 1992.

BRIGGS, A. G. Vibrational frequencies of sulfur dioxide. *J. Chem. Educ.* **47**, 391, 1970.

BUNCE, N. J. Introduction to the interpretation of electron spin resonance spectra of organic radicals. *J. Chem. Educ.* **64**, 907, 1987.

CHANG, R. ESR study of electron transfer reactions. *J. Chem. Educ.* **47**, 563, 1970.

HOLLENBERG, J. L. Energy states of molecules. *J. Chem. Educ.* **47**, 2, 1970.

JAFFÉ, H. H.; MILLER, A. L. The fates of electronic excitation energy. *J. Chem. Educ.* **43**, 469, 1966.

JOHNSON, D. R.; MOYNIHAN, C. T. Infrared spectrometry. *J. Chem. Educ.* **46**, 431, 1969.

LESK, A. M. Progress in our understanding of the optical properties of nucleic acids. *J. Chem. Educ.* **46**, 821, 1969.

LEVY, D. H. The spectroscopy of supercooled gases. *Sci. Am.*, fev. 1984.

PENZER, G. R. Applications of absorption spectroscopy in biochemistry. *J. Chem. Educ.* **45**, 692, 1968.

PRYOR, W. A. Free radicals in biological systems. *Sci. Am.*, ago. 1970.

RAMSAY, D. A. Molecular spectroscopy. In: TRIGG, G. L. (ed.). *Encyclopedia of applied physics*. Nova York: VCH Publishers, 1994. v. 10, p. 491.

SCHOR, H. H. R.; TEIXEIRA, E. L. The fundamental rotational-vibrational band of CO and NO. *J. Chem. Educ.* **71**, 771, 1994; ver também **75**, 258, 1998.

STAFFORD, F. E.; HOLT, C. W.; PAULSON, G. L. Vibration-rotation spectrum of HCl. *J. Chem. Educ.* **40**, 245, 1963.

STEVENSON, P. E. The ultraviolet spectra of aromatic molecules. *J. Chem. Educ.* **41**, 234, 1964.

TURRO, N. J. The triplet state. *J. Chem. Educ.* **46**, 2, 1969.

YANG, W.; LEE, E. K. C. Liquid scintillation counting. *J. Chem. Educ.* **46**, 277, 1969.

Lasers

BERNS, M. W. Laser surgery. *Sci. Am.*, jun. 1991.

BRUMER, P.; SHAPIRO, M. Laser control of chemical reactions. *Sci. Am.*, mar. 1995.

CHU, S. Laser trapping of neutral molecules. *Sci. Am.*, fev. 1992.

COLEMAN, W. F. Laser – An introduction. *J. Chem. Educ.* **59**, 441, 1982.

CROSLEY, D. R. Laser-induced fluorescence in spectroscopy, dynamics, and diagnostics. *J. Chem. Educ.* **59**, 446, 1982.

FELD, M. S.; LETOKHOV, V. S. Laser spectroscopy. *Sci. Am.*, dez. 1973.

FINDSEN, E. W.; ONDRIAS, M. R. Lasers: a valuable tool for chemists. *J. Chem. Educ.* **63**, 479, 1986.

HARRIOT, D. R. Applications of laser light. *Sci. Am.*, set. 1968.

ITZKAN, I.; IZATT, J. A. Medical use of lasers. In: TRIGG, G. L. (ed.). *Encyclopedia of applied physics*. Nova York: VCH Publishers, 1994, v. 10, p. 33.

KOVALENKO, L. J.; LEONE, S. R. Innovative laser technique in chemical kinetics. *J. Chem. Educ.* **65**, 681, 1998.

LEITH, E. N.; UPATNIEKS, J. Photography by laser. *Sci. Am.*, jun. 1965.

LEONE, S. R. Applications of lasers to chemical research. *J. Chem. Educ.* **53**, 13, 1976.

LETOKHOV, V. S. Detecting individual atoms and molecules with laser. *Sci. Am.*, set. 1988.

MATTHEWS, D. L.; ROSEN, M. D. Soft X-ray lasers. *Sci. Am.*, dez. 1988.

PENNINGTON, K. S. Advances in holography. *Sci. Am.*, fev. 1968.

PHILLIPS, W. D.; METCALF, H. J. Cooling and trapping of atoms. *Sci. Am.*, mar. 1987.

RONN, A. M. Laser chemistry. *Sci. Am.*, maio 1979.

ROUSSEAU, D. L. Laser chemistry. *J. Chem. Educ.* **43**, 566, 1966.

SCHAWLOW, A. L. Laser light. *Sci. Am.*, set. 1968.

SESSLER, A. M. e VAUGHAN, D. Free electron lasers. *Am. Sci.* **75**, 34, 1987.

SOROKIN, P. Organic lasers. *Sci. Am.*, fev. 1969.

VAN HECKE, G. R.; KARUKSTIS, K. K.; UNDERHILL, J. M. Using lasers to demonstrate the concept of polarizability. *Chemical Educator* **1997**, 2(5): S1430-4171(97)05147-X. Disponível em: <http://journals.springer-ny.com/chedr>.

ZARE, R. N. Laser separation of isotopes. *Sci. Am.*, fev. 1977.

ZEWAIL, A. H. The birds of molecules. *Sci. Am.*, dez. 1990.

Problemas

Gerais

17.1 Converta 15 000 cm^{-1} em comprimento de onda (nm) e frequência.

17.2 Converta 450 nm em número de onda e frequência.

17.3 Converta os seguintes valores de transmitância percentual em absorbância: **(a)** 100%, **(b)** 50%, **(c)** 0%.

17.4 Converta os seguintes valores de absorbância em transmitância percentual: **(a)** 0,0, **(b)** 0,12, **(c)** 4,6.

17.5 A absorção de energia de radiação por uma molécula resulta na formação de uma molécula excitada. Dado um tempo suficiente, pareceria que todas as moléculas em uma amostra teriam sido excitadas e não ocorreria mais absorção. No entanto, na prática, verificamos que a absorbância de uma amostra em qualquer comprimento de onda permanece inalterada com o tempo. Por quê?

17.6 O tempo de vida médio de uma molécula eletronicamente excitada é igual a $1,0 \times 10^{-8}$ s. Se a emissão de radiação ocorrer a 610 nm, quais serão as incertezas na frequência (Δv) e no comprimento de onda ($\Delta \lambda$)?

17.7 As familiares linhas D amarelas do sódio são na verdade um dubleto em 589,0 nm e 589,6 nm. Calcule a diferença em energia (em J) entre essas duas linhas.

17.8 Em geral, a resolução dos espectros visível e UV pode ser melhorada registrando-se os espectros a baixas temperaturas. Por que esse procedimento funciona?

17.9 Considerando que a largura de uma linha espectral resulta unicamente do alargamento por tempo de vida, estime o tempo de vida de um estado que dê origem a uma linha de largura **(a)** 1,0 cm^{-1}, **(b)** 0,50 Hz.

17.10 Qual é a absortividade molar de um soluto que absorve 86% de um dado comprimento de onda de luz quando o feixe passa através de uma cela de 1,0 cm que contém uma solução 0,16 M?

17.11 A absortividade molar de uma solução de benzeno de um composto orgânico é $1,3 \times 10^2$ L mol^{-1} cm^{-1} a 422 nm. Calcule a percentagem de redução na intensidade de luz quando a luz desse comprimento de onda passa através de uma cela de 1,0 cm que contém uma solução de concentração 0,0033 M.

17.12 Uma única varredura de RMN de uma amostra diluída exibe uma relação sinal–ruído (S/R) de 1,8. Se cada varredura leva 8,0 minutos, calcule o tempo mínimo requerido para gerar um espectro com um S/R igual a 20.

Espectroscopias de micro-ondas, no infravermelho e eletrônica

17.13 Quais das seguintes moléculas são ativas na região de micro-ondas? C_2H_2, CH_3Cl, C_6H_6, CO_2, H_2O, HCN.

17.14 Qual é a degenerescência do nível de energia rotacional com $J = 7$ para um rotor rígido diatômico?

17.15 A transição $J = 3 \rightarrow 4$ para uma molécula diatômica ocorre a 0,50 cm^{-1}. Qual é o número de onda para a transição $J = 6 \rightarrow 7$ para essa molécula? Considere que a molécula é um rotor rígido.

17.16 O comprimento de ligação de equilíbrio no óxido nítrico ($^{14}N^{16}O$) é 1,15 Å. Calcule **(a)** o momento de inércia do NO e **(b)** a energia para a transição $J = 0 \rightarrow 1$. Quantas vezes a molécula gira por segundo no nível $J = 1$?

17.17 Quais das seguintes moléculas são ativas no infravermelho? **(a)** N_2, **(b)** HBr, **(c)** CH_4, **(d)** Xe, **(e)** H_2O_2, **(f)** NO.

17.18 Dê o número de modos normais de vibração de **(a)** O_3, **(b)** C_2H_2, **(c)** CBr_4, **(d)** C_6H_6.

17.19 Desenhe um modo vibracional da molécula de BF_3 que seja inativo no infravermelho.

17.20 Um objeto de 500 g suspenso pela ponta de um elástico tem uma frequência vibracional de 4,2 Hz. Calcule a constante de força do elástico.

17.21 A frequência fundamental de vibração para o monóxido de carbono é $2143,3$ cm^{-1}. Calcule a constante de força da ligação carbono-oxigênio.

17.22 Se as moléculas não possuíssem energia de ponto zero, seriam capazes de sofrer a transição $v = 0 \to 1$?

17.23 Sob que condições se pode observar uma banda quente em um espectro no infravermelho?

17.24 Mostre todos os modos fundamentais de vibração de (a) dissulfeto de carbono (CS_2) e (b) sulfeto de carbonila (OCS), e indique quais deles são ativos no infravermelho.

17.25 Calcule o número de graus de liberdade vibracional da molécula de hemoglobina, que contém 9272 átomos.

17.26 Qual das seguintes moléculas tem a maior frequência de vibração? H_2, D_2, HD.

17.27 A frequência fundamental de vibração para o D^{35}Cl é dada por $\tilde{v} = 2081,0$ cm^{-1}. Calcule a constante de força, k, e compare esse valor com a constante de força obtida para o H^{35}Cl no Exemplo 17.2. Comente o seu resultado.

17.28 O antraceno é incolor, mas o tetraceno é laranja-claro. Explique.

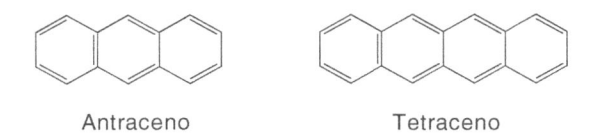

Antraceno   Tetraceno

17.29 Use o modelo de uma partícula em uma caixa unidimensional para calcular o pico de maior comprimento de onda no espectro de absorção eletrônica do hexatrieno. (*Dica*: ver a Equação 14.37.)

17.30 Muitos hidrocarbonetos aromáticos são incolores, porém seus ânions e cátions radicais são muitas vezes fortemente coloridos. Dê uma explicação qualitativa para esse fenômeno. (*Dica*: considere somente os orbitais moleculares π.)

17.31 No que se refere à Figura 17.24, explique por que o valor de T_f aumenta com o aumento da porcentagem molar (C + G).

Espectroscopias de RMN e de ESR

17.32 O sinal de RMN de um composto encontra-se a 240 Hz, abaixo do pico do TMS utilizando-se um espectrômetro que opera a 60 MHz. Calcule seu deslocamento químico em ppm em relação ao TMS.

17.33 As espectroscopias, tanto de RMN como de ESR, diferem de outros campos da espectroscopia discutidos neste capítulo em um aspecto importante. Explique.

17.34 Qual é a força do campo (em tesla) necessária para gerar uma frequência de ^{1}H de 600 MHz?

17.35 Considere que o espectro de RMN do acetaldeído (ver a Figura 17.46) é registrado a 200 MHz e 400 MHz. Indique se cada uma das seguintes quantidades permanece inalterada quando se vai de 200 MHz a 400 MHz: (a) sensibilidade de detecção, (b) $|\delta_{CH_3} - \delta_H|$, (c) $|v_{CH_3} - v_H|$, (d) J.

17.36 Para um campo aplicado de 9,4 T (utilizado em um espectrômetro de 400 MHz), calcular a diferença em frequência entre dois prótons cujos valores de δ difiram por 2,5.

17.37 Para cada uma das moléculas seguintes, indicar quantos picos em RMN de prótons ocorrem e se cada pico é um singleto, um dubleto, um tripleto etc. (a) CH_3OCH_3, (b) $C_2H_5OC_2H_5$, (c) C_2H_6, (d) CH_3F, (e) $CH_3COOC_2H_5$.

17.38 Esquematize o espectro de RMN do álcool isobutílico [$(CH_3)_2CHCH_2OH$], dados os seguintes valores de deslocamentos químicos: $-CH_3$: 0,89 ppm, $-C-H$: 1,67 ppm, $-CH_2$: 3,27 ppm, $-O-H$: 4,50 ppm.

17.39 O espectro de RMN de próton do tolueno, que consiste de dois picos em razão dos prótons metila e aromático, foi registrado a 60 MHz e 1,41 T. **(a)** Qual seria o campo magnético a 300 MHz? **(b)** A 60 MHz, as frequências de ressonância são: metila, 140 Hz; aromático, 430 Hz. Quais seriam as frequências se o espectro fosse registrado em um espectrômetro de 300 MHz? **(c)** Calcule os deslocamentos químicos (δ) dos dois sinais, usando tanto os dados de 60 MHz como de 300 MHz.

17.40 O radical metila tem uma geometria planar. Quantas linhas seriam observadas no espectro de ESR do espectro do $\cdot CH_3$? E do $\cdot CD_3$?

17.41 Justifique o número de linhas observadas no espectro ESR dos ânions radicais de benzeno e naftaleno mostrados na Figura 17.36. Como você usaria a substituição isotópica para atribuir as duas constantes de desdobramento hiperfino no naftaleno?

17.42 Um modo de estudar a estrutura de membranas (ver a Seção 8.7, volume 1) é usar um marcador de *spin*, que é um radical nitróxido com a seguinte estrutura:

$$R-O-\underset{\underset{O^-}{\overset{\overset{O}{\|}}{P}}}{}-O-CH_2-CH_2-\overset{\overset{CH_3}{|}}{\underset{\underset{CH_3}{|}}{N^+}}\diagdown\!\!\!\!\!\diagup N-O\cdot$$

em que R representa a parte da cauda hidrofóbica do derivado do ácido fosfatídico (ver a Seção 8.7, volume 1). O espectro de ESR desse marcador de *spin*, como o do di-*terc*-butil nitróxido, mostra três linhas de intensidades iguais. Os sinais de ESR desaparecem rapidamente quando o nitróxido entra em contato com um agente redutor como o ascorbato. Em um experimento, essas moléculas de marcador de *spin* foram incorporadas na estrutura da bicamada lipídica da membrana em uma concentração de cerca de 5%. A amplitude dos sinais de ESR do nitróxido diminuiu para 35% do valor inicial dentro de poucos minutos da adição do ascorbato. A amplitude do espectro residual decaiu exponencialmente com uma meia-vida de cerca de 7 horas. Explique essas observações.

Fluorescência, fosforescência e *lasers*

17.43 Relacione algumas diferenças importantes entre fluorescência e fosforescência.

17.44 O estado tripleto mais baixo no naftaleno ($C_{10}H_8$) está cerca de 11 000 cm^{-1} abaixo do nível eletrônico mais baixo do singleto excitado a 77 K. Calcule a razão entre as populações nesses dois estados. (*Dica*: a equação de Boltzmann é dada por $N_2/N_1 = (g_2/g_1) \exp(-\Delta E/k_B T)$, em que g_1 e g_2 são as degenerescências para os níveis 1 e 2.)

17.45 O decaimento de primeira ordem da luminescência de uma dada molécula orgânica produz os seguintes dados:

t/s	0	1	2	3	4	5	10
I	100	43,5	18,9	8,2	3,6	1,6	0,02

em que I é a intensidade relativa. Calcule o tempo de vida médio, τ, para o processo. Trata-se de fluorescência ou fosforescência?

17.46 Dê uma explicação qualitativa sobre a razão pela qual o POP absorve luz em um comprimento de onda menor que o POPOP (ver a página 185).

17.47 A fluorescência de uma proteína deve-se ao triptofano, à tirosina e à fenilalanina (considerando-se que a proteína não contenha um grupo prostético que seja fluorescente). Sabe-se que os íons iodeto suprimem a fluorescência do triptofano. Se tivermos uma proteína que contenha somente um resíduo de triptofano e o iodeto não consiga suprimir sua fluorescência, o que se pode concluir sobre a localização do resíduo de triptofano?

17.48 Indique três propriedades características de um *laser*.

17.49 Explique por que não podemos produzir luz *laser* com um sistema de dois níveis.

17.50 Para um sistema de *laser* de três níveis, verifica-se que o comprimento de onda de uma absorção do nível A para o nível C é 466 nm, e o comprimento de onda para uma transição entre os níveis B e C é 752 nm. Qual é o comprimento de onda para uma transição entre os níveis A e B?

17.51 Qual é a diferença entre um processo de um fóton e um processo multifotônico? Por que o uso de *lasers* favorece a observação, digamos, de um processo de dois fótons?

17.52 Quantos elétrons desemparelhados existem em uma molécula em um estado quarteto?

Problemas adicionais

17.53 As diferenças típicas de energia para transições nas espectroscopias de micro-ondas, no infravermelho e eletrônica são 5×10^{-22} J, $0,5 \times 10^{-19}$ J e 1×10^{-18} J, respectivamente. Calcule a razão entre o número de moléculas em dois níveis de energia adjacentes (por exemplo, o nível fundamental e o primeiro nível excitado) a 300 K em cada caso.

17.54 A absortividade molar de um soluto a 664 nm é 895 L mol^{-1} cm^{-1}. De uma luz que, nesse comprimento de onda, passa através de uma cela de 2 cm que contém uma solução do soluto, 74,6% é absorvida. Calcule a concentração da solução.

17.55 A frequência de uma colisão molecular na fase líquida é aproximadamente 1×10^{13} s^{-1}. Ignorando todos os outros mecanismos que contribuem para a largura de linha, calcule a largura de linha (em Hertz) das transições vibracionais se **(a)** cada colisão for efetiva em desativar a molécula vibracionalmente e **(b)** se uma colisão em cada 40 for efetiva.

17.56 Considere a molécula 2-propenonitrila cujo espectro no infravermelho é mostrado na Figura 17.19. Qual dos seguintes tipos de energia tem o maior número de níveis de energia apreciavelmente ocupados a 300 K? Eletrônica, vibração de estiramento C—H, vibração de estiramento C=C, deformação angular HCH, ou rotacional?

17.57 A análise de linhas alargadas pelo efeito Doppler mostra que a largura na meia-altura, $\Delta\lambda$, é dada por

$$\Delta\lambda = 2\left(\frac{\lambda}{c}\right)\left(\frac{2k_B T}{m}\right)^{1/2}$$

em que c é a velocidade da luz, T é a temperatura (em kelvin) e m é a massa da espécie envolvida na transição. A coroa do Sol emite uma linha em torno de 677 nm em razão da presença de um átomo de ^{57}Fe ionizado (massa molar: 0,0569 kg mol^{-1}). Se a linha tiver uma largura de 0,053 nm, qual é a temperatura da coroa?

17.58 Derive uma expressão para o valor de J correspondente ao nível de energia rotacional mais populoso de um rotor diatômico rígido na temperatura T. Calcule a expressão para o HCl ($B = 10,59$ cm^{-1}) a 25 °C. (*Dica*: lembre-se de incluir a degenerescência.)

17.59 Analise o espectro de RMN de ^{31}P do ATP mostrado na Figura 17.33.

17.60 Uma solução aquosa contém duas espécies, A e B. A absorbância a 300 nm é 0,372 e a 250 nm é 0,478. As absortividades molares de A e B são:

$$A: \varepsilon_{300} = 3,22 \times 10^4 \text{ L mol}^{-1} \text{ cm}^{-1}$$
$$\varepsilon_{250} = 4,05 \times 10^4 \text{ L mol}^{-1} \text{ cm}^{-1}$$
$$B: \varepsilon_{300} = 2,86 \times 10^4 \text{ L mol}^{-1} \text{ cm}^{-1}$$
$$\varepsilon_{250} = 3,76 \times 10^4 \text{ L mol}^{-1} \text{ cm}^{-1}$$

Se o caminho óptico da cela for 1,00 cm, calcule as concentrações de A e B em mol L^{-1}.

17.61 Sabe-se que uma molécula XY_2 é linear, mas não é claro se é Y—X—Y ou X—Y—Y. Como se poderia usar a espectroscopia no infravermelho para determinar sua estrutura?

17.62 O espectro de RMN da N,N'-dimetilformamida mostra dois picos metila a 25 °C. Quando aquecida a 130 °C, há somente um pico em razão dos prótons metila. Explique.

$$\begin{array}{c} O \\ \parallel \\ H-C-N \end{array} \begin{array}{c} CH_3 \\ \\ CH_3 \end{array}$$

17.63 Este problema trata da amplitude de vibração molecular de uma molécula diatômica em seu estado fundamental. **(a)** Quando a molécula é estirada por uma extensão x em relação à sua posição de equilíbrio, o aumento na energia potencial é dado pela integral

$$\int_0^x kx\,dx$$

em que k é a constante de força. Calcule essa integral. **(b)** Para calcular a amplitude de vibração, igualamos a energia potencial à energia vibracional no estado fundamental. Use $x_{máx}$ para representar o deslocamento máximo. **(c)** Considerando que a constante de força para o $H^{35}Cl$ é $4,84 \times 10^2$ N m^{-1}, calcule a amplitude de vibração no estado $v = 0$. **(d)** Qual é a porcentagem de amplitude comparada ao comprimento de ligação (1,27 Å)? **(e)** Repita os cálculos em **(c)** e **(d)** para o monóxido de carbono, sabendo que a constante de força é $1,85 \times 10^3$ N m^{-1} e que o comprimento de ligação é 1,13 Å. (^{35}Cl: 34,97 u.)

17.64 O espectro no infravermelho do complexo monóxido de carbono–hemoglobina mostra um pico em aproximadamente 1 950 cm^{-1}, que se deve à frequência de estiramento da carbonila. **(a)** Compare esse valor com a frequência fundamental do CO livre, que é 2 143,3 cm^{-1}. Comente a diferença. **(b)** Converta essa frequência para kJ mol^{-1}. **(c)** Que conclusão se pode tirar do fato de que há somente uma banda presente?

17.65 Verdadeiro ou falso? **(a)** Para ser ativa no infravermelho, uma molécula poliatômica deve possuir um dipolo permanente. **(b)** O momento de inércia de uma molécula diatômica medido a partir de seu espectro de micro-ondas fornece informação sobre a constante de força da ligação. **(c)** O espectro de fluorescência de uma molécula ocorre em um comprimento de onda menor que o espectro de absorção da molécula. **(d)** Um espectrômetro de RMN de 600 MHz é mais sensível do que um espectrômetro de 400 MHz. **(e)** A fosforescência é um processo proibido por *spin*. **(f)** Para observar os desdobramentos hiperfinos em um espectro de ESR, o núcleo envolvido deve ter $I \neq 0$. **(g)** Sempre que uma molécula passa de um nível de energia a outro, deve emitir ou absorver um fóton cuja energia é igual à diferença de energia entre os dois níveis.

CAPÍTULO 18

Simetria molecular e atividade óptica

*Com certeza eles devem ser Tweedledum e Tweedledee**

O estudo da simetria molecular — o arranjo espacial de átomos ou grupos de átomos em uma molécula em relação a um ponto, a um plano ou a uma linha — é um aspecto central para a compreensão da estrutura e da ligação molecular. As propriedades de simetria e o tratamento quantitativo dos elementos de simetria que utilizam a teoria de grupos têm contribuído muito na análise dos espectros infravermelho e eletrônicos, assim como em outras áreas da química. A teoria de grupos é um tópico avançado que não é coberto neste texto. Neste capítulo, discutiremos aspectos qualitativos de simetria molecular e a relação entre simetria molecular e atividade óptica.

18.1 Simetria de moléculas

A simetria molecular deriva da forma, ou do arranjo tridimensional, de átomos em uma molécula. A molécula de água, com sua forma planar, permite uma boa ilustração de simetria. Quando a molécula de água gira 180° em qualquer direção ao redor de um eixo imaginário através do átomo de oxigênio, conforme indicado na Figura 18.1, sua nova configuração é indistinguível da original. Girar uma molécula desse modo constitui uma *operação de simetria*. O eixo ao redor do qual a molécula de água gira é denominado *elemento de simetria*. O elemento de simetria é uma entidade geométrica, como um ponto, um plano ou uma linha, em relação à qual se realiza uma operação de simetria. O elemento de simetria, chamado de *identidade*, E, não envolve uma operação de simetria e, portanto, é apresentado por todas as moléculas. A seguir, resumimos os elementos de simetria.

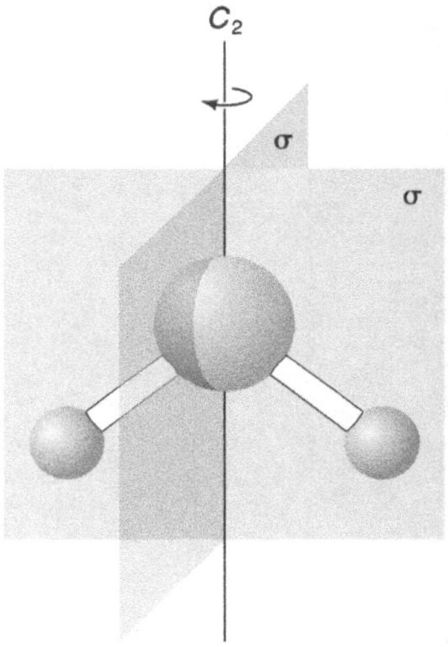

Figura 18.1
Simetria de uma molécula de água. A molécula tem dois planos de simetria (rotulados por σ). Um plano contém todos os três átomos; o outro é perpendicular a esse plano. Girando a molécula 180° ao redor do eixo rotulado como C_2, resulta em uma configuração indistinguível da original.

Eixo próprio de rotação

Uma molécula possui um *eixo próprio de rotação* de ordem n, denotado por C_n, se a rotação em torno do eixo, por um ângulo igual a $2\pi/n$ (360°/n), deixar a molécula em uma configuração indistinguível da original. A molécula de água tem um eixo C_2, a da amônia tem um eixo C_3, e assim por diante. Todas as moléculas, obvia-

---

* Extraído do livro *The annotated Alice: Alice´s adventures in wonderland and Through the looking glass* de Lewis Carroll. Introdução e notas de Martin Gardner. Copyright 1960 por Martin Gardner. Utilizado sob permissão de Crown Publishers, Inc.

NT: *Tweedledum* e *Tweedledee* são duas personagens do livro *Through the looking glass*, de Lewis Carrol. São dois gêmeos, imagens especulares um do outro, o que torna a citação apropriada para este capítulo.

mente, possuem um eixo C_1 porque a rotação de 360° em torno de um eixo traz a molécula de volta à sua posição original. Uma molécula linear também possui um eixo C_∞, o que significa que a rotação em torno do eixo internuclear por *qualquer* quantidade deixaria a molécula inalterada.

Plano de simetria

Uma molécula possui um *plano de simetria* (σ) se uma reflexão através do plano deixar a molécula em uma posição indistinguível da posição original. Assim, a molécula de água tem dois planos de simetria. Geralmente, uma molécula planar tem ao menos um plano de simetria, que é o plano que contém os átomos.

Centro de simetria

Se as coordenadas (x, y, z) de cada átomo em uma molécula forem mudadas para ($-x$, $-y$, $-z$) e a configuração da molécula ficar indistinguível da original, então o ponto de origem, isto é, (0, 0, 0), é o *centro de simetria* (i), em que i significa *inversão*. A molécula de benzeno, por exemplo, tem um centro de simetria

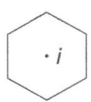

Uma molécula pode ter somente um centro de simetria.

Eixo de rotação impróprio

O *eixo de rotação impróprio* (S_n) é um caso mais complicado do que os três elementos de simetria precedentes porque envolve duas operações. Uma molécula possui um eixo de rotação impróprio de ordem n se a rotação de $2\pi/n$ em torno do eixo, seguida por uma reflexão em um plano perpendicular ao eixo, deixar a molécula em uma configuração indistinguível da original. Na Figura 18.2, vemos que o metano tem um eixo S_4.

Simetria molecular e momento de dipolo

Podemos tirar algumas conclusões úteis e interessantes a respeito da simetria molecular. Por exemplo, podemos deduzir a presença de um momento de dipolo elétrico permanente a partir dos elementos de simetria da molécula. Lembrando que o

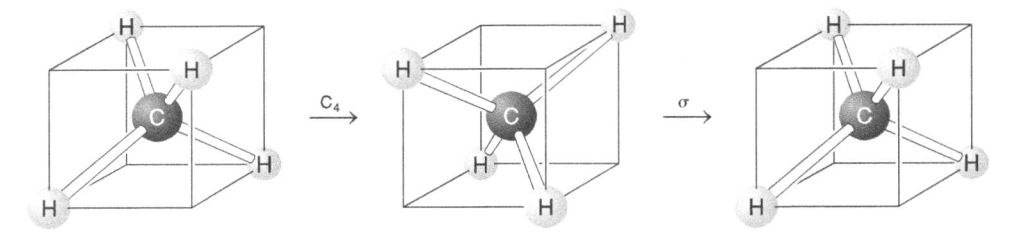

Figura 18.2
Uma molécula de metano tem um eixo S_4. A rotação de 90° em torno do eixo molecular seguida por reflexão em um plano perpendicular ao eixo traz a molécula de volta à sua posição original.

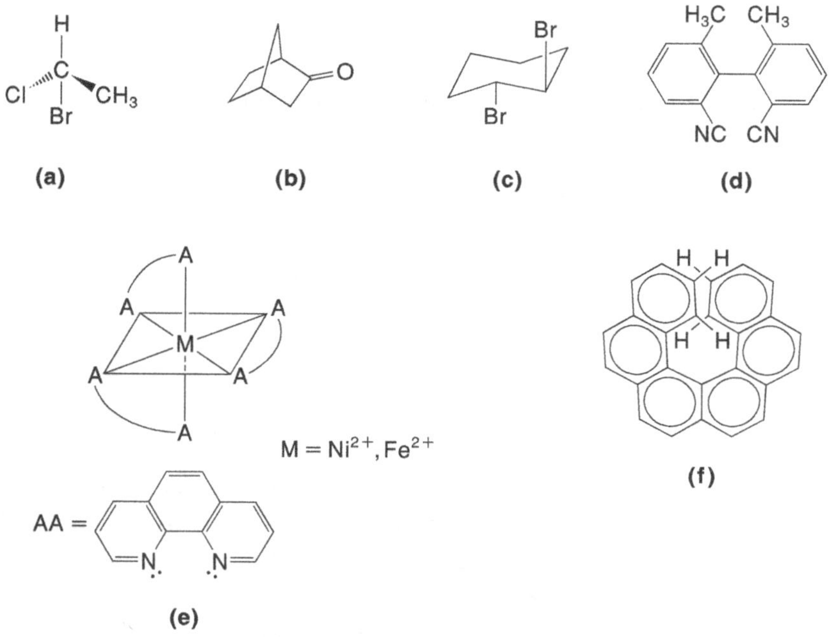

Figura 18.3
Alguns compostos quirais: (a) 1,1-bromocloroetano; (b) norcânfora; (c) 1,2-*trans*-dibromocicloexano, (d) 2,2'-dimetil-6,6'-dicianobifenilo; (e) um composto de coordenação com três ligantes bidentados (AA aqui representa 1,10-fenantrolina); (f) hexaeliceno. Note que não há átomos de carbono assimétricos em (d), (e) ou (f).

momento de dipolo é uma quantidade vetorial e que permanece inalterado por qualquer operação de simetria, concluímos que ele deve estar localizado ao longo de um elemento de simetria. Portanto, uma molécula não pode ter um momento de dipolo se possuir um centro de simetrias porque um vetor não pode ser um ponto, ou se possuir mais do que um eixo C_n, em que $n \geq 2$, uma vez que um vetor não pode se localizar ao longo de dois eixos diferentes.

Simetria molecular e atividade óptica

A simetria molecular desempenha um papel central no estudo da atividade óptica. Uma molécula é *opticamente ativa* (ou *quiral*, da palavra grega *quiro*, que exprime a ideia de *mão*) se puder girar o plano da luz polarizada. O critério geral para a existência da atividade óptica é que a molécula e sua imagem especular não sejam sobrepostas. Essa regra, no entanto, é difícil de ser aplicada a moléculas complexas sem realmente construir modelos tridimensionais. Um critério mais útil para a atividade óptica prevê que a molécula não possua nenhum dos seguintes elementos de simetria: (1) centro de simetria, (2) plano de simetria ou (3) eixo de rotação impróprio. Como um eixo de rotação impróprio unitário é idêntico a um plano de simetria ($\sigma \equiv S_1$) e um eixo de rotação impróprio binário é idêntico a um centro de simetria ($i \equiv S_2$), podemos reduzir (1), (2) e (3) ao enunciado que estabelece que a molécula não deve possuir um eixo impróprio. Exemplos de moléculas quirais são mostrados na Figura 18.3. Na maioria das moléculas quirais, o átomo de carbono tem quatro átomos diferentes ou quatro grupos de átomos diferentes ligados a ele. Esse átomo de carbono é chamado *assimétrico*.

EXEMPLO 18.1

Liste os elementos de simetria (além de C_1 e E) dos seguintes aminoácidos e determine se eles são quirais:

```
       COOH                    COOH
        |                       |
   H···-C-NH₂              H···-C-NH₂
       /                       /
       H                      CH₃

     Glicina                 Alanina
```

RESPOSTA

Nenhuma das duas moléculas tem centro de simetria. A glicina, no entanto, tem um plano de simetria (que contém os grupos COOH e NH_2 e bissecando o ângulo HCH); também possui um eixo S_1. Portanto, é aquiral (opticamente inativa). A alanina não possui um plano de simetria ou um eixo impróprio, portanto é quiral. Alternativamente, vemos que somente a alanina tem um átomo de carbono assimétrico.

COMENTÁRIO

Uma molécula quiral e sua imagem especular constituem um par enantiomérico de isômeros. Note que a glicina é o único aminoácido aquiral.

18.2 Luz polarizada e rotação óptica

Como vimos no Capítulo 14, a onda eletromagnética tem um componente de campo elétrico (E) e um componente de campo magnético (B) perpendicular a ele. Ambos os componentes oscilam no espaço com o mesmo comprimento de onda e a mesma frequência. A luz é uma onda *transversa*, isto é, os planos de E e B são perpendiculares à direção da propagação. Para a luz ordinária, não polarizada, a direção de E e B varia rápida e aleatoriamente (Figura 18.4a).

Quando um feixe de luz não polarizada passa através de um polarizador, emerge polarizado, significando que seus componentes de campo elétrico estão confinados a um único plano, como mostrado na Figura 18.4b.* O polarizador pode ser um prisma de Nicol, que é um cristal de calcita ($CaCO_3$), ou uma folha de polaroide feita de álcool polivinílico tingido com iodo. Esses polarizadores produzem o que é chamado luz *linearmente polarizada* ou *plano-polarizada*.

Um feixe de luz plano-polarizada pode ser resolvido em dois componentes vetoriais, E_E e E_D, que correspondem às ondas *circularmente polarizadas* à esquerda e à direita. A luz circularmente polarizada pode ser produzida passando-se um feixe de luz plano-polarizada através de um dispositivo óptico conhecido como *lâmina de quarto de onda*. A Figura 18.5 mostra a luz circularmente polarizada à direita e à esquerda, e a Figura 18.6 mostra a variação de E como resultante dos dois vetores rotatórios (a adição de E_E e E_D dá E em cada ponto).

---

* Nessa discussão, ignoraremos o componente de campo magnético porque interage com a matéria em uma extensão muito menor que o componente de campo elétrico.

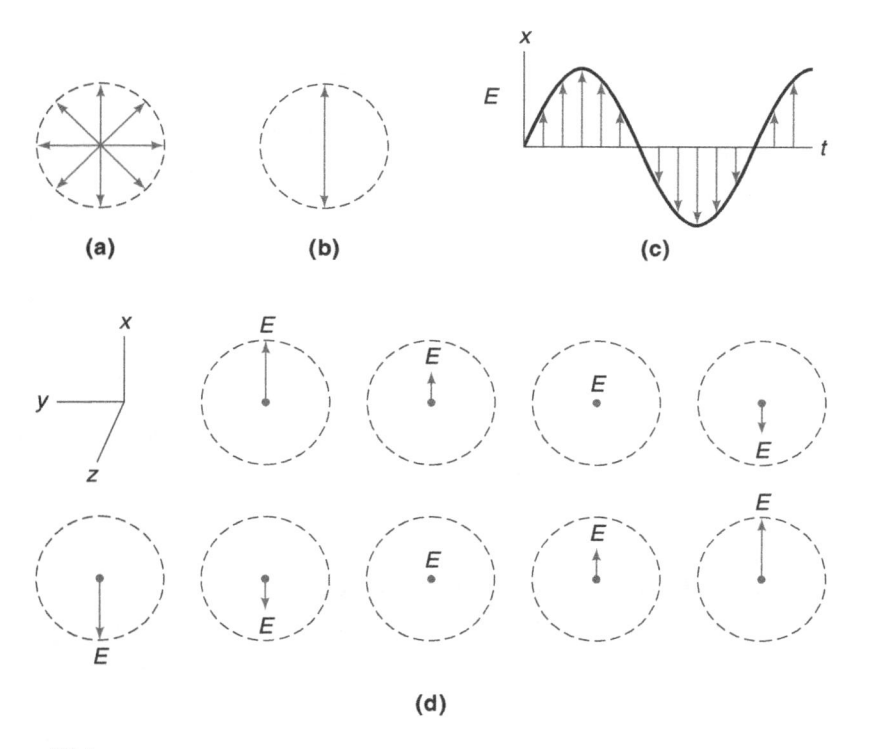

Figura 18.4
(a) Luz não-polarizada. O vetor campo elétrico da luz oscila em todas as direções. (b) Luz plano-polarizada. O vetor campo elétrico é confinado a um plano. (c) A variação da amplitude do vetor campo elétrico (E) com o tempo. (d) Da esquerda para a direita: variação do vetor campo elétrico com o tempo no eixo z em direção à luz plano-polarizada. [Parte (c) e (d) adaptadas de DJERASSI, C. *Optical Rotatory Dispersion*, Copyright 1960 por McGraw-Hill Book Company. Utilizado sob permissão de McGraw-Hill, Nova York.]

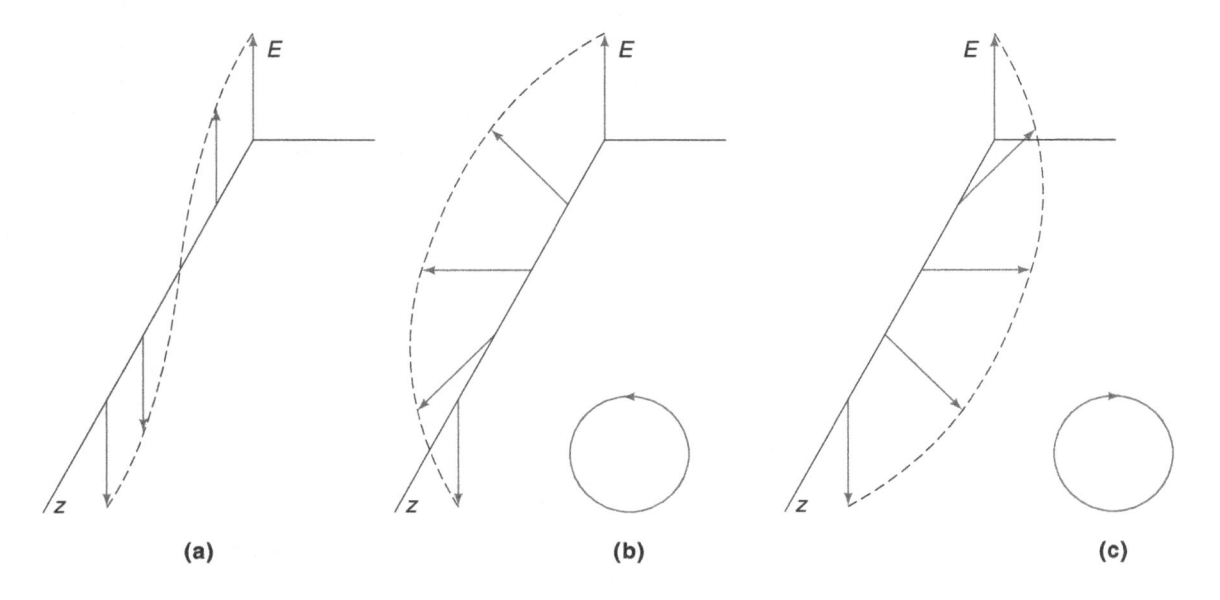

Figura 18.5
(a) Luz plano-polarizada. (b) Luz circularmente polarizada à esquerda. (c) Luz circularmente polarizada à direita. Em (b), a rotação é anti-horária quando se olha para dentro do feixe ao longo da direção z; em (c), a rotação é horária.

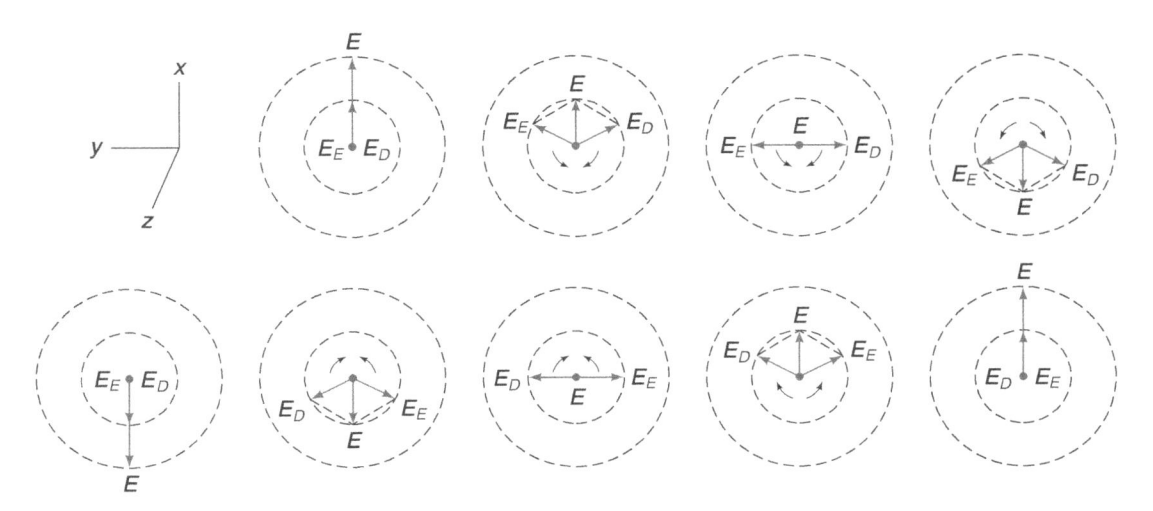

Figura 18.6
O vetor campo elétrico E é a resultante de dois vetores rotatórios, E_E e E_D. [Adaptado de DJERASSI, C., *Optical Rotatory Dispersion*, Copyright 1960 McGraw-Hill Book Company. Utilizado sob permissão de McGraw-Hill, Nova York.]

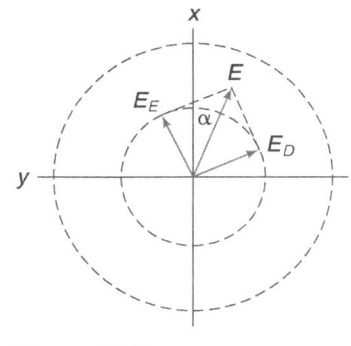

Figura 18.7
Rotação de E (medida por α) quando E_E e E_D fazem ângulos desiguais com o eixo x. [De DJERASSI, C. *Optical rotatory dispersion*, Copyright 1960 por McGraw-Hill Book Company. Utilizado sob permissão de McGraw-Hill, Nova York.]

Em um meio ordinário, E_E e E_D giram na mesma velocidade, de modo que E está confinado ao plano xy. Em um meio opticamente ativo, E_E e E_D giram em velocidades diferentes e, embora a luz seja polarizada, o plano que contém E faz um ângulo α com o eixo x (Figura 18.7). O plano de polarização gira porque em um meio opticamente ativo o *índice de refração* (n) — a razão entre a velocidade da luz no vácuo e a velocidade da luz no meio — é diferente para a luz circularmente polarizada à esquerda e à direita, e essa diferença resulta em velocidades diferentes de rotação de E_E e E_D. Esse meio é chamado *circularmente birrefringente*.

Um *polarímetro* é utilizado para estudar a rotação óptica (Figura 18.8). Em um polarímetro, o polarizador e o analisador (outro polarizador) são primeiro alinhados de modo que não passe nenhuma luz através do analisador. Se a substância no tubo do polarímetro for opticamente ativa, alguma luz é transmitida porque o meio faz com que o plano de polarização gire. O ângulo de rotação, α, pode ser medido girando-se o analisador até que novamente não seja transmitida nenhuma luz. Um tratamento quantitativo mostra que o ângulo de rotação α é dado por

$$\alpha = \frac{\pi}{\lambda}(n_E - n_D)l \qquad (18.1)$$

em que λ é o comprimento de onda da luz empregado, n_E e n_D são os índices de refração para a luz circularmente polarizada à esquerda e à direita e l é o comprimento da cela (tubo do polarímetro) em decímetros (1 dm = 1×10^{-1} m). O ângulo α tem dimensões de radianos. Um α positivo significa que o plano de polarização gira para a direita quando se olha para o feixe; um α negativo significa que o plano gira para a esquerda. Para expressar α nas unidades experimentais mais comuns de graus, devemos multiplicar o lado direito da Equação 18.1 por $180°/\pi$:

$$\alpha = \frac{180°}{\lambda}(n_E - n_D)l \qquad (18.2)$$

Verifique no Apêndice A a relação entre graus e radianos.

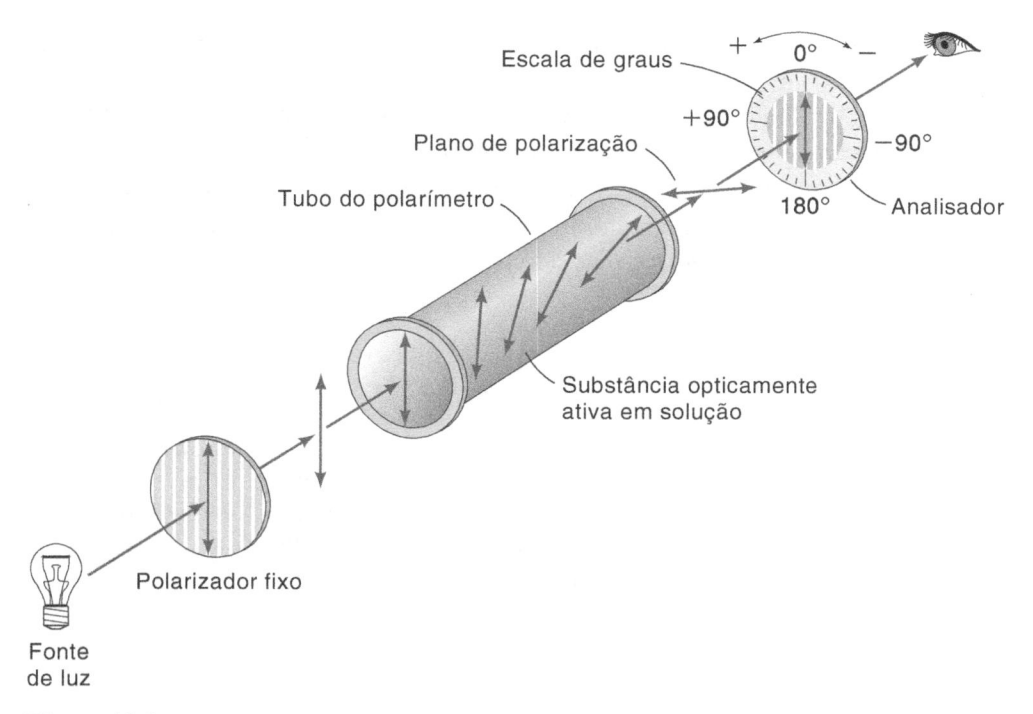

Figura 18.8
Operação de um polarímetro. Inicialmente, o tubo de amostra é preenchido com um solvente aquiral. O analisador gira de modo que seu plano de polarização fique perpendicular ao do polarizador. Sob essa condição, nenhuma luz atinge o observador. Em seguida, uma solução com um composto quiral é colocada no tubo, conforme mostrado. O plano da luz polarizada gira conforme ela percorre a extensão do tubo, de modo que agora alguma luz atinge o observador. Girando o analisador (para a esquerda ou para a direita) até que novamente não atinja o observador nenhuma luz, consegue-se medir o ângulo de rotação.

Outra quantidade útil na caracterização de compostos quirais é a *rotação específica*, definida como

$$[\alpha]_\lambda^T = \frac{\alpha}{lc} \tag{18.3}$$

em que c é a concentração da substância opticamente ativa em g cm^{-3}. Como a rotação específica é função do comprimento de onda da luz e da temperatura, é usual indicar esses dois fatores, conforme mostrado na Equação 18.3. Note que T está em graus Celsius. As unidades de rotação específica são graus dm^{-1} cm^3 g^{-1}. (Em unidades SI, a rotação específica é expressa em graus m^2 kg^{-1}.) Para um líquido puro, a Equação 18.3 torna-se

$$[\alpha]_\lambda^T = \frac{\alpha}{ld} \tag{18.4}$$

em que d é a densidade do líquido.

Outra quantidade relacionada é a *rotação molar*, $[\Phi]_\lambda^T$, dada por

$$[\Phi]_\lambda^T = \frac{[\alpha]_\lambda^T \mathscr{M}}{100} \tag{18.5}$$

A apresentação das unidades dessa maneira ajuda a separar o caminho óptico da concentração.

em que M é a massa molar do composto opticamente ativo. As unidades de rotação molar são graus dm^{-1} cm^3 mol^{-1}. (Em unidades SI, a rotação molar tem unidades de graus m^2 mol^{-1}.) Tanto a rotação específica como a rotação molar são *independentes* da concentração da solução e do caminho óptico da cela.

Uma observação final: se um meio causa um giro para a direita no plano de polarização, é chamado *dextrorrotatório*, denotado por (+); se a rotação é para a esquerda, o meio é *levorrotatório*, denotado por (−).

EXEMPLO 18.2

A rotação específica da L-lisina ($C_6H_{14}N_2O_2$) é $+13,5°$ dm^{-1} cm^3 g^{-1} a 589,3 nm e 25 °C.
(a) Calcule a rotação óptica de uma solução de lisina (concentração: 0,148 g cm^{-3}) em uma cela de 10 cm. (b) Qual é a diferença entre os índices de refração da luz circularmente polarizada à esquerda e à direita? (c) Qual é a rotação molar, sabendo-se que a massa molar da lisina é 146,2 g mol^{-1}?

RESPOSTA

(a) Da Equação 18.3, temos

$$c = 0,148 \text{ g cm}^{-3}$$
$$l = 10 \text{ cm} = 1,0 \text{ dm}$$

Consequentemente,

$$+13,5° \text{ dm}^{-1} \text{ cm}^3 \text{ g}^{-1} = \frac{\alpha}{1 \text{ dm} \times 0,148 \text{ g cm}^{-3}}$$

$$\alpha = +2,0°$$

(b) Substituindo esse valor para α na Equação 18.2, obtemos

$$2,0° = \frac{180°}{589,3 \text{ nm}[10^{-9} \text{ m}/(1 \text{ nm})]} \times (n_E - n_D)[1,0 \text{ dm}](10^{-1} \text{ m}/1 \text{ dm})$$

$$(n_E - n_D) = 6,5 \times 10^{-8}$$

(c) Da Equação 18.5,

$$[\Phi]_\lambda^T = \frac{13,5° \text{ dm}^{-1} \text{ cm}^3 \text{ g}^{-1} \times 146,2 \text{ g mol}^{-1}}{100}$$

$$= 19,7° \text{ dm}^{-1} \text{ cm}^3 \text{ mol}^{-1}$$

COMENTÁRIO

Apesar da diferença muito pequena entre os índices de refração da luz circularmente polarizada à esquerda e à direita, ainda temos uma rotação óptica facilmente mensurável.

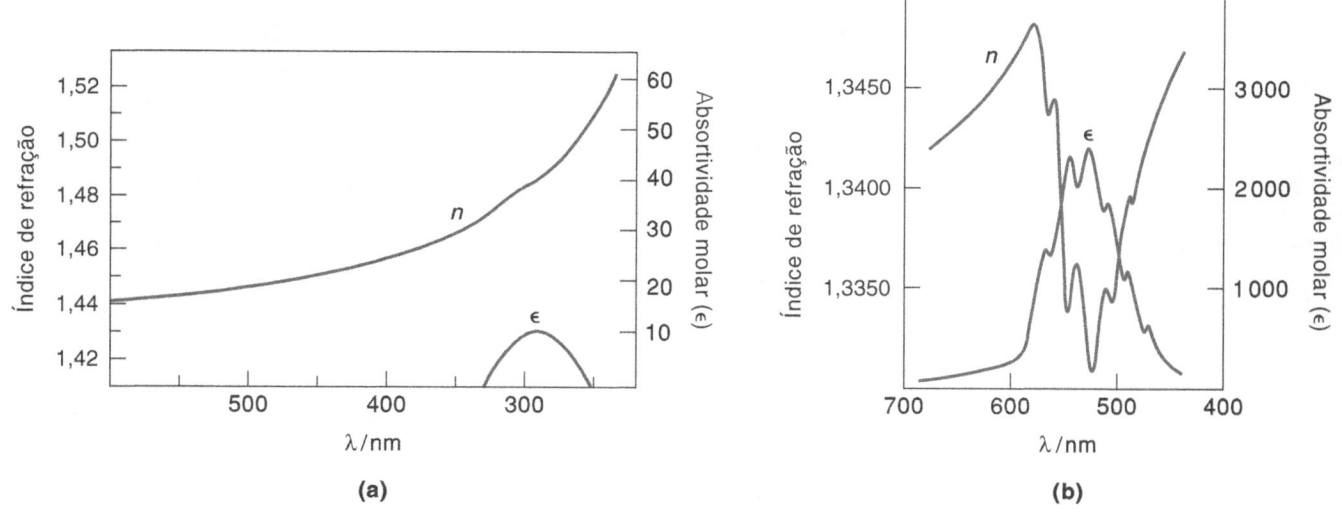

Figura 18.9
Relação entre absorção e dispersão em (a) cicloexanona e (b) permanganato de potássio. Observe a dependência da curva de dispersão com a magnitude da absortividade molar. [De FOSS, J. G. *J. Chem. Educ.* **40**, 592, 1963.]

18.3 Dispersão óptica rotatória e dicroísmo circular

O índice de refração de um meio não é constante, mas depende do comprimento de onda da luz empregada. De fato, um gráfico de *n* em função de λ produz uma *curva de dispersão* (Figura 18.9). Fisicamente, essa curva mostra como um prisma feito do material em estudo dispersa a luz de vários comprimentos de onda. Segue-se que a rotação óptica, que depende do índice de refração, deve também variar com o comprimento de onda. A Figura 18.10 mostra dois tipos de curva de dispersão óptica rotatória (ORD, do inglês *optical rotatory dispersion*), que indicam o modo pelo qual a rotação varia com o comprimento de onda. O instrumento que mede as curvas de ORD é chamado *espectropolarímetro*, que difere de um polarímetro pelo fato de que este último emprega somente um comprimento de onda. Essas curvas de ORD são chamadas curvas de dispersão *simples*, porque não têm máximos ou mínimos. Para

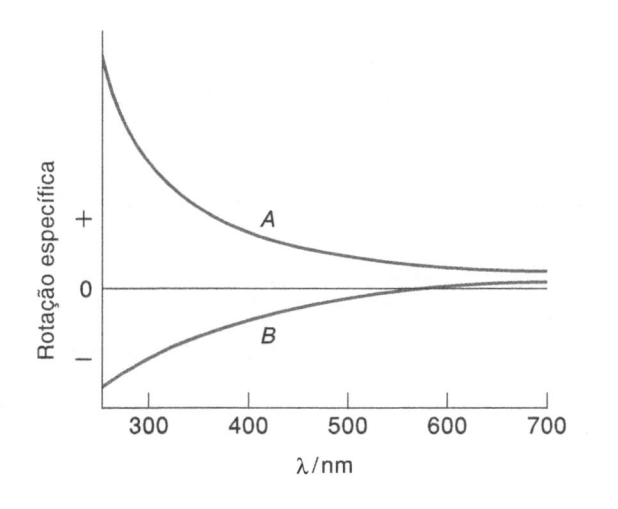

Figura 18.10
Curvas simples de dispersão óptica rotatória: simples positiva (*A*) e simples negativa (*B*).

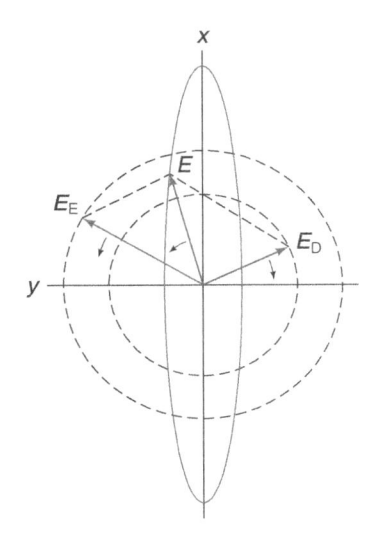

Figura 18.11
Variação de E para o dicroísmo circular. O vetor E traça uma elipse. [De DJERASSI, C. *Optical rotatory dispersion*, Copyright 1960 por McGraw-Hill Book Company. Utilizado sob permissão de McGraw-Hill, Nova York.]

compostos que não absorvem a radiação na região do visível, a rotação é bastante pequena – uma grande dificuldade experimental na época em que a rotação óptica era medida somente em um comprimento de onda, o da linha D do sódio.[†]

Além de desempenhar um papel no efeito de birrefringência circular discutido anteriormente, a atividade óptica também se manifesta em pequenas diferenças na absortividade molar, ε_E e ε_D, dos componentes circularmente polarizados. Diz-se então que o meio exibe *dicroísmo circular* (CD, do inglês *circular dichroism*). Como ε_E não é igual a ε_D, ε não mais oscilará ao longo de uma linha única, mas traçará a elipse mostrada na Figura 18.11. A diferença nos valores de ε é medida de acordo com a equação

$$[\theta] = 3300(\varepsilon_E - \varepsilon_D) \tag{18.6}$$

em que $[\theta]$, a elipticidade molar, é dada em grau cm^2 dmol^{-1} do composto opticamente ativo.

A atividade óptica da maioria dos compostos orgânicos e biológicos geralmente aumenta em direção à região de comprimento de onda menor porque esses compostos possuem bandas de absorção opticamente ativas na região do UV (transições $\pi \rightarrow \pi^*$, $n \rightarrow \pi^*$ e $\sigma \rightarrow \sigma^*$). Os cromóforos referentes a essas bandas são intrinsecamente assimétricos (isto é, não contêm um átomo de carbono assimétrico) ou se tornam assimétricos como resultado da interação com um meio assimétrico. A molécula de hexaeliceno (ver a Figura 18.3) é um exemplo de assimetria intrínseca. Não há átomo de carbono assimétrico na molécula – a molécula como um todo age como cromóforo para a transição $\pi \rightarrow \pi^*$. Por outro lado, a banda de absorção opticamente ativa na 3-metilcicloexanona é a transição $n \rightarrow \pi^*$ do grupo carbonila simétrico. Sua atividade óptica é atribuída ao átomo de carbono assimétrico na posição 3.

Como mencionado anteriormente, a rotação óptica é uma função do comprimento de onda. Dentro da região espectral da banda de absorção opticamente ativa é observada uma anomalia. Esse fenômeno é conhecido como *efeito Cotton* (em homenagem ao físico francês Aimé Cotton, 1869–1951). Um efeito Cotton positivo é caracterizado por um aumento inicial na curva de ORD com a diminuição do comprimento de onda, atingindo um máximo (chamado *pico*) em um comprimento de onda maior que o máximo da banda de absorção. Além desse ponto, a curva muda sua inclinação, atingindo um mínimo (chamado *poço*) em um comprimento de onda menor que o máximo da banda de absorção. Exatamente o oposto se observa para um efeito Cotton *negativo* (Figura 18.12). A distância vertical entre o pico e o poço é uma medida da amplitude do efeito Cotton, e a distância horizontal entre os mesmos dois pontos indica a largura da curva.

A relação entre CD e ORD é análoga à que existe entre absorção e dispersão. Do mesmo modo que a absorção, o fenômeno de CD ocorre em uma região relativamente pequena de comprimentos de onda, enquanto a dispersão e a ORD podem ser observadas em comprimentos de onda distantes das bandas de absorção. Em contraste com a banda de absorção, no entanto, uma banda CD é distinta porque a diferença ($\varepsilon_E - \varepsilon_D$) pode ser positiva ou negativa.

Tanto a ORD como o CD são ferramentas importantes para estudar a conformação de biomoléculas em solução. Grande parte dos primeiros trabalhos foi desenvolvida com compostos-modelos, polipeptídeos sintéticos como o poli-γ-benzil-L-glutamato e

---

[†] Na verdade, a cor amarela familiar da linha D do sódio é um dubleto proximamente espaçado em 589,0 nm e 589,6 nm. O símbolo D indica que o comprimento de onda é de aproximadamente 589,3 nm.

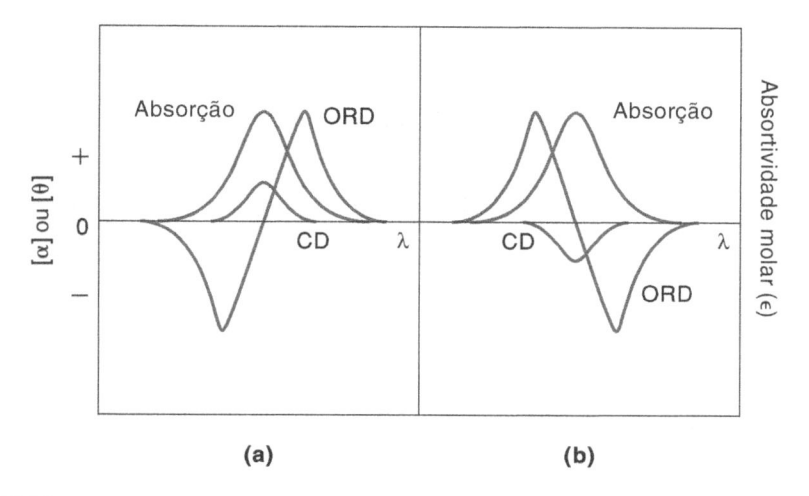

18.3 Dispersão óptica rotatória e dicroísmo circular

Figura 18.12
O efeito Cotton de um par enantiomérico (a) e (b). O efeito Cotton é positivo em (a) e negativo em (b), conforme discutido no texto. Observe também os sinais diferentes dos picos de CD. Em geral, os picos de CD são várias ordens de grandeza menores que os picos de absorção.

a poli-L-prolina. Há duas contribuições diferentes para a atividade óptica nessas moléculas, assim como em proteínas: a presença de L-aminoácidos e o enovelamento das cadeias polipeptídicas, por exemplo, em α hélices. A hélice pode ser espiralada à esquerda ou à direita, como mostra a Figura 18.13. As hélices de proteínas são exclusivamente espiraladas à direita e giram o plano da luz plano-polarizada na direção oposta em relação aos L-aminoácidos. O estudo da rotação óptica de muitas moléculas de proteínas permite aos bioquímicos estimar o percentual de estrutura helicoidal. A partir da variação da rotação com a temperatura, o pH e assim por diante, podemos também monitorar as transições hélice-espiral aleatória.

Ver o Capítulo 22 para uma discussão sobre a hélice α.

A ORD foi amplamente suplantada pelo CD para estudos conformacionais de proteínas e ácidos nucleicos desde quando a instrumentação de CD se tornou disponível comercialmente. A razão é que o CD tem um poder de resolução muito maior. Como mostra a Figura 18.12, a banda de CD associada a uma transição eletrônica cai abruptamente quando se afasta do $\lambda_{máx}$, enquanto para a ORD a contribuição de uma transição diminui muito mais lentamente. Essa variação lenta significa que transições espaçadas proximamente são extremamente difíceis de ser resolvidas por ORD. A única vantagem da ORD sobre o CD é que se pode estudar compostos para os quais as medidas de CD são impossíveis porque as regiões em que eles absorvem estão fora do alcance da instrumentação de CD ou estão obscurecidas pela absorção do solvente.

Figura 18.13
Hélices à esquerda e à direita. Como referência útil, lembre-se de que parafusos-padrão de metal, quando inseridos e girados no sentido horário, têm suas espirais à direita. Repare que uma hélice preserva sua mesma direção quando colocada de cabeça para baixo. A hélice α de polipeptídeos tem uma estrutura helicoidal à direita.

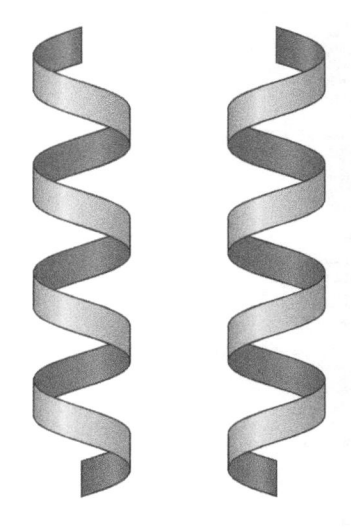

Equações principais

$$\alpha = \frac{180°}{\lambda}(n_E - n_D)l \quad \text{(Ângulo de rotação)} \quad (18.2)$$

$$[\alpha]_\lambda^T = \frac{\alpha}{lc} \quad \text{(Rotação específica)} \quad (18.3)$$

$$[\Phi]_\lambda^T = \frac{[\alpha]_\lambda^T \mathcal{M}}{100} \quad \text{(Rotação molar)} \quad (18.5)$$

$$[\theta] = 3300\,(\varepsilon_E - \varepsilon_D) \quad \text{(Elipticidade molar)} \quad (18.6)$$

Sugestões de leitura para aprofundamento

LIVROS

CRABBÉ, P. *ORD and CD in chemistry and biochemistry*. Nova York: Academic Press, 1972.

DJERASSI, C. *Optical rotatory dispersion*. Nova York: McGraw-Hill, 1960.

FASMAN, G. D. (ed.). *Circular dichroism and the conformational analysis of biomolecules*. Nova York: Plenum Press, 1996.

HARGITTAI, I.; HARGITTAI, M. *Symmetry through the eyes of a chemist*. 2. ed. Nova York: Plenum Press, 1995.

HEILBRONNER, E.; DUNITZ, J. D. *Reflections on symmetry*. Nova York: VCH Publishers, 1993.

JIRGENSONS, B. *Optical rotatory dispersion of proteins and other macromolecules*. Nova York: Springer-Verlag, 1969.

MISLOW, K. *Introduction to stereochemistry*. Menlo Park, CA: W. A. Benjamin, 1965.

NATTA, G.; FARINA, M. *Stereochemistry*. Nova York: Harper & Row, 1972.

ROGER, A.; NORDEN, B. *Circular dichroism and linear dichroism*. Nova York: Oxford University Press, 1997.

VAN HOLDE, K. E. *Physical biochemistry*. 2. ed. Englewood Cliffs, NJ: Prentice Hall, 1985. c. 10.

ARTIGOS

APPLEQUIST, J. Optical activity: Biot's bequest. *Am. Sci.* **75**, 58, 1987.

BAKER, G. L.; ALDEN, M. E. Optical rotation and the DNA helix to coil transition. *J. Chem. Educ.* **51**, 591, 1974.

BRAND, D. J.; FISHER, J. Molecular structure and chirality. *J. Chem. Educ.* **64**, 1035, 1987; **67**, 358, 1990.

CHEN, G. Q. Symmetry elements and molecular achirality. *J. Chem. Educ.* **69**, 159, 1992.

CLARK, S. Polarized starlight and the handedness of life. *Am. Sci.* **87**, 336, 1999.

COULSON, C. A. Symmetry. *Chem. Brit.* **4**, 113, 1968.

ELIAS, W. E. The natural origin of optically active compounds. *J. Chem. Educ.* **49**, 448, 1972.

FOSS, J. G. Absortion, dispersion, circular dichroism, and rotatory dispersion. *J. Chem. Educ.* **40**, 593, 1963.

GURST, J. E. Chiroptical spectroscopy. *J. Chem. Educ.* **72**, 827, 1995.

HILL, R. R.; WHATLEY, B. G. Rotation of plane-polarized light. *J. Chem. Educ.* **57**, 467, 1980.

JONES, L. L.; EYRING, H. A model for optical rotation. *J. Chem. Educ.* **38**, 601, 1961.

LYLE, R. E.; LYLE, G. G. A brief history of polarimetry. *J. Chem. Educ.* **41**, 308, 1964.

MAHURIN, S. M.; COMPTON, R. N.; ZARE, R. N. Demostration of optical rotatory dispersion of sucrose. *J. Chem. Educ.* **76**, 1234, 1999.

MASON, S. F. Optical activity and molecular dissymmetry. *Chem. Brit.* **1**, 245, 1965.

MICKEY, C. D. Optical activity. *J. Chem. Educ.* **57**, 442, 1980.

MOWERY, Jr., D. F. Criteria for optical activity in organic molecules. *J. Chem. Educ.* **46**, 269, 1969.

PINCOCK, R. E.; WILSON, K. R. Spontaneous generation of optical activity. *J. Chem. Educ.* **50**, 455, 1973.

SCHELZ, J. P.; PURDY, W. C. An experiment in optical rotatory dispersion. *J. Chem. Educ.* **41**, 645, 1964.

URNES, P.; DOTY, P. Optical rotation and the conformation of polypeptides and proteins. *Adv. Protein Chem.* **16**, 421, 1961.

WEIR, J. J. Polarized light and rates of chemical reactions. *J. Chem. Educ.* **66**, 1035, 1989.

WONG, K. P. Optical rotatory dispersion and circular dichroism. *J. Chem. Educ.* **51**, A573, 1974; **52**, A9, 1975.

ZELDIN, M. An introduction to molecular symmetry and symmetry point groups. *J. Chem. Educ.* **43**, 17, 1966.

Problemas

18.1 Liste todos os elementos de simetria das seguintes moléculas: CCl_4, CH_3Cl, CH_2Cl_2, $CHClBrI$.

18.2 Quantos eixos C_n possui a molécula de benzeno?

18.3 Moléculas opticamente ativas podem ser classificadas em dois tipos: assimétricas e dissimétricas. As primeiras não contêm nenhum elemento de simetria (exceto C_1 e E), enquanto as últimas contêm um único eixo de rotação C_n ($n > 1$). Classifique as seguintes moléculas de acordo com essas duas definições.

18.4 O 1,3-dicloroaleno ($C_3H_2Cl_2$) é molécula quiral?

18.5 A rotação óptica de uma solução de glicose (concentração: 9,6 g em 100 mL de solução) é +0,34° quando medida em uma cela de 10 cm com a linha D do sódio à temperatura ambiente. Calcule a rotação específica e a rotação molar para a sacarose.

18.6 A rotação de determinada solução que contém um composto opticamente ativo é 2,41° quando medida em uma cela de 1,0 dm. Calcule a quantidade $(n_E - n_D)$. Considere que a linha D do sódio foi utilizada para a medida.

18.7 Dois isômeros ópticos, A e B, com rotações específicas iguais a $+27,6°$ e $-19,5°$, respectivamente, estão em equilíbrio em solução. Se a rotação específica da mistura é $16,2°$, calcule a constante de equilíbrio para o processo $A \rightleftharpoons B$.

18.8 Duas substâncias, A e B, têm espectros de absorção e curvas de CD idênticas, exceto que uma curva de CD é positiva e a outra é negativa. Qual é a relação estrutural entre A e B?

18.9 Em uma medição de rotação óptica, o ângulo medido para uma solução de concentração c em uma cela de caminho óptico l é $-12,7°$. Como se pode estar certo de que essa seja a rotação correta e não $(-12,7° + 360°)$ ou $347,3°$, considerando que a rotação horária de $347,3°$ é equivalente à rotação anti-horária de $12,7°$?

18.10 Em que faixa de comprimento de onda você esperaria encontrar o espectro de CD do triptofano? (*Dica*: ver a Figura 17.22.)

18.11 O CD de uma solução de proteína varia apreciavelmente com a adição de determinado composto quiral. O que pode ter acontecido?

18.12 A rotação óptica de uma amostra de α-D-glicose é $+112,2°$ e a da β-D-glicose é $+18,7°$. Uma mistura desses dois açúcares tem uma rotação óptica de $56,8°$. Calcule a composição da mistura.

18.13 Vinicultores frequentemente utilizam um polarímetro de bolso para verificar o amadurecimento das uvas em suas vinhas. Explique como ele funciona.

18.14 A sacarose ($C_{12}H_{22}O_{11}$) é conhecida como açúcar de cana. Na indústria de doces, a sacarose é hidrolisada a glicose e frutose por ácidos diluídos ou pela enzima invertase como se segue:

$$C_{12}H_{22}O_{11} \rightarrow C_6H_{12}O_6 + C_6H_{12}O_6$$
$$+66,48° \quad +112,2° \quad -132°$$

As rotações específicas são todas medidas a 25 °C com a linha D do sódio. Tanto a glicose como a frutose têm a mesma fórmula molecular; a frutose tem rotação específica negativa. Uma razão para a quebra da sacarose é que a frutose é o açúcar mais doce conhecido. **(a)** Por que o açúcar é fabricado a partir desse processo chamado "açúcar invertido"? **(b)** Que vantagem adicional tem a mistura de frutose e glicose sobre sacarose pura na preparação de balas?

18.15 A rotação óptica da forma d do α-pieno ($C_{10}H_{16}$), medida a 20 °C com a linha D do sódio em uma cela de caminho óptico de 1,0 cm, é $+4,4°$. Considerando que a densidade do líquido é 0,859 g mL^{-1}, calcule a rotação específica do α-pieno. O que significa o sinal positivo da rotação?

18.16 Utilizando os resultados do Problema 18.15, calcule a rotação molar do α-pieno.

18.17 A rotação de uma solução de L-ribulose medida a 25 °C com a linha D do sódio é $-3,8°$. O caminho óptico da cela é 10 cm e $[\alpha]_D^{25}$ é $-16,6°$ dm^{-1} cm^3 g^{-1}. Qual é a concentração da solução em g mL^{-1}?

18.18 A rotação específica do (+) hexaeliceno (ver a Figura 18.3) é dada por $[\alpha]_D^{25} = 3\,750°$ dm^{-1} cm^3 g^{-1}. Explique por que esse valor é tão maior que o da maioria dos compostos.

CAPÍTULO 19

Fotoquímica e fotobiologia

O verde é belo.

Fotoquímico é alguém interessado no que ocorre com uma molécula eletronicamente excitada. Dependendo do sistema e das condições sob as quais ocorre uma fotoexcitação, essa molécula pode sofrer um entre vários processos: pode perder energia em colisões com outras moléculas, liberando calor, ou retornar ao estado fundamental emitindo um fóton; isto é, pode fluorescer ou fosforescer. Alternativamente, pode sofrer uma reação química — isomerização, dissociação ou ionização, por exemplo. O Capítulo 17 tratou dos fenômenos de fluorescência e fosforescência. Neste capítulo, discutiremos vários outros tipos de processos fotoquímicos e fotobiológicos.

19.1 Introdução

Começamos nosso estudo de eventos fotoquímicos e fotobiológicos com uma introdução a alguns dos termos utilizados neste capítulo.

Reações térmicas *versus* reações fotoquímicas

As reações químicas podem ser classificadas como térmicas ou fotoquímicas. As *reações térmicas*, discutidas no Capítulo 12 (volume 1), envolvem átomos e moléculas em seus estados eletrônicos *fundamentais*. Por definição, uma *reação fotoquímica* ocorre na presença de luz, o que em geral significa radiação da região visível e UV ou radiação de alta energia, como raios X e raios γ.

Se considerarmos 4×10^{-19} J como a energia típica de um estado eletronicamente excitado, então, usando a lei de distribuição de Boltzmann (ver a Equação 3.28, volume 1), podemos mostrar que, na temperatura ambiente (25 °C), $N_2/N_1 \approx 6 \times 10^{-43}$ e, portanto, somente uma fração desprezível de moléculas está eletronicamente excitada. Para atingir uma simples concentração de 1% de moléculas excitadas seria necessário ter uma temperatura de cerca de 6000 °C! Nessa temperatura, praticamente todas as moléculas sofrerão rápida decomposição térmica em seus estados eletrônicos fundamentais, e seria impossível produzir concentrações apreciáveis de moléculas eletronicamente excitadas.

Por outro lado, se as moléculas absorverem radiação a 500 nm, que corresponde grosseiramente ao comprimento de onda necessário para a transição eletrônica, então deverá ocorrer a excitação eletrônica. A concentração de moléculas excitadas depende de vários fatores, incluindo a intensidade da irradiação e a taxa com que as moléculas excitadas retornam ao estado fundamental. Além disso, se a energia de excitação eletrônica puder de algum modo ser aproveitada para a quebra de ligações, ocorrerá talvez uma transformação química. Assim, a energia de excitação para uma reação fotoquímica é análoga à energia de ativação para uma reação térmica.

Processos primários *versus* processos secundários

As reações fotoquímicas são subclassificadas em *processos primários* ou *secundários*. Os processos primários incluem relaxação vibracional, ou perda de energia vibracional, por colisão com outras moléculas; fluorescência, fosforescência; isomerização e dissociação. A dissociação de moléculas excitadas é capaz de fornecer intermediários reativos que podem sofrer processos secundários de natureza térmica.

Vamos ilustrar os processos primários e secundários com a decomposição do ácido iodídrico em fase gasosa. A reação total é

$$2HI \rightarrow H_2 + I_2$$

Quando incide a luz de comprimento de onda apropriado, as reações são:

$$HI \xrightarrow{h\nu} H + I \quad \text{reação fotoquímica (processo primário)}$$
$$H + HI \rightarrow H_2 + I \quad \text{reações térmicas (processo secundário)}$$
$$I + I \rightarrow I_2$$
$$H + H \rightarrow H_2$$
$$\text{total:} \quad 2HI \rightarrow H_2 + I_2$$

em que $h\nu$ representa a energia do fóton absorvido.

Rendimentos quânticos

Uma relação útil no estudo das reações fotoquímicas é o *rendimento quântico* (Φ), que é a razão entre o número de moléculas de produto formado (ou de moléculas de reagente consumidas) e o número de *quanta* de luz absorvidos.

$$\Phi = \frac{\text{número de moléculas produzidas}}{\text{número de fótons absorvidos}} \quad (19.1)$$

A Equação 19.1 pode ser expressa em quantidades molares como

$$\Phi = \frac{\text{número de mols de produto formados}}{\text{número de einsteins absorvidos}} \quad (19.2)$$

em que um *einstein* é igual a 1 mol de fótons.

O rendimento quântico de reações fotoquímicas varia muito de um sistema para outro, e o valor de Φ frequentemente revela o mecanismo envolvido no processo. Para a reação do ácido iodídrico discutida acima, o rendimento quântico é 2 porque a absorção de um fóton leva à remoção de duas moléculas reagentes (HI). Quando irradiada com luz UV a cerca de 280 nm, a acetona forma um radical metila e um radical acetila com alto rendimento:

$$(CH_3)_2CO \xrightarrow{h\nu} CH_3\cdot + CH_3CO\cdot$$

Na fase líquida, entretanto, esses radicais provavelmente se combinam em razão do efeito gaiola do solvente (ver a página 483, volume 1). Portanto, o rendimento quântico total para essa reação é menor que 0,1.

Uma mistura de hidrogênio e cloro gasoso é estável na temperatura ambiente. Quando expostos à luz visível (cerca de 400 nm), os gases reagem explosivamente para formar ácido clorídrico. O mecanismo é:

$$Cl_2 \xrightarrow{h\nu} Cl + Cl$$

$$Cl + H_2 \rightarrow HCl + H \tag{a}$$

$$H + Cl_2 \rightarrow HCl + Cl \tag{b}$$

Essa é uma *reação em cadeia* em que os passos de propagação são (a) e (b). O rendimento quântico dessa reação é de aproximadamente 10^5! Em geral, um rendimento quântico maior que 2 é evidência de um mecanismo em cadeia.

Alternativamente, uma reação fotoquímica pode ser analisada em função das constantes de velocidade. Considere a seguinte situação:

$$A \xrightarrow{h\nu} A^*$$

$$A^* \xrightarrow{k_1} A$$

$$A^* \xrightarrow{k_2} \text{produto}$$

em que A é o reagente, e A^* é uma molécula excitada eletronicamente. Supondo condições de estado estacionário, escrevemos

$$\text{velocidade de formação de } A^* = \text{velocidade de remoção de } A^*$$
$$= k_1[A^*] + k_2[A^*]$$

O rendimento quântico de formação do produto é dado por

$$\Phi_P = \frac{\text{velocidade de formação de produto}}{\text{velocidade total de remoção de } A^*}$$

$$= \frac{k_2[A^*]}{k_1[A^*] + k_2[A^*]} = \frac{k_2}{k_1 + k_2} \tag{19.3}$$

Observe que Φ e a velocidade não estão relacionados de maneira fundamental. Duas reações podem ter valores de Φ muito semelhantes, mas diferir bastante em suas constantes de velocidade. Considere as seguintes decomposições fotoquímicas:

$$C_6H_5COCH_2CH_2CH_3 \xrightarrow{k} C_6H_5COCH_3 + CH_2=CH_2$$
$$\Phi = 0{,}40 \quad k = 3 \times 10^6 \text{ s}^{-1}$$

$$CH_3COCH_2CH_2CH_2CH_3 \xrightarrow{k} CH_3COCH_3 + CH_2=CHCH_3$$
$$\Phi = 0{,}38 \quad k = 1 \times 10^9 \text{ s}^{-1}$$

Para perceber a diferença entre Φ e velocidade, precisamos olhar para os fatores que afetam a velocidade de uma reação fotoquímica, que pode ser expressa como

$$\text{velocidade} = IFf\Phi_P \tag{19.4}$$

em que I é a taxa de absorção da luz, F é a fração da luz total incidente que é absorvida, f é a fração de luz absorvida que produz o estado reativo e Φ_P é o rendimento quântico de formação do produto. Vemos agora por que duas reações podem ter valores similares de Φ, mas velocidades muito diferentes se os reagentes têm valores diferentes de I, F e f.

Medidas de intensidade da luz

Independentemente do mecanismo envolvido, a velocidade de uma reação fotoquímica deve ser proporcional à taxa de absorção da luz. Assim, estudos cinéticos de reações fotoquímicas requerem medidas precisas da intensidade da luz empregada. A intensidade da luz é medida com um *actinômetro* químico — um sistema químico cujo comportamento fotoquímico é compreendido quantitativamente. Um dos actinômetros em fase-solução mais úteis é o sistema ferrioxalato de potássio. Quando uma solução em ácido sulfúrico de $K_3Fe(C_2O_4)_3$ é irradiada com luz na faixa de 250 a 470 nm, a redução do ferro de Fe(III) a Fe(II) e a oxidação do íon oxalato a dióxido de carbono ocorrem simultaneamente. A equação simplificada para esse processo é

$$2Fe(C_2O_4)_3^{3-} \rightarrow 2Fe^{2+} + 5C_2O_4^{2-} + 2CO_2$$

Essa reação tem sido cuidadosamente estudada e seus rendimentos quânticos são conhecidos em vários comprimentos de onda. A quantidade de íons Fe^{2+} formados pode ser prontamente determinada a partir da formação do íon complexo vermelho de 1,10-fenantrolina-Fe^{2+}, cuja absortividade molar é conhecida. Desse modo, pode ser definida a quantidade de fótons absorvidos em determinado período de tempo.

EXEMPLO 19.1

Uma solução de 35 mL de $K_3Fe(C_2O_4)_3$ é irradiada com luz monocromática a 468 nm por 30 min. A solução é então titulada com 1,10-fenantrolina para formar o complexo vermelho de 1,10-fenantrolina-Fe^{2+}. A absorbância desse íon complexo medida em uma cela de 1 cm a 510 nm é 0,65 ($\varepsilon_{510} = 1{,}11 \times 10^4$ L mol^{-1} cm^{-1}). Considere que o rendimento quântico para a decomposição nesse comprimento de onda seja 0,93 e calcule o número de einsteins absorvidos por segundo e a energia total absorvida.

RESPOSTA

A partir da Equação 17.15

$$c = \frac{A}{\varepsilon b} = \frac{0{,}65}{(1{,}11 \times 10^4 \text{ L mol}^{-1}\text{ cm}^{-1})(1 \text{ cm})}$$

$$= 5{,}86 \times 10^{-5} \, M$$

O número de einsteins absorvidos é dado por (ver a Equação 19.2)

$$\frac{\text{número de mols de Fe}^{2+}\text{produzidos}}{\text{rendimento quântico}}$$

$$= \frac{(5{,}86 \times 10^{-5} \text{ mol/L})(1 \text{ L}/1000 \text{ mL})(35 \text{ mL})}{0{,}93}$$

$$= 2{,}2 \times 10^{-6} \text{ mol}$$

$$= 2{,}2 \times 10^{-6} \text{ einstein}$$

A taxa de absorção é dada por

$$\frac{2{,}2 \times 10^{-6} \text{ einstein}}{30 \times 60 \text{ s}} = 1{,}2 \times 10^{-9} \text{ einstein s}^{-1}$$

Finalmente,

$$\text{energia total absorvida} = \text{número de fótons} \times h\nu$$
$$= (2{,}2 \times 10^{-6} \text{ mol})(6{,}022 \times 10^{23} \text{ mol}^{-1})$$
$$\times (6{,}626 \times 10^{-34} \text{ J s})\left(\frac{3{,}00 \times 10^8 \text{ m s}^{-1}}{468 \times 10^{-9} \text{ m}}\right)$$
$$= 0{,}56 \text{ J}$$

COMENTÁRIO

A intensidade da luz é medida em fótons $\text{cm}^{-2} \text{ s}^{-1}$ (ou $\text{J cm}^{-2} \text{ s}^{-1}$). Em fotoquímica, estamos mais interessados na quantidade de energia luminosa que é depositada na amostra, chamada intensidade absorvida. A intensidade absorvida é o aporte de energia no sistema reativo por unidade de volume por unidade de tempo e tem as unidades $\text{J cm}^{-3} \text{ s}^{-1}$. Em nosso exemplo, a intensidade absorvida é

$$\frac{0{,}56 \text{ J}}{(35 \text{ cm}^3)(30 \times 60 \text{ s})} = 8{,}9 \times 10^{-6} \text{ J cm}^{-3} \text{ s}^{-1}.$$

Espectro de ação

Frequentemente, informações muito úteis referentes à espécie responsável por processos químicos e fotobiológicos podem ser obtidas se medirmos a resposta ou a efetividade do sistema como uma função do comprimento de luz da onda empregada. Esse procedimento gera o *espectro de ação*. Em geral, se um sistema simples contém somente um tipo de molécula, o espectro de ação deve lembrar o espectro de absorção muito proximamente, e é isso o que de fato acontece. Em um sistema biológico complexo, há em geral vários compostos diferentes que absorvem fortemente a radiação incidente ao longo da faixa de comprimento de onda de interesse. As moléculas

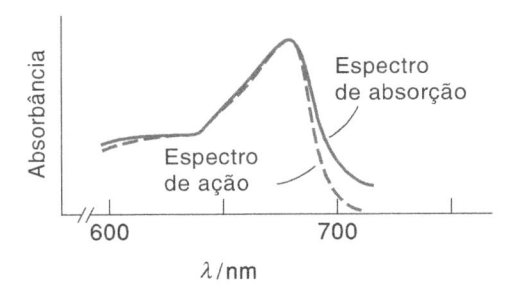

Figura 19.1
Comparação do espectro de absorção com o espectro de ação para a alga unicelular clorela. A eficiência fotossintética (medida pelo desprendimento de oxigênio) da luz de diferentes comprimentos de onda (espectro de ação) acompanha muito proximamente o espectro de absorção das moléculas de clorofila. A discrepância em cerca de 700 nm é conhecida como a "queda no vermelho" (a ser discutida adiante). Essa comparação sugere fortemente que a clorofila desempenha um papel central na fotossíntese. [De CLAYTON, R. K. *Light and Living Matter*, v. 2, Copyright 1971 de McGraw-Hill Book Company. Utilizado sob permissão de McGraw-Hill, Nova York.]

responsáveis pela reação fotoquímica podem estar presentes em concentrações muito baixas, de modo que seus espectros de absorção nem sempre podem ser detectados. Sua presença pode ser revelada, entretanto, registrando-se o espectro de ação em vez do espectro de absorção usual (Figura 19.1).

19.2 A atmosfera da Terra

O efeito estufa, a formação do *smog* fotoquímico e a redução do ozônio são os três processos fotoquímicos com maiores implicações para a continuidade da vida na Terra. Em grande extensão, esses fenômenos importantes são subprodutos de atividades humanas, porém, em última análise, resultam de interações entre gases na nossa atmosfera e a luz do Sol.

Composição da atmosfera

A Terra é única entre os planetas de nosso Sistema Solar, pelo fato de ter uma atmosfera quimicamente ativa e rica em oxigênio. Marte, por exemplo, tem uma atmosfera muito mais fina, com cerca de 90% de dióxido de carbono. Júpiter, que não possui superfície sólida, é constituído de 90% de hidrogênio, 9% de hélio e 1% de outras substâncias.

A massa total da atmosfera da Terra é de aproximadamente 5×10^{18} kg. A Tabela 19.1 mostra a composição do ar seco no nível do mar. A água é excluída dessa tabela porque sua concentração no ar pode variar drasticamente de local para local. Repare que a concentração dos gases que constituem mais de 99,9% da atmosfera — nitrogênio (N_2), oxigênio (O_2) e gases nobres totalmente inertes — tem estado quase constante por um período muito mais longo que o tempo que o ser humano habita a Terra. Os efeitos fotoquímicos que discutiremos são causados principalmente por mudanças, em particular por aumentos, no nível de vários contaminantes minoritários, ou de gases-traço, incluindo o dióxido de enxofre (SO_2), dois óxidos de

Tabela 19.1
Composição do ar seco no nível do mar

Gás	Composição/% por volume
N_2	78,03
O_2	20,99
Ar	0,94
CO_2	0,033
Ne	0,0015
He	0,000524
Kr	0,00014
Xe	0,000006

nitrogênio conhecidos coletivamente como NO_x (NO e NO_2) e vários clorofluorocarbonos (CFCs). O dióxido de enxofre, a principal fonte de chuva ácida, está presente na atmosfera em não mais que 50 partes por bilhão em volume. Os compostos NO_x são importantes na formação tanto da chuva ácida como do *smog* fotoquímico. Os níveis crescentes de CFCs, juntamente com o metano (CH_4), o óxido nitroso (N_2O) e o dióxido de carbono (CO_2), que é de longe o gás-traço mais abundante, contribuem para o efeito estufa.

Regiões da atmosfera

Os cientistas dividem a atmosfera em diversas camadas de acordo com a variação da temperatura e a composição (Figura 19.2). Para eventos visíveis, a região mais ativa é a *troposfera*, a camada que contém cerca de 80% da massa total de ar e praticamente todo o vapor de água atmosférico. A troposfera é a camada mais fina da atmosfera (10 km), mas é onde todos os eventos dramáticos do clima — chuva, relâmpagos, furacões — ocorrem. A temperatura diminui quase linearmente com o aumento da altitude nessa região.

Acima da troposfera fica a *estratosfera*, que consiste de nitrogênio, oxigênio e ozônio. Na estratosfera, a temperatura do ar *aumenta* com a altitude. Esse efeito de aquecimento é o resultado de reações exotérmicas deflagradas por radiação UV do Sol (ver a Seção 19.5). Um dos produtos dessa sequência de reações é o ozônio (O_3), que, como veremos em breve, impede que raios UV prejudiciais atinjam a superfície da Terra.

A concentração de ozônio e de outros gases na *mesosfera*, acima da estratosfera, é baixa, e lá a temperatura diminui com o aumento da altitude. A *termosfera*, ou *ionosfera*, é a camada mais alta da atmosfera. O aumento da temperatura nessa região resulta do bombardeamento de oxigênio e nitrogênio molecular e de espécies atômicas por partículas energéticas do Sol, como elétrons e prótons. Reações típicas são

$$N_2 \rightarrow 2N \qquad \Delta_r H° = 941,4 \text{ kJ mol}^{-1}$$
$$N \rightarrow N^+ + e^- \qquad \Delta_r H° = 1\,400 \text{ kJ mol}^{-1}$$
$$O_2 \rightarrow O_2^+ + e^- \qquad \Delta_r H° = 1\,176 \text{ kJ mol}^{-1}$$

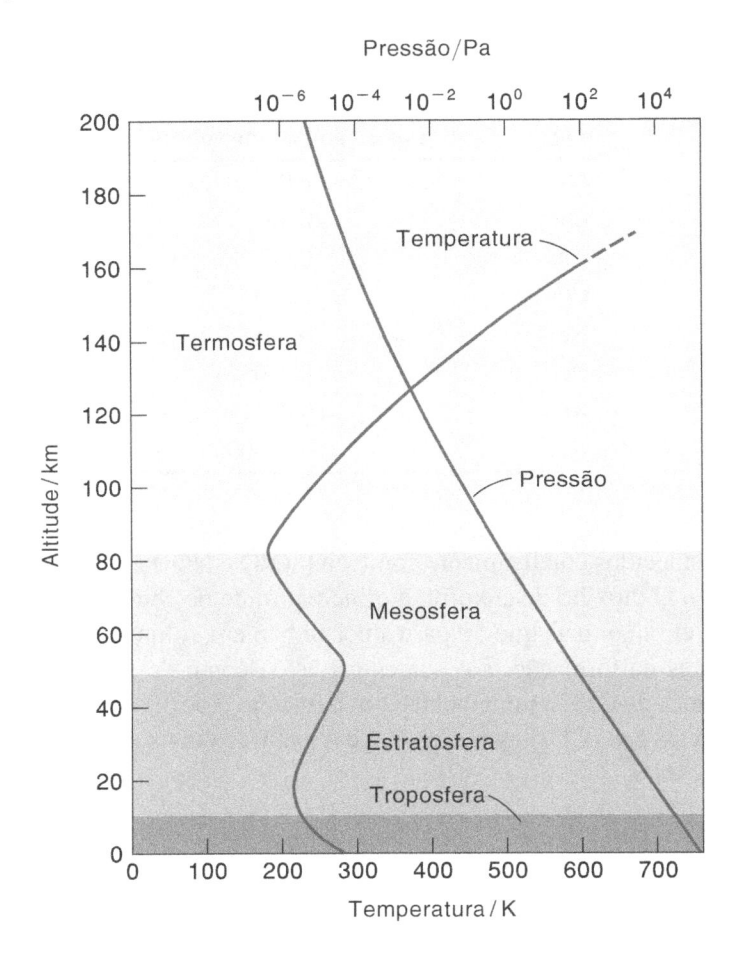

Figura 19.2
Diferentes regiões da atmosfera. (Para efeitos comparativos, notamos que o Monte Everest tem uma altitude ao redor de 8,8 km.) A escala de pressão é logarítmica.

O reverso desses processos libera quantidade equivalente de energia, a maior parte sob a forma de calor. Partículas ionizadas são responsáveis pela reflexão das ondas de rádio de volta para a Terra.

A fórmula barométrica. Diferentemente da temperatura, a pressão varia com a altitude de modo bastante direto. Os gases na atmosfera não se acomodam na superfície por influência da atração gravitacional da Terra porque o movimento cinético translacional das moléculas compete com as forças de sedimentação. Como resultado, há um gradiente de densidade de moléculas de ar que diminui com o aumento da altura. Considere uma coluna de ar de área A (Figura 19.3). A diferença em pressão, dP, entre a altura h e $h + dh$ é igual ao peso de uma secção de ar de volume Adh. Como pressão = força/área, escrevemos

$$dP = -\frac{\rho g A dh}{A} = -\rho g dh \tag{19.5}$$

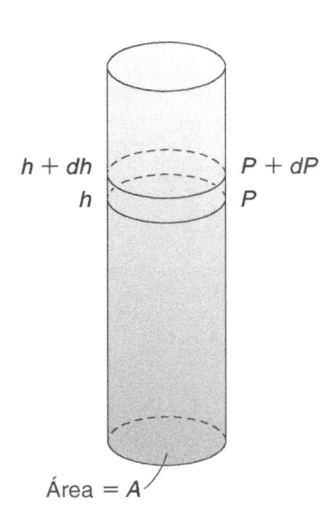

Figura 19.3
Uma coluna de ar de área A estendendo-se da superfície da Terra para fora.

em que ρ é a densidade do ar, g é a constante gravitacional (9,81 m s^{-2}) e o sinal negativo indica que a pressão decresce com a altura crescente. Considerando comportamento ideal, podemos expressar P como

$$P = \frac{nRT}{V} = \frac{m}{V}\frac{RT}{\mathcal{M}} = \rho\frac{RT}{\mathcal{M}}$$

ou

$$\rho = \frac{P\mathcal{M}}{RT} \tag{19.6}$$

em que m é a massa das moléculas (considerando-se somente uma espécie) e $\mathcal{M}$ é sua massa molar. Substituindo a Equação 19.6 na 19.5, obtém-se

$$\frac{dP}{P} = -\frac{g\mathcal{M}}{RT}dh \tag{19.7}$$

Se considerarmos que a temperatura é constante, podemos integrar a Equação 19.7 entre a altitude zero (nível do mar, pressão $= P_0$) e determinada altura, h (pressão $= P$)

$$\int_{P_o}^{P}\frac{dP}{P} = -\frac{g\mathcal{M}}{RT}\int_0^h dh$$

$$\ln\frac{P}{P_0} = -\frac{g\mathcal{M}h}{RT}$$

ou

$$P = P_0 e^{-g\mathcal{M}h/RT} \tag{19.8}$$

A Equação 19.8 pode também ser escrita como

$$P = P_0 e^{-gmh/k_B T} \tag{19.9}$$

em que k_B é a constante de Boltzmann. Em nosso modelo de atmosfera isotérmica (temperatura constante), a pressão diminui exponencialmente com a altura medida a partir da superfície da Terra. O termo $k_B T/gm$ tem dimensões de comprimento e representa a distância característica na qual a pressão cai por um fator $1/e$ (isto é, quando $h = k_B T/gm$). Tanto a Equação 19.8 como a 19.9 fornecem uma estimativa aproximada da variação da pressão com a altitude.

EXEMPLO 19.2

A pressão parcial do oxigênio é 0,20 atm no nível do mar, a 25 °C. Calcule sua pressão parcial em uma altitude de 30 km (a estratosfera).

RESPOSTA

Da Equação 19.8, temos

$$P = 0{,}20 \text{ atm} \times \exp\left[-\frac{(9{,}81 \text{ m s}^{-2})(0{,}03200 \text{ kg mol}^{-1})(30 \times 10^3 \text{ m})}{(8{,}314 \text{ J K}^{-1} \text{ mol}^{-1})(298 \text{ K})}\right]$$

$$= 4{,}5 \times 10^{-3} \text{ atm}$$

Tempo de residência

A atmosfera da Terra é um sistema dinâmico: alguns componentes estão constantemente sendo produzidos dentro dela ou liberados por fontes na superfície da Terra. Com algumas exceções, a composição total da atmosfera não varia muito porque há *escoadouros* que removem os gases e equilibram a entrada e a saída total. Essa situação estacionária é análoga à de um balde transbordando de água. Se o balde estiver cheio e o fluxo de água para dentro dele continuar, o fluxo para dentro ficará igual ao fluxo para fora.

Considere um elemento de volume de ar como mostrado na Figura 19.4. F_d e F_f são as taxas de fluxo de massa de uma substância particular para dentro e para fora do elemento, respectivamente. Além disso, definimos P como a taxa de introdução (emissão) da substância e R como a taxa de remoção da substância dentro desse volume, decorrente de atividades na Terra. Seja Q a massa total da substância no volume, de acordo com a conservação de massa

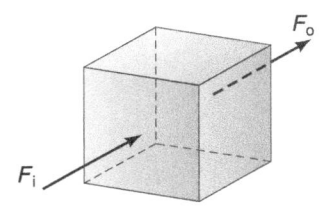

Figura 19.4
A taxa de fluxo de massa de uma substância para dentro (F_d) e para fora (F_f) de um elemento de volume de ar.

$$\frac{dQ}{dt} = (F_d - F_f) + (P - R)$$

Sob condições de estado estacionário, $dQ/dt = 0$, de modo que

$$F_d + P = F_f + R$$

Se o volume que estamos considerando é a atmosfera inteira, então $F_d = 0$ e $F_f = 0$ e $P = R$. Definimos o *tempo de residência* (τ) de uma substância na atmosfera como

$$\tau = \frac{Q}{P} = \frac{Q}{R} \qquad (19.10)$$

Como uma ilustração da Equação 19.10, observamos que os compostos que contêm enxofre perfazem em sua totalidade na atmosfera cerca de 4×10^{12} g (Q). As fontes naturais e humanas de enxofre resultam em um valor de 2×10^{14} g ano^{-1} para P; portanto, o tempo de residência de compostos de enxofre é dado por

$$\tau = \frac{4 \times 10^{12} \text{ g}}{2 \times 10^{14} \text{ g ano}^{-1}} = 2 \times 10^{-2} \text{ ano, ou 1 semana}$$

Em virtude de sua não reatividade, o nitrogênio e os gases nobres têm tempos de residência que excedem milhões de anos. O oxigênio é mais reativo. Tem um tempo de residência de cerca de cinco mil anos. Os tempos de residência aproximados de outros gases são: CO_2, cem anos; CH_4, 10 anos; NO_x, dias; N_2O, 200 anos; SO_2, de dias a semanas; CFCs, cem anos.

19.3 O efeito estufa

Cerca de oito minutos após deixar a superfície do Sol, a radiação, viajando a 3×10^8 m s^{-1}, atinge a Terra (Figura 19.5). Segundo estimativas, o fluxo solar incidente (também chamado irradiância solar), I_i, através de uma superfície perpendicular ao feixe, é aproximadamente $1,4 \times 10^3$ J m^{-2} s^{-1}. Cerca de um terço da radiação solar é refletida de volta pela superfície e pela atmosfera (nuvens, partículas). A energia total recebida pela Terra (R_i), por segundo, é dada por

$$R_i = (1 - 0,3)I_i(\pi r^2)$$
$$= 0,7 I_i(\pi r^2) \qquad (19.11)$$

em que r é o raio da Terra. Observe que a quantidade πr^2 não é a área total da Terra; na verdade, é a área da seção de choque exposta à radiação incidente. Como a temperatura da Terra permanece constante, a energia recebida deve se igualar àquela que é irradiada para fora. Podemos estimar a temperatura efetiva da Terra, T_e, considerando que ela é um radiador de corpo negro, de modo que a energia de radiação que esse corpo emite por unidade de área por unidade de tempo (I_0) é dada pela lei de

Ver qualquer texto de física introdutória para uma discussão da radiação do corpo negro.

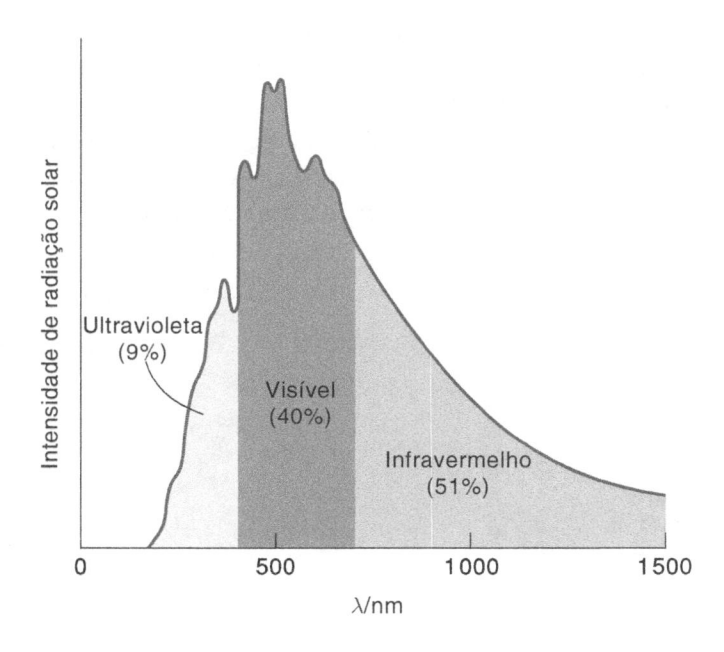

Figura 19.5
O espectro de emissão solar a 6 000 K, que se aproxima daquele de um corpo negro. A intensidade máxima ocorre em cerca de 500 nm.

Stefan-Boltzmann (em homenagem a Ludwig Boltzmann e ao físico austríaco Josef Stefan, 1835–1893):

$$I_0 = \sigma T_e^4 \tag{19.12}$$

em que σ é a constante de Stefan-Boltzmann (5,67 × 10^{-8} J s^{-1} m^{-2} K^{-4}). A área da superfície da Terra é $4\pi r^2$, que é também a área total emissora. Assim, a energia de radiação emitida pela Terra por segundo, R_0, é

$$R_0 = 4\pi r^2 \sigma T_e^4 \tag{19.13}$$

O balanço de energia requer que $R_i = R_0$, de modo que

$$0{,}7 I_i (\pi r^2) = 4\pi r^2 \sigma T_e^4$$

$$T_e^4 = \frac{0{,}7 I_i (\pi r^2)}{4\pi r^2 \sigma}$$

$$T_e = \left[\frac{0{,}7(1{,}4 \times 10^3 \text{ J m}^{-2} \text{ s}^{-1})}{4(5{,}67 \times 10^{-8} \text{ J s}^{-1} \text{ m}^{-2} \text{ K}^{-4})} \right]^{1/4}$$

$$= 256 \text{ K}$$

Entretanto, a temperatura média da superfície da Terra é 288 K; portanto, há uma discrepância de 32 K.

Nos cálculos acima, omitimos a presença de gases que podem capturar uma parte da radiação emitida. A diferença de 32 K na temperatura é resultado do *efeito estufa*. O teto de vidro de uma estufa permite que a luz do Sol entre livremente, porém bloqueia a saída do calor, basicamente impedindo que o ar morno dentro da estufa se misture com o ar do lado externo. De modo semelhante, o dióxido de carbono e diversos outros gases são relativamente transparentes à luz do Sol, mas capturam o calor através de uma absorção mais eficiente da radiação infravermelha de maior comprimento de onda emitida pela Terra.

A Figura 19.6 mostra a curva de radiação do corpo negro da superfície da Terra (a 288 K) e os espectros no infravermelho dos dois gases de estufa mais abundantes, o vapor de água e o dióxido de carbono. Como vimos no Capítulo 17, todos os três

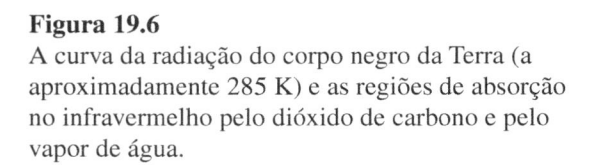

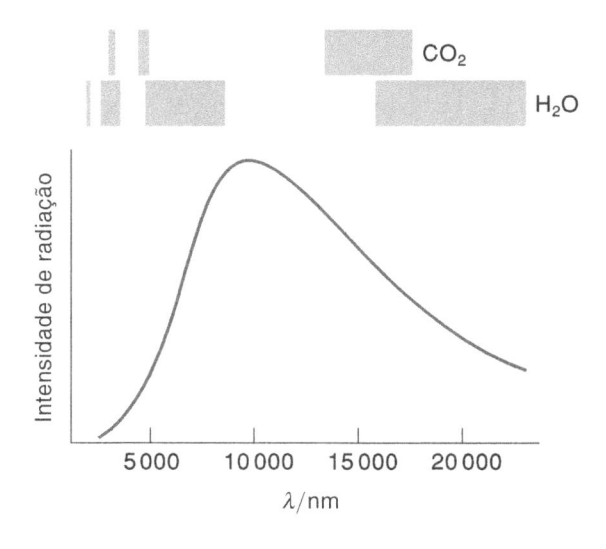

Figura 19.6
A curva da radiação do corpo negro da Terra (a aproximadamente 285 K) e as regiões de absorção no infravermelho pelo dióxido de carbono e pelo vapor de água.

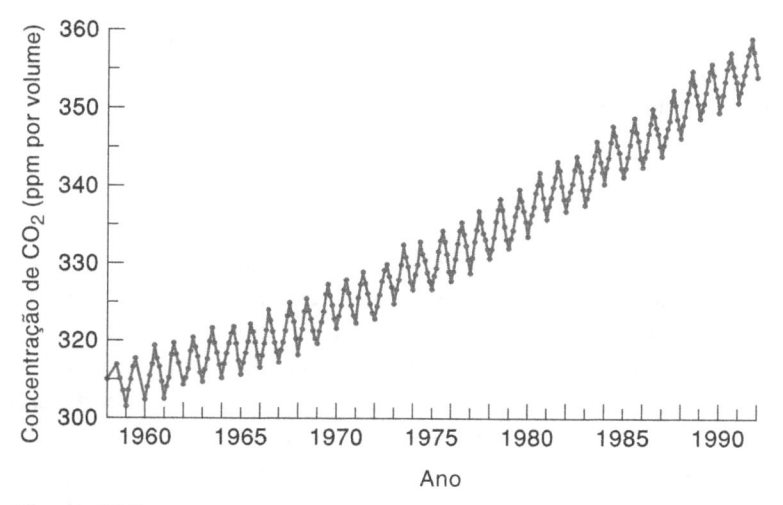

Figura 19.7
Aumento na concentração de dióxido de carbono atmosférico entre 1958 e 1992. Essa tendência tem continuado.

modos vibracionais da água e três dos quatro modos vibracionais do dióxido de carbono são ativos no infravermelho. Ao receberem um fóton na região do infravermelho, essas moléculas são promovidas a um nível de energia vibracional mais alto:

$$CO_2 \xrightarrow{h\nu} CO_2^*$$

$$H_2O \xrightarrow{h\nu} H_2O^*$$

em que o asterisco denota uma molécula vibracionalmente excitada. Essa molécula logo perde seu excesso de energia por emissão espontânea de radiação ou por colisão com outras moléculas, resultando em um aumento na energia translacional média. Essa energia capturada aquece a atmosfera da Terra e leva ao aquecimento de sua superfície, por convecção.

Embora a quantidade total de vapor de água na atmosfera não tenha se alterado muito ao longo dos anos, a concentração de CO_2 tem aumentado constantemente desde a virada do último século, em razão da queima de combustíveis fósseis (petróleo, gás natural e carvão). A Figura 19.7 mostra o aumento no nível de CO_2 entre 1958 e 1992. Olhando a Figura 19.6, vemos que a radiação terrestre tem a melhor oportunidade de escapar para o espaço nos comprimentos de onda entre 2 850 nm e 4 000 nm e entre 8 300 nm e 12 500 nm. Além do CO_2 e da H_2O, no entanto, o CH_4, os CFCs, o N_2O (óxido nitroso) e outros gases de estufa contribuem significativamente para o aquecimento global. A maioria dessas moléculas é polar e absorve radiação infravermelha fortemente em regiões nas quais a H_2O e o CO_2 não a absorvem. O efeito total é o fato de que somente cerca de 5% da radiação dirigida para fora pode escapar para o espaço. O restante é absorvido pelos gases ou pelas nuvens, e mais de 90% dessa radiação absorvida é irradiada de volta para a superfície da Terra.

Prevê-se que, se a escalada dos gases de estufa continuar no ritmo presente, a temperatura média da Terra aumentará de 2 a 4 °C no século XXI. Esse aumento aparentemente pequeno na temperatura perturbará profundamente o delicado equilíbrio térmico na Terra e poderá provocar o derretimento de geleiras e das calotas polares. Consequentemente, o nível do mar aumentará e áreas costeiras sofrerão inundações. O meio mais efetivo de diminuir o aquecimento global é baixar a emissão de todos

> Qualquer molécula poliatômica tem ao menos um modo vibracional que é ativo no infravermelho.

os gases de estufa, particularmente do CO_2. Um uso mais eficiente de combustíveis fósseis, tanto na indústria como no transporte, permitiria atingir essa meta, trazendo também outros benefícios ambientais.

19.4 O *smog* fotoquímico

Assim como o efeito estufa, a formação do *smog* fotoquímico ocorre na troposfera. A palavra *smog* foi originalmente cunhada para descrever a combinação de fumaça (*smoke*, em inglês) e neblina (*fog*, em inglês), que cobria Londres na década de 1950. O *smog* sobre Londres era causado pela presença na atmosfera de dióxido de enxofre produzido principalmente pela queima de carvão. O *smog* fotoquímico foi descoberto na área de Los Angeles na década de 1940. Embora o *smog* fotoquímico ocorra em qualquer cidade com trânsito pesado, a cidade de Los Angeles parece ser particularmente adequada à sua formação. Tem a combinação de uma das maiores densidades mundiais de tráfego e intensa radiação solar ao longo de quase todo o ano. Além disso, a cidade está situada em uma bacia, circundada por montanhas e pelo mar, um local onde o ar tende a se estagnar, capturando poluentes. Consequentemente, grande parte dos estudos iniciais do *smog* fotoquímico foi fundamentada em dados coletados nessa área. Hoje, o impacto do *smog* fotoquímico na saúde humana é um problema sério em todo o mundo.

O *smog* fotoquímico começa com poluentes primários, substâncias que são relativamente não reativas por si mesmas. Poluentes secundários, formados fotoquimicamente a partir desses poluentes primários, são responsáveis pela formação do *smog* fotoquímico. Os poluentes primários consistem principalmente de óxido nítrico, monóxido de carbono e compostos alifáticos e aromáticos não queimados de combustíveis de automóveis, que são coletivamente chamados *compostos orgânicos voláteis* (VOCs, da expressão em inglês).*

Formação de óxidos de nitrogênio

Em temperaturas ambientes, os gases nitrogênio e oxigênio têm pouca tendência de formar óxido nítrico:

$$N_2(g) + O_2(g) \rightleftharpoons 2NO(g) \quad \Delta_r G° = 173,4 \text{ kJ mol}^{-1}$$

O valor positivo e grande de $\Delta_r G°$ corresponde a uma constante de equilíbrio (K_P) de $4,0 \times 10^{-31}$ a 25 °C para a reação direta. Relâmpagos promovem a reação, assim como o motor de um automóvel em movimento, em que a temperatura pode exceder 1 000 °C. Uma vez emitido para a atmosfera, o óxido nítrico é oxidado a dióxido de nitrogênio (NO_2) em uma série complexa de reações em fase gasosa que envolve espécies geradas fotoquimicamente e os VOCs. Por exemplo, o VOC etano (C_2H_6) converte NO em NO_2 por meio dos seguintes passos, aqui resumidos:

$$CH_3CH_3 + HO\cdot \rightarrow CH_3CH_2\cdot + H_2O$$

$$CH_3CH_2\cdot + O_2 \rightarrow CH_3CH_2O_2\cdot$$

$$CH_3CH_2O_2\cdot + NO \rightarrow CH_3CH_2O\cdot + NO_2$$

$$CH_3CH_2O\cdot + O_2 \rightarrow HO_2\cdot + CH_3CHO$$

$$HO_2\cdot + NO \rightarrow HO\cdot + NO_2$$

---

* NT: Vamos manter algumas siglas com base nas expressões originais em inglês, por serem a forma habitual com que são utilizadas.

em que $CH_3CH_2O_2\cdot$ é um radical peroxialquila, $CH_3CH_2O\cdot$ é um radical alcóxido, $HO_2\cdot$ é um radical hidroperoxila e $\cdot OH$ é um radical hidroxila.

É útil comparar a formação de NO_2 a partir de NO no *smog* fotoquímico com o processo de laboratório. Quando um pedaço de fio de cobre é colocado em uma solução de ácido nítrico 30%, ocorre a seguinte reação:

$$3Cu(s) + 8HNO_3(aq) \rightarrow 3Cu(NO_3)_2(aq) + 4H_2O(\ell) + 2NO(g)$$

O gás NO incolor torna-se marrom instantaneamente, indicando a formação de NO_2

$$2NO(g) + O_2(g) \rightarrow 2NO_2(g)$$

No entanto, essa reação envolve um pré-equilíbrio rápido:

$$2NO(g) \rightleftharpoons N_2O_2(g)$$
$$N_2O_2(g) + O_2(g) \rightarrow 2NO_2(g)$$

Somente em altas concentrações de NO, a concentração do dímero de NO é suficiente para tornar o segundo passo rápido o bastante para se observar o NO_2. Na atmosfera, a concentração de NO é tão baixa que essa reação não é significativa. (A reação direta $2NO + O_2$ é termolecular e é lenta demais para ter qualquer importância.) O outro óxido de nitrogênio comum, o óxido nitroso (N_2O), é um gás-estufa, mas não participa da formação do *smog* fotoquímico.

Formação de O_3

Uma vez formado o NO_2, uma variedade de caminhos potenciais está disponível para a formação de outros poluentes secundários, como o ozônio. O ozônio é produzido pela fotodissociação do O_2 em comprimentos de onda menores que 242 nm (ver a Seção 19.5). Como essa radiação está presente somente na estratosfera, não é possível nenhuma produção de ozônio troposférico por esse mecanismo. Em vez disso, na presença de luz de comprimento de onda $\lambda \leq 420$ nm, ocorrem as seguintes reações:

$$NO_2 \xrightarrow{h\nu} NO + O^* \qquad (a)$$
$$O^* + O_2 + M \rightarrow O_3 + M \qquad (b)$$

em que O^* é um átomo de oxigênio eletronicamente excitado e M é uma molécula inerte (N_2, por exemplo) que serve para remover o excesso de energia do O_3 por colisão para impedir que ele se dissocie de volta em O e O_2. Uma vez formado, o O_3 pode prontamente oxidar o NO para NO_2:

$$O_3 + NO \rightarrow O_2 + NO_2 \qquad (c)$$

As reações (a), (b) e (c) são cíclicas e não levam a uma produção líquida de O_3. A produção de ozônio torna-se possível, no entanto, pela remoção parcial de seu escoadouro, isto é, a conversão de NO em NO_2 pela reação com os VOCs, mostrada anteriormente.

Formação do radical hidroxila

O radical hidroxila desempenha papel central na química troposférica em razão de sua alta reatividade com compostos inorgânicos e orgânicos. É formado quando o ozônio é exposto à radiação solar em comprimentos de onda menores que cerca de 320 nm:

$$O_3 \xrightarrow{h\nu} O^* + O_2$$

$$O^* + H_2O \rightarrow 2\cdot OH$$

Outra fonte de ·OH é a fotólise do ácido nitroso (formado quando o NO_2 reage com o vapor de água) em comprimentos de onda abaixo de 400 nm:

$$HNO_2 \xrightarrow{h\nu} \cdot OH + NO$$

O radical hidroxila tem sido frequentemente chamado "detergente da atmosfera." É um fragmento da molécula de água estável, à qual pode reverter pela abstração de um átomo de hidrogênio de uma molécula:

$$RH + \cdot OH \rightarrow R\cdot + H_2O$$

em que RH pode ser um alcano, como C_2H_6 ou C_3H_8. Uma vez formado, o radical R· sofrerá reações subsequentes e acabará por ser removido da atmosfera. Dessa forma, o radical hidroxila serve para purificar a atmosfera, removendo os vários poluentes. É notável que essa ação de limpeza seja realizada por uma concentração realmente muito pequena do radical hidroxila, tipicamente presente em uma razão com o ar igual a 2×10^{-14}. Sem esse radical, a composição dos gases-traço na atmosfera seria totalmente diferente e teria grande probabilidade de ser prejudicial a grande parte da vida na Terra.

> O radical hidroxila também oxida o SO_2 a H_2SO_4 e o NO_2 a HNO_3, os principais componentes da chuva ácida.

Formação de outros poluentes secundários

Na oxidação do etano que leva à conversão do NO a NO_2, o acetaldeído é formado durante uma etapa. Esse composto reage com o radical hidroxila como se segue:

$$CH_3CHO + \cdot OH \rightarrow CH_3CO\cdot + H_2O$$

O radical acetila, então, se torna oxidado através das seguintes etapas:

$$CH_3CO\cdot + O_2 \rightarrow CH_3COO_2\cdot$$

$$CH_3COO_2\cdot + NO_2 \rightarrow CH_3COO_2NO_2\cdot$$

O produto final, o nitrato de peroxiacetila (PAN), é um dos poluentes secundários mais prejudiciais.

O monóxido de carbono é emitido pelo escapamento de carros como resultado da combustão incompleta, ou é formado na atmosfera por reações, como

$$HCHO \xrightarrow{h\nu} HCO\cdot + H$$

$$HCO\cdot + O_2 \rightarrow CO + HO_2\cdot$$

em que o formaldeído (HCHO) foi gerado pela oxidação do metano com o radical hidroxila, de modo muito semelhante ao da oxidação do etano.

Tabela 19.2
Concentrações de constituintes-traço no *smog* fotoquímico[a]

Constituinte	Concentração/ppcm[b]
Óxidos de nitrogênio	20
NH_3	2
H_2	50
H_2O	2×10^6
CO	4×10^3
CO_2	4×10^4
O_3	50
CH_4	250
Parafinas de cadeias maiores	25
C_2H_4	50
Olefinas de cadeias maiores	25
C_2H_2	25
C_6H_6	10
Aldeídos	60
SO_2	20

[a]CADLE, R. D.; ALLEN, E. R., *Science* **167**, 243-249, 1970. Copyright 1970 da American Association for the Advancement of Science.

[b]As concentrações são medidas em partes de constituintes por centenas de milhões de partes de ar, em volume.

A discussão anterior mostra claramente que as reações envolvidas na formação do *smog* fotoquímico são complexas e inter-relacionadas. Além disso, as velocidades e os mecanismos são governados pela luz do Sol e pelo local. Todavia, o intenso esforço de pesquisa ao longo dos últimos 40 anos tem produzido um quadro muito mais claro sobre a formação do *smog* fotoquímico. A Tabela 19.2 lista os constituintes-traço no *smog* fotoquímico e a Figura 19.8 mostra a variação nas concentrações de poluentes com o tempo em um dia poluído com o *smog*.

Efeitos prejudiciais e prevenção do *smog* fotoquímico

Os poluentes secundários são prejudiciais tanto ao ambiente biológico como ao ambiente físico. A toxicidade do ozônio é bem documentada. Um forte irritante dos pulmões, o ozônio causa edema pulmonar; é também um forte irritante para o sistema respiratório superior. O ozônio pode provocar a mudança de cor das folhas para marrom e reduzir a velocidade de crescimento ou a atividade fisiológica das plantas. Além disso, ataca a ligação C=C na borracha:

$$\underset{R}{\overset{R}{>}}C=C\underset{R}{\overset{R}{<}} + O_3 \longrightarrow \underset{R}{\overset{R}{>}}C\underset{O-O}{\overset{O}{<}}C\underset{R}{\overset{R}{<}} \xrightarrow{H_2O} \underset{R}{\overset{R}{>}}C=O + O=C\underset{R}{\overset{R}{<}} + H_2O_2$$

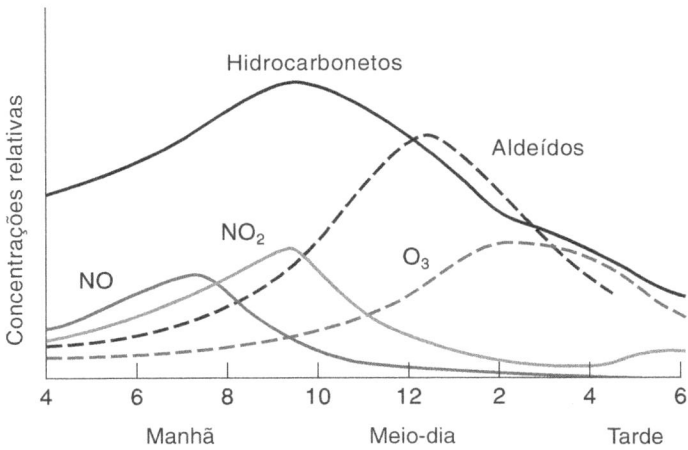

Figura 19.8
Concentrações médias de poluentes durante um dia com *smog* em uma cidade com trânsito pesado.

em que R representa grupos alquila. Em áreas dominadas pelo *smog*, essa reação pode provocar explosão dos pneus dos automóveis. Reações similares são também prejudiciais aos tecidos dos pulmões e a outras substâncias biológicas. O PAN é um poderoso lacrimejante, ou produtor de lágrimas, e causa dificuldades respiratórias. Em razão de sua alta afinidade com a hemoglobina, o monóxido de carbono pode causar tontura e dor de cabeça.

Em princípio, as soluções para o *smog* fotoquímico são claras — desenvolver conversores catalíticos mais eficazes para minimizar os efeitos prejudiciais dos escapamentos dos automóveis, reduzir o tráfego (por exemplo, encorajando o uso de transporte público), dirigir carros com combustíveis eficientes, usar combustíveis menos poluidores e desenvolver carros elétricos ou carros à base de células a combustível para uso em massa. Assim como no combate ao efeito estufa, muitas dessas medidas requerem mudanças apreciáveis nas práticas de estilo de vida atuais, que serão difíceis de atingir em larga escala em nossa sociedade. Além disso, países em desenvolvimento devem ser persuadidos a não repetir alguns dos erros que se mostraram dispendiosos do ponto de vista ambiental, realizados pelas nações industrializadas.

19.5 O papel essencial do ozônio na estratosfera

Se todas as moléculas de ozônio na atmosfera fossem comprimidas em uma única camada a 1 bar e a 25 °C na Terra, a camada teria uma espessura de somente 3 mm! No entanto, a presença do ozônio na troposfera e na estratosfera tem profundas consequências para o planeta. Já discutimos o papel do ozônio como um poluente secundário na troposfera. Na estratosfera, no entanto, ele desempenha uma função benéfica, absorvendo a radiação UV da luz do Sol, que pode causar câncer de pele, mutações genéticas e outros problemas fisiológicos. Aqui, consideraremos a química do ozônio estratosférico e as implicações de sua presença decrescente.

O ozônio é o Dr. Jekyll na estratosfera e o Mr. Hyde na troposfera.

Formação da camada de ozônio

Em geral, os cientistas acreditam que de três há quatro bilhões de anos a atmosfera da Terra consistia principalmente de amônia, metano e água. Pouco oxigênio, se é que algum, estava presente. A radiação ultravioleta (UV) do Sol provavelmente penetrava a atmosfera, tornando estéril a superfície da Terra. A mesma radiação UV, no entanto, pode ter deflagrado as reações químicas (talvez abaixo da superfície) que acabaram por levar ao desenvolvimento da vida na Terra.

Os organismos primitivos usavam energia do Sol para quebrar o dióxido de carbono (produzido pela atividade vulcânica) para obter carbono, que era incorporado em suas células. O principal subproduto desse processo, chamado *fotossíntese*, é o oxigênio. Outra importante fonte de oxigênio é a *fotodecomposição* do vapor de água pela luz UV. Com o tempo, os gases mais reativos, como a amônia e o metano, desapareceram em grande escala e hoje nossa atmosfera consiste principalmente dos gases oxigênio e nitrogênio. O ozônio foi gradualmente produzido pelo O_2 na estratosfera pela absorção da radiação solar em $\lambda < 242$ nm

$$O_2 \xrightarrow{h\nu} O + O$$
$$O + O_2 + M \rightarrow O_3 + M$$

A maior parte da radiação solar com comprimentos de onda menores que 100 nm é absorvida por N_2, O_2, N e O em grandes altitudes (> 100 km). A absorção pelo O_2 limita radiações de comprimentos de onda menores que 210 nm a uma altitude de 50 km ou mais. Radiações com comprimentos de onda maiores que 210 nm são apenas fracamente absorvidas pelo O_2, de modo que o O_3 assume o papel de principal absorvedor. Como a Figura 19.9 mostra, o O_3 absorve efetivamente entre 200 nm e 300 nm:

$$O_3 \xrightarrow{h\nu} O + O_2$$

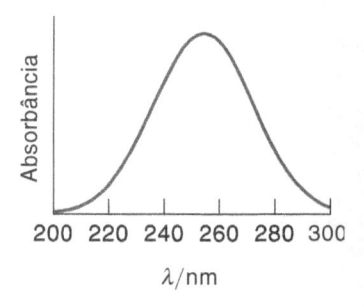

Figura 19.9
O espectro de absorção do ozônio na região de 200 a 300 nm.

As estimativas são de que, em $\lambda = 250$ nm, por exemplo, menos de 1 parte em 10^{30} da radiação solar incidente penetra na "camada de ozônio". A recombinação de O e O_2 para formar O_3 é uma reação exotérmica que aquece a estratosfera.

Destruição do ozônio

A formação e a destruição do ozônio por processos naturais é um equilíbrio dinâmico delicado que mantém uma concentração constante de O_3 na estratosfera. Os cientistas sabem há muito tempo que esse equilíbrio pode ser perturbado por várias substâncias, entre as quais estão os óxidos de nitrogênio, NO_x. A fonte de NO_x é o N_2O, que é emitido pela ação de bactérias em solos, especialmente aqueles que contêm uma alta concentração de fertilizantes. O N_2O é bastante não reativo na troposfera, de modo que gradualmente se difunde na estratosfera, onde reage com os átomos de O produzidos pela fotodissociação do O_2 e do O_3:

$$N_2O + O \rightarrow 2NO$$

O óxido nítrico pode, então, tomar parte no ciclo catalítico que destrói o O_3:

$$NO + O_3 \rightarrow NO_2 + O_2$$
$$O_3 \xrightarrow{h\nu} O + O_2$$
$$O + NO_2 \rightarrow NO + O_2$$

A reação total dessas três etapas é a remoção líquida do O_3:

$$2O_3 \rightarrow 3O_2$$

Outra fonte de NO na estratosfera é o SST** (avião de transporte supersônico da estratosfera). A combustão no ar, em alta temperatura, leva à formação do NO a partir do N_2 e do O_2.

Na década de 1970, cientistas passaram a se preocupar com os efeitos prejudiciais de determinados clorofluorocarbonos (CFCs) na camada de ozônio. Os CFCs, que são geralmente conhecidos pelo nome comercial de Freons, foram sintetizados pela primeira vez na década de 1930. Alguns dos mais comuns são o $CFCl_3$ (Freon 11), o CF_2Cl_2 (Freon 12), o $C_2F_3Cl_3$ (Freon 113), e o $C_2F_4Cl_2$ (Freon 114). Como esses compostos se liquefazem rapidamente e são relativamente inertes, atóxicos, não combustíveis e voláteis, foram utilizados como refrigeradores em geladeiras e aparelhos de ar-condicionado, em lugar do dióxido de enxofre e da amônia, que são altamente tóxicos. Grandes quantidades de CFC são também utilizadas na manufatura de produtos de espuma descartáveis, como copos e pratos, propelentes de aerossóis em embalagens de *spray* e como agente de limpeza para placas de circuitos eletrônicos recém-soldadas. Em 1977, ano em que ocorreu o pico de produção, ao redor de $1,5 \times 10^6$ toneladas de CFCs foram produzidas nos Estados Unidos. A maior parte dos CFCs manufaturados para uso comercial e industrial acaba sendo descartada na atmosfera.

Em razão de sua natureza relativamente inerte, os CFCs têm um longo tempo de residência na troposfera (cerca de cem anos). Eles se difundem lentamente para a estratosfera superior, onde encontram radiação de comprimentos de onda entre 175 nm e 220 nm e sofrem dissociação:

$$CFCl_3 \rightarrow CFCl_2 + Cl$$
$$CF_2Cl_2 \rightarrow CF_2Cl + Cl$$

Os átomos de cloro reativos quebram então o ozônio em oxigênio diatômico como se segue:

$$Cl + O_3 \rightarrow ClO + O_2$$
$$\underline{ClO + O \rightarrow Cl + O_2}$$
$$\text{Total:} \quad O_3 + O \rightarrow 2O_2$$

em que o átomo de O é fornecido pela decomposição fotoquímica de O_2 ou O_3, descrita anteriormente. A reação total resulta em uma remoção líquida do O_3 da estratosfera. Observe que o Cl desempenha o papel de um catalisador homogêneo e o ClO (monóxido de cloro) é um intermediário nessas etapas. Estima-se que, em média, um átomo de Cl possa destruir 100 mil moléculas de O_3 antes de ser permanentemente removido por alguma outra reação (ou reações) irreversível (irreversíveis).

O processo verdadeiro é mais complexo porque há reações que removem temporariamente o Cl e o ClO. As principais são as seguintes:

$$Cl + CH_4 \rightarrow HCl + CH_3$$
$$ClO + NO_2 + M \rightarrow ClONO_2 + M$$
$$Cl + HO_2 \rightarrow HOCl + O_2$$

** NT: Sigla referente à expressão, em inglês, *supersonic stratosphere transport plane*.

em que o $ClONO_2$ é o nitrato de cloro e o $HOCl$ é o ácido hipocloroso. Todas as três espécies HCl, $ClONO_2$ e $HOCl$ servem como compostos-reservatório de Cl. Sob condições apropriadas, liberam átomos de cloro como se segue:

$$HCl + OH \rightarrow Cl + H_2O$$

$$ClONO_2 \xrightarrow{h\nu} Cl + NO_3$$

$$HOCl \xrightarrow{h\nu} Cl + OH$$

Compostos que contêm bromo podem também interferir com o ozônio estratosférico. A principal fonte de bromo é o brometo de metila, que é de origem predominantemente natural (do ambiente marinho), embora seja também utilizado como um fumigante do solo. Assim como os CFCs, o CH_3Br se difunde para a estratosfera, onde é convertido fotoliticamente em Br e CH_3 e, depois, em BrO. O monóxido de cloro e o monóxido de bromo, então, participam em um ciclo catalítico que leva à destruição do ozônio:

$$BrO + ClO \rightarrow Br + Cl + O_2$$
$$Br + O_3 \rightarrow BrO + O_2$$
$$Cl + O_3 \rightarrow ClO + O_2$$
$$\text{Total:} \quad 2O_3 \rightarrow 3O_2$$

No entanto, o Br e o BrO não são removidos tão facilmente quanto o Cl e o ClO, porque as moléculas de HBr e $BrONO_2$ correspondentes são fotolizadas muito rapidamente. Por essa razão, o bromo é um catalisador mais efetivo para a destruição do O_3 que o cloro. Felizmente, sua concentração na atmosfera é ainda bastante baixa e, portanto, não desempenha um papel importante na destruição do ozônio.

Buracos no ozônio polar

Na metade da década de 1980, começaram a se acumular evidências de que um "buraco no ozônio antártico", surgido no fim do inverno, havia reduzido o ozônio estratosférico sobre a Antártida em cerca de 50%. Na estratosfera, uma corrente de ar conhecida como "vórtice polar" circunda a Antártida no inverno. O ar capturado por esse vórtice torna-se extremamente frio durante a noite polar. Essa condição leva à formação de partículas de gelo conhecidas como nuvens estratosféricas polares (PSCs, da expressão em inglês *polar stratospheric clouds*). A importância das PSCs é que elas agem como catalisadores heterogêneos, em cuja superfície podem ocorrer algumas reações não usuais. Por exemplo, a liberação de átomos de Cl das moléculas-reservatório é normalmente bastante lenta. Entretanto, na presença de partículas de gelo, temos

$$ClONO_2 + HCl \rightarrow Cl_2 + HNO_3$$

O cloro molecular é liberado como um gás, enquanto o ácido nítrico permanece nas partículas de gelo. Na primavera, quando o Sol retorna, as seguintes reações se sucedem:

$$Cl_2 \xrightarrow{h\nu} Cl + Cl$$
$$Cl + O_3 \rightarrow ClO + O_2$$

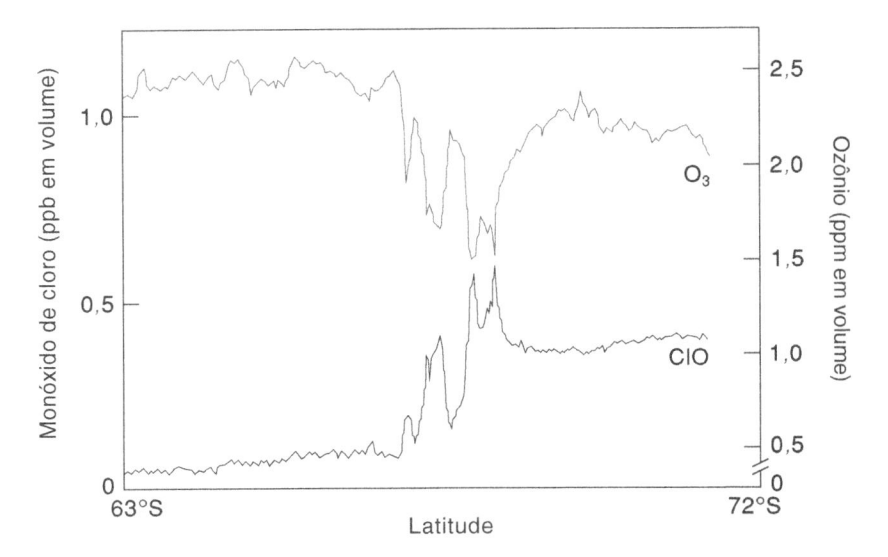

Figura 19.10
Variações nas concentrações de ClO e O₃ com a latitude.
(Cortesia de James G. Anderson.)

No entanto, a concentração de átomos de O é baixa demais (após uma longa ausência de radiação solar forte) para fazer com que a reação seguinte seja significativa:

$$ClO + O \rightarrow Cl + O_2$$

que completaria o ciclo catalítico indicado anteriormente. Em vez disso, acredita-se que um novo ciclo catalítico ocorra:

$$ClO + ClO + M \rightarrow (ClO)_2 + M$$

$$(ClO)_2 \xrightarrow{h\nu} Cl + ClOO$$

$$ClOO + M \rightarrow Cl + O_2 + M$$

$$\text{Total:} \quad \frac{2(Cl + O_3 \rightarrow ClO + O_2)}{2O_3 \rightarrow 3O_2}$$

A etapa-chave aqui é a formação do dímero de monóxido de cloro, $(ClO)_2$, o qual é estável somente nas baixas temperaturas características do ar polar antártico. A Figura 19.10 mostra uma correlação entre as concentrações de ClO e O_3 no vórtice polar.

A situação não é tão grave como na região ártica mais quente, onde o vórtice não persiste tão longamente. Estudos recentes mostram que processos similares também ocorrem nessa região, porém em menor extensão que na Antártida.

Formas de conter a destruição do ozônio

Reconhecendo as sérias implicações da perda do ozônio na estratosfera, várias nações no mundo perceberam a necessidade de cortar drasticamente ou interromper totalmente a produção de CFCs. Um tratado internacional — o protocolo de Montreal — assinado pela maioria das nações industrializadas em 1987 estabeleceu metas para cortes na produção de CFC. Para tornar possíveis essas reduções, um esforço intenso tem sido feito para encontrar substitutos do CFC que não sejam prejudiciais à camada de ozônio. Um grupo de compostos que tem se mostrado promissor como substitutos para os CFCs são os hidrofluorocarbonos (HFCs), incluindo o CF_3CFH_2, o CF_3CF_2H, o CF_3CH_3 e o CF_2HCH_3. A presença de átomos de hidrogênio nesses compostos os torna susceptíveis à oxidação na troposfera pelo radical hidroxila; por exemplo

$$CF_3CFH_2 + HO\cdot \rightarrow CF_3CFH\cdot + H_2O$$

O fragmento CF_3CFH reage com o oxigênio, levando à sua decomposição em CO_2, água e haletos de hidrogênio, que são removidos pelas águas da chuva. Como esses compostos não contêm cloro, os HFCs não promovem a destruição do O_3, mesmo quando eles se difundem na estratosfera.

Apesar dos esforços para limitar a quantidade de CFCs produzidos, os níveis de cloro na atmosfera continuarão a aumentar nas próximas décadas, porque grandes quantidades de CFCs existentes hoje em dia em refrigeradores, aparelhos de ar-condicionado e espumas acabarão por ser liberadas para a atmosfera. A extensão da destruição da camada de ozônio ainda não pode ser prevista, porém as consequências de não se conter a produção de CFCs não constituem mais uma dúvida.

19.6 Fotossíntese

A fotossíntese é a mais importante de todas as reações fotobiológicas. É o processo pelo qual plantas e outros organismos capturam a energia solar e a convertem em carboidratos e outras moléculas complexas. Embora a fotossíntese de plantas verdes envolva várias etapas muito complexas, a transformação total pode ser representada como

$$6CO_2 + 6H_2O \xrightarrow{h\nu} C_6H_{12}O_6 + 6O_2 \quad \Delta_r G^\circ = 2\,879 \text{ kJ mol}^{-1}$$

Essa reação, muito desfavorável termodinamicamente, é impulsionada pela luz. (Repare que essa reação é exatamente o oposto do metabolismo oxidativo de carboidratos.) De uma forma simplificada, escrevemos

$$CO_2 + H_2O \xrightarrow{h\nu} (CH_2O) + O_2 \quad \Delta_r G^\circ = 480 \text{ kJ mol}^{-1}$$

A formação de oxigênio como um subproduto não é universal entre os organismos fotossintéticos. Por exemplo, nas bactérias fotossintéticas, a reação é

$$2H_2S + CO_2 \xrightarrow{h\nu} (CH_2O) + H_2O + 2S$$

Assim, uma equação geral para a fotossíntese é

$$2H_2A + CO_2 \rightarrow (CH_2O) + H_2O + 2A$$

em que H_2A age como o doador de hidrogênio e o CO_2 como o receptor de hidrogênio.

O estudo da fotossíntese engloba uma ampla faixa da ciência, que inclui a físico-química e a biologia molecular. A pesquisa realizada nos últimos 50 anos ofereceu uma descrição bastante completa do processo global. Aqui, discutiremos somente o processo inicial da absorção da luz e algumas das reações que imediatamente se se-

Na realidade, as reações no escuro são reações que simplesmente não são afetadas pela luz.

guem. A fotossíntese ocorre em dois estágios principais. O primeiro estágio, chamado *reação de luz*, envolve a absorção de fótons, que acontece em picossegundos (1 ps = 10^{-12} s). Essa etapa é seguida por uma série de transformações químicas que algumas vezes são chamadas *reações no escuro* porque ocorrem na ausência de luz. As reações com luz usam energia luminosa para gerar NADPH e ATP, de que as reações no escuro necessitam para levar a cabo a síntese de carboidratos a partir de CO_2 e H_2O.

O cloroplasto

O sítio de fotossíntese em eucariotos (algas e plantas superiores) é o *cloroplasto*. Uma célula vegetal típica contém entre 50 e 200 cloroplastos, que têm cerca de 5 000 Å de comprimento (Figura 19.11). Além das duas membranas externas, os cloroplastos têm membranas internas que formam uma estrutura altamente laminar, que consiste de sacos individuais, ou *tilacoides*, empilhados em cilindros, chamados *grana*[†††]. As reações com luz ocorrem nos *grana* e as reações no escuro ocorrem no *estroma*, uma solução concentrada de enzimas, RNA, DNA e ribossomas que dirigem a síntese proteica.

Em 1937, o bioquímico americano Robert Hill (1899–1991) descobriu que cloroplastos isolados produzem oxigênio quando iluminados com luz na presença de um receptor de elétrons adequado, como o íon ferricianeto $[Fe(CN)_6]^{3-}$. Há uma redução concomitante do receptor ao ferrocianeto $[Fe(CN)_6]^{4-}$. Esse experimento foi significativo porque mostrou que o oxigênio vem da água e não do CO_2, porque não há CO_2 presente. Posteriormente, a conclusão de Hill foi confirmada por um experimento com marcação isotópica:

$$CO_2 + H_2{}^{18}O \xrightarrow{h\nu} (CH_2O) + {}^{18}O_2$$

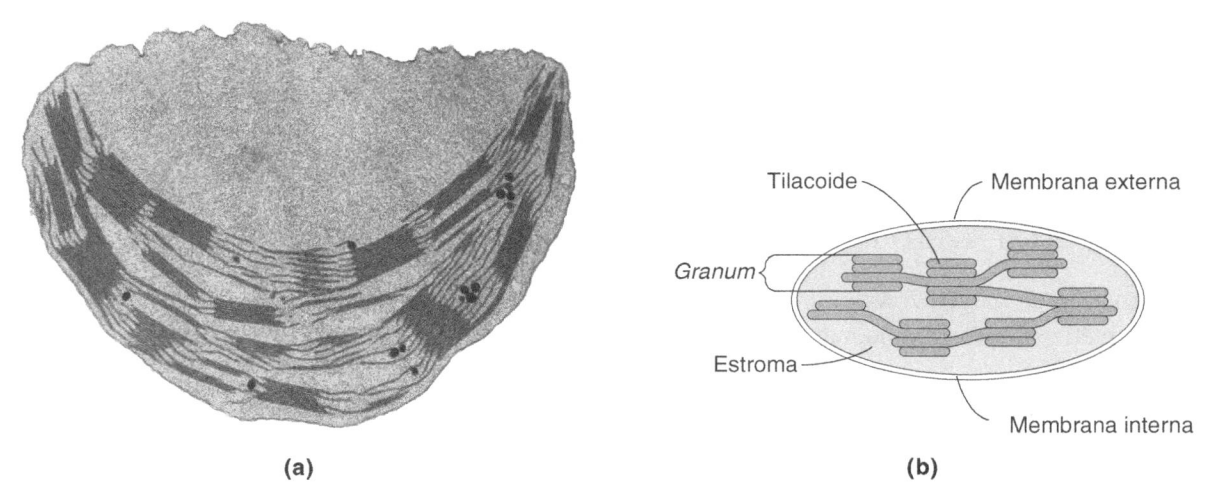

(a)   (b)

Figura 19.11
(a) Micrografia eletrônica de um cloroplasto de uma folha cítrica. (Cortesia de Kenneth R. Miller.) (b) Desenho esquemático de um cloroplasto. As membranas proximamente empacotadas, que se organizam na forma de pilhas, são chamadas *grana*. Elas conduzem as etapas iniciais na fotossíntese — que consistem na reação com a luz que captura os fótons. As partículas negras na parte (a) são chamadas plastoglóbulos e consistem em lipídeos. Parecem negras em razão da coloração utilizada na microscopia eletrônica.

[†††] NT: As palavras em latim *granum* e *grana* significam respectivamente grão e grãos em português.

Todos os isótopos pesados do oxigênio (^{18}O) da água marcada transformam-se em O_2.

Clorofila e outras moléculas de pigmentos

As moléculas de clorofila são os cromóforos que absorvem luz nos organismos fotossintéticos. Há diferentes tipos de moléculas de clorofila, e um organismo pode conter duas ou mais delas. Nas plantas verdes, encontramos a clorofila *a* e a clorofila *b*, mostradas na Figura 19.12.

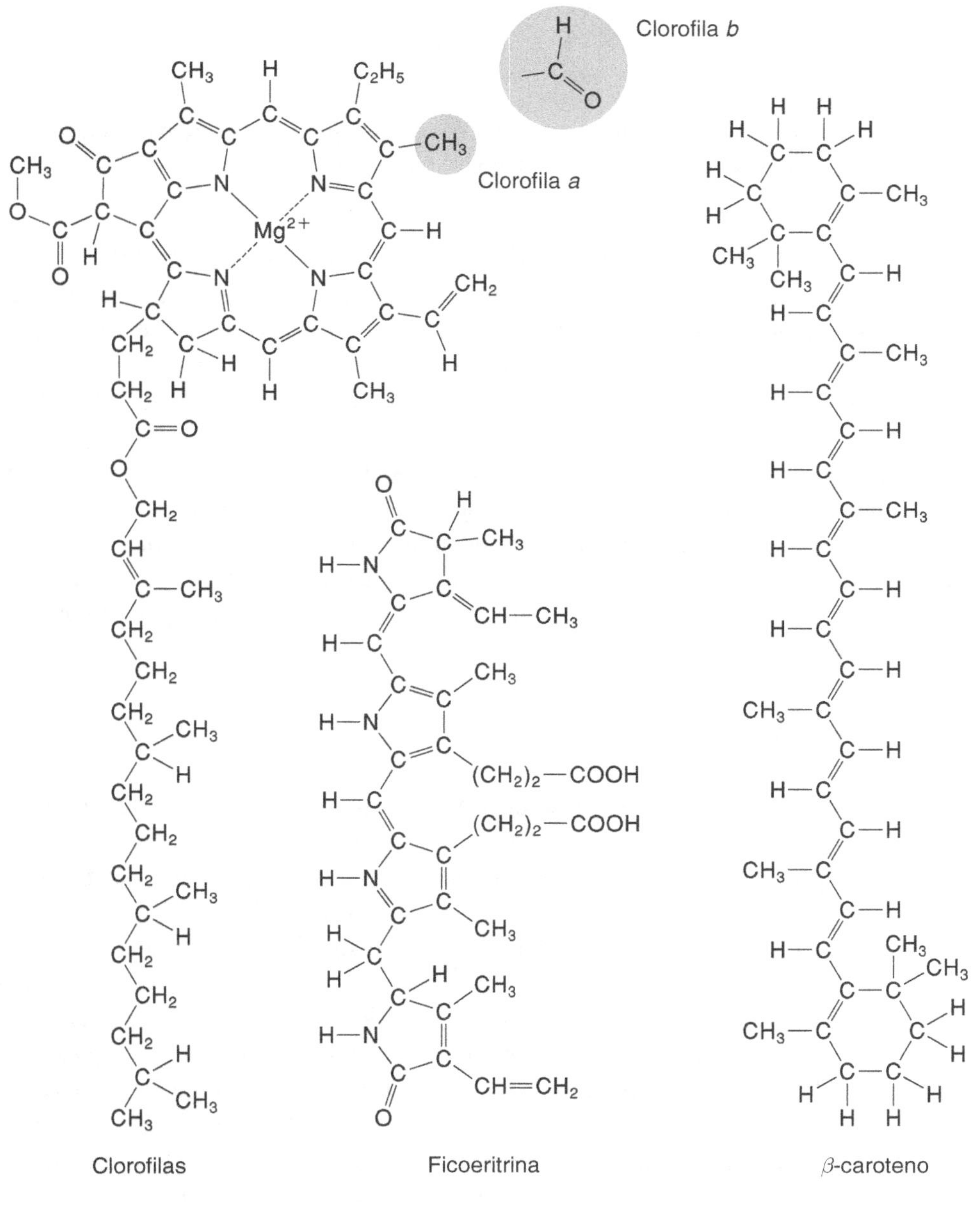

Clorofilas   Ficoeritrina   β-caroteno

Figura 19.12
Estruturas de alguns pigmentos fotossintéticos. Clorofilas e β-caroteno estão presentes nas plantas superiores; ficoeritrina é encontrada somente em algumas algas.

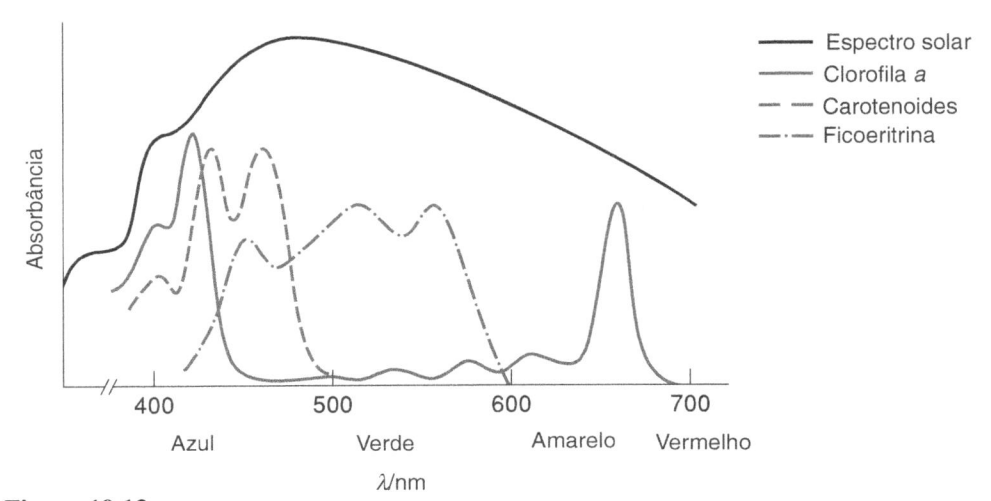

Figura 19.13
Espectros de absorção de vários pigmentos fotossintéticos. Juntos, eles efetivamente cobrem o espectro de emissão solar na região visível.

O sistema porfirina altamente conjugado na clorofila leva à absorção de luz na região visível. Como a Figura 19.13 mostra, a clorofila *a* absorve fortemente nas regiões do azul e do vermelho, porém reflete a luz nas regiões do verde, do amarelo e do laranja. Consequentemente, ela tem uma cor verde característica. O pico das absortividades molares das clorofilas *a* e *b* está entre os mais altos para compostos orgânicos, da ordem de 10^5 cm^{-1} L mol^{-1}.

Como as clorofilas, outras moléculas de pigmentos também servem como moléculas-*antena*; ajudam a reunir ou coletar energia solar, transmitindo-a ao local onde as reações com luz acontecem. Duas dessas moléculas são a ficoeritrina e o β-caroteno, também mostradas na Figura 19.12. Como podemos ver na Figura 19.13, esses pigmentos juntos (além de outros não mostrados) absorvem a maior parte da luz visível no espectro de emissão solar.

O centro de reação

As etapas iniciais da fotossíntese envolvem a absorção de luz e a transferência dessa energia para o *centro de reação*, onde as reações com luz ocorrem. O conhecimento desse processo foi fornecido pelo biólogo americano Robert Emerson (1903–1959), que estudou a produção de oxigênio pela alga verde *Chlorella*. Emerson expôs as células de clorela a *flashes* de luz com duração de alguns microssegundos (1 μs = 10^{-6} s). Com *flashes* fracos, descobriu que cerca de uma molécula de O_2 era gerada para cada oito fótons absorvidos. Emerson esperava descobrir que, à medida que a intensidade da luz aumentasse, o rendimento de O_2 aumentaria com cada *flash* até que cada molécula de clorofila absorvesse um fóton, que seria então utilizado nas reações no escuro. Em vez disso, as medidas mostraram que cada *flash* de intensidade saturante produzia somente um O_2 para cada 2 500 moléculas de clorofila presentes. Como pelo menos oito fótons devem ser absorvidos para liberar uma molécula de O_2, esses resultados sugerem que o centro de reação deve conter 2 500/8 ≈ 300 moléculas de clorofila.

Era improvável que todas as 300 moléculas de clorofila participassem no processo fotoquímico. Na verdade, experimentos posteriores mostraram que a maioria das

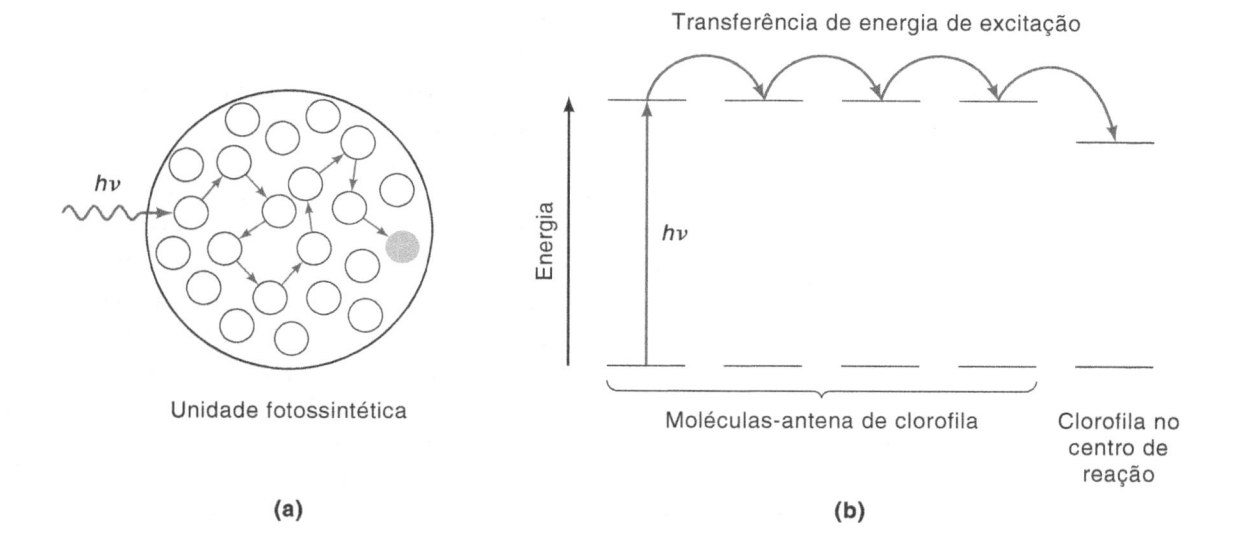

Figura 19.14
(a) A unidade fotossintética. Inicialmente, uma molécula-antena de clorofila é foto-excitada. Por um mecanismo de transferência não-radiativo (o caminho é totalmente aleatório), a energia é finalmente capturada pelo dímero de clorofila (esfera cinza) no centro de reação. (b) Diagrama de níveis de energia ilustrando a transferência de excitação. A energia de excitação é capturada pelo centro de reação porque o estado excitado de sua clorofila tem uma energia mais baixa do que a das moléculas-antena. Mais de 95% da luz absorvida é transferida para o centro de reação.

clorofilas age como moléculas-antena que não participam das reações com luz. A Figura 19.14a mostra um diagrama esquemático de uma *unidade fotossintética*, que consiste de moléculas-antena e do centro de reação. O mecanismo de transferência de energia é um processo não radiativo que requer que o espectro de emissão da molécula doadora se sobreponha ao espectro de absorção da molécula receptora. A eficiência dessa transferência de energia depende de $1/r^6$, em que r é a distância entre o doador e o receptor, e das orientações relativas dessas moléculas.* No final, a energia de excitação é capturada no centro de reação pelas clorofilas que, embora quimicamente idênticas às clorofilas-antena, têm energias de estado excitado pouco mais baixas por causa de seus ambientes diferentes (Figura 19.14b).

Fotossistemas I e II

Em 1956, Emerson e seus colegas mostraram que a fotossíntese é mais complexa do que a Figura 19.14 sugere. Eles mediram a eficiência quântica da fotossíntese em um cloroplasto isolado como uma função do comprimento de onda e descobriram um efeito curioso.† Para um tipo simples de fotorreceptor, espera-se que a eficiência

---

* Para uma analogia com esse mecanismo de transferência de energia, ver CHANG, R., *The Physics Teacher*, p. 593, dezembro 1983.

† A eficiência pode ser definida como o número de moléculas de oxigênio liberadas para cada fóton de luz absorvido.

quântica seja independente do comprimento de onda em todo o espectro de absorção. Começando pelo comprimento de onda mais baixo de 400 nm, verificou-se que a eficiência permanecia razoavelmente constante e próxima do valor máximo até atingir 680 nm. Além desse ponto, a eficiência rapidamente caía a zero (chamada *queda no vermelho*), mesmo quando as moléculas de clorofila *a* ainda absorviam na faixa de 680 nm a 700 nm (ver a Figura 19.13). A eficiência pode ser restaurada se o cloroplasto for irradiado simultaneamente com luz de um comprimento de onda menor, digamos 600 nm. Além disso, a eficiência sob irradiação simultânea a 600 nm e 700 nm é maior que a soma das eficiências sob irradiações separadas nesses dois comprimentos de onda. Esse fenômeno, agora chamado *efeito de intensificação de Emerson*, sugere que há dois sistemas fotoquímicos separados chamados *fotossistema I* (PSI) e *fotossistema II* (PSII). Ambos são governados pela luz de comprimento de onda menor que 680 nm, mas somente um é governado pela luz de um comprimento de onda maior. Cada fotossistema tem a própria unidade fotossintética, que contém aproximadamente 300 clorofilas coletoras de luz e outros pigmentos. A razão entre a clorofila *a* e a clorofila *b* é muito maior no PSI que no PSII.

A fotossíntese em plantas depende da ação mútua entre PSI e PSII. O PSI, que pode ser excitado por luz de $\lambda \leq 700$ nm, produz um redutor forte capaz de reduzir o $NADP^+$ a NADPH e, concomitantemente, um oxidante fraco. O PSII, que requer luz de $\lambda \leq 680$ nm, gera um oxidante forte capaz de oxidar a água a oxigênio e, simultaneamente, um redutor fraco. O fluxo de elétrons do PSII ao PSI, assim como o fluxo de elétrons dentro de cada fotossistema, gera um gradiente de prótons transmembrana que governa a formação de ATP. Esse processo é chamado *fotofosforilação*.

Como esses dois fotossistemas estão relacionados um ao outro e quais são os seus papéis no processo global da fotossíntese? Vamos começar primeiramente com o PSII. Nosso conhecimento do PSII tem aumentado muito pelo estudo estrutural de um fotossistema similar nas bactérias púrpuras. A análise cristalográfica de raios X de seu centro de reação revela informação detalhada sobre o tipo de compostos presentes e suas orientações espaciais ao longo da cadeia de transferência de elétrons. O centro de reação no PSII contém um dímero de clorofila cuja absorção máxima é a 680 nm, portanto é chamado pigmento 680, ou P680. Ao receber um fóton, o P680 torna-se eletronicamente excitado, o que é denotado por P680*. Sendo um redutor, o P680* transfere um elétron para uma feofitina ligada vizinha (Ph, uma molécula como a clorofila *a*, exceto pelo fato de não conter o íon Mg^{2+})

$$P680^* + Ph \rightarrow P680^+ + Ph^-$$

O íon Ph^-, então, transfere o elétron extra para a plastoquinona (Q), reduzindo-a para a forma hidroquinona (QH_2). O $P680^+$ é um agente oxidante forte que pode oxidar a água a oxigênio:

$$2H_2O \rightarrow O_2 + 4H^+ + 4e^-$$

Essa reação é catalisada por uma enzima que contém manganês.

A transferência de elétrons da água para a quinona é um processo ascendente, isto é, não espontâneo sob o ponto de vista termodinâmico, como mostrado pelos potenciais-padrão de redução:

$$O_2 + 4H^+ + 4e^- \rightarrow 2H_2O \quad E^{\circ\prime} = 0{,}82 \text{ V}$$

$$Q + 2H^+ + 2e^- \rightarrow QH_2 \quad E^{\circ\prime} = 0{,}1 \text{ V}$$

Vemos que a QH$_2$ é um agente redutor mais forte que a água, portanto é mais facilmente oxidado. A força que governa a reação de transferência de elétrons ascendente vem dos fótons absorvidos. A energia de um fóton de comprimento de onda 680 nm é $E = h\nu$, ou 3×10^{-19} J. Como 1 eV = $1,6 \times 10^{-19}$ J, a energia de um fóton em elétron volts é 3×10^{-19} J/($1,6 \times 10^{-19}$ J eV^{-1}), ou 1,9 eV, que é mais que suficiente para mudar o potencial de um elétron em 0,72 V (de 0,82 V para 0,1 V), sob condições de estado-padrão.

Continuando nossa jornada pela cadeia de transferência de elétrons, descobrimos que o fluxo de elétrons de QH$_2$ para PSI é um processo energeticamente decrescente, isto é, que se dá favoravelmente sob o ponto de vista termodinâmico, de acordo com o potencial de célula-padrão. Alguns dos carregadores de elétrons ao longo do caminho são o citocromo b_6 e o citocromo f (chamado complexo do citocromo bf), assim como a proteína de cobre plastocianina.

Chegamos agora ao PSI. Como o PSII, o PSI contém em seu centro de reação um dímero de clorofila que tem absorção máxima a 700 nm, portanto é chamado pigmento 700 ou P700. Após a absorção de um fóton, o P700* transfere um elétron para uma molécula de clorofila receptora, que a leva ao longo da cadeia que contém uma quinona, três aglomerados de ferro-enxofre, e ferredoxina. Finalmente, duas ferredoxinas reduzidas passam o elétron ao NADP$^+$ para formar NADPH. (A estrutura do NADP$^+$ é muito similar à do NAD$^+$, mostrado na Figura 9.18.) Finalmente, o P700$^+$ recebe um elétron da plastocianina reduzida e se reverte em P700, pronto para absorver outro fóton. O processo global é resumido por um diagrama chamado esquema Z, porque o diagrama redox do P680 ao P700* lembra a letra Z (Figura 19.15). A reação líquida é

$$2H_2O + 2NADP^+ \rightarrow O_2 + 2NADPH + 2H^+$$

Vale a pena observar alguns pontos relativos ao esquema Z. Os elétrons da ferredoxina podem retornar ao complexo citocromo bf em um processo *cíclico*, em vez de retornar ao NADP$^+$. Os elétrons, então, fluem de volta ao P700$^+$ através da plastocianina, provocando o bombeamento de prótons através da membrana. O gradiente de prótons resultante governa a síntese do ATP de acordo com a teoria quimiosmótica discutida na Seção 10.8 (volume 1). O PSII não participa em um processo cíclico.

No processo não cíclico, os gradientes de próton se estabelecem em dois sítios — onde a água é oxidada a oxigênio molecular no PSII e no complexo citocromo bf. No total, cerca de 12 prótons são bombeados através da membrana por molécula de O$_2$ produzida por transferência não cíclica de elétrons. As estimativas mostram que um ATP é sintetizado para cada quatro prótons transportados, resultando na produção de 12/4 = 3 moléculas de ATP para cada O$_2$ gerado.

O esquema Z também permite explicar a queda no vermelho e o efeito de intensificação de Emerson. Como vimos, o PSI é governado mais eficientemente pela luz na região do vermelho distante (680 nm ou mais). Na ausência de radiação de pequeno comprimento de onda para dirigir o PSII, o fluxo de elétrons ao longo do esquema Z logo cessa porque as moléculas de água não são oxidadas a oxigênio molecular. A irradiação somente em um comprimento de onda menor que 680 nm não aumenta a eficiência. Obtém-se, porém, eficiência máxima apenas quando ambos os comprimentos de onda são empregados.

Por fim, examinaremos brevemente a fotossíntese em sistemas bacterianos. Como mencionado anteriormente, o centro de reação nas bactérias púrpuras é análogo ao do PSII de plantas verdes. Muitas bactérias fotossintéticas não produzem oxigênio. Em vez de um fluxo de elétrons direcional (não cíclico) da água para o NADP$^+$, essas bactérias utilizam um fotossistema cíclico único. O centro de reação contém

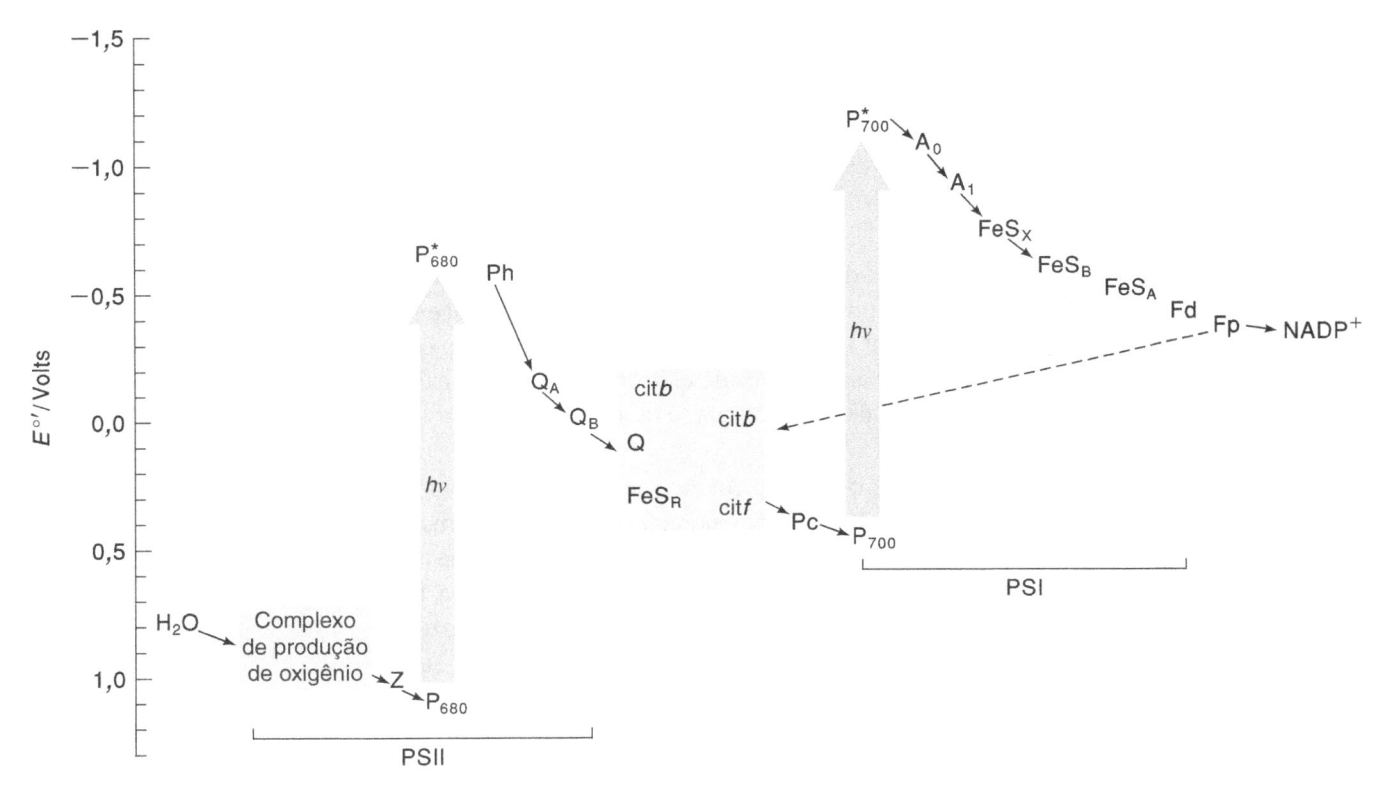

Figura 19.15
O esquema Z, que traça o fluxo de elétrons da H_2O ao $NADP^+$. As abreviações são: Z, doador para o PSII; Ph, feofitina; Q_A, Q_B, Q, diferentes tipos de quinonas; cit *b* e cit *f*, citocromos *b* e *f*; FeS_R, proteína ferro-enxofre de Rieske; Pc, plastocianina; A_0 e A_1, receptores iniciais de PSI; FeS_x, FeS_B, FeS_A, proteínas ferro-enxofre; Fd, ferredoxina; Fp, flavoproteína. A linha tracejada indica fluxo cíclico de elétrons ao redor do PSI. [De BLANKENSHIP, R. E. e PRINCE, R. C., *Trends Biochem. Sci.* **10**, 383, 1985.]

um dímero de bacterioclorofila similar ao dímero de clorofila, exceto por pequenas diferenças estruturais que provocam o desvio do máximo de absorção para 870 nm. Por essa razão, é chamado P870. O mecanismo básico da transferência de elétrons induzida por luz permanece o mesmo, porém a cadeia doadora e a cadeia receptora estão conectadas de modo que não ocorre nenhuma oxidação ou redução líquida. Uma parte da energia do fóton é conservada na formação de ATP, que por sua vez governa a redução do NAD^+, utilizando elétrons do H_2S ou de ácidos orgânicos. O NADH assim formado, juntamente com o ATP adicional gerado pela luz, é utilizado em uma variedade de reações celulares.

Reações no escuro

As etapas iniciais de transferência de elétrons na fotossíntese são extremamente rápidas, da ordem de picossegundos. As etapas posteriores, as reações no escuro, são muito mais lentas. Envolvem a incorporação do CO_2 da atmosfera utilizando ATP e NADPH sintetizados a partir da energia luminosa, para formar parte de uma molécula de glicose. Esse processo é chamado *fixação do dióxido de carbono*. Os leitores interessados devem consultar um livro-texto-padrão de bioquímica para uma discussão detalhada das reações no escuro.

19.7 Visão

Como na fotossíntese, a primeira etapa na visão é a absorção da energia luminosa. O cromóforo que absorve luz visível é o aldeído vitamina A, ou retinal. A retina do olho tem ao redor de cem milhões de células cilíndricas e cinco milhões de células cônicas. Entre as células e as fibras nervosas que levam ao cérebro estão as sinapses ou junções (Figura 19.16). O retinal está associado a uma proteína chamada *opsina*. Existem quatro tipos diferentes de opsina, uma nas células cilíndricas e três nas células cônicas. Os complexos cromóforo-opsina nos cilindros e nos cones são chamados *rodopsina* e *iodopsina*, respectivamente. Como resultado da pesquisa feita pelo biólogo norte-americano George Wald (1906–1997) e outros, entendemos agora razoavelmente bem o mecanismo básico da visão. As mudanças que ocorrem após a excitação pela luz são basicamente as mesmas na rodopsina e na iodopsina, quais sejam, a isomerização *cis-trans* do cromóforo.

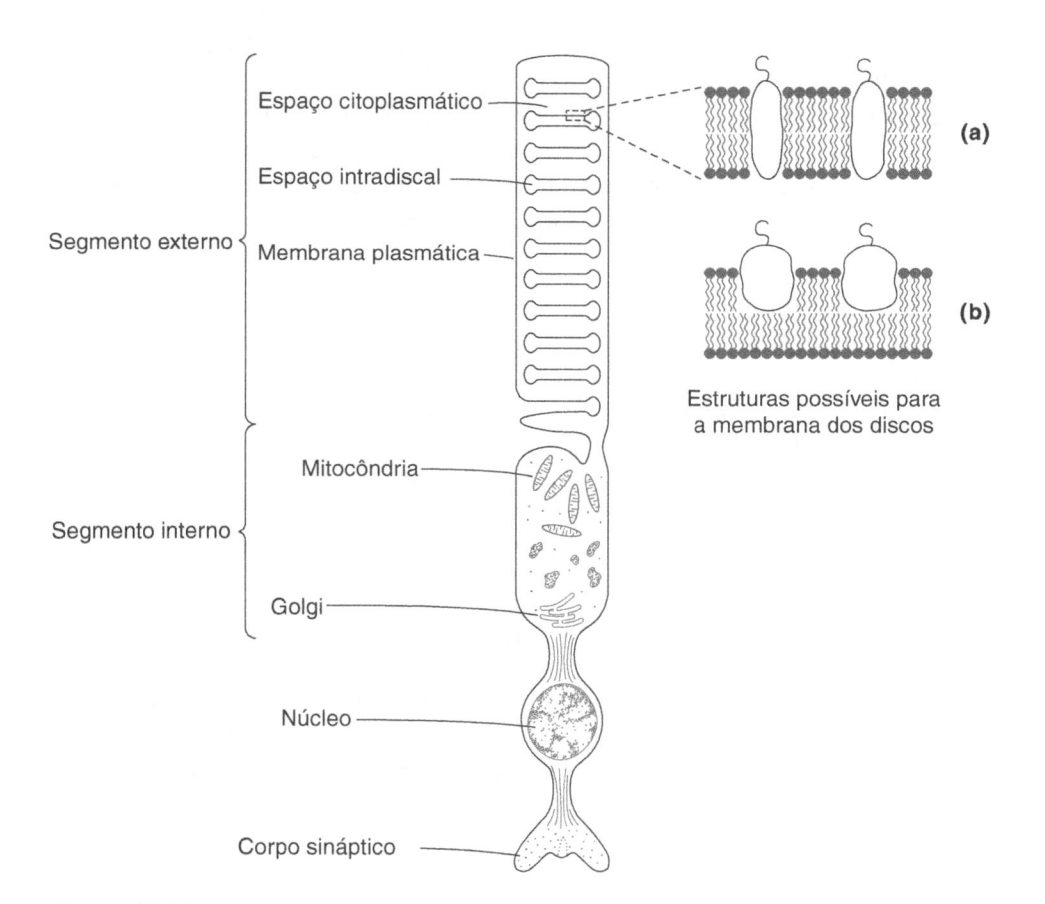

Figura 19.16
Representação esquemática de uma célula cilíndrica de vertebrado. O volume do espaço intradiscal está muito aumentado; no segmento externo de bovino normal, por exemplo, há aproximadamente 1 500 discos dentro de um segmento externo de 500 000 Å de comprimento. Nas imagens aumentadas (a) e (b), que mostram possíveis estruturas da membrana dos discos, as linhas onduladas representam as cadeias de hidrocarbonetos dos fosfolipídeos, e os círculos representam os grupos das cabeças polares. O "S" na molécula de rodopsina significa a porção de carboidrato. A luz externa atinge a porção superior das células cilíndricas. [Reimpresso com permissão de HUBBELL, W. L., *Acc. Chem. Res.* **8**, 85, 1975. Copyright da American Chemical Society, Washington, DC.]

Figura 19.17
Estruturas do 11-*cis*-retinal e do todo-*trans*-retinal

A Figura 19.17 mostra os isômeros geométricos 11-*cis*-retinal e todo-*trans*-retinal. Na verdade, ao todo seis isômeros geométricos são possíveis, porém somente esses dois são importantes no processo da visão. A luz serve somente para iniciar a isomerização do 11-*cis*-retinal a todo-*trans*-retinal. Aqui está a diferença fundamental entre a ação da luz na visão e o seu papel na fotossíntese. Na fotossíntese, a energia luminosa é utilizada para o trabalho químico de impulsionar os elétrons contra um gradiente eletroquímico e sintetizar moléculas de ATP e NADPH. Na visão, nenhuma evidência sugere que a síntese química ocorra através da energia luminosa. As fibras nervosas sobre as quais a luz age estão prontas para ser descarregadas porque foram previamente carregadas por reações químicas totalmente não relacionadas com a excitação do cromóforo. A luz é necessária para deflagrar a descarga.

Estrutura da rodopsina

A opsina é uma proteína com massa molar de aproximadamente 38 mil daltons. Na rodopsina, o grupo aldeídico do 11-*cis*-retinal forma uma base de Schiff com o grupo amino da lisina na opsina:

Uma base de Schiff contém o grupo funcional C=N (imina) formado entre um grupo carbonila e uma amina primária.

Como podemos ver a partir da Figura 19.18, a formação de uma base de Schiff protonada (ao ir do 11-*cis*-retinal para a rodopsina) desloca a absorção de $\lambda_{máx}$, que é ao redor de 380 nm para o 11-*cis*-retinal, para cerca de 500 nm. A absortividade molar

Figura 19.18
Espectros de absorção do 11-*cis*-retinal e da rodopsina. A absorção em 280 nm decorre da proteína opsina. A absortividade molar da rodopsina em 500 nm é cerca de 40 000 L mol^{-1} cm^{-1}.

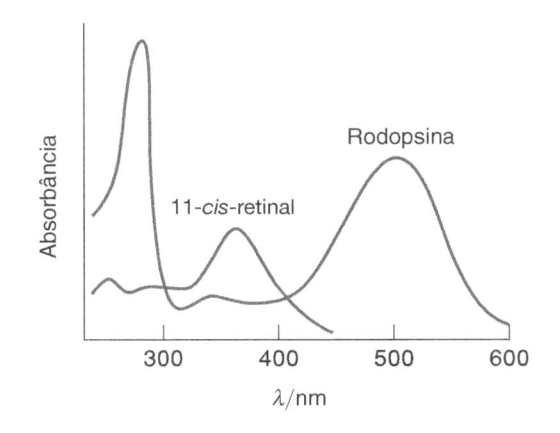

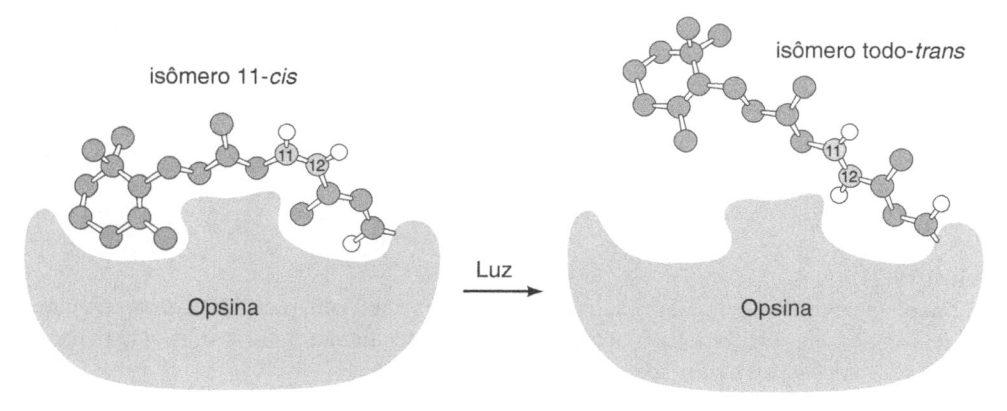

Figura 19.19
Desenho esquemático, que mostra o processo de isomerização na rodopsina

da rodopsina é aproximadamente $40\,000$ L mol^{-1} cm^{-1}, que decorre da extensa conjugação dos elétrons π na molécula de retinal.

Mecanismo da visão

Os primeiros estudos *in vitro* mostraram que, quando a retina é exposta à luz, a rodopsina se decompõe em opsina e no isômero todo-*trans* do retinal. Como a rodopsina pode ser regenerada através da ligação da opsina ao 11-*cis*-retinal no escuro, concluiu-se que a luz provocava a isomerização do retinal em torno da dupla ligação entre o C-11 e o C-12 (Figura 19.19). Experimentos que utilizam pulsos curtos de *laser* mostraram que a excitação inicial da rodopsina produz uma espécie chamada *batorrodopsina*, que é uma forma todo-*trans* tensionada do retinal. Esse evento gera uma série de intermediários que levam à liberação do todo-*trans*-retinal (Figura 19.20). As diferentes características de absorção dessas espécies transientes provêm de suas diferentes conformações e distribuições de carga. Finalmente, em um processo catalisado por enzima, o todo-*trans*-retinal é isomerizado no escuro a 11-*cis*-retinal, que então forma a base de Schiff para regenerar a rodopsina.

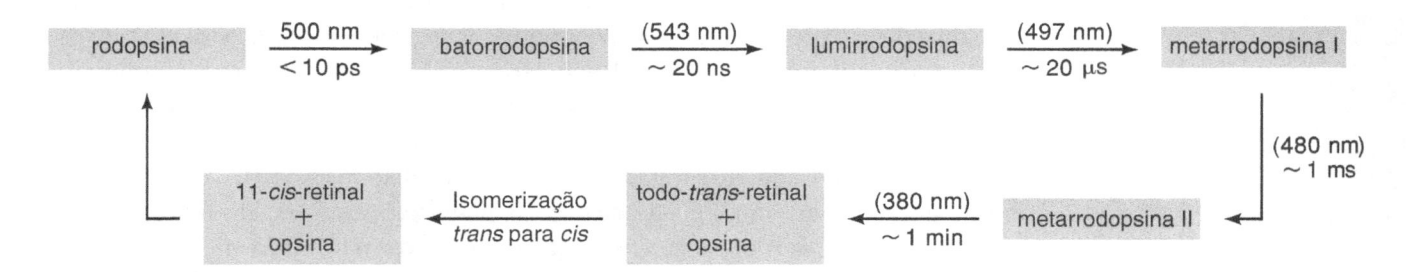

Figura 19.20
O ciclo da visão. Inicialmente, a molécula de rodopsina absorve um fóton em 500 nm. (Essa é a única etapa que envolve a absorção de luz.) Em um intervalo de tempo de 10 ps, a rodopsina se transforma em batorrodopsina. Tanto o retinal como a proteína continuam a modificar suas conformações, como mostrado pela série de intermediários, que são caracterizados por seus máximos de absorção (mostrados entre parênteses) e tempos de vida médios. O processo termina por levar o todo-*trans*-retinal a se dissociar da opsina e sofrer isomerização no escuro a 11-*cis*-retinal para formar uma ligação de base de Schiff com outra molécula de opsina.

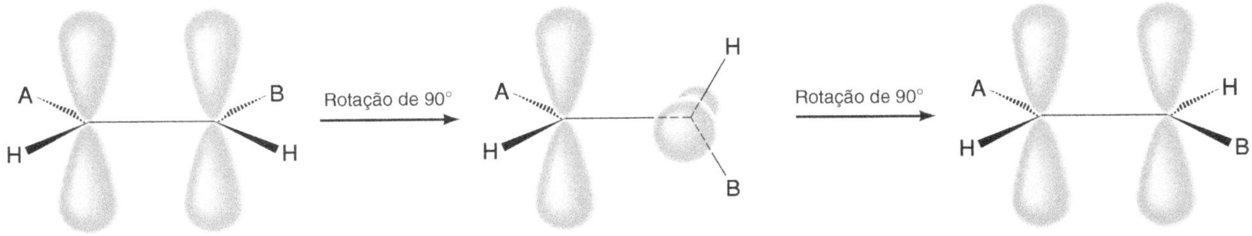

Figura 19.21
Quebra e regeneração de uma ligação π em um processo de isomerização *cis-trans*. Repare que, no estado intermediário, os dois orbitais *p* são perpendiculares entre si. A quebra da ligação π torna possível a rotação em torno da ligação C—C.

A sensação de ver ocorre na formação da metarrodopsina II, que deflagra uma cascata enzimática, levando ao fechamento de canais cátion específicos e à geração de um sinal nervoso. Esse sinal é transmitido ao cérebro, onde é processado e transformado em imagem visual.

Rotação em torno da ligação C=C

Para termos melhor compreensão da isomerização do 11-*cis*-retinal para o todo-*trans*-retinal, vamos examinar a energética do processo. Para começar, observamos que a rotação em torno de uma ligação simples C—C, como no etano, é bastante livre. Há somente uma pequena barreira à rotação, cerca de 10 kJ mol^{-1}, em razão do impedimento estérico entre os átomos de hidrogênio nos átomos de carbono adjacentes. Para moléculas que contêm ligações C=C, no entanto, a rotação fica limitada pela presença de uma ligação π entre os dois átomos de carbono, além da ligação σ. Nesse caso, a rotação restrita dá origem ao fenômeno de isomeria geométrica. A Figura 19.21 mostra as etapas de quebra de ligação e da formação da ligação na isomerização *cis-trans*. A energia de ativação para essa reação é tipicamente da ordem de 120 kJ mol^{-1}. Aquecimento, irradiação ou catálise química são os meios usuais de produzir uma isomerização geométrica.

Ver a Figura 14.21.

A fotoisomerização pode causar uma mudança de *cis* para *trans* ou de *trans* para *cis*. A irradiação prolongada de qualquer um dos isômeros produz, portanto, um estado estacionário na razão de [*cis*] para [*trans*]. O valor verdadeiro dessa relação depende da absortividade molar de cada isômero e do comprimento de onda da radiação. A fotoexcitação da ligação C=C resulta na transição $\pi \rightarrow \pi^*$. A molécula pode estar no primeiro estado singleto excitado ou no estado tripleto mais baixo. A Figura 19.22 mostra um diagrama simplificado de energia potencial para o estado fundamental e estados excitados da rodopsina, em função da rotação em torno das ligações entre o carbono 11 e carbono 12. Um ângulo de rotação de 0° corresponde ao 11-*cis*-retinal na rodopsina antes da absorção da luz, e 180° corresponde à forma todo-*trans* (batorrodopsina). Observe as energias potenciais relativas dessas duas espécies. Em solução, no estado livre, o 11-*cis*-retinal é menos estável que o isômero todo-*trans* em razão da interação estérica entre o grupo metila no carbono 13 e o átomo de hidrogênio no carbono 10 do isômero *cis*. Na rodopsina, a interação entre o 11-*cis*-retinal e a opsina é mais favorável. A energia potencial do estado excitado é mínima quando o ângulo de rotação é 90° (ver também a Figura 19.21). Finalmente, o estado excitado relaxa de volta para o estado fundamental, que pode ser a batorrodopsina ou

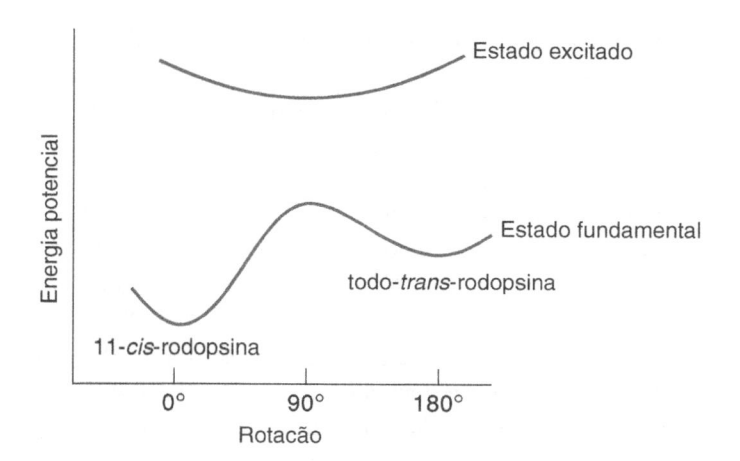

Figura 19.22
Diagrama de energia potencial dos estados eletrônicos fundamentais do 11-*cis*-retinal e do todo-*trans*-retinal e seu estado excitado comum. Uma rotação de 0° corresponde ao 11-*cis*-retinal, enquanto um ângulo de rotação de 180° significa que a molécula isomerizou para a forma todo-*trans*. A energia mínima do estado excitado ocorre em um ângulo rotacional de aproximadamente 90°.

o 11-*cis*-retinal original. As medidas mostram que, em dois terços do tempo, o singleto formado após a excitação inicial é a batorrodopsina.

É interessante notar que, na ausência da luz, a isomerização *cis-trans* do retinal ocorre somente uma vez em mil anos nas temperaturas fisiológicas de 37 °C. Assim, não há praticamente nenhum "ruído" de fundo em nossa percepção da luz. Isso é importante porque a sensibilidade do olho humano é impressionantemente alta — somente 5 a 6 fótons são necessários para produzir a sensação de ver.

A rodopsina funciona em baixa intensidade de luz, por exemplo, no período noturno. Ela não consegue distinguir cores porque tem somente um pigmento. Três tipos de iodopsina, que contêm pigmentos que absorvem luz a $\lambda_{máx}$ em 426 nm (azul), 530 nm (verde) e 560 nm (amarelo) são responsáveis pela visão das cores nas células cônicas. O pigmento com seu máximo em 560 nm tem sua sensibilidade estendida até a região de comprimento de onda maior, de modo que permita a sensação visual também do vermelho. As células cônicas são muito menos sensíveis à luz que as células cilíndricas, portanto, em luz baixa todos os objetos aparecem em tons de cinza. Além dos humanos, os primatas, os peixes com ossos e os pássaros possuem células cônicas e podem perceber ao menos algumas cores. As retinas de gatos e de bovinos, por outro lado, contêm predominantemente células cilíndricas. Esses animais são, portanto, cegos para cores.

Concluímos, portanto, que um toureiro não precisa realmente usar uma capa vermelha para provocar o touro.

19.8 Efeitos biológicos da radiação

Alguns dos efeitos prejudiciais da radiação já foram mencionados neste capítulo. A radiação também tem sido utilizada no tratamento de doenças. Nesta seção, discutiremos tanto os efeitos nocivos como os benéficos da radiação.

Luz do Sol e câncer de pele

Nos Estados Unidos, aproximadamente 1 milhão de novos casos de câncer de pele ocorrem anualmente, competindo com a incidência de todos os outros tipos de câncer combinados. Desses, aproximadamente 40 mil são melanomas malignos, que têm uma taxa de fatalidade de 18%. Na grande maioria dos casos, o câncer de pele é atribuível à radiação solar.

A radiação prejudicial do Sol encontra-se principalmente na faixa do UV, que é dividida em três regiões chamadas UV-C (200–280 nm), UV-B (280–320 nm) e UV-A (320–400 nm). O tipo mais nocivo é o UV-C. Felizmente, a maior parte da radiação UV-C é absorvida pela camada de ozônio na estratosfera. O UV-B atinge a superfície da Terra em pequenas quantidades e é responsável pela vermelhidão pelas bolhas e pelo descascamento da pele, associados às queimaduras de Sol. (A vermelhidão provém do fluxo aumentado de vasos sanguíneos sob a pele, que se expandem como resposta à radiação.) Os raios UV-B são os culpados pelo câncer de pele. A radiação menos energética, o UV-A, provoca o que chamamos de "bronzeado".

Quando o UV-A ou o UV-B atingem as células de melanócitos produtoras de pigmento que se encontram sob a pele, produzem um pigmento escuro que absorve o UV, chamado *melanina*. Essa substância filtra parte da radiação e ajuda a minimizar os danos às camadas subjacentes da pele. Além disso, os melanócitos começam a se dividir mais rapidamente que o usual para substituir as células danificadas na camada externa. Normalmente leva algumas semanas para que as novas células atinjam a superfície, onde são deixadas como parte do ciclo de renovação da pele. A exposição prolongada ao Sol acelera esse processo, de modo que um grande número de células que contêm melanócitos chega à superfície em poucos dias, dando à pele a aparência bronzeada.

Para compreender o câncer induzido pela luz do Sol, devemos olhar para o efeito da radiação UV no DNA. As moléculas de DNA absorvem a radiação fortemente entre 200 nm e 300 nm, com um máximo ao redor de 260 nm (ver a Figura 17.23). Diferentemente das pirimidinas, as purinas (adenina e guanina) são muito menos sensíveis à luz UV. Os experimentos sugerem que a dimerização da timina é a reação fotoquímica mais importante que ocorre nas moléculas de DNA. Em geral, uma solução de timina é relativamente insensível à luz UV, porém, quando uma solução congelada de timina é irradiada com UV, o dímero de timina é formado com alto rendimento. O fato de que os dímeros de timina são formados somente no estado congelado mostra que a reação requer não apenas que duas moléculas de timina estejam próximas uma da outra, mas também que guardem determinada orientação. Dois pares de base de timina adjacentes estão próximos e fixos em sua posição na *mesma* fita de uma molécula de DNA. Esperaríamos então que se formassem dímeros de timina quando as moléculas de DNA fossem expostas à radiação UV, e isso de fato foi verificado (Figura 19.23). Essa é provavelmente a primeira etapa na mutação de genes específicos em células da pele. Por exemplo, uma célula pode se reproduzir excessivamente se a mutação transformar um gene normal em um promotor de crescimento (um oncogene). Alternativamente, a mutação pode tornar inativo um gene que normalmente limita o crescimento celular (um gene supressor de tumor).

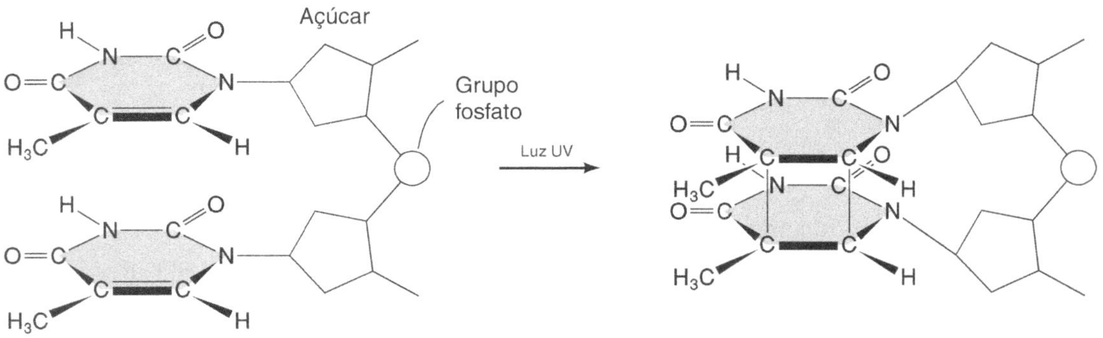

Figura 19.23
Dimerização das bases de timina adjacentes na mesma fita de uma molécula de DNA.

O dímero de timina pode ser restaurado à sua forma monomérica através de uma fotorreativação, isto é, um processo no qual enzimas que absorvem luz, chamadas fotorreativadoras, ou fotoliases de DNA, reparam o DNA utilizando a energia da luz visível para quebrar o anel de ciclobutano do dímero. Fotoliases são proteínas monoméricas com dois cofatores de flavina que agem como cromóforos. Uma enzima fotoliase liga-se ao substrato de DNA em uma reação independente de luz. Então, um cromóforo da enzima ligada absorve um fóton visível e, por interação dipolo-dipolo, transfere energia para a segunda flavina, que, por sua vez, transfere um elétron para o dímero de timina no DNA. Subsequentemente, o dímero se quebra. A transferência de volta do elétron restaura a forma funcional do cromóforo flavina, e a enzima está pronta para um novo ciclo de catálise. Não há nenhuma mudança redox líquida na quebra do dímero. É interessante notar que as fotoliases são as únicas enzimas governadas por luz que não estão envolvidas na fotossíntese.

Fotomedicina

A fotomedicina é a aplicação dos princípios da fotoquímica e da fotobiologia ao diagnóstico e à terapia de doenças. O interesse nesse assunto existe desde o século XIX, quando se descobriu que lesões faciais resultantes da tuberculose podiam ser curadas por irradiação com luz UV. Esse interesse foi reforçado pela descoberta de que a luz UV mata os micro-organismos e que a luz do Sol é eficaz no tratamento e na prevenção da deficiência de vitamina D (raquitismo). Discutiremos brevemente dois exemplos abaixo.

Terapia fotodinâmica. A terapia fotodinâmica utiliza luz para gerar uma espécie reativa que pode destruir células cancerosas. Aplica-se em um paciente uma injeção intravenosa com uma solução que contém um composto chamado *fotossensibilizador* (S). Após cerca de um dia, a solução estará distribuída em todo o corpo. Sondas de fibra óptica, especialmente desenhadas, são então introduzidas na região que contém as células afetadas e o fotossensibilizador é irradiado com um *laser* de corante. As seguintes reações ocorrem:

$$S_0 \xrightarrow{h\nu} S_1 \qquad \text{excitação singleto-singleto}$$

$$S_1 \rightarrow S_0 + h\nu \qquad \text{fluorescência}$$

$$S_1 \rightarrow T_1 \qquad \text{cruzamento intersistema}$$

$$T_1 + {}^3O_2 \rightarrow S_0 + {}^1O_2 \qquad \text{transferência de energia para produzir oxigênio singleto}$$

O cruzamento intersistema é a transição não radiativa de uma molécula de um estado eletrônico para outro com uma multiplicidade de *spin* diferente.

em que S_0 e S_1 são o estado singleto fundamental e o primeiro estado singleto excitado; T_1 é o estado tripleto mais baixo do fotossensibilizador; e ${}^3O_2$ e ${}^1O_2$ são o estado tripleto e o estado singleto do oxigênio molecular.[†] O oxigênio singleto é uma espécie altamente reativa e tem a capacidade de destruir as células tumorais vizinhas.

Para ser bem-sucedido como um agente para terapia fotodinâmica, um fotossensibilizador deve satisfazer três requisitos. Primeiro, ser atóxico e preferivelmente solúvel em água. Segundo, absorver fortemente na região do vermelho do espectro visível ou na região do infravermelho próximo. A razão é que, após a injeção, a solu-

---

[†]De acordo com a regra de Hund, o estado mais baixo, ou estado fundamental do O_2, é um tripleto, com dois elétrons desemparelhados.

ção com o fotossensibilizador se distribui por todo o corpo, incluindo a pele. Se o composto absorver apreciavelmente nos comprimentos de onda menores da luz visível ou UV, o paciente torna-se sensível ao dano fotoquímico ocasionado pela luz do Sol, um efeito secundário claramente indesejado. Terceiro, para minimizar o dano aos tecidos saudáveis, o fotossensibilizador deve ser retido seletivamente pelas células cancerosas. Nesse aspecto, a localização do composto pode ser monitorada estudando-se sua fluorescência.

A possibilidade da terapia fotodinâmica é promissora. Além de tratar o câncer, os fotossensibilizadores também parecem ser altamente efetivos no combate a bactérias. No momento, muito esforço tem sido despendido na síntese de fotossensibilizadores (a maioria são compostos com estruturas complexas que contêm o sistema de anel de porfirina) com propriedades químicas e fotoquímicas adequadas para aplicações clínicas.

Drogas ativadas pela luz

Os antigos egípcios verificaram que uma planta comum chamada *Ammi majus* possuía propriedades medicinais que eram produzidas pela luz. *Ammi majus* é uma erva daninha que cresce nas margens do Nilo. Os médicos da época observaram que as pessoas se tornavam extraordinariamente suscetíveis a queimaduras de Sol após ingerir a planta. Consequentemente, a planta era utilizada para tratar determinadas desordens da pele. A análise química tem mostrado que os ingredientes ativos na planta pertencem a uma classe de compostos chamados psoralenos, cujo exemplo é o 8-metoxipsoraleno, ou 8-MOP:

8-metoxipsoraleno (8-MOP)

Estudos clínicos mostraram que o 8-MOP é uma droga anticâncer eficaz que pode ser ativada pela luz.

O linfoma de célula T cutâneo (CTCL – do inglês, *Cutaneous T-cell lymphoma*) é uma malignidade das células brancas do sangue; tem um mau prognóstico. O tratamento com 8-MOP e luz, no entanto, tem produzido resultados muito promissores no CTCL. Em um procedimento típico, cerca de 500 mL de sangue (aproximadamente um volume igual ao de uma doação de sangue) é retirado de um paciente. O sangue é separado por centrifugação em três componentes: eritrócitos (células vermelhas), leucócitos (células brancas) e plasma (porção líquida). Os leucócitos e o plasma são combinados com uma solução salina à qual é adicionado o 8-MOP. Essa solução é então irradiada com luz UV-A de alta intensidade. Após a irradiação, os eritrócitos são recombinados com o restante do sangue original retirado, o qual é então transfundido no paciente. Sem a luz, o 8-MOP é inerte e totalmente inócuo ao corpo.

A Figura 19.24 mostra que o tamanho e a forma do 8-MOP permitem que ele deslize entre os pares de base das moléculas de DNA no núcleo da célula de um leucócito. Na irradiação, ele forma ligações químicas com as bases em *ambas* as fitas. As fortes ligações químicas impedem agora que o DNA se replique, resultando em morte celular. O tratamento é inespecífico e danifica tanto as células malignas como as saudáveis. É interessante observar que, quando as células malignas voltam à

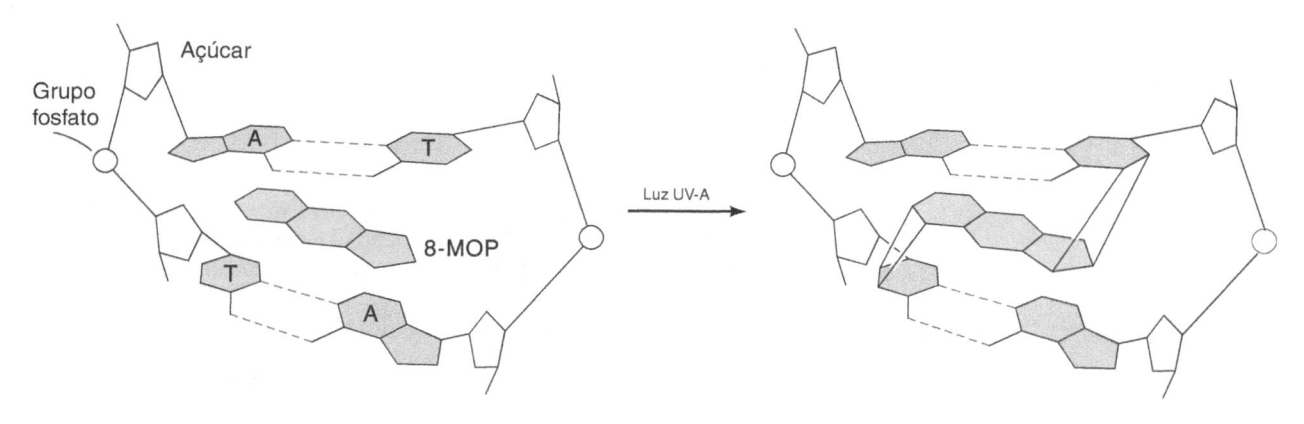

Figura 19.24
Diagrama esquemático que mostra a formação de ligação química entre o 8-MOP e as moléculas de timina em fitas diferentes da molécula de DNA. Essa ligação impede que as fitas se desenovelem para a replicação.

corrente sanguínea do paciente, induzem de algum modo o sistema imunológico a destruir as células malignas que *não* foram tratadas com 8-MOP e radiação. Embora seja necessário realizar mais trabalho de pesquisa para encontrar drogas que tenham maior afinidade pelo DNA e formas de ativá-las dentro do organismo, há pouca dúvida de que drogas ativadas por luz desempenharão um papel importante como agentes terapêuticos contra o câncer e outras doenças.

Equações principais

$\Phi = \dfrac{\text{número de moléculas produzidas}}{\text{número de fótons absorvidos}}$	(Rendimento quântico fotoquímico)	(19.1)
$\Phi = \dfrac{\text{número de mols de produto formados}}{\text{número de einsteins absorvidos}}$	(Rendimento quântico fotoquímico)	(19.2)
$\Phi_P = \dfrac{\text{velocidade de formação de produto a partir de A}^*}{\text{velocidade total de remoção de A}^*}$	(Rendimento quântico de formação de produto)	(19.3)
$P = P_0 e^{-g \mathcal{M} h / RT}$	(Fórmula barométrica)	(19.8)
$P = P_0 e^{-gmh/k_B T}$	(Fórmula barométrica)	(19.9)

Sugestões de leitura para aprofundamento

LIVROS

BIRKS, J. W.; CALVERT, J. G.; SIEVERS, R. E. (eds.). *The chemistry of the atmosphere: its impact on global change*. Washington, DC: American Chemical Society, 1993.

BRASSEUR, G. P.; ORLANDO, J. J.; TYNDALL, G. S. *Atmospheric chemistry and global change*. Nova York: Oxford University Press, 1999.

BRIMBLECOMBE, P. *Air composition and chemistry*. Nova York: Cambridge University Press, 1986.

CALVERT, J. G.; PITTS, Jr., J. N. *Photochemistry*. Nova York: John Wiley & Sons, 1966.

CLAYTON, R. K. *Light and living matter*. v. 1 e 2. Nova York: McGraw-Hill, 1971.

_____. *Photosynthesis: physical mechanisms and chemical patterns*. Nova York: Cambridge University Press, 1980.

CRAMER, W. A.; KNAFF, D. B. *Energy transduction in biological membranes*. Nova York: Springer-Verlag, 1991.

FINLAYSON-PITTS, B. J.; PITTS, Jr., J. N. *Atmospheric chemistry: fundamentals and experimental techniques*. Nova York: John Wiley & Sons, 1986.

GRAEDEL, T. E.; CRUTZEN, P. J. *Atmospheric change: an earth system perspective*. Nova York: W. H. Freeman, 1993.

HALL, D. O.; RAO, K. K. *Photosynthesis*. 6. ed. Nova York: Cambridge University Press, 1999.

HARM, W. *Biological effects of ultraviolet radiation*. Nova York: Cambridge University Press, 1980.

ISIDOROV, V.A. *Organic chemistry of the earth's atmosphere*. Nova York: Springer-Verlag, 1990.

MIDDLEBROOK, A. M.; TOLBERT, M. A. *Stratospheric ozone depletion*. Sausalito, CA: University Science Books, 2000.

NICHOLLS, D. G.; FERGUSON, S. J. *Bioenergetics*. 2. ed. Nova York: Academic Press, 1992. (O capítulo 6 é sobre fotossíntese.)

SEINFELD, J. H.; PANDIS, S. N. *Atmospheric chemistry and physics: from air pollution to climate change*. Nova York: John Wiley & Sons, Inc., 1998.

SUPPAN, P. *Chemistry and light*. Londres: Royal Society of Chemistry, 1994.

TURRO, N. J. *Modern molecular photochemistry*. Mill Valley, CA: University Science Books, 1991.

WAYNE, R. P. *Chemistry of atmospheres: an introduction to the atmospheres of earth, the planets and their satellites*. 2. ed. Oxford: Clarendon Press, 1991.

ARTIGOS

Gerais

BAKER, A. D.; CASADAVELL, A.; GAFNEY, H. D.; GELLENDER, M. Photochemical reactions of tris(oxalato)iron(III). *J. Chem. Educ.* **57**, 317, 1980.

ENGELKING, P. Laser photochemistry. In: TRIGG, G. L. (ed.). *Encyclopedia of Applied Physics*, Nova York: VCH Publishers, 1994. v. 8. p. 283.

FENDLER, J. H. Photochemistry in organized media. *J. Chem. Educ.* **60**, 872, 1983.

JAFFÉ, H. H.; MLLER, A. L. The fates of electronic excitation energy. *J. Chem. Educ.* **43**, 469, 1966.

NECKERS, D. C. Photochemical reactions of natural macromolecules. *J. Chem. Educ.* **50**, 164, 1973.

OSTER, G. The chemical effects of light. *Sci. Am.*, set. 1968.

STEVENSON, K. L.; HORVÁTH, O. Reactions induced by light. In: TRIGG, G. L. (ed.). *Encyclopedia of Applied Physics*. Nova York: VCH Publishers, 1996. v. 16. p. 117.

SWENTON, J. S. Photochemistry of organic compounds. *J. Chem. Educ.* **46**, 7, 217, 1969.

TAYLOR, F. W. Atmospheric physics. In: TRIGG, G. L. (ed.). *Encyclopedia of Applied Physics*, Nova York: VCH Publishers, 1994. v. 1. p. 489.

TURRO, N. J. Photochemical reactivity. *J. Chem. Educ.* **44**, 536, 1967.

VOGLER, A., KUNKELY, H. Photochemistry and beer. *J. Chem. Educ.* **59**, 25, 1982.

Química na atmosfera
BOLIN, B. The carbon cycle. *Sci. Am.*, set. 1970.
CLOUD, P.; GIBOR, A. The oxygen cycle. *Sci. Am.*, set. 1970.
DELWICHE, C. C. The nitrogen cycle. *Sci. Am.*, set. 1970.
FUNG, B. M. Molecular orbitals and air pollution. *J. Chem. Educ.* **49,** 26, 1972. (Ver também a página 654 do mesmo volume).
HEDIN, L. O.; LIKENS, G. E. Atmospheric dust and acid rain. *Sci. Am.*, dez. 1996.
INGERSOLL, A. P. The atmosphere. *Sci. Am.*, set. 1983.
LOWER, S. K. Thermal physics (and some chemistry) of the atmosphere. *J. Chem. Educ.* **75,** 837, 1998.
RUSSELL, A. G. Air pollution: components, causes, and cures. In: TRIGG, G. L. (ed.). *Encyclopedia of Applied Physics*, Nova York: VCH Publishers, 1991. v. 1. p. 489.

O efeito estufa
BERNER, R. A.; LASAGA, A. C. Modeling the geochemical carbon cycle. *Sci. Am.*, mar. 1989.
FULKERSON, W.; JUDKINS, R. R.; SANGHUI, M. K. Energy from fossil fuels. *Sci. Am.*, set. 1990.
HOUGHTON, R. A.; WOODWELL, G. M. Global climate change. *Sci. Am.*, abr. 1989.
JONES, P. D.; WIGLEY, T. M. L. Global warming trends. *Sci. Am.*, ago. 1990.
KASTING, J. F.; TOON, O. B.; POLLACK, J. B. How climate evolved on the terrestrial planets. *Sci. Am.*, fev. 1988.
NEWELL, R. E.; REICHLE, Jr., H. G.; SEILER, W. Carbon monoxide and the burning earth. *Sci. Am.*, out. 1989.
POST, W. M.; PENG, T-H; EMANUEL, W. R.; KING, A. W.; DALE, V. H.; DeANGELIS, D. L. The global carbon cycle. *Am. Sci.* **78**, 310, 1990.
REVELLE, R. Carbon dioxide and world climate. *Sci. Am.*, ago. 1982.
SCHNEIDER, S. H. Climate modeling. *Sci. Am.*, maio 1987.
_____. The changing climate. *Sci. Am.*, set. 1989.
WHITE, R. M. The great climate debate. *Sci. Am.*, jul. 1990.
WOODWELL, G. M. The carbon dioxide question. *Sci. Am.*, jan. 1978.

Smog *fotoquímico*
FINLAYSON-PITTS, B. J.; PITTS, Jr., J. N. Tropospheric air pollution: ozone, airborne toxics, polycyclic aromatic hydrocarbons, and particles. *Science* **276**, 1045, 1997.
FULKERSON, W.; JUDKINS, R. R.; SANGHNI, M. K. Energy from fossil fuels. *Sci. Am.*, set. 1990.
GRAEDEL, T. E.; CRUTZUN, P. J. The changing atmosphere. *Sci. Am.*, set. 1989.
HAAGEN-SMIT, A. J. The control of air pollutants. *Sci. Am.*, jan. 1964.
HUEBERT, B. J. Computer modeling of photochemical smog formation. *J. Chem. Educ.* **51,** 644, 1974.

Depleção do ozônio na estratosfera
ELLIOT, S.; ROWLAND, F. S. Chlorofluorocarbons and stratospheric ozone. *J. Chem. Educ.* **64,** 387, 1987.
KOUBEK, E.; GLANVILLE, J. O. The absorption of UV light by ozone. *J. Chem. Educ.* **66**, 338, 1989.
MOLINA, M. J. Polar ozone depletion. *Ang. Chem. Int. Ed.* **35**, 1778, 1996.
STOLARSKI, R. S. The Antarctic ozone hole. *Sci. Am.*, jan. 1988.
TOON, O. B.; TURCO, R. P. Polar stratospheric clouds and ozone depletion. *Sci. Am.*, jan. 1991.

Fotossíntese
BARBER, J.; ANDERSSON, B. Revealing the blueprint of photosynthesis. *Nature* **370**, 31, 1994.
BERING, C. L. Energy conversions in photosynthesis. *Chem. Educ.* **62**, 659, 1985.

BISHOP, M. B.; BISHOP, C. B. Photosynthesis and carbon dioxide fixation. *J. Chem. Educ.* **64**, 302, 1987.
BLANKENSHIP, R. E. Photosynthesis, capítulo da *Encyclopedia of Inorganic Chemistry*. Nova York: John Wiley & Sons, 1994. p. 3828.
_____. Photosynthesis: the light reactions. In: capítulo de TAIZ, L.; ZEIGER, E. (eds.). *Plant Physiology*. Redwood City, CA: Benjamin Cummings, 1999.
BLANKENSHIP, R. E.; HARTMAN, H. The origin and evolution of oxygenic photosynthesis. *Trends Biochem. Sci.* **23**, 94, 1998.
BLANKENSHIP, R. E.; PRINCE, R. C. Excited state redox potentials and the Z scheme for photosynthesis. *Trends Biochem. Sci.* **10,** 382, 1985.
BORRELL, P.; DIXON, D. T. Electrode potential diagrams and their use in the Hill-Bendall or Z-scheme for photosynthesis. *J. Chem. Educ.* **61,** 83, 1984.
DICKERSON, R. E. Cytochrome *c* and the evolution of energy metabolism. *Sci. Am.*, mar. 1980.
FREEMANTLE, M. Mimicking natural photosynthesis. *Chem. Eng. News* **76**, 37, 1998.
GOVINDJEE; COLEMAN, W. J. How plants make oxygen. *Sci. Am.*, fev. 1990.
GOVINDJEE[*]; GOVINDJEE, R. The absorption of light in photosynthesis. *Sci. Am.*, dez. 1974.
LEWIS, N. Artificial photosynthesis. *Am. Sci.* **83**, 534, 1995.
MacDONALD, J. J. Photosynthesis: why does it occur? *J. Chem. Educ.* **72**, 1113, 1995.
MILLER, K. R. The photosynthetic membrane. *Sci. Am.*, abr. 1979.
SZALAI, V. A.; BRUDVIG, G. W. How plants produce dioxygn. *Am. Sci.* **86**, 542, 1998.
WHITMARSCH, J. Photosynthesis. In: TRIGG, G. L. (ed.). *Encyclopedia of Applied Physics*. Nova York: VCH Publishers, 1995. v. 13. p. 513.
YONVAN, D. C.; MARRS, B. L. Molecular mechanism of photosynthesis. *Sci. Am.*, jun. 1987.

Visão
HENDRICKS, S. B. How light interacts with living matter. *Sci. Am.*, set. 1968.
HUBBARD, R.; KROPF, A. Molecular isomers in vision. *Sci. Am.*, jun. 1967.
MASLAND, R. H. The functional architecture of the retina. *Sci. Am.*, dez. 1986.
NATHANS, J. Rhodospin: structure, function, and genetics. *Biochemistry* **31**, 4923, 1992.
SCHNAPF, J. L.; BAYLOR, D. A. How photoreceptor cells respond to light. *Sci. Am.*, abr. 1987.
STRYER, L. The molecules of visual excitation. *Sci. Am.*, jul. 1987.
WEISSER, U. The process of vision. *Sci. Am.,* set. 1968.

Efeitos biológicos da radiação
BLAND, J. Biochemical effects of excited state molecular oxygen. *J. Chem. Educ.* **53**, 274, 1976.
DANIEL, D. W. A simple UV experiment of environmental significance. *J. Chem. Educ.* **71**, 83, 1994.
DEERING, R. A. Ultraviolet radiation and nucleic acid. *Sci. Am.*, dez. 1962.
EDELSON, R. L. Light activated drugs. *Sci. Am.*, ago. 1988.
GREENSTOCK, C. L. Radiation sensitization in cancer therapy. *J. Chem. Educ.* **58**, 156, 1981.
HANAWALT, P. C.; HAYNES, R. H. The repair of DNA. *Sci. Am.*, fev. 1967.
HOWARD-FLANDERS, P. Inducible repair of DNA. *Sci. Am.*, nov. 1981.
KIMBROUGH, D. R. The photochemistry of sunscreens. *J. Chem. Educ.* **74**, 51, 1997.
LEFFELL, D. J.; BRASH, D. E. Sunlight and skin cancer. *Sci. Am.*, jul. 1996.
LOVETT, Jr., C. M.; FITSGIBBON, T. N.; CHANG, R. Effect of UV irradiation on DNA as studied by its thermal denaturation. *J. Chem. Educ.* **66**, 526, 1989.
OSTER, G. The chemical effects of light. *Sci. Am.*, set. 1968.

---

[*] NT: À primeira vista, pode parecer que está faltando parte do nome do autor, tanto na versão original quanto na tradução. Ocorre que esse bioquímico de renome internacional fez a opção de utilizar somente seu primeiro nome (Govindjee) em suas publicações. Sua esposa, também co-autora em muitos trabalhos, ficou sem alternativa e se identifica como Rajni Govindjee.

MILLER, J. Photodynamic therapy: the sensitization of cancer cells to light. *J. Chem. Educ.* **76**, 592, 1999.
ROUHI, A. M. Let there be light and let it heal. *Chem. & Eng. News* **76**, 22 1998.
SANCAR, A. Structure and function of DNA photolyase. *Biochemistry* **33**, 2, 1994.
TAYLOR, J. S. DNA, sunlight, and skin cancer. *J. Chem. Educ.* **67**, 835, 1990.
UPTON, A. C. The biological effects of low-level ionizing radiation. *Sci. Am.*, fev. 1982.
WALTERS, C.; KEENEY, A.; WIGAL, C. T.; JOHNSTON, C. R.; CORNELIUS, R. D. The spectrophotometric analysis and modeling of sunscreens. *J. Chem. Educ.* **74**, 1997.
WILBRAHAM, A. C. Phototherapy and the treatment of hyperbilirubinemia: a demonstration of intra-versus intermolecular hydrogen bonding. *J. Chem. Educ.* **61**, 540, 1984.
WURTMAN, R. J. The effects of light on the human body. *Sci. Am.*, jul. 1975.

Problemas

Gerais

19.1 Em uma reação fotoquímica, 428,3 kJ mol^{-1} de energia são necessários para quebrar uma ligação química. Que comprimento de onda deve ser empregado na irradiação?

19.2 Converta 450 nm para kJ einstein^{-1}.

19.3 Planeje um experimento que permitiria medir a velocidade de absorção da luz por uma solução.

19.4 Uma molécula orgânica absorve luz em 549,6 nm. Se 0,031 mol da molécula for excitado por 1,43 einsteins de luz, qual a eficiência quântica desse processo? Calcule também a energia total envolvida no processo.

19.5 Na decomposição fotoquímica de determinado composto, foi empregada uma luz de intensidade $5,4 \times 10^{-6}$ einsteins s^{-1}. Supondo as condições mais favoráveis, estime o tempo necessário para decompor 1 mol do composto.

19.6 As constantes de velocidade de primeira ordem para a fluorescência e para a fosforescência do naftaleno ($C_{10}H_8$) são $4,5 \times 10^7$ s^{-1} e 0,50 s^{-1}, respectivamente. Calcule quanto tempo leva para que ocorra 1% de fluorescência e fosforescência após o término da excitação.

Química atmosférica

19.7 Um barômetro com uma área de secção de choque de 1 cm^2 no nível do mar mede uma pressão de 76,0 cm de mercúrio. A pressão exercida por essa coluna de mercúrio é igual à pressão exercida por todas as moléculas de ar em 1 cm^2 da superfície da Terra. Dado que a densidade do mercúrio é 13,6 g mL^{-1} e o raio médio da Terra é 6 371 km, calcule a massa total da atmosfera da Terra em quilogramas. O seu resultado é uma estimativa superior ou inferior da massa? Explique. (*Dica:* a área de superfície de uma esfera de raio r é $4\pi r^2$.)

19.8 Nomeie a principal fonte de calor que se origina da Terra.

19.9 Acredita-se que o radical OH (uma espécie com um elétron desemparelhado), altamente reativo, esteja envolvido em alguns processos atmosféricos. A Tabela 4.4 apresenta a entalpia de ligação para a ligação oxigênio-hidrogênio no OH como 460 kJ mol^{-1}. Determine o maior comprimento de onda (em nm) de radiação que pode produzir a seguinte reação:

$$OH(g) \rightarrow O(g) + H(g)$$

19.10 O radical hidroxila na atmosfera é mais efetivamente removido por hidrocarbonetos como o metano de acordo com a reação de segunda ordem

$$HO\cdot + CH_4 \rightarrow H_2O + CH_3\cdot$$

Sabendo que a constante de velocidade de segunda ordem é $4,6 \times 10^6$ L mol^{-1} s^{-1}, calcule o tempo de vida do radical a 25 °C se a concentração de CH$_4$ for $1,7 \times 10^3$ ppb em volume. (*Dica*: o tempo de vida do radical é dado por $1/k[\text{CH}_4]$.)

19.11 Descreva três atividades humanas que geram dióxido de carbono. Liste os dois mecanismos principais para a captação do dióxido de carbono.

19.12 O desmatamento contribui para o efeito estufa de duas maneiras. Quais são elas?

19.13 Como o aumento da população mundial aumenta o efeito estufa?

19.14 O ozônio é um gás de estufa? Esboce três modos em que uma molécula de ozônio pode vibrar.

19.15 Sugira um gás, que não seja o dióxido de carbono, que os cientistas possam estudar com a finalidade de substanciar o fato de que a concentração de CO$_2$ está continuamente aumentando na atmosfera.

19.16 Qual dos seguintes locais é o mais adequado para a formação do *smog* fotoquímico? **(a)** O deserto de Gobi, ao meio-dia, em junho; **(b)** A cidade de Nova York, às 13 horas, em julho; **(c)** Boston, ao meio-dia, em janeiro. Explique sua escolha.

19.17 Em um dia com *smog* em determinada cidade, a concentração de ozônio foi de 0,42 ppm em volume. Calcule a pressão parcial de ozônio (em atm) e o número de moléculas de ozônio por litro de ar, se a temperatura e a pressão forem de 20,0 °C e 748 mmHg, respectivamente.

19.18 A decomposição em fase gasosa do nitrato de peroxiacetila (PAN) obedece a uma cinética de primeira ordem:

$$\text{CH}_3\text{COOONO}_2 \rightarrow \text{CH}_3\text{COOO} + \text{NO}_2$$

com uma constante de velocidade de $4,9 \times 10^{-4}$ s^{-1}. Calcule a velocidade de decomposição em M s^{-1}, se a concentração de PAN for 0,55 ppm em volume. Considere condições-padrão de temperatura e pressão.

19.19 Suponha que a formação do dióxido de nitrogênio

$$2\text{NO}(g) + \text{O}_2(g) \rightarrow 2\text{NO}_2(g)$$

seja uma reação elementar. **(a)** Escreva a lei de velocidade para essa reação. **(b)** Uma amostra de ar em determinada temperatura é contaminada com 2,0 ppm de NO em volume. Nessas condições, pode a lei de velocidade ser simplificada? Se puder, escreva a lei de velocidade simplificada. **(c)** Nas condições descritas em **(b)**, a meia-vida da reação foi estimada em $6,4 \times 10^3$ min. Qual seria a meia-vida se a concentração inicial de NO fosse 10 ppm?

19.20 Os limites de segurança do ozônio e do monóxido de carbono são 120 ppb em volume e 9 ppm em volume, respectivamente. Por que o ozônio tem um limite mais baixo?

19.21 O ozônio na troposfera é formado através das seguintes etapas:

$$\text{NO}_2 \rightarrow \text{NO} + \text{O} \quad (1)$$
$$\text{O} + \text{O}_2 \rightarrow \text{O}_3 \quad (2)$$

A primeira etapa é iniciada pela absorção de luz visível (NO$_2$ é um gás marrom.). Calcule o maior comprimento de onda necessário para a etapa 1 a 25 °C. (*Dica*: você precisa primeiro calcular o valor de $\Delta_r H$ e daí o valor de $\Delta_r U$ para a etapa 1. Em seguida, determine o comprimento de onda para a decomposição do NO$_2$ a partir de $\Delta_r U$.)

19.22 Sabendo que a quantidade de ozônio na estratosfera é equivalente a uma camada de 3,0 mm de espessura de ozônio na Terra a 1 atm e 25 °C, calcule o número de moléculas de O$_3$ na estratosfera e sua massa em quilogramas. Ver o Problema 19.7 para obter outras informações.

19.23 Em referência à resposta do Problema 19.22 e supondo que o nível de ozônio na estratosfera já tenha caído 6,0%, calcule o número de quilogramas de ozônio que deve ser manufaturado em uma base diária, de modo que o ozônio possa ser restaurado em seu nível original em cem anos. Se o ozônio é produzido de acordo com o processo $3O_2(g) \rightarrow 2O_3(g)$, quantos kilojoules de energia devem ser fornecidos para que a reação aconteça?

19.24 Por que os CFCs não são decompostos pela radiação UV na troposfera?

19.25 As entalpias médias de ligação das ligações C−Cl e C−F são 340 kJ mol^{-1} e 485 kJ mol^{-1}, respectivamente. Com base nessa informação, explique por que a ligação C−Cl em uma molécula de CFC é quebrada pela radiação solar, preferencialmente a 250 nm.

19.26 Como os CFCs, alguns compostos que contêm bromo, como o CF$_3$Br, podem participar da destruição do ozônio por um mecanismo similar que começa com o átomo de Br:

$$CF_3Br \rightarrow CF_3 + Br$$

Considerando que a entalpia de ligação C−Br média é 276 kJ mol^{-1}, estime o maior comprimento de onda necessário para quebrar essa ligação. A decomposição do CF$_3$Br ocorrerá na troposfera ou em ambas, na troposfera e na estratosfera?

19.27 Desenhe as estruturas de Lewis para o nitrato de cloro (ClONO$_2$) e o monóxido de cloro (ClO).

19.28 Por que os CFCs são gases de estufa mais efetivos que o metano e o dióxido de carbono?

19.29 Uma sugestão para desacelerar a destruição do ozônio na estratosfera é pulverizar a região com hidrocarbonetos como o etano e o propano. Como funciona esse método? Qual é a desvantagem desse procedimento se utilizado em larga escala por um longo período de tempo?

19.30 Calcule a entalpia-padrão de formação ($\Delta_f \overline{H}°$) do ClO a partir das seguintes entalpias de dissociação de ligação: Cl$_2$: 242,7 kJ mol^{-1}; O$_2$: 498,8 kJ mol^{-1}; ClO: 206 kJ mol^{-1}.

Fotobiologia

19.31 Qual o significado biológico do fato de que $\lambda_{máx}$ ocorre ao redor de 500 nm no espectro de emissão solar?

19.32 No mar, a intensidade da luz decresce com a profundidade. Por exemplo, em uma profundidade de 20 m abaixo da superfície, a intensidade da luz é metade da encontrada no nível do mar. Na prática, a escuridão total se inicia quando um percentual de 99% da luz é absorvido pela água. Explique por que as algas verdes são encontradas próximas à superfície, mas as algas vermelhas são localizadas em profundidades que chegam a 100 m.

19.33 Os metais de transição, como Fe, Cu, Co e Mn, são necessários para a respiração e a fotossíntese, porém metais que não são de transição, como Zn, Ca e Na, não são necessários. Explique.

19.34 Na fotossíntese, o termo *requisito quântico* refere-se ao número de fótons necessários para reduzir uma molécula de CO$_2$ a (CH$_2$O):

$$H_2O + CO_2 \rightarrow (CH_2O) + O_2$$

A eficiência desse processo depende do comprimento de onda da luz empregada. Supondo um requisito quântico de 8, calcule a eficiência sob condições de estado-padrão para a síntese de 1 mol de glicose, se o comprimento de onda da luz empregada for **(a)** 400 nm e **(b)** 700 nm.

19.35 Em baixas intensidades de luz, a velocidade de fotossíntese aumenta linearmente com a intensidade. Em altas intensidades, no entanto, a velocidade é constante (velocidade de saturação). Sugira uma interpretação em nível molecular. A velocidade de saturação varia com a temperatura. Explique.

19.36 Calcule o número de mols de ATP que pode ser sintetizado com uma eficiência de 80% por um organismo fotossintético na absorção de 2,1 einsteins de fótons a 650 nm. (*Dica:* $\Delta_r G°'$ para a síntese de ATP a partir de ADP e P$_i$ é 31,4 kJ mol^{-1}.)

19.37 Qual é a vantagem do largo espectro de absorção da rodopsina (ver a Figura 19.18)?

19.38 Em solução, o 11-*cis*-retinal absorve com um máximo em 380 nm. Na rodopsina, a absorção máxima ocorre em 500 nm. Explique.

Problemas adicionais

19.39 Por que se deve irradiar uma amostra por horas, ou mesmo dias, para atingir rendimentos aceitáveis em algumas reações fotoquímicas, embora os tempos de vida dos estados eletrônicos excitados sejam da ordem de micro ou nanossegundos? Considere que a velocidade de absorção da luz é $2{,}0 \times 10^{19}$ fótons s^{-1}.

19.40 A transparência à luz de determinado tipo de óculos de sol depende da intensidade da luz no ambiente. As lentes são claras em ambientes fracamente iluminados, mas escurecem quando o usuário sai para o ambiente externo. O material responsável por essa mudança são pequeninos cristais de AgCl incorporados no vidro. Sugira um mecanismo fotoquímico que responderia por essa mudança.

19.41 Suponha que um estado singleto excitado, S_1, possa ser desativado por três diferentes mecanismos cujas constantes de velocidade sejam k_1, k_2 e k_3. A velocidade de decaimento é dada por $-d[S_1]/dt = (k_1 + k_2 + k_3)[S_1]$. **(a)** Se τ é o tempo de vida médio, isto é, o tempo necessário para que $[S_1]$ diminua para $1/e$ ou 0,368 do valor original, mostre que $(k_1 + k_2 + k_3)\tau = 1$. **(b)** A constante de velocidade total, k, é dada por

$$\frac{1}{\tau} = k = k_1 + k_2 + k_3 = \frac{1}{\tau_1} + \frac{1}{\tau_2} + \frac{1}{\tau_3}$$

Mostre que o rendimento quântico Φ_i é dado por

$$\Phi_i = \frac{k_i}{\sum_i k_i} = \frac{\tau}{\tau_i}$$

em que i denota o i-ésimo mecanismo de decaimento. **(c)** Se $\tau_1 = 10^{-7}$ s, $\tau_2 = 5 \times 10^{-8}$ s e $\tau_3 = 10^{-8}$ s, calcule o tempo de vida do estado singleto e o rendimento quântico para o caminho que tem τ_2.

19.42 Considere a isomerização fotoquímica $A \rightleftharpoons B$. A 650 nm, os rendimentos quânticos para as reações direta e inversa são 0,73 e 0,44, respectivamente. Considerando que as absortividades molares de A e B são iguais a $1{,}3 \times 10^3$ L mol^{-1} cm^{-1} e $0{,}47 \times 10^3$ L mol^{-1} cm^{-1}, respectivamente, qual é a razão [B]/[A] no estado fotoestacionário?

19.43 A capacidade calorífica molar de uma molécula diatômica é 29,1 J K^{-1} mol^{-1}. Supondo que a atmosfera contenha somente gás nitrogênio e não haja perda de calor, calcule a entrada total de calor (em kilojoules) se a atmosfera se aquecer em 3 °C durante os próximos 50 anos. Considerando que haja $1{,}8 \times 10^{20}$ mols de moléculas diatômicas presentes, quantos quilogramas de gelo (nos Polos Norte e Sul) essa quantidade de calor derreterá a 0 °C? (O calor molar de derretimento do gelo é 6,01 kJ mol^{-1}.)

19.44 O monóxido de carbono tem uma afinidade muito maior pela hemoglobina que o oxigênio. **(a)** Escreva a expressão da constante de equilíbrio (K_c) para o seguinte processo:

$$CO(g) + HbO_2(aq) \rightleftharpoons O_2(g) + HbCO(aq)$$

em que HbO_2 e $HbCO$ são a hemoglobina oxigenada e a carboxiemoglobina, respectivamente. **(b)** A composição de uma inalação de ar por uma pessoa que fuma um cigarro é $1{,}9 \times 10^{-6}$ mol L^{-1} de CO e $8{,}6 \times 10^{-3}$ mol L^{-1} de O_2. Calcule a razão entre [HbCO] e [HbO$_2$], considerando que K_c é 212 a 37 °C.

19.45 Em 1991 descobriram que o óxido nitroso (N_2O) é produzido na síntese do náilon. Esse composto, que é liberado na atmosfera, contribui tanto para a destruição da camada de ozônio na estratosfera como para o efeito estufa. **(a)** Escreva equações que representem as reações entre o N_2O e átomos de oxigênio na estratosfera para produzir o óxido nítrico, que a seguir é oxidado pelo ozônio para formar dióxido de nitrogênio. **(b)** O N_2O é um gás de estufa mais efetivo que o dióxido de carbono? Explique. **(c)** Um dos intermediários na manufatura do náilon é o ácido adípico [HOOC(CH$_2$)$_4$COOH]. Cerca de $2{,}2 \times 10^9$ kg de ácido adípico são consumidos a cada ano. As estimativas indicam que, para cada mol de ácido adípico produzido, é gerado 1 mol de N_2O. Qual é o número máximo de mols de O_3 que pode ser destruído por ano como resultado desse processo?

19.46 O radical hidroxila é formado pelas seguintes reações:

$$O_3 \xrightarrow{\lambda < 320 \text{ nm}} O^* + O_2$$

$$O^* + H_2O \rightarrow 2OH$$

em que O* denota um átomo eletronicamente excitado. **(a)** Explique por que a concentração de OH é tão pequena, embora as concentrações de O_3 e H_2O sejam bastante grandes na troposfera. **(b)** Que propriedade torna o OH um agente oxidante forte? **(c)** A reação entre o OH e o NO_2 contribui para a chuva ácida. Escreva uma equação para esse processo. **(d)** O radical hidroxila pode oxidar o SO_2 a H_2SO_4. A primeira etapa é a formação da espécie HSO_3 neutra, seguida por sua reação com O_2 e H_2O para formar H_2SO_4 e o radical hidroperoxila (HO_2). Escreva equações para esses processos.

19.47 Considerando que o diâmetro de colisão do ozônio é aproximadamente 4,2 Å, calcule o caminho livre médio do ozônio no nível do mar (1 atm e 25 °C) e na estratosfera (3×10^{-3} atm e −23 °C).

19.48 Comente a seguinte comparação: o radical hidroxila comporta-se de certa maneira como as células brancas do sangue em nosso organismo.

19.49 A que se pode atribuir a oscilação na concentração atmosférica de CO_2 mostrada na Figura 19.7?

19.50 Explique por que nunca foi observada a fosforescência do etileno.

19.51 Uma fonte de luz de potência 2×10^{-16} W é suficiente para ser detectada pelo olho humano. Supondo que o comprimento de onda da luz seja 550 nm, calcule o número de fótons que devem ser absorvidos pela rodopsina por segundo. (*Dica:* a visão persiste por apenas 1/30 de segundo.)

CAPÍTULO 20

O estado sólido

Como toda substância sólida contém partes cristalinas, e como em muitas delas o todo é um agregado de cristais, facilmente se compreenderá que o conhecimento da estrutura cristalina frequentemente permite uma explicação das propriedades da substância.
— *Sir* William Henry Bragg*

O estado gasoso é caracterizado por uma completa aleatoriedade. No extremo oposto, um sólido cristalino tem uma estrutura altamente ordenada. Existem quatro tipos diferentes de cristais: metálicos, iônicos, covalentes e moleculares. Neste capítulo, discutimos a determinação da estrutura tridimensional de cristais por difração de raios X, que tem desempenhado um papel central no avanço de nosso conhecimento da estabilidade e função de proteínas e ácidos nucleicos. Examinamos também a estrutura desses cristais e suas ligações.

20.1 Classificação de sistemas cristalinos

O que é um cristal? É uma substância na qual os átomos ou as moléculas estão empacotados muito proximamente um do outro de tal modo que a energia potencial total tem um valor mínimo. Esses átomos e moléculas formam uma estrutura altamente ordenada, denominada *retículo cristalino*, em que estão arranjados periodicamente nas três dimensões. Vamos começar considerando um retículo unidimensional, mostrado na Figura 20.1. O único parâmetro geométrico é a distância que se repete entre os átomos, ou pontos do retículo,[†] que podem ser imaginados como se estendendo infinitamente tanto para a esquerda como para direita. Nesse caso, cada ponto do retículo representa uma *cela unitária*, a unidade repetitiva básica.

Por definição, um retículo bidimensional é um sistema planar; cinco arranjos diferentes, ou celas unitárias, podem ser construídos a partir dos pontos do retículo, também mostrados na Figura 20.1.

A Figura 20.2 mostra uma cela unitária e suas extensões para formar um retículo tridimensional. Um total de sete tipos de retículos possíveis pode ser construído com base nos valores de a, b e c e dos ângulos α, β e γ da cela unitária (Figura 20.3). Cada uma das celas unitárias é chamada *cela primitiva*, porque todos os pontos do retículo estão nos vértices dela. Em 1850, o físico francês Auguste Bravais (1811–1863) mostrou que ao todo deveria haver 14 celas unitárias diferentes para explicar os pontos do retículo no centro da cela e também nos centros de algumas faces. Essas 14 celas unitárias são agora conhecidas como *retículos de Bravais*.

---

* *The Universe of Light*. Nova York: Dover Publications, 1940. Utilizado sob permissão de G. Bell & Sons, Londres.
[†] Em geral, um ponto do retículo pode ser um átomo, um íon ou uma molécula.

a

(a)

$a = b, \measuredangle = 90°$ $a \neq b, \measuredangle = 90°$

$a = b, \measuredangle = 60°$ $a = b, \measuredangle \neq 60°, 90°$

$a \neq b, \measuredangle \neq 60°, 90°$

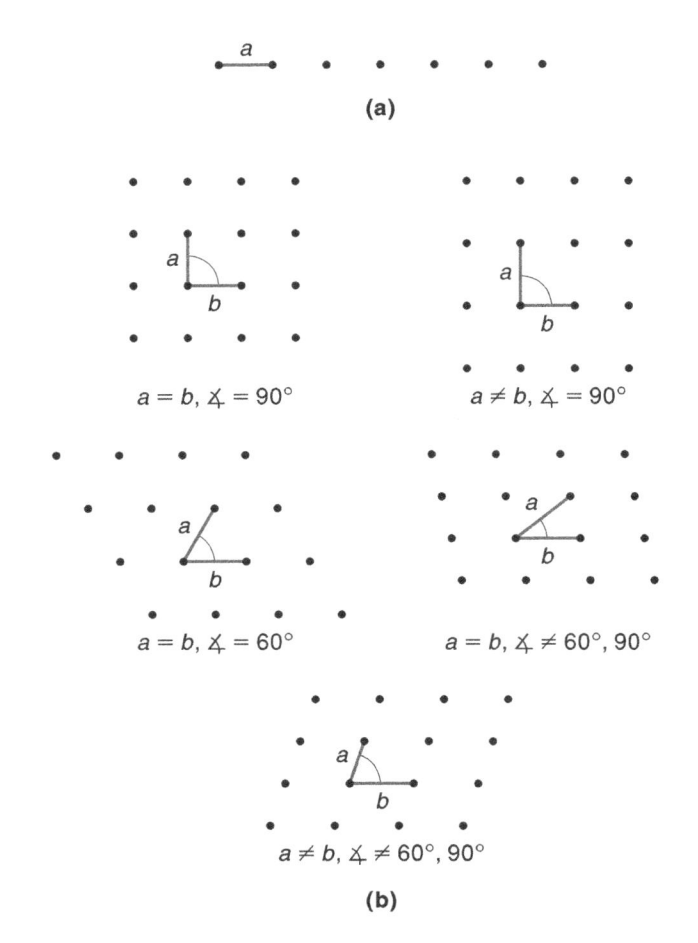

(b)

Figura 20.1
(a) Retículo unidimensional. (b) Cinco arranjos diferentes de um retículo bidimensional.

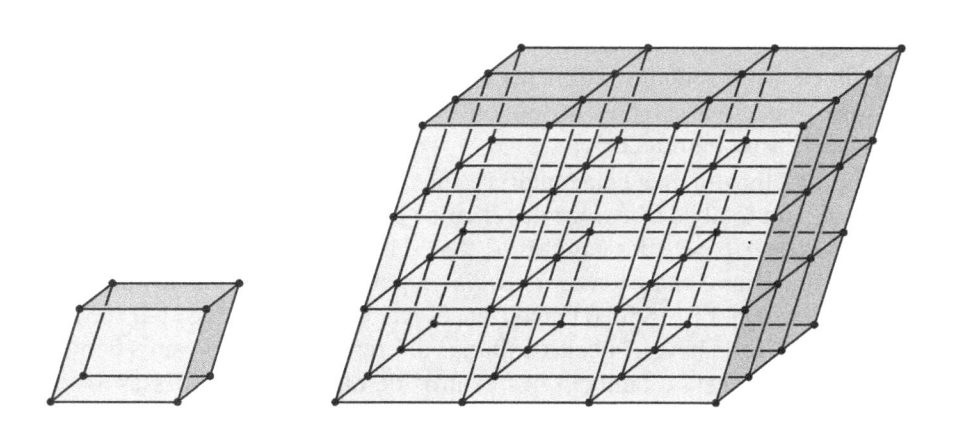

Figura 20.2
Uma cela unitária e sua extensão nas três dimensões.

Cúbico simples
$a = b = c$
$\alpha = \beta = \gamma = 90°$

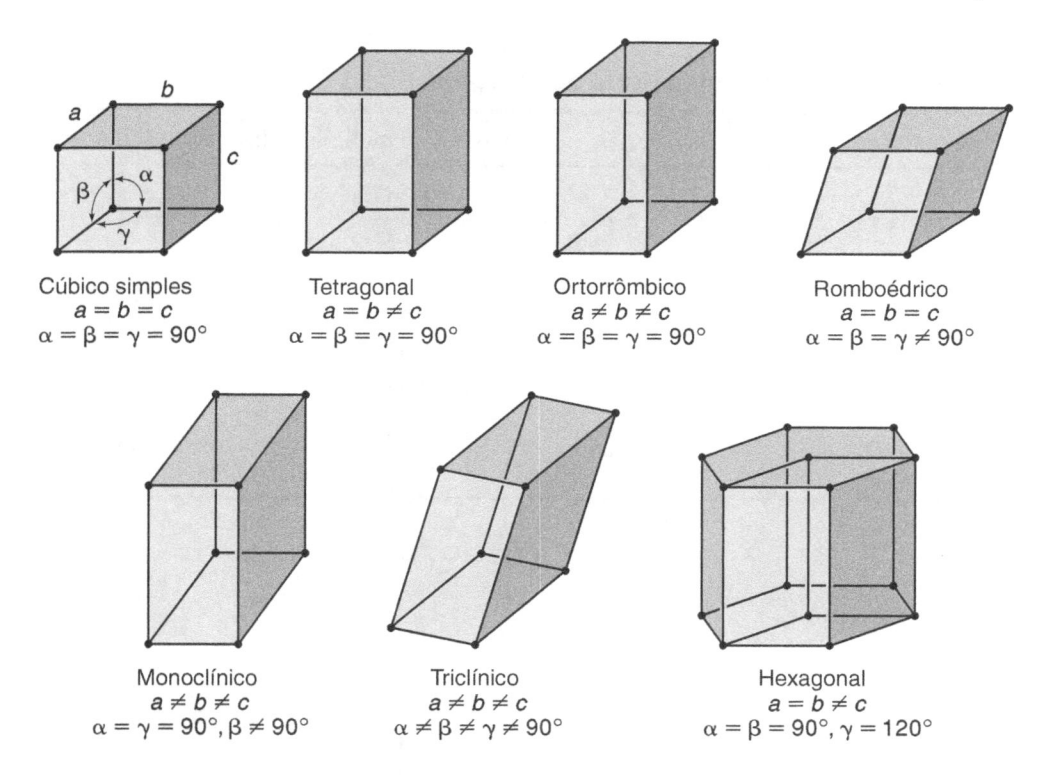

Tetragonal
$a = b \neq c$
$\alpha = \beta = \gamma = 90°$

Ortorrômbico
$a \neq b \neq c$
$\alpha = \beta = \gamma = 90°$

Romboédrico
$a = b = c$
$\alpha = \beta = \gamma \neq 90°$

Monoclínico
$a \neq b \neq c$
$\alpha = \gamma = 90°, \beta \neq 90°$

Triclínico
$a \neq b \neq c$
$\alpha \neq \beta \neq \gamma \neq 90°$

Hexagonal
$a = b \neq c$
$\alpha = \beta = 90°, \gamma = 120°$

Figura 20.3
Os sete tipos de retículos possíveis com diferentes comprimentos e ângulos de cela.

A primeira tarefa com que se defronta um cristalógrafo é medir o tamanho e a forma das celas unitárias. Se um cristal é bem formado, sua simetria externa pode ser determinada medindo os ângulos interfaciais e, consequentemente, o cristal pode ser classificado de acordo com um dos sete tipos mostrados na Figura 20.3. As constantes da cela, ou comprimentos e ângulos da cela unitária, devem ser determinadas por difração de raios X, a ser logo discutida.

Em cristalografia de raios X, é conveniente caracterizar um dado cristal em relação a um conjunto de planos. Considere um retículo cristalino bidimensional como o mostrado na Figura 20.4. Um número de planos com diferentes orientações (AA', BB', CC' etc.) pode ser desenhado de modo que cada plano contenha alguns dos pontos do retículo. Paralelo a qualquer plano está todo um conjunto de planos que podem ser gerados a partir dele realizando-se a translação do retículo unitário. Os planos AA', BB', ... são rotulados de acordo com suas intersecções nos eixos a, b e c, medidas de uma origem arbitrariamente escolhida. Dessa forma, o plano CC' intercepta os eixos em a, $4b$ e ∞ (como estamos trabalhando com um cristal bidimensional, esse plano é paralelo ao eixo c e, portanto, a intersecção ocorre no infinito). A seguir, tomamos os recíprocos das intersecções, que são $1/a$, $1/4b$ e $1/\infty$. Eliminamos as frações multiplicando cada quantidade pelo maior denominador comum, que é 4 nesse caso (excluímos o infinito nessa operação). Isso nos fornece três números (410), que são conhecidos como *índices de Miller* do plano (em homenagem ao mineralogista britânico William Miller, 1801–1880). Em geral, os índices de Miller (hkl) de qualquer plano fornecem a orientação do plano no cristal em relação aos seus três eixos internos. A Tabela 20.1 resume os passos para obter os índices de Miller para os planos mostrados na Figura 20.4.

Tabela 20.1
Índices de Miller para um retículo bidimensional

Face ou plano do cristal	Intersecções	Recíprocos de múltiplos	Índices de Miller (hkl)
AA'	$\infty a, b, \infty c$	$\frac{1}{\infty}, \frac{1}{1}, \frac{1}{\infty}$	010
BB'	$2a, 2b, \infty c$	$\frac{1}{2}, \frac{1}{2}, \frac{1}{\infty}$	110
CC'	$a, 4b, \infty c$	$\frac{1}{1}, \frac{1}{4}, \frac{1}{\infty}$	410
DD'	$a, \infty b, \infty c$	$\frac{1}{1}, \frac{1}{\infty}, \frac{1}{\infty}$	100

Figura 20.4
Caracterização de um retículo bidimensional em relação a um conjunto de planos. O plano original está no extremo mais baixo do lado esquerdo.

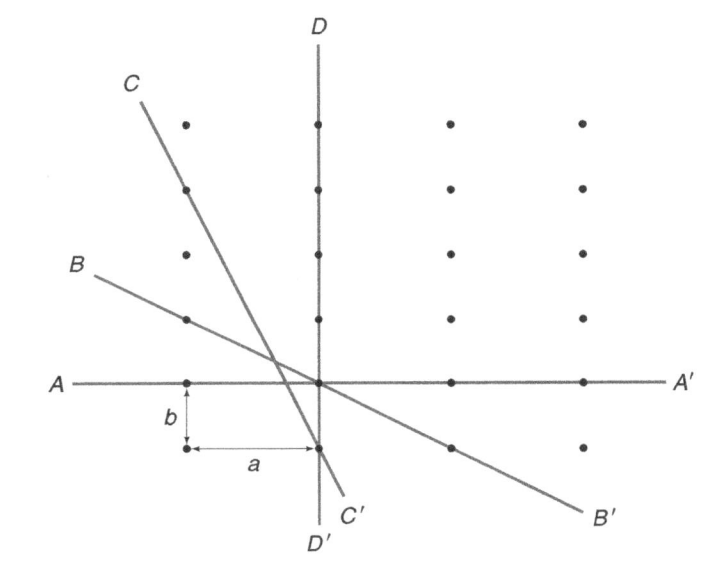

A formação dessas celas cúbicas será discutida mais adiante.

O mesmo procedimento pode ser estendido para um cristal tridimensional. Para os três tipos de celas unitárias mostradas na Figura 20.5, por exemplo, cada conjunto de índices de Miller descreve uma série de planos paralelos igualmente espaçados.

20.2 A equação de Bragg

Vamos considerar o que acontece quando um feixe de raios X monocromático de comprimento de onda λ incide sobre a face de um cristal (Figura 20.6). Por causa do poder penetrante dos raios X, a radiação incidente pode interagir com os átomos nas várias camadas. Na primeira camada, o feixe é refletido pelos átomos de maneira muito semelhante àquela com que um espelho reflete a luz comum.

Como o feixe refletido do primeiro plano interage com o feixe refletido de um plano diferente separado por uma distância d do primeiro plano? Para os feixes de raios X espalhados interferirem um com outro de maneira construtiva, isto é, para

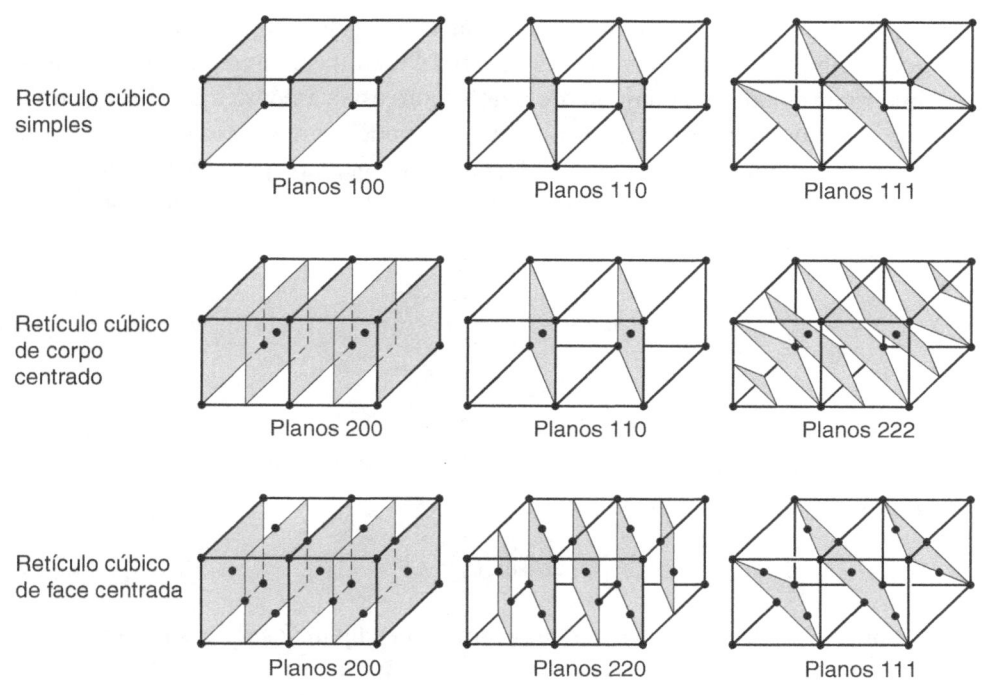

Figura 20.5
Índices de Miller para três tipos de retículos cúbicos.

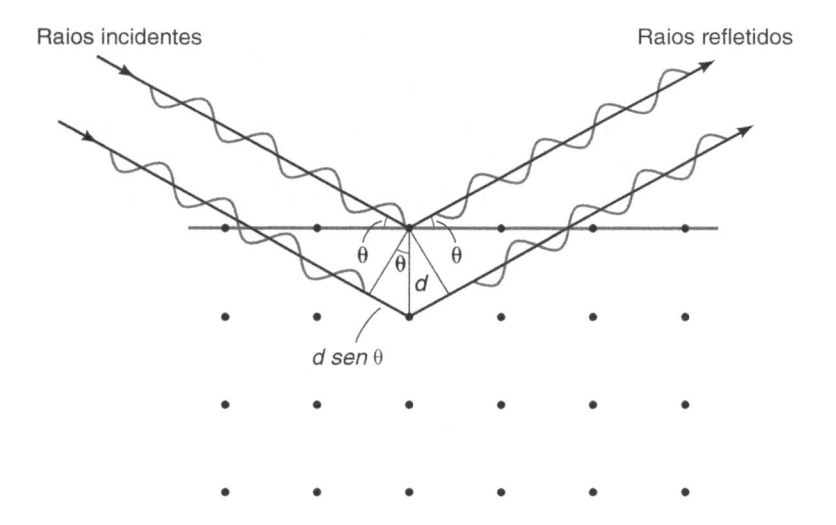

Figura 20.6
Reflexão de raios X das diferentes camadas de átomos.

que as ondas estejam em fase uma com a outra, a seguinte condição deve ser atendida:

$$2d \operatorname{sen} \theta = n\lambda \quad n = 1, 2, \ldots \quad (20.1)$$

em que $2d \operatorname{sen} \theta$ é a diferença entre os comprimentos das trajetórias das duas ondas. Um *padrão de difração* de intensidades alternantes de feixes refletidos de raios X é obtido colocando-se um filme fotográfico em determinado ângulo. O número n representa a ordem de difração; $n = 1$ denota a difração de primeira ordem; $n = 2$, a difração de segunda ordem; e assim por diante. Da Equação 20.1, entretanto, vemos que o ângulo θ para dados valores de n e d é idêntico ao ângulo para a difração de primeira ordem de um conjunto de planos com espaçamento d/n. Por exemplo, a difração de segunda ordem de um plano 111 pode ser vista como se fosse uma difração de primeira ordem do plano 222, embora esse plano possa não estar presente em um cristal em particular. Os índices de Miller mostram prontamente que $d_{222} = d_{111}/2$ (ver a Equação 20.5), de modo que

$$\operatorname{sen} \theta = \frac{2\lambda}{d_{111}} = \frac{1\lambda}{d_{222}}$$

Por essa razão, podemos sempre fazer $n = 1$ na Equação 20.1 e tratar difrações de ordens mais altas como se fossem difrações de primeira ordem de planos que estão mais próximos. Dessa forma, temos

$$2d \operatorname{sen} \theta = \lambda \tag{20.2}$$

que é conhecida como equação de Bragg, em homenagem aos físicos britânicos, pai e filho, William Henry Bragg (1862–1942) e *Sir* William Lawrence Bragg (1890–1972).

20.3 Determinação estrutural por difração de raios X

A equação de Bragg fornece de imediato um modo de medir as dimensões da cela. Para um retículo cúbico simples, a distância perpendicular, d_{hkl}, entre membros adjacentes do conjunto de planos paralelos representados pelos índices de Miller (hkl) pode ser obtida como se segue. Da Figura 20.3, $\alpha = \beta = \gamma = 90°$ e $a = b = c$. A forma tridimensional do teorema de Pitágoras permite escrever (ver o Apêndice 20.1)

$$\frac{1}{d_{hkl}^2} = \frac{h^2}{a^2} + \frac{k^2}{b^2} + \frac{l^2}{c^2}$$

$$= \frac{h^2 + k^2 + l^2}{a^2}$$

ou

$$d_{hkl} = \frac{a}{\sqrt{h^2 + k^2 + l^2}} \tag{20.3}$$

Da Equação 20.2, temos

$$\operatorname{sen} \theta_{hkl} = \frac{\lambda}{2d_{hkl}} = \frac{\lambda}{2a}\sqrt{h^2 + k^2 + l^2} \tag{20.4}$$

ou

$$\operatorname{sen}^2 \theta_{hkl} = \frac{\lambda^2}{4a^2}(h^2 + k^2 + l^2) \tag{20.5}$$

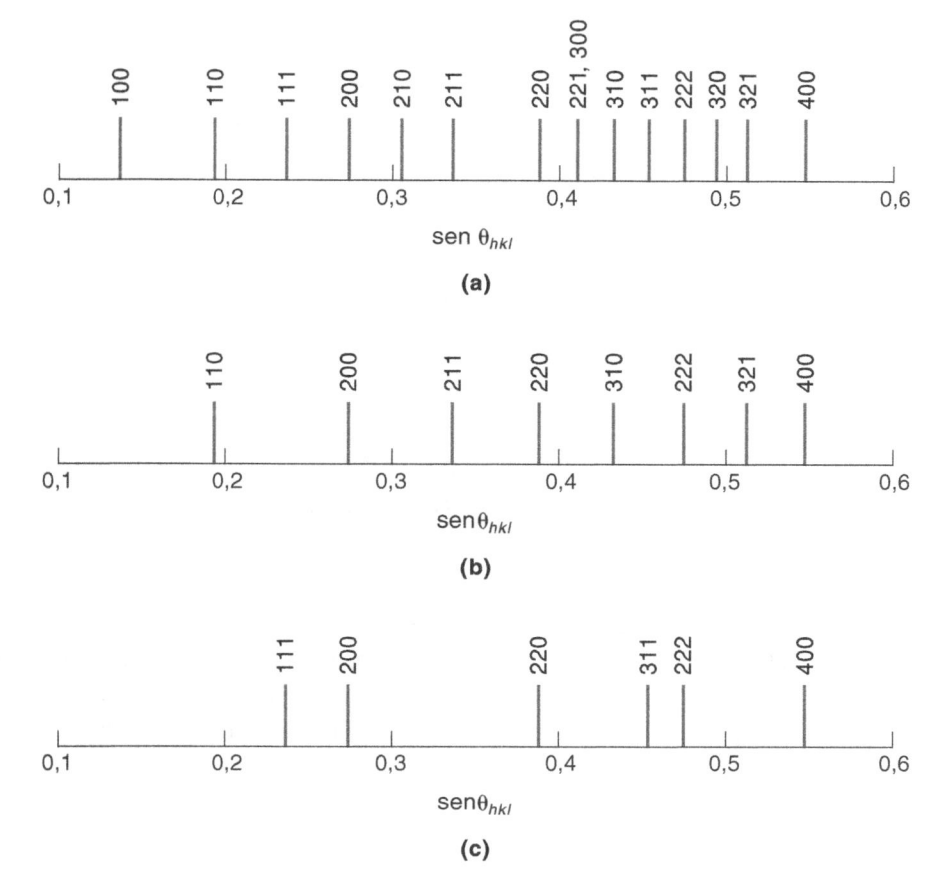

Figura 20.7
Gráficos teóricos de $(\lambda/2a)\sqrt{h^2+k^2+l^2}$ na escala sen θ para (a) um retículo cúbico simples; (b) um retículo de corpo centrado; e (c) um retículo de face centrada. Para o termo (λ/a), supôs-se o valor de 0,274. Cada linha representa um conjunto específico de valores de h, k e l. Na realidade, essas linhas têm intensidades diferentes.

Os valores de $(h^2 + k^2 + l^2)$ são determinados pelos vários planos:

hkl	100	110	111	200	210	211	220	221	...
$(h^2 + k^2 + l^2)$	1	2	3	4	5	6	8	9	...

Se conhecemos o ângulo θ_{hkl} para cada plano, então podemos construir um conjunto de linhas na escala sen θ_{hkl} (Figura 20.7a) para um dado valor de λ/a. Note que a sétima linha está faltando, porque não podemos ter $(h^2 + k^2 + l^2) = 7$. De modo similar, a décima quinta linha também está faltando, como também outras nessa sequência.

Gráficos semelhantes para retículos de corpo centrado e de face centrada são também mostrados na Figura 20.7b,c. Nesses casos, menos linhas são observadas relativamente ao retículo cúbico simples. Para ver por que algumas das linhas estão faltando, vamos considerar o cubo de corpo centrado. Como mostra a Figura 20.5, os planos 110 passam por todos os pontos do retículo, e deve resultar em um forte padrão de difração. A situação é diferente para os planos 100, porque eles são intercalados por outra camada de átomos, o plano 200. Os raios X difratados dos planos 100 estão em fase um com o outro, mas fora de fase, por meio do comprimento de onda, com os raios X difratados pelos planos 200. Como um cristal contém muitas celas unitárias,

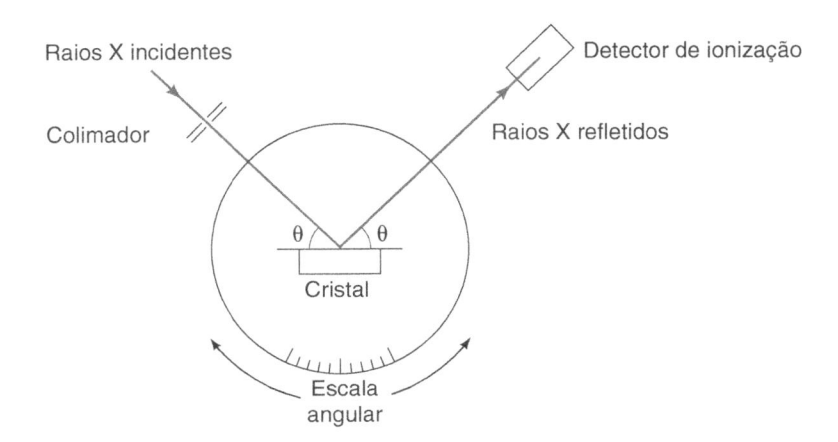

Figura 20.8
Arranjo prático para o estudo de difração de raios X por um cristal.

há tantos átomos nos planos 200 como nos planos 100. Consequentemente, há uma interferência destrutiva total, e a linha de difração dos planos 100 estará ausente. Por outro lado, a difração dos planos 200 estará presente porque *todos* os átomos estão nesse plano. A ausência de outras linhas pode ser explicada de modo similar.

O método do pó

O padrão de difração de raios X de um cristal pode ser registrado de duas maneiras. No primeiro método, um único cristal pequeno é montado com um eixo perpendicular à direção do feixe de raios X. O cristal é posto no centro de uma mesa calibrada com uma escala angular (Figura 20.8). Um detector de ionização é utilizado para monitorar a intensidade dos raios X. O procedimento é medir a intensidade dos raios refletidos em função do ângulo θ; a intensidade atinge um ponto máximo sempre que o ângulo satisfaz a equação de Bragg.* Esse método fornece um número de linhas, cada uma representando um plano particular, e mede os ângulos correspondentes.

O método do cristal foi empregado pelo grupo de Bragg logo no início do desenvolvimento dos estudos de difração de raios X. Desde então, muitas melhorias têm facilitado grandemente o registro de dados. O método de um único cristal é essencial para analisar estruturas complexas, mas exige muito cuidado no crescimento do cristal e na sua montagem. Uma abordagem alternativa, introduzida por Debye e o físico suíço Paul Scherrer (1890–1969), e independentemente pelo físico americano Albert Hull (1880–1966), permite a determinação estrutural de amostras em pó, em vez de cristais únicos. Nessa técnica, um feixe de raios X é direcionado a uma massa de pó finamente triturado da substância em estudo. A amostra na forma de pó é na realidade composta de numerosos cristais pequenos, ou *cristalitos*. Como esses cristalitos estão orientados de maneira aleatória, o feixe de raios X encontrará os planos no cristal em todo valor possível de θ para o qual a equação de Bragg é satisfeita. Os feixes refletidos de cada plano formam na realidade um cone, mostrado na Figura 20.9. A forma mais conveniente de registrar o padrão de difração é utilizar um filme

---

* A intensidade depende do número de átomos no plano e do tipo de átomos presentes. Os raios X são quase totalmente espalhados pelos elétrons dos átomos.

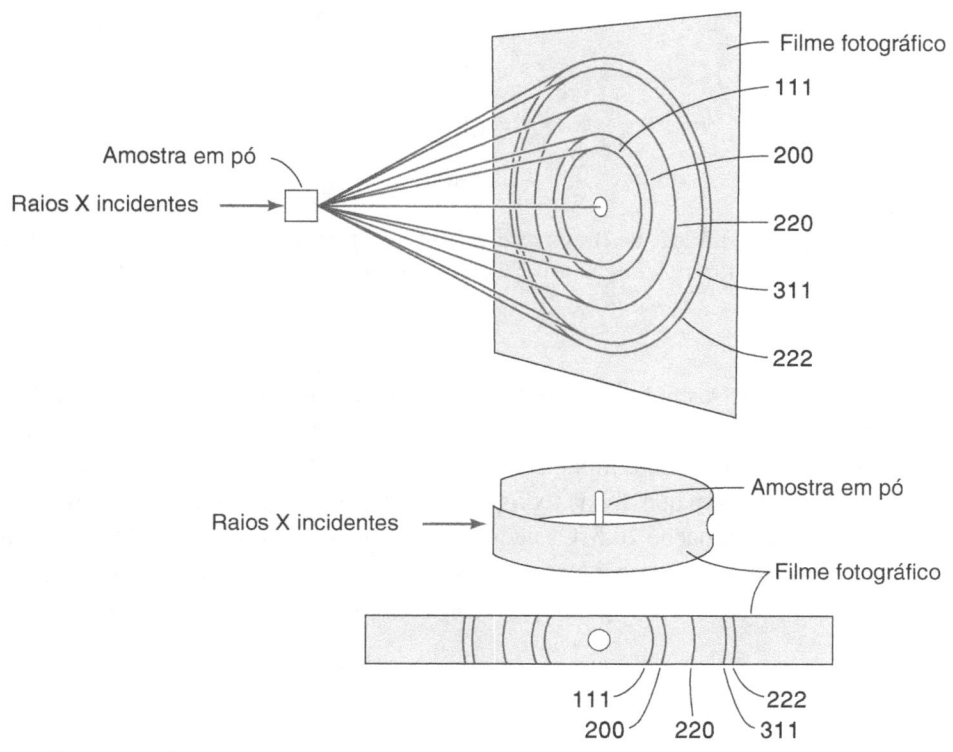

Figura 20.9
Padrão de raios X produzido por uma amostra em pó com cristalitos de face centrada.

fotográfico cilíndrico arranjado de modo que seu eixo esteja perpendicular ao feixe de raios X incidentes. A partir das distâncias entre as linhas e das dimensões do filme, o ângulo θ pode ser calculado para cada linha.

Determinação da estrutura cristalina do NaCl

Vamos agora considerar um exemplo específico: a determinação estrutural do NaCl. A Tabela 20.2 relaciona os valores dos ângulos de Bragg para algumas das

Tabela 20.2
Dados de difração de raios X para o NaCl

θ_{hkl}	$\text{sen}^2 \theta_{hkl}$	$\dfrac{\text{sen}^2 \theta_{hkl}}{0{,}0188}$	hkl
13°41′	0,0560	3	111
15°50′	0,0744	4	200
22°42′	0,1489	8	220
26°50′	0,2038	11	311
28°20′	0,2252	12	222
33°08′	0,2990	16	400

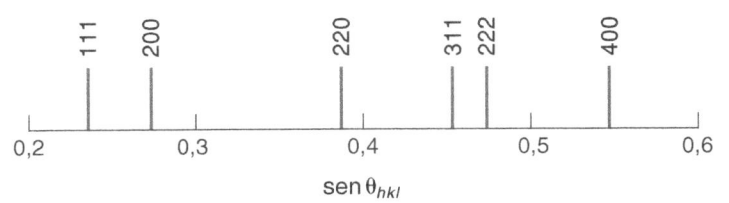

Figura 20.10
Gráfico das linhas de difração de Bragg na escala sen θ_{hkl} para uma amostra em pó de NaCl, supondo um valor da razão λ/a igual a 0,274. Na realidade, essas linhas têm intensidades diferentes.

linhas observadas. Essas linhas estão na escala sen θ_{hkl}, como mostrado na Figura 20.10. Comparando esse padrão com aquele na Figura 20.7, vemos que o NaCl tem um retículo de face centrada. Para determinar o comprimento da aresta do cubo, precisamos encontrar um fator comum que divida todos os valores de sen$^2 \theta_{hkl}$. Esse fator é 0,0188, que é igual a $\lambda^2/4a^2$ na Equação 20.5. Os dados experimentais na Tabela 20.2 foram obtidos com raios X gerados ao bombardear um alvo de cobre com elétrons de alta energia. O comprimento de onda característico desses raios X é 1,542 Å (0,1542 nm), portanto

$$0,0188 = \frac{\lambda^2}{4a^2} = \frac{(1,542 \text{ Å})^2}{4a^2}$$

ou

$$a = 5,623 \text{ Å}$$

em que a é o comprimento da aresta do cubo.

Da Equação 20.5, podemos, também, indexar cada linha como se segue:

$$\frac{\text{sen}^2\theta_{hkl}}{0,0188} = h^2 + k^2 + l^2$$

Como a razão no lado esquerdo é conhecida, cada linha pode ser indexada de uma maneira direta como mostrado na Tabela 20.2.

Para descrever a estrutura do NaCl completamente, precisamos saber quantos átomos existem em cada cela unitária. A densidade do NaCl é 2,16 g cm^{-3}, e sua massa molar é 58,44 g mol^{-1}; então, o volume molar fica sendo dado por 58,44 g mol^{-1}/2,16 g cm^{-3}, ou 27,06 cm^3 mol^{-1}, e o volume de uma unidade de fórmula NaCl é

$$\frac{27,06 \text{ cm}^3 \text{ mol}^{-1}}{6,022 \times 10^{23} \text{ mol}^{-1}} = 4,49 \times 10^{-23} \text{ cm}^3 = 44,9 \text{ Å}^3$$

em que 1 cm^3 = 10^{24} Å^3. O volume da cela unitária é a^3 ou 178 Å^3, e deve haver 178 Å^3/44,9 Å^3, ou 4 NaCl por cela unitária. A Figura 20.11 mostra a estrutura cristalina do cloreto de sódio. À primeira vista, pode parecer que há mais do que quatro unidades de NaCl presentes em cada cela unitária. Entretanto, exceto o íon de sódio central, cada íon é compartilhado entre as celas adjacentes. Por exemplo, cada um dos oito íons cloreto nos vértices é compartilhado entre oito celas unitárias, e cada um

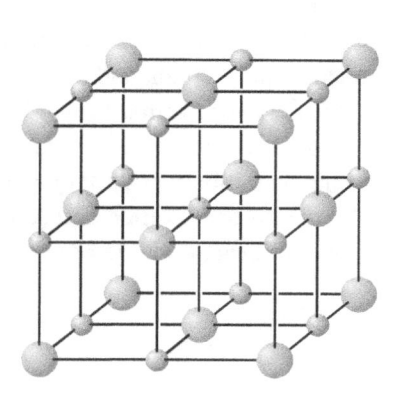

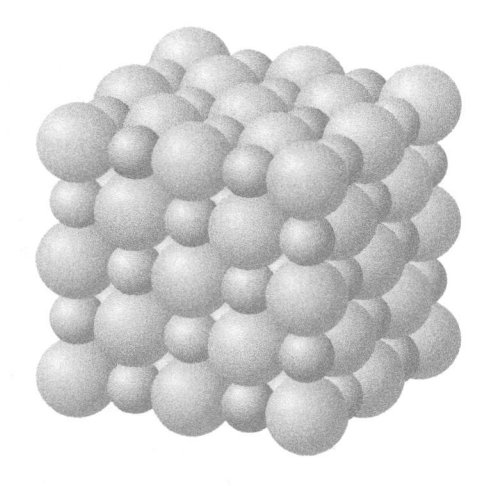

Figura 20.11
Duas representações do retículo cristalino do cloreto de sódio. As esferas maiores representam os íons cloreto e as esferas menores, os íons de sódio.

dos seis íons cloreto nos centros das faces externas é compartilhado entre duas celas unitárias. Assim, o número total de íons cloreto por cela unitária é dado por $(8 \times \frac{1}{8} + 6 \times \frac{1}{2}) = 4$. De modo similar, podemos mostrar que o número total de átomos de sódio por cela unitária é dado por $(12 \times \frac{1}{4} + 1) = 4$, porque cada um dos doze íons de sódio nas arestas é compartilhado entre quatro celas unitárias.

O método do pó é mais útil para cristais que têm somente um ou dois parâmetros a serem determinados – cristais cúbicos, tetragonais e romboédricos, por exemplo. Para outros sistemas cristalinos, o trabalho de indexar as linhas se torna muito difícil, se não impossível, por essa técnica.

EXEMPLO 20.1

Para um retículo cúbico simples com $a = 2,6$ Å $(2,6 \times 10^{-10}$ m), calcule o menor ângulo de difração para o plano 111, dado que $\lambda = 1,542$ Å $(1,542 \times 10^{-10}$ m).

RESPOSTA

Da Equação 20.4,

$$\theta = \operatorname{sen}^{-1} \frac{\lambda}{2a} \sqrt{h^2 + k^2 + l^2}$$

$$= \operatorname{sen}^{-1} \frac{1,542 \times 10^{-10} \text{ m}}{2(2,6 \times 10^{-10} \text{ m})} \sqrt{3}$$

$$= 30,9°$$

O fator de estrutura

Para cristais simples, como os de haletos alcalinos, o conhecimento da simetria e das dimensões da cela unitária permite determinar a estrutura exata. Para a maioria dos cristais, entretanto, precisamos determinar o arranjo de átomos ou íons dentro de cada cela unitária. Para fazer isso, precisamos medir e relacionar a intensidade observada de raios X refletidos de um conjunto conhecido de planos (*hkl*) à distribuição de átomos dentro desse conjunto de planos. A teoria mostra que a intensidade medida I_{hkl} é proporcional ao quadrado do *fator de estrutura*, F_{hkl}. Dessa forma, tomando a raiz quadrada de cada intensidade observada, podemos obter o fator de estrutura observado, F_{hkl}^{obs}. A importância de F_{hkl} reside no fato de que ele também pode ser calculado se conhecermos as posições e o poder de espalhamento dos átomos dentro da cela unitária. Consequentemente, se há N átomos na cela unitária, podemos escrever

$$F_{hkl}^{cal} = \sum_{i=1}^{N} f_i \times Q(x_i, y_i, z_i) \tag{20.6}$$

em que F_{hkl}^{cal} é o fator de estrutura calculado para o conjunto de planos (*hkl*), e $Q(x_i, y_i, z_i)$, conhecido como *fator de estrutura geométrico*, é uma função das coordenadas x_i, y_i, z_i do *i*-ésimo átomo. Os fatores de espalhamento, f_i, podem ser calculados a partir das funções de onda dos elétrons. Podemos tentar adivinhar as posições de todos os átomos e, então, calcular os valores de F_{hkl}. Uma boa concordância entre os dados teóricos e os experimentais confirmaria a estrutura correta. Infelizmente, esse método de tentativa e erro não é prático, porque há muitas posições possíveis para cada átomo na cela unitária, embora pudéssemos dar alguns chutes inteligentes. Na prática, o procedimento inverso é aplicado; isto é, as posições atômicas são determinadas a partir das intensidades medidas. Esse procedimento é auxiliado pela *síntese de Fourier*, uma técnica matemática bastante conhecida que leva o nome do matemático francês barão Jean-Baptiste Joseph Fourier (1768–1830), que mapeia a distribuição de densidade eletrônica dentro de uma cela unitária. As posições dos átomos podem ser determinadas observando-se as regiões em que a densidade eletrônica cresce na forma de picos.

Um grande obstáculo na determinação estrutural pela síntese de Fourier é o que é conhecido como o *problema da fase*. Para construir um mapa de densidade eletrônica, precisamos conhecer tanto os sinais como as magnitudes de F_{hkl}, mas somente as magnitudes de F_{hkl} podem ser medidas experimentalmente. A *técnica da substituição isomórfica*,* introduzida pelo químico escocês John Monteath Robertson (1900–1989) em seu estudo da ftalocianina, publicado em 1936, ajuda a evitar essa dificuldade. Primeiro, Robertson mediu fotograficamente as intensidades, I_{hkl}, de vários planos da ftalocianina. Depois, introduzindo por substituição um átomo pesado (por exemplo, mercúrio ou ouro) no centro da molécula de ftalocianina, redeterminou as intensidades. Os sinais de F_{hkl} puderam então ser deduzidos como se segue. Se uma mancha no filme fotográfico se tornou mais forte (isto é, se I_{hkl} aumentou) depois da introdução de um átomo pesado, seu valor original de F_{hkl} relativamente ao centro da molécula deveria ser positivo; se a mancha fosse mais fraca, o valor de F_{hkl} deveria ser negativo. Dessa forma, Robertson determinou todos os sinais de F_{hkl}. A Figura 20.12 mostra o mapa de densidade eletrônica de Fourier da ftalocianina.

A ftalocianina é uma molécula relativamente pequena com somente 56 átomos (Figura 20.12). Com a análise por raios X da vitamina B_{12} (181 átomos), realizada pela química britânica Dorothy Hodgkin (1910–1994), em 1955, pareceu que tínhamos atingido o limite de complexidade em determinações estruturais por raios X. Entretanto, em 1953, o bioquímico austríaco-britânico Max Perutz (1914–2002)

---

* Essa técnica se baseia na suposição de que a presença do átomo pesado não altera a estrutura do cristal.

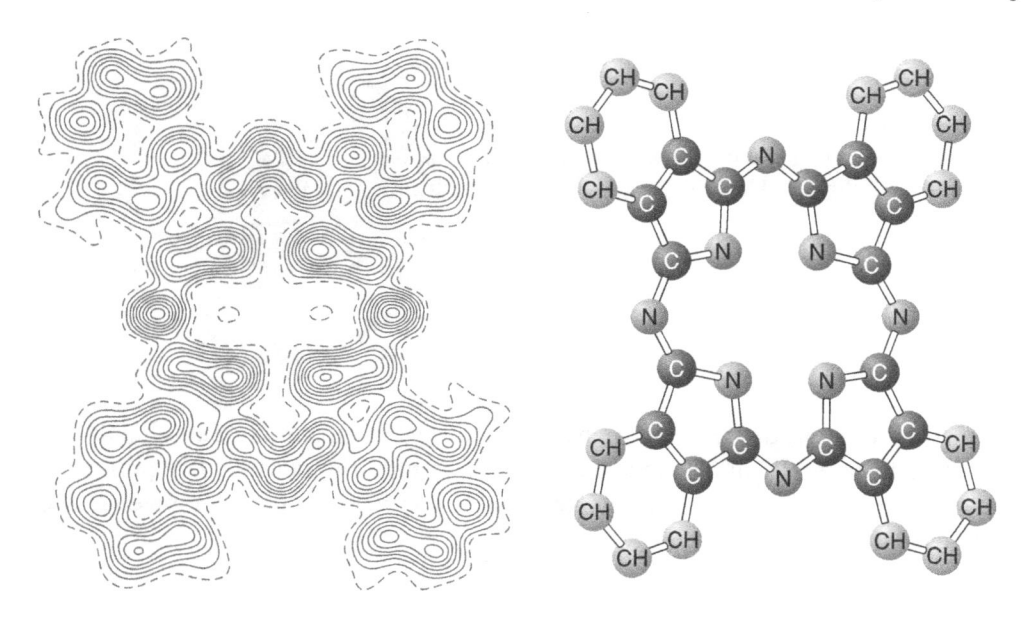

Figura 20.12
Mapa de contorno da densidade eletrônica (à esquerda) e estrutura molecular da ftalocianina (à direita). [De ROBERTSON, J. M., *J. Chem. Soc.* 1195, 1936. Utilizado sob permissão.]

percebeu que a técnica de substituição isomórfica era igualmente aplicável a moléculas de proteínas com milhares de átomos ou mais, tal como a hemoglobina. Em geral, falamos da *resolução* dos dados de difração de raios X. A uma resolução de 4,6 Å, o mapa de densidade eletrônica fornece um formato geral da molécula de proteína. A uma resolução de 3,5 Å, é frequentemente possível discernir a estrutura de sustentação, isto é, a cadeia polipeptídica. A uma resolução de 3,0 Å, começamos a ser capazes de identificar as cadeias laterais de aminoácidos e podemos, portanto, determinar, em casos favoráveis, a sequência primária da proteína. A uma resolução de 2,5 Å, as posições dos átomos podem ser localizadas com uma precisão de ±0,4 Å. Finalmente, a uma resolução de 1,5 Å, as posições dos átomos podem ser localizadas com uma incerteza de ±0,1 Å.

A sequência primária de uma molécula de proteína informa como os aminoácidos estão ligados entre si.

Em geral, o processo de determinação de uma estrutura de proteína consiste das seguintes etapas: (1) cristalização da proteína nativa (isto é, a proteína no seu estado funcional) e coleta de medidas de difração; (2) coleta de dados de difração de derivados que contém átomo pesado; (3) determinação das fases para os dados da proteína nativa; (4) análise computacional e geração de um mapa de densidade eletrônica, a partir dos dados coletados nas etapas 1, 2 e 3; e (5) construção de um modelo estrutural para comparação com os dados observados. Para determinar a estrutura desse sistema tão enormemente complexo, aproximadamente 500 mil intensidades devem ser medidas precisamente e, talvez, 1 milhão de cálculos tenham de ser realizados! Com a disponibilidade de supercomputadores e os melhoramentos na instrumentação para registrar e medir intensidades, entretanto, o problema de análise de dados cristalográficos de raios X não é mais um grande desafio para os químicos.

A Figura 20.13 mostra o padrão de difração da enzima lisozima. Até o presente, milhares de estruturas de macromoléculas foram analisadas por difração de raios X. De fato, o estado presente da arte em cristalografia por raios X é tal que, se pudermos fazer crescer cristais de proteínas apropriados para medidas de difração — o que não

Figura 20.13
Fotografia de um padrão de difração de raios X da lisozima cristalizada. (Cortesia de J. R. Knox.)

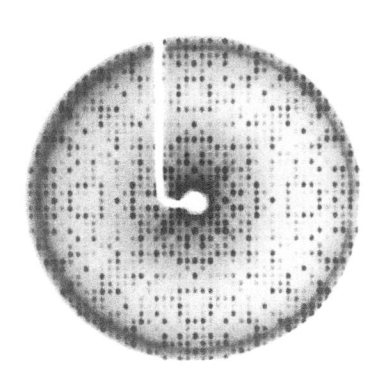

Para um estudo de difração de raios X, um único cristal deve ter pelo menos 50 μm em uma aresta.

é uma tarefa fácil, de qualquer maneira — conseguiremos, em geral, elucidar sua estrutura tridimensional. O conhecimento da estrutura tridimensional de proteínas e de ácidos nucleicos foi provavelmente a maior contribuição para compreendermos suas estabilidades e funções.

Difração de nêutrons

Como mencionado anteriormente, os raios X são espalhados principalmente pelos elétrons, e a intensidade de raios X espalhados aumenta fortemente com o aumento no número atômico. Por essa razão, a técnica de difração de raios X não é útil para localizar as posições dos átomos de hidrogênio, que espalham os raios X muito fracamente. Em contraste, os nêutrons não são espalhados pelos elétrons; em vez disso, eles interagem com os núcleos por meio das forças nucleares fortes, que são as responsáveis por ligar os núcleons (prótons e nêutrons) entre si. Assim, a técnica de difração de nêutrons suplementa o método de raios X para moléculas nas quais elementos leves (especialmente o hidrogênio) estejam presentes.

Os nêutrons gerados por um reator nuclear possuem uma alta energia cinética. Através de colisões com o moderador (uma substância como a água, que pode reduzir a energia cinética dos nêutrons), os nêutrons podem se tornar lentos, atingindo *velocidades térmicas*, isto é, as velocidades que possuem as substâncias gasosas à temperatura ambiente. Utilizando um dispositivo seletor de velocidades, podemos obter um feixe monocromático de nêutrons adequado para estudos de difração de cristais. Podemos calcular o comprimento de onda dos nêutrons térmicos utilizando a relação de de Broglie como se segue. À temperatura T, de acordo com o teorema de equipartição de energia (ver a Seção 3.8, volume 1),

$$\tfrac{1}{2}mv^2 = \tfrac{3}{2}k_B T$$

ou

$$mv = \sqrt{3mk_B T} \tag{20.7}$$

Da Equação 14.20,

$$\lambda = \frac{h}{p} = \frac{h}{mv}$$

Portanto,

$$\lambda = \frac{h}{\sqrt{3mk_B T}} \tag{20.8}$$

Usando $m = 1{,}675 \times 10^{-27}$ kg para a massa do nêutron, e $T = 298$ K, escrevemos

$$\lambda = \frac{6{,}626 \times 10^{-34} \text{ J s}}{\sqrt{3(1{,}675 \times 10^{-27} \text{ kg})(1{,}381 \times 10^{-23} \text{ J K}^{-1})(298 \text{ K})}}$$
$$= 1{,}46 \times 10^{-10} \text{ m} = 1{,}46 \text{ Å}$$

Esse comprimento de onda tem exatamente a magnitude necessária para que ocorra difração.

Em geral, a técnica de difração de nêutrons não é tão amplamente utilizada como a difração de raios X, porque o trabalho precisa ser feito em um local com um reator nuclear. Além disso, um feixe de nêutrons é fraco comparado com um feixe de um tubo de raios X comum. Diferentemente dos raios X, os nêutrons não podem ser medidos fotograficamente e devem ser detectados por contadores. Apesar disso, em muitos aspectos a técnica é complementar à difração de raios X, e seu uso em estudos estruturais continuará a crescer.

20.4 Tipos de cristais

Tendo discutido as técnicas de difração utilizadas para estudar a estrutura de cristais, consideraremos agora os quatro tipos principais de cristais: metálicos, iônicos, covalentes e moleculares. Em particular, nos concentraremos em suas estruturas, ligações e estabilidade.

Cristais metálicos

A estrutura cristalina de metais é a mais simples dos quatro tipos de cristais porque todos os átomos em um metal são do mesmo tamanho e não têm cargas. A ligação metálica é não-direcional; portanto, na maioria dos metais, os átomos estão arranjados de modo a que se realize o empacotamento mais eficiente (ver abaixo). Primeiramente, faremos um levantamento sistemático das maneiras como muitas esferas idênticas (por exemplo, bolas de pingue-pongue) podem ser empacotadas juntas.

Empacotamento de esferas. No caso mais simples, uma camada de esferas pode ser arranjada como mostrado na Figura 20.14a. A estrutura tridimensional pode ser

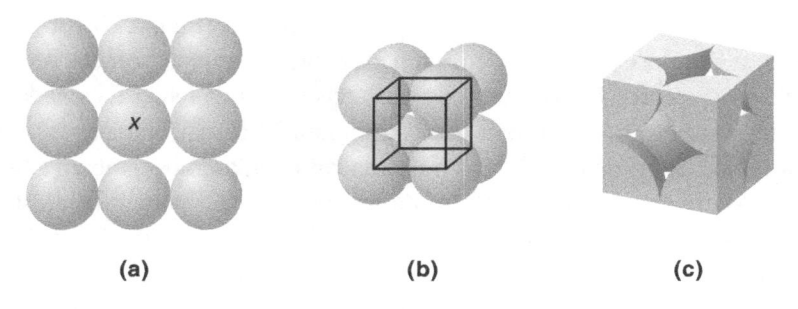

Figura 20.14
Arranjo de esferas idênticas em uma cela cúbica simples. (**a**) Vista superior de uma camada de esferas. (**b**) Definição de uma cela cúbica simples. (**c**) Como cada esfera é compartilhada por oito celas unitárias e há oito vértices em um cubo, existe o equivalente a uma esfera completa dentro de uma cela unitária cúbica simples.

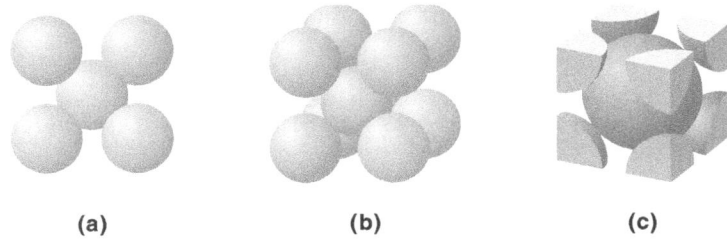

Figura 20.15
Arranjo de esferas idênticas em um cubo de corpo centrado. (a) Vista superior de uma cela unitária. (b) Definição de uma cela unitária cúbica de corpo centrado. (c) Existe o equivalente a duas esferas dentro de uma cela unitária cúbica de corpo centrado.

gerada colocando-se uma camada acima e outra abaixo dessa camada de modo que cada esfera de uma camada fique diretamente acima da esfera da camada abaixo dela. Esse procedimento pode ser estendido para gerar muitas camadas, como em um cristal. Focalizando agora a esfera com a letra *x*, vemos que ela está em contato com quatro esferas de sua própria camada, uma esfera na camada de cima e uma esfera na camada de baixo. Diz-se que cada esfera nesse arranjo tem um *número de coordenação* (NC) de 6, porque ela tem seis vizinhos imediatos. O número de coordenação é definido como o número de átomos (ou íons) que circunda um átomo (ou íon) em um retículo cristalino. Seu valor nos dá uma medida de quão próximas as esferas estão empacotadas — quanto maior o número de coordenação, mais próximas as esferas estão umas das outras. A unidade repetitiva básica no arranjo de esferas descrito acima é denominada *cela cúbica simples* (ccs), em inglês *simple cubic cell* (scc) (Figura 20.14b).*

Uma maneira mais eficiente de empacotar as esferas é a mostrada na Figura 20.15. A primeira camada é igual à de uma scc. As esferas da segunda camada se ajustam nas depressões ou buracos da primeira camada, e as esferas da terceira camada se ajustam nas depressões da segunda camada, e assim por diante. Esse arranjo forma um *cubo de corpo centrado* (ccc), em inglês *body-centered cube* (bcc). Cada esfera tem um número de coordenação (NC) de 8.

Podemos empacotar as esferas ainda mais compactamente (e consequentemente aumentar o NC) começando com uma estrutura da primeira camada de empacotamento compacto, que chamaremos de camada A, mostrada na Figura 20.16a. Concentrando-nos na única esfera cercada por outras esferas, vemos que ela tem seis vizinhos imediatos nessa camada. Na segunda camada (que chamaremos de B) as esferas estão empacotadas nas depressões entre as esferas da primeira camada, de tal modo que todas as esferas estão tão próximas umas das outras quanto possível (Figura 20.16b). Agora, há duas maneiras de uma esfera da terceira camada cobrir a segunda camada. As esferas podem se ajustar às depressões de tal modo que cada esfera da terceira camada esteja diretamente acima da esfera da primeira camada (Figura 20.16c). Como não há diferença entre os arranjos da primeira e da terceira camadas, chamaremos também a terceira camada de A. Alternativamente, as esferas da terceira camada podem se ajustar nas depressões diretamente acima das depressões na primeira camada (Figura 20.16d). Neste caso, chamaremos a terceira camada de C.

A Figura 20.17 mostra as "vistas explodidas" e as estruturas resultantes dos arranjos apresentados na Figura 20.16c e d. O arranjo ABA é conhecido como *estrutura de empacotamento compacto hexagonal* (ech), em inglês *hexagonal close-packed* (hcp), e

---
* NT: Manteremos as abreviações dos nomes em inglês.

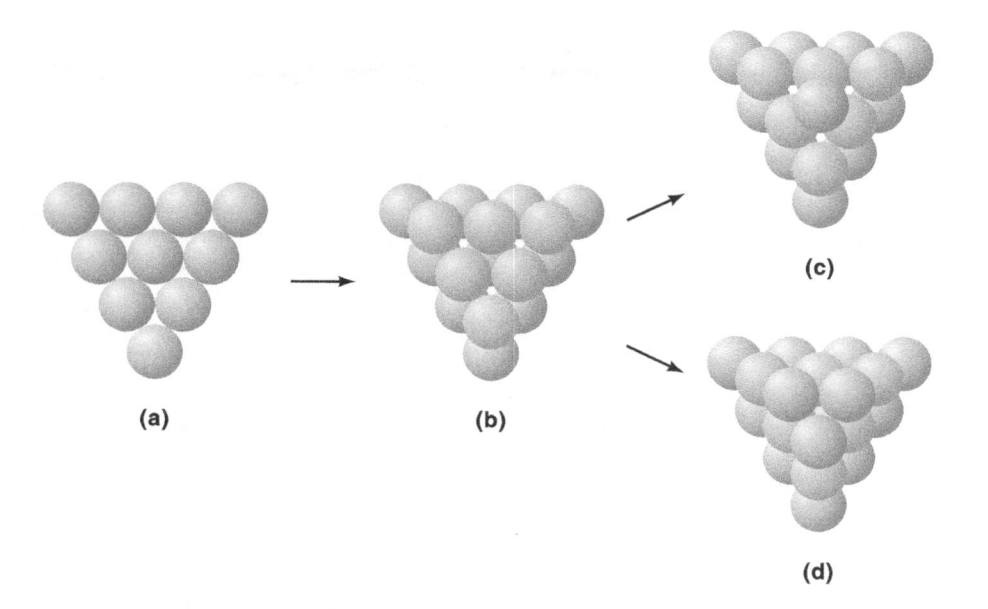

Figura 20.16
(**a**) Em uma camada de empacotamento compacto, cada esfera está em contato com outras seis. (**b**) As esferas na segunda camada se ajustam às depressões entre as esferas da primeira camada. (**c**) Na estrutura de empacotamento compacto hexagonal, cada esfera da terceira camada está diretamente acima de uma esfera da primeira camada. (**d**) Na estrutura de empacotamento compacto cúbico, cada esfera da terceira camada se ajusta em uma depressão que está diretamente acima de uma depressão na primeira camada.

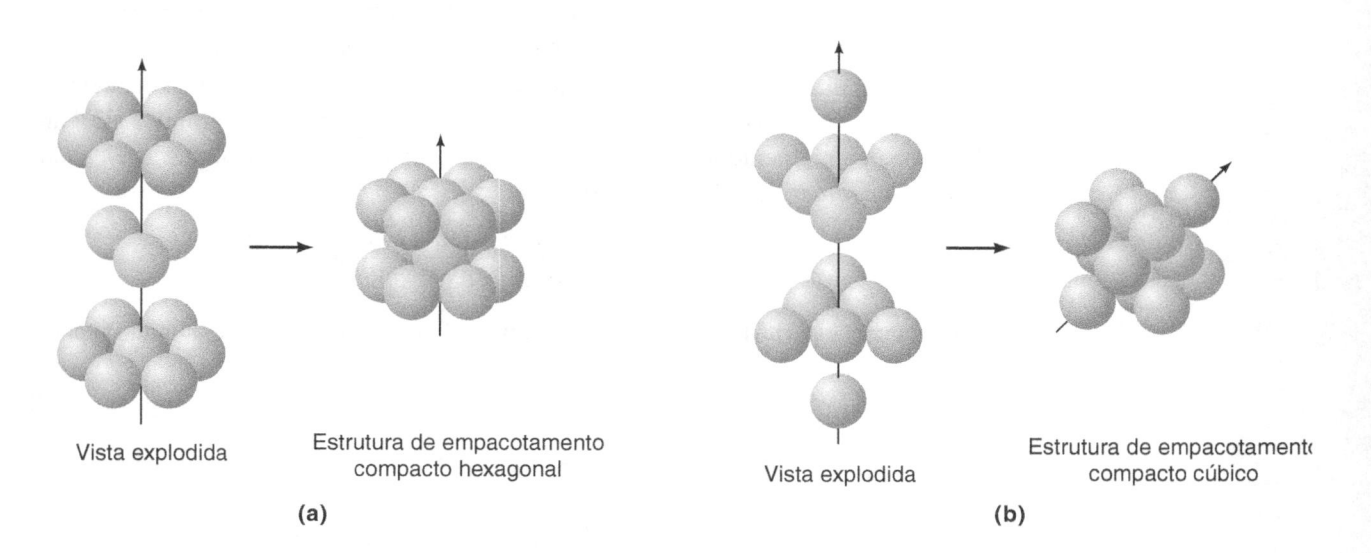

Figura 20.17
Vistas explodidas de (a) uma estrutura de empacotamento compacto hexagonal e (b) uma estrutura de empacotamento compacto cúbico. A seta está inclinada para mostrar mais claramente a estrutura de empacotamento compacto cúbico. Observe que esse arranjo é o mesmo que o de uma cela unitária de face centrada.

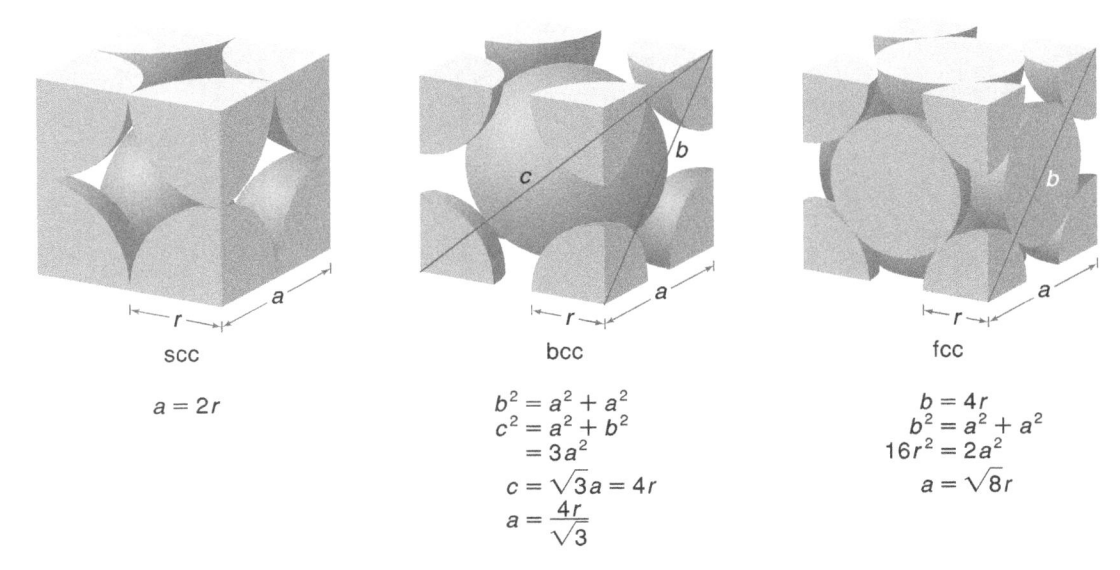

scc	bcc	fcc
$a = 2r$	$b^2 = a^2 + a^2$	$b = 4r$
	$c^2 = a^2 + b^2$	$b^2 = a^2 + a^2$
	$\quad = 3a^2$	$16r^2 = 2a^2$
	$c = \sqrt{3}a = 4r$	$a = \sqrt{8}r$
	$a = \dfrac{4r}{\sqrt{3}}$	

Figura 20.18
A relação entre o comprimento da aresta (a) e o raio (r) de átomos em uma cela cúbica simples (scc), em uma cela cúbica de corpo centrado (bcc), e em uma cela cúbica de face centrada (fcc).

o arranjo ABC é a *estrutura de empacotamento compacto cúbico* (ecc), em inglês *cubic close-packed* (ccp), que corresponde a um *cubo de face centrada* (cfc), em inglês *face-centered cube* (fcc), porque há uma esfera em cada uma das seis faces do cubo. Observe que as esferas em cada camada alternada da estrutura hcp ocupam a mesma posição vertical (ABABAB...), ao passo que na estrutura ccp, as esferas em cada quarta camada ocupam a mesma posição vertical (ABCABCA...). Em ambas as estruturas, cada esfera tem um NC de 12 (cada esfera está em contato com seis esferas na sua própria camada, com três esferas na camada acima e com três na camada abaixo). As duas estruturas hcp e ccp representam a maneira mais eficiente de empacotar esferas idênticas em uma cela unitária, e não há outra forma de aumentar o número de coordenação além de 12. Por essa razão, essas duas estruturas são chamadas *empacotamento compacto*.

A Figura 20.18 mostra a relação geométrica entre o comprimento da aresta (a) de um cubo e o raio (r) de esferas para as celas scc, bcc e fcc. Uma grandeza útil que diz quão eficientemente as esferas estão empacotadas em uma cela unitária é a *eficiência de empacotamento* (*EE*), definida como

$$EE = \frac{\text{volume das esferas na cela unitária}}{\text{volume da cela unitária}} \qquad (20.9)$$

Para uma cela scc, há o equivalente de uma esfera dentro de uma cela unitária, portanto,

$$EE = \frac{(4/3)\pi r^3}{a^3} \qquad (20.10)$$

Da Figura 20.18, vemos que $a = 2r$, assim,

$$EE = \frac{(4/3)\pi r^3}{(2r)^3} = 0{,}524 \text{ ou } 52{,}4\%$$

De modo similar, podemos calcular as eficiências de empacotamento das estruturas bcc e fcc (ver o Problema 20.5).

A Tabela 20.3 lista as estruturas cristalinas de alguns elementos metálicos.

Tabela 20.3
Estruturas cristalinas de alguns metais

Cela cúbica de corpo centrado:	Li, Na, K, Rb, Cs, Ba, V, Nb, Cr, Mo, W, Fe
Cubo de face centrada:	Ca, Sr, Rh, Ir, Ni, Pd, Pt, Cu, Ag, Au, Al, Pb
Estrutura de empacotamento compacto hexagonal:	Be, Mg, Sc, La, Ti, Zr, Ru, Os, Co, Zn, Cd, Tl

A ligação em metais. Os metais são dúcteis (podem ser esticados em fios), maleáveis (podem ser achatados) e têm a capacidade de conduzir eletricidade. Essas propriedades têm origem na natureza especial da ligação metálica. Para uma explicação satisfatória da ligação metálica, voltamos à teoria de orbitais moleculares.

Se pensarmos em um bloco inteiro de metal como uma molécula gigante, todos os orbitais atômicos de um tipo particular ($1s$, $2s$ e assim por diante) no cristal interagem para formar um conjunto de orbitais delocalizados que se estendem por todo o sistema. Considere o sódio metálico. A Figura 20.19 mostra os recobrimentos sucessivos dos orbitais $3s$ entre átomos vizinhos de Na. Os orbitais moleculares resultantes estão tão próximos um do outro que são apropriadamente chamados *banda*. As bandas formadas pelos orbitais moleculares do Na são mostradas na Figura 20.20. As bandas $1s$, $2s$ e $2p$ estão completamente preenchidas. A banda $3s$ está meio

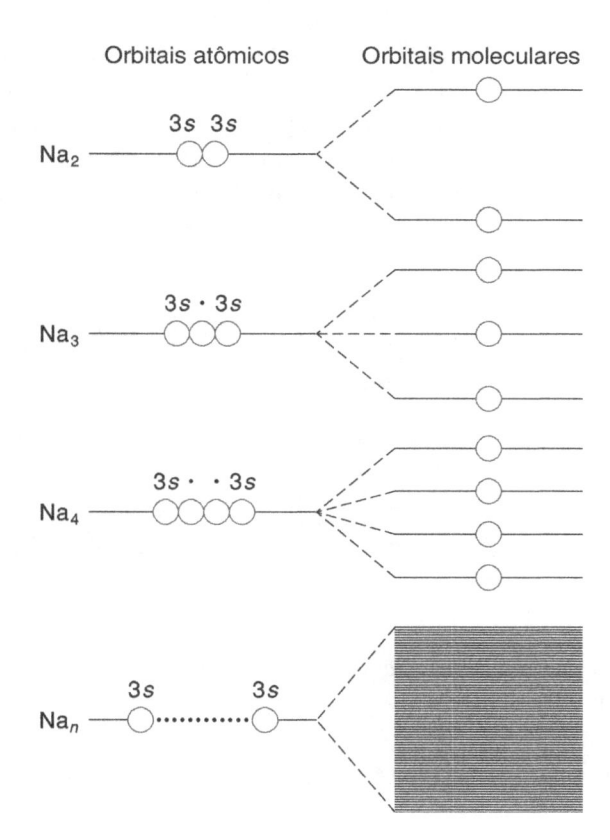

Figura 20.19
A formação de uma banda de orbitais moleculares delocalizados a partir do recobrimento de um número elevado de orbitais $3s$ no sódio.

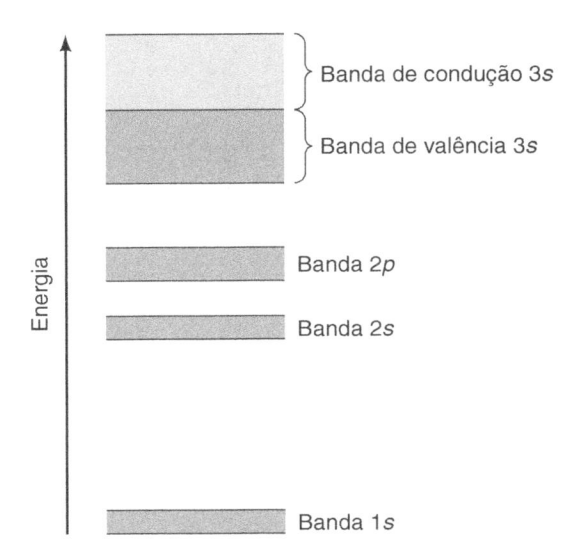

Figura 20.20
Bandas de orbitais moleculares delocalizados no sódio. As bandas 1s, 2s e 2p estão completamente preenchidas. A banda 3s está preenchida pela metade. Somente uma quantidade infinitesimal de energia é necessária para excitar um elétron da banda de valência 3s à banda de condução 3s, que se estende por todo o metal. Por isso, o sódio é condutor elétrico.

preenchida porque cada átomo de sódio tem somente um elétron 3s. A presença dessa banda parcialmente preenchida explica a estabilidade do metal. (Há mais elétrons nos orbitais moleculares ligantes do que nos orbitais moleculares antiligantes.) Além disso, somente uma quantidade mínima de energia é necessária para promover um elétron aos orbitais antiligantes delocalizados vazios, onde ele é livre para se mover através de todo o metal, dando origem à condutividade elétrica do metal.

A Figura 20.21 compara o *gap*[*] de energia entre a *banda de valência* (os orbitais preenchidos mais altos) e a *banda de condução* (os orbitais não preenchidos mais baixos) de um metal, de um isolante, e de um semicondutor. No metal, o *gap* de energia é praticamente inexistente. No isolante, o *gap* é grande, portanto a promoção de um elétron à zona de condução não ocorre prontamente. Um semicondutor tem *gap* menor que o do isolante, portanto a condutância elétrica pode ser induzida pela elevação da temperatura ou pela adição de determinadas impurezas que estreitam o *gap* de energia.

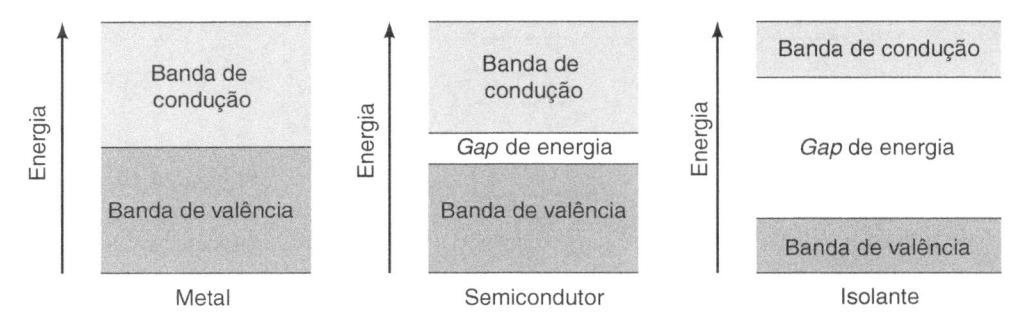

Figura 20.21
Comparação dos *gaps* de energia entre a banda de valência e a banda de condução em um metal, um semicondutor e um isolante.

---

[*] NT: Mantivemos em português o termo inglês *gap*, que poderia ser traduzido livremente como intervalo, por ser de uso comum na área.

Cristais iônicos

O empacotamento de esferas serve como base para a descrição das estruturas dos compostos iônicos. Os cristais iônicos têm duas características importantes: os ânions e cátions são muito diferentes em tamanho, e são partículas carregadas. Mesmo em casos raros em que os ânions e os cátions tenham aproximadamente o mesmo tamanho, não podemos ter uma estrutura de empacotamento compacto com um NC de 12, porque a neutralidade elétrica não pode ser mantida nesse tipo de arranjo. Consequentemente, em geral, os sólidos iônicos são menos densos que os metais.

Uma quantidade de grande interesse no estudo de cristais iônicos é o raio iônico (também chamado raio do cristal). Como vimos na Seção 20.2, o comprimento da aresta da cela unitária para o NaCl é 5,623 Å. Da Figura 20.22, vemos que esse comprimento é igual a duas vezes a soma dos raios iônicos do Na^+ e do Cl^-. Não há nenhuma forma de medir o raio dos íons individualmente, mas podemos estimar o raio de alguns poucos íons e, por comparação, encontrar o raio de outros. Por exemplo, o raio do I^- no LiI é estimado como 2,16 Å. Utilizando esse valor, podemos determinar o raio do K^+ no KI, o raio do Cl^- no KCl, e assim por diante. A Tabela 20.4 lista raios iônicos de um grupo de íons. Eles são valores médios obtidos de um grande conjunto de dados. Assim, a soma dos raios do cátion e do ânion não é em geral igual à dimensão da cela em um composto iônico em particular. Por exemplo, com base nos valores na Tabela 20.4, o comprimento da aresta na cela unitária do NaCl é $2(r_{Na^+} + r_{Cl^-}) = 2(0,98 + 1,81) = 5,58$ Å, que é diferente de 5,623 Å. As razões por que os íons não têm um valor único no estado sólido para seus raios são as seguintes: primeiro, eles não são esferas rígidas, portanto, suas densidades eletrônicas são influenciadas pelos tipos de contraíons presentes; segundo, a natureza da ligação não é nunca puramente iônica, portanto, os raios dos íons são também afetados pela porcentagem de caráter covalente.

A estrutura de muitos cristais iônicos pode ser entendida examinando o empacotamento dos íons maiores (em geral, os ânions) em um arranjo tetraédrico, em um octaédrico ou em um cúbico, com os cátions necessários para o balanço de cargas ocupando os "buracos" formados pelas esferas maiores (Figura 20.23). Esses buracos não são todos do mesmo tamanho, e a estrutura particular que um composto iônico assumirá pode frequen-

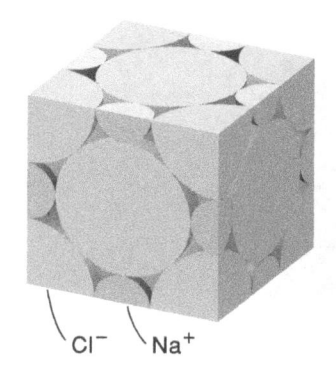

Figura 20.22
Partes dos íons Na^+ e Cl^- dentro de uma cela unitária cúbica de face centrada.

Tabela 20.4
Raios de alguns íons/Å[a]

						H^- 1,54
Li^+ 0,68	Be^{2+} 0,35	B^{3+} 0,23	C^{4+} 0,16	N^{3-} 1,71	O^{2-} 1,32	F^- 1,33
Na^+ 0,98	Mg^{2+} 0,66	Al^{3+} 0,51	Si^{4+} 0,42	P^{3-} 2,12	S^{2-} 1,84	Cl^- 1,81
K^+ 1,33	Ca^{2+} 0,99	Ga^{3+} 0,62	Ge^{4+} 0,53	As^{3-} 2,22	Se^{2-} 1,91	Br^- 1,96
Rb^+ 1,47	Sr^{2+} 1,12	In^{3+} 0,81	Sn^{4+} 0,71	Sb^{5+} 0,62	Te^{2-} 2,11	I^- 2,20
Cs^+ 1,67	Ba^{2+} 1,34	Tl^{3+} 0,95	Pb^{4+} 0,84	Bi^{5+} 0,74		

[a] Os raios dos íons dos metais de transição da primeira série são dados na Tabela 15.5.

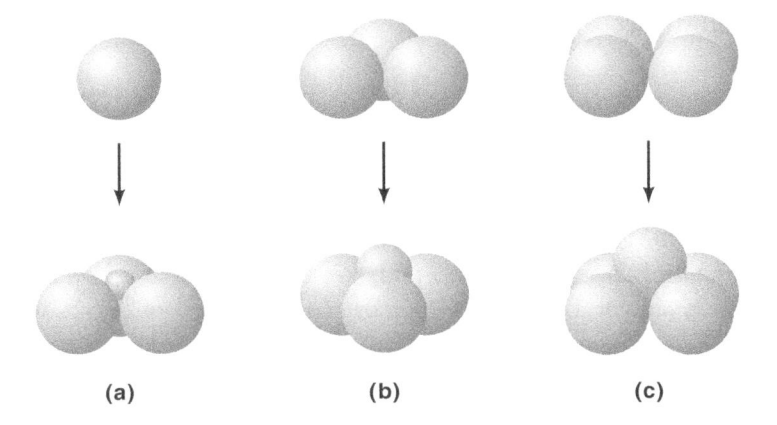

Figura 20.23
(a) Um buraco tetraédrico; (b) um buraco octaédrico; e (c) um buraco cúbico.

temente ser inferida da magnitude da razão dos raios. Esse procedimento é conhecido como *regra da razão dos raios*, em que a razão é definida por

$$\text{razão dos raios} = \frac{r_{\text{íon menor}}}{r_{\text{íon maior}}} \tag{20.11}$$

Por exemplo, o buraco tetraédrico é bastante pequeno, portanto, somente cátions pequenos podem se acomodar nesse sítio, alcançando um NC de 4. À medida que o tamanho do buraco aumenta, também aumenta o valor da razão dos raios e o NC (Tabela 20.5). A Figura 20.24 mostra as celas unitárias do ZnS, CaF_2 e CsCl. Essas estruturas são características de muitos compostos iônicos.

A estabilidade de cristais iônicos. Em um composto iônico, não existe uma força de atração fixa e direcionada. Embora as forças eletrostáticas sejam fortes, como indicado pelos altos valores dos pontos de fusão desses compostos, os sólidos iônicos são bastante quebradiços e não podem ser facilmente entortados ou deformados.

A estabilidade de um cristal iônico pode ser expressa em termos da *energia de retículo* (U_0), que é definida como a energia necessária para separar um mol de um cristal em seus íons gasosos. No NaCl, por exemplo, a energia de retículo é igual à variação na entalpia para a reação

$$NaCl(s) \rightarrow Na^+(g) + Cl^-(g)$$

Como esse processo é endotérmico, U_0 é sempre uma quantidade positiva. Podemos calcular o valor de U_0 a partir das cargas dos íons e das dimensões conhecidas da cela

Tabela 20.5
Regra da razão dos raios

Razão dos raios	NC	Tipo de buraco para o cátion	Exemplo
0,225–0,414	4	tetraédrico	ZnS
0,414–0,732	6	octaédrico	NaCl
0,732–1,000	8	cúbico	CsCl

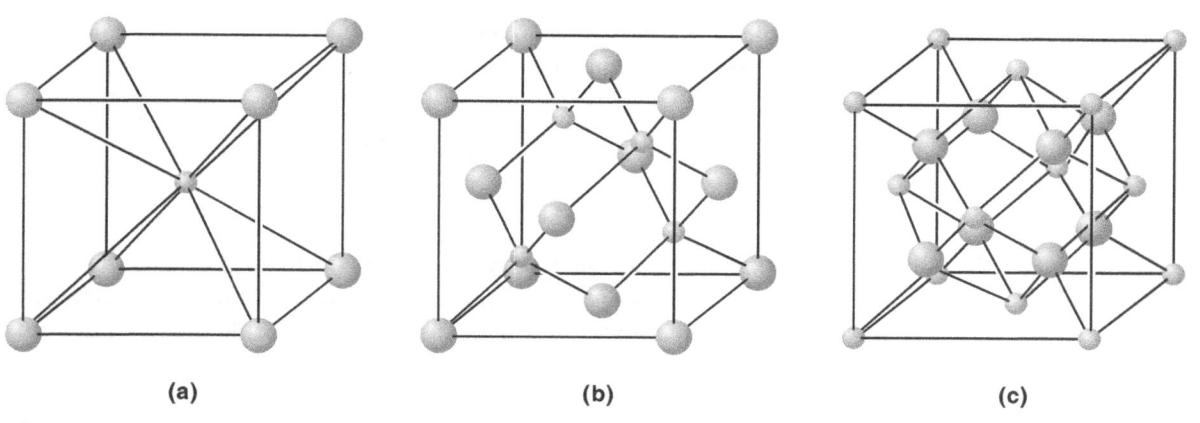

Figura 20.24
Estruturas cristalinas de (a) CsCl; (b) ZnS; e (c) CaF$_2$. Nos três casos a esfera menor é o cátion.

unitária ao utilizar uma abordagem semelhante à mostrada na Seção 16.2. Lembre-se, entretanto, que a Equação (16.7) se aplica somente a um par de íons. Em um cristal de NaCl, cada íon de Na$^+$ interage com *todos* os íons presentes. Calcular a energia de retículo de um cristal desse tipo parece desalentador, mas pode ser conduzido sistematicamente como se segue. A Figura 20.25 mostra as distâncias entre um íon Na$^+$ e alguns de seus vizinhos imediatos no retículo do NaCl. Esse íon Na$^+$ está rodeado por seis íons Cl$^-$ a uma distância r. A energia potencial para essa interação atrativa é

$$V_0 = -\frac{6e^2}{4\pi\varepsilon_0 r}\left(1 - \frac{1}{n}\right)$$

em que n é um número entre 8 e 12 (ver a Seção 16.2). Note que simplificamos a Equação (16.7) substituindo $q_{Na^+} + q_{Cl^-}$ por e^2, em que e é a carga eletrônica.

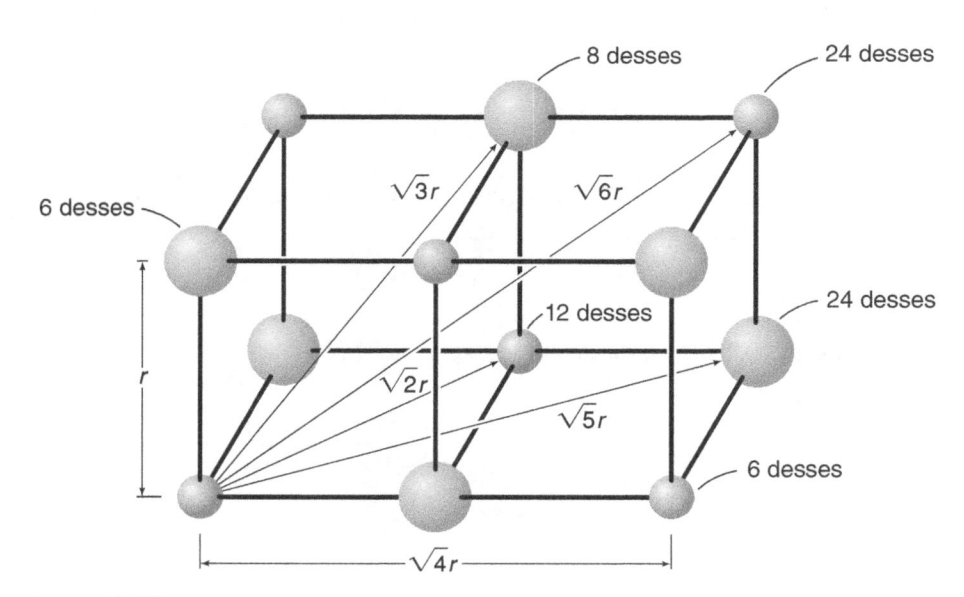

Figura 20.25
Distâncias entre um íon Na$^+$ (abaixo no canto esquerdo) e seus vizinhos no retículo do NaCl. A figura mostra somente metade da cela unitária. Código de cores: cinza é Na$^+$; vermelho é Cl$^-$.

Os vizinhos seguintes mais próximos do íon Na^+ são outros 12 íons Na^+ a uma distância de $\sqrt{2}\,r$, e a correspondente energia potencial para essa interação repulsiva é

$$V_0 = \frac{12e^2}{4\pi\varepsilon_0\sqrt{2}r}\left(1 - \frac{1}{n}\right)$$

Depois vêm 8 íons Cl^- a uma distância de $\sqrt{3}\,r$, 6 íons Na^+ a $\sqrt{4}\,r$, 24 íons Cl^- a $\sqrt{5}\,r$, 24 íons Na^+ a $\sqrt{6}\,r$, e assim por diante. A energia potencial (V) resultante da interação desse íon Na^+ em particular com todos os outros íons no retículo é dada pela soma dos termos individuais:

$$V = -\frac{e^2}{4\pi\varepsilon_0 r}\left(\frac{6}{1} - \frac{12}{\sqrt{2}} + \frac{8}{\sqrt{3}} - \frac{6}{\sqrt{4}} + \frac{24}{\sqrt{5}} - \frac{24}{\sqrt{6}} + \cdots\right)\left(1 - \frac{1}{n}\right) \quad (20.12)$$

Por causa do longo alcance das forças interiônicas, a série na equação acima converge muito lentamente, e técnicas especiais são necessárias para calculá-la. A soma da série converge para o valor $\mathcal{M} = 1{,}7476$, em que $\mathcal{M}$ é chamada *constante de Madelung* para o retículo cristalino do NaCl. Para 1 mol de NaCl, a Equação (20.12) se torna

$$\overline{V} = -\frac{N_A \mathcal{M} e^2}{4\pi\varepsilon_0 r}\left(1 - \frac{1}{n}\right) \quad (20.13)$$

em que N_A é a constante de Avogadro. De nossa definição de energia de retículo, segue-se que $U_0 = -\overline{V}$. A comparação da Equação 20.13 com a Equação 16.7 para 1 mol de pares de íons, utilizando o mesmo valor de n, mostra que a energia de retículo para o cristal de NaCl é aproximadamente 1,76 vez maior que a energia que mantém um mol de pares de íons NaCl na fase gasosa.

Constantes de Madelung foram também calculadas para outras estruturas cristalinas além do NaCl. Assim, para o CsCl, $\mathcal{M} = 1{,}76267$, e para o ZnS, $\mathcal{M} = 1{,}63805$.

EXEMPLO 20.2

Calcule a energia de retículo do NaCl, dado que $n = 8{,}4$ para o termo repulsivo no cristal e que a soma dos raios do Na^+ e do Cl^- é 2,81 Å.

RESPOSTA

Utilizamos a Equação 20.13 e o fator de conversão 1 J = 1 N m:

$$\overline{V} = -\frac{(6{,}022 \times 10^{23}\text{ mol}^{-1})(1{,}7476)(1{,}602 \times 10^{-19}\text{ C})^2[1 - (1/8{,}4)]}{4\pi(8{,}854 \times 10^{-12}\text{ C}^2\text{ N}^{-1}\text{ m}^{-2})(2{,}81 \times 10^{-10}\text{ m})}$$

$$= -7{,}61 \times 10^5 \text{ J mol}^{-1}$$

$$= -761 \text{ kJ mol}^{-1}$$

Portanto, a energia de retículo U_0 é igual a $+761$ kJ mol^{-1}.

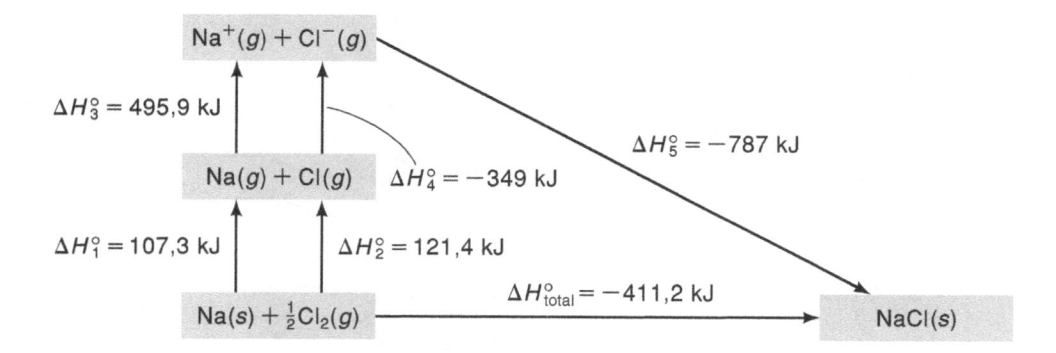

```
                Na⁺(g) + Cl⁻(g)
               ↑
ΔH°₃ = 495,9 kJ                      ΔH°₅ = −787 kJ
               Na(g) + Cl(g)   ΔH°₄ = −349 kJ
              ↑        ↑
ΔH°₁ = 107,3 kJ   ΔH°₂ = 121,4 kJ
                                ΔH°total = −411,2 kJ
               Na(s) + ½Cl₂(g) ─────────────────────→ NaCl(s)
```

Figura 20.26
Ciclo de Born-Haber para a formação de um mol de NaCl(s).

A energia de retículo não pode ser medida diretamente, mas pode ser calculada utilizando o ciclo de Born-Haber. Começamos com os elementos Na e Cl_2 em seus estados-padrão a 25 °C e realizamos os seguintes passos mostrados na Figura 20.26:

1. Conversão de 1 mole de sódio metálico a vapor de sódio. A entalpia de sublimação, $\Delta H_1^\circ = 107{,}3$ kJ.
2. Dissociação de $\frac{1}{2}$ mole de Cl_2 em átomos de Cl. Da entalpia de ligação do Cl_2 (ver a Tabela 4.4 do Volume 1), temos $\Delta H_2^\circ = \frac{1}{2}(242{,}7 \text{ kJ}) = 121{,}4$ kJ.
3. Ionização de 1 mol de átomos de Na. Da Tabela 14.4, $\Delta H_3^\circ = 495{,}9$ kJ.
4. Conversão de 1 mol de átomos de Cl em íons Cl⁻. Da Tabela 14.5, $\Delta H_4^\circ = -349$ kJ.
5. O passo 5 é

$$Na^+(g) + Cl^-(g) \rightarrow NaCl(s)$$

que define a energia do retículo; isto é, $\Delta H_5^\circ = -U_0$.

No apêndice B, encontramos a entalpia-padrão de formação para o NaCl(s):

$$Na(s) + \tfrac{1}{2}Cl_2(g) \rightarrow NaCl(s) \quad \Delta H_{total}^\circ = -411{,}2 \text{ kJ mol}^{-1}$$

De acordo com a lei de Hess, a variação de entalpia para o processo total é igual à soma dos passos individuais, de modo que

$$\Delta H_{total}^\circ = \Delta H_1^\circ + \Delta H_2^\circ + \Delta H_3^\circ + \Delta H_4^\circ + \Delta H_5^\circ$$

ou

$$\Delta H_5^\circ = -411{,}2 \text{ kJ mol}^{-1} - 107{,}3 \text{ kJ mol}^{-1} - 121{,}4 \text{ kJ mol}^{-1}$$
$$- 495{,}9 \text{ kJ mol}^{-1} + 349 \text{ kJ mol}^{-1}$$
$$= -787 \text{ kJ mol}^{-1}$$

Portanto, a energia de retículo de NaCl é dada por $U_0 = 787$ kJ mol⁻¹.

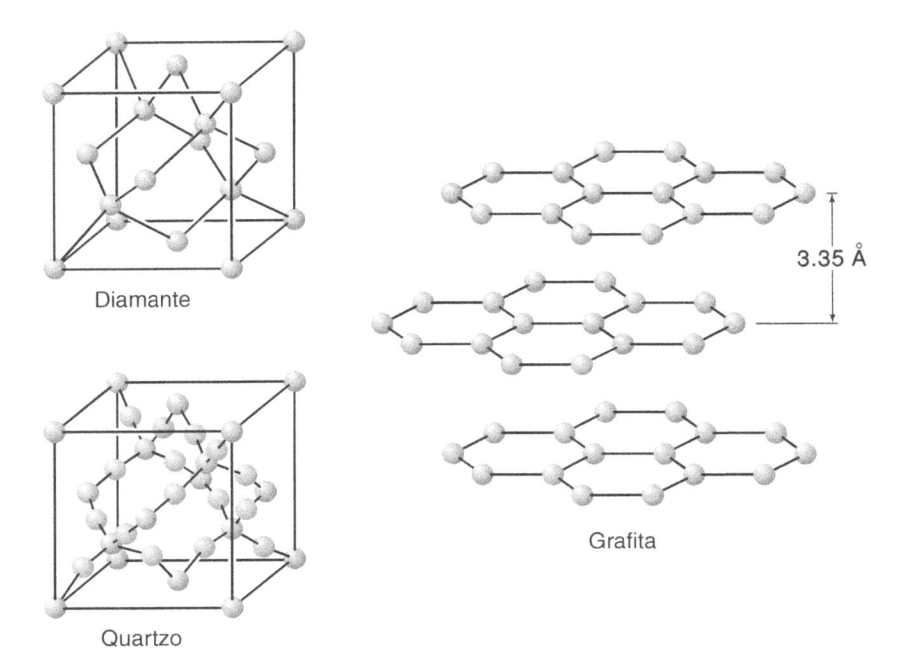

Figura 20.27
Estruturas do diamante, da grafita e do quartzo. As esferas vermelhas representam o oxigênio.

A concordância entre a energia de retículo calculada e a obtida pelo ciclo de Born-Haber é razoavelmente boa. A discrepância é devida principalmente às forças de dispersão entre os íons, ao caráter covalente parcial e à energia do ponto zero do cristal, fatores que não foram levados em conta no Exemplo 20.2.

Cristais covalentes

Cristais covalentes são sólidos duros que possuem pontos de fusão muito altos. Em geral, são pobres condutores de eletricidade porque não têm orbitais delocalizados. Em cristais covalentes, os átomos são mantidos unidos por ligações covalentes. Exemplos bem conhecidos são as duas formas alotrópicas do carbono, a grafita e o diamante (Figura 20.27). A estrutura do diamante está fundamentada no retículo cúbico de face centrada (fcc). Há oito átomos de carbono nos vértices do cubo, seis átomos de carbono nos centros das faces e mais quatro átomos de carbono dentro da cela unitária. Cada átomo está ligado de maneira tetraédrica a quatro outros átomos. Esse retículo fortemente ligado contribui para a dureza incomum do diamante. A distância carbono-carbono é igual a 1,54 Å, que é similar à encontrada no etano. Na grafita, cada átomo de carbono está ligado a três outros átomos de carbono. A distância carbono-carbono é igual a 1,12 Å, que está próxima da ligação carbono-carbono no benzeno. As camadas são mantidas unidas por forças de dispersão bastante fracas. Consequentemente, a grafita é facilmente deformada nas direções paralelas às camadas. Nos planos, a grafita é um cristal covalentemente ligado como no diamante. Outro exemplo importante de cristal covalente é o quartzo, ou SiO_2, também mostrado na Figura 20.27.

Os pontos de fusão do diamante e do quartzo são 3 550 °C e 1 610 °C, respectivamente.

Cristais moleculares

Os cristais moleculares são sólidos macios que possuem baixos pontos de fusão. Eles são pobres condutores de eletricidade. Os cristais moleculares consistem de substâncias como Ar, N_2, SO_2, I_2 e benzeno. Em geral, as moléculas estão empacotadas tão proximamente quanto seus tamanhos e suas formas permitem. As forças atrativas são principalmente interações do tipo van der Waals (forças de dispersão e forças dipolo-dipolo). Ligações de hidrogênio são em grande parte responsáveis pela estrutura cristalina do gelo (ver a Figura 16.13). A estrutura cristalina do buckminsterfulereno, ou *buckyball* (C_{60}), em que as moléculas de C_{60} são mantidas unidas somente por forças de dispersão, tem um arranjo fcc.

Finalmente, devemos ter em mente que nem todos os sólidos existem em formas cristalinas. Sólidos que não possuem uma estrutura regular são denominados *sólidos amorfos*; o vidro é um exemplo bem conhecido. A estrutura dessas substâncias é mais difícil de estudar, porque não existem padrões regulares.

Equações principais

$2d \operatorname{sen} \theta = \lambda$	(Equação de Bragg)	(20.2)
$EE = \dfrac{\text{volume das esferas na cela unitária}}{\text{volume da cela unitária}}$	(Eficiência de empacotamento)	(20.9)
razão do raio $= \dfrac{r_{\text{íon menor}}}{r_{\text{íon maior}}}$	(Regra da razão do raio)	(20.11)

APÊNDICE 20.1

Derivação da Equação 20.3

Para derivar a Equação 20.3, consideremos um sistema cristalino *qualquer* com eixos ortogonais (perpendiculares). Considere, por exemplo, os planos 210 mostrados na Figura 20.28a. O plano no lado esquerdo inferior passa por um ponto do retículo. O próximo ponto está deslocado de uma quantidade a/h ao longo do eixo x, ou a, e b/k ao longo do eixo y, ou b. Uma ampliação dos dois primeiros planos é mostrada na Figura 20.28b. Para os dois triângulos retângulos, escrevemos

$$\operatorname{sen} \alpha = \frac{d}{a/h} \tag{1}$$

$$\operatorname{sen} \alpha = \frac{b/k}{\sqrt{(a/h)^2 + (b/k)^2}} \tag{2}$$

Portanto,

$$\frac{d}{a/h} = \frac{b/k}{\sqrt{(a/h)^2 + (b/k)^2}}$$

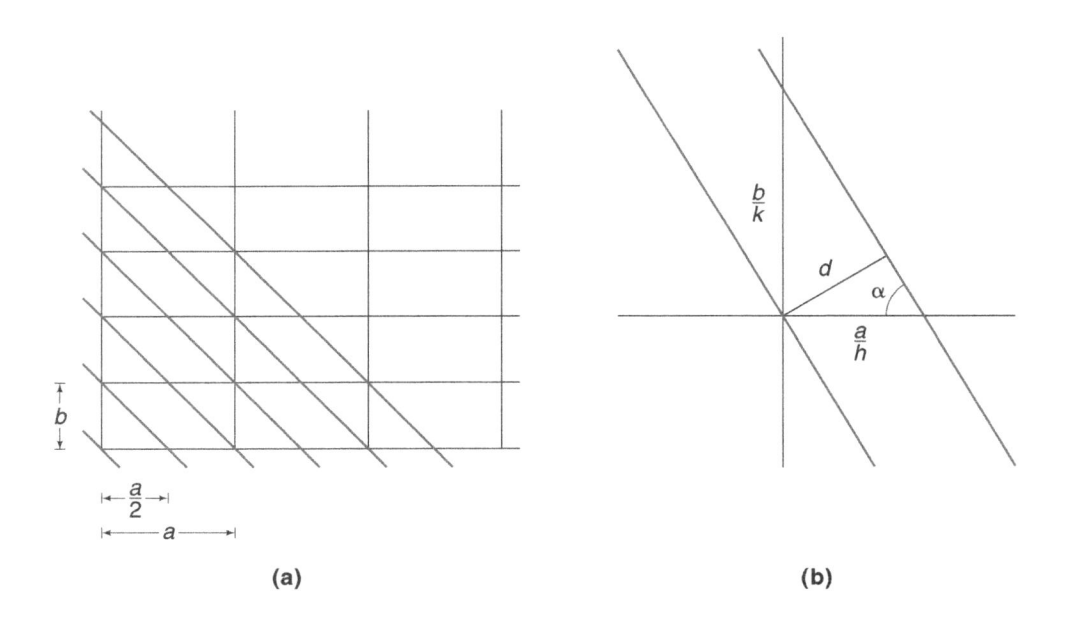

Figura 20.28
(a) A relação entre os planos 210 e o retículo cristalino. (b) A relação entre os índices (hkl) dos planos 210 e o espaçamento entre esses planos para sistemas com eixos ortogonais.

ou

$$d^2 = \frac{1}{(h/a)^2 + (k/b)^2}$$

$$d = \frac{1}{\sqrt{(h/a)^2 + (k/b)^2}} \tag{3}$$

Para três dimensões e um retículo cúbico, em que $a = b = c$,

$$\begin{aligned} d_{hkl} &= \frac{1}{\sqrt{(h/a)^2 + (k/b)^2 + (l/c)^2}} \\ &= \frac{a}{\sqrt{h^2 + k^2 + l^2}} \end{aligned} \tag{4}$$

que é a Equação 20.3.

Sugestões de leitura para aprofundamento

LIVROS

BORCHARDT-OTT, W. *Crystallography*. Nova York: Springer-Verlag, 1995.
BURDETT, J. K. *Chemical bonding in solids*. Nova York: Oxford University Press, 1995.
HAMMOND, C. *The basics of crystallography and diffraction*. Nova York: Oxford University Press, 1997.
PERUTZ, M. *Protein structure*. Nova York: W. H. Freeman, 1992.
SANDS, D. E. *Introduction to crystallography*. Nova York: W. A. Benjamin, 1969.
TABOR, D. *Gases, liquids, and solids*. 3. ed. Nova York: Cambridge University Press, 1991.
WALTON, A. J. *The three phases of matter*. 2. ed. Nova York: Oxford University Press, 1983.
WORMLAND, J. *Diffraction methods*. Nova York: Oxford University Press, 1973.

ARTIGOS

Gerais
BRIDGMAN, W. B. Calculation of Madelung constants. *J. Chem. Educ.* **46**, 592, 1969.
FAGAN, P. J.; WARD, M. D. Building molecular crystals. *Sci. Am.*, jul. 1992.
GOMER, R. Surface diffusion. *Sci. Am.*, ago. 1982.
MOTT, *Sir* N. The solid state. *Sci. Am.*, set. 1967.
NATHAN, L. C. Predictions of crystal structure based on radius ratio. *J. Chem. Educ.* **62**, 215, 1985.
NELSON, D. R. Quasicrystals. *Sci. Am.*, ago. 1986.
QUANE, D. Crystal lattice energy and the Madelung constant. *J. Chem. Educ.* **47**, 396, 1970.
SLOANE, N. J. A. The packing of spheres. *Sci. Am.*, jan. 1984.
TREPTOW, R. S. Determination of ΔH for reactions of the Born-Haber cycle. *J. Chem. Educ.* **74**, 919, 1997.

Difração de raios X e difração de nêutrons
ARGOS, P. Protein crystallography in a molecular biophysics course. *Am. J. Phys.* **45**, 31, 1977.
BAER, F. P.; JORDAN, T. H. X-ray crystallography experiment. *J. Chem. Educ.* **42**, 76, 1965.
BRAGG, Sir L. X-ray crystallography. *Sci. Am.*, jul. 1968.
BUNN, C. Macromolecules, the X-ray contribution. *Chem. Brit.* **11**, 171, 1975.
DAUX, W. L. Teaching biochemists and pharmacologists how to use crystallographic data. *J. Chem. Educ.* **65**, 502, 1988.
ENEMARK, J. H. Introducing chemists to X-ray structure determination. *J. Chem. Educ.* **65**, 491, 1988.
GLUSKER, J. P. Teaching crystallography to noncrystallographers. *J. Chem. Educ.* **65**, 474, 1988.
HARDING, M. H. X-ray analysis of crystal structures. *Chem. Brit.* **4**, 548, 1968.
KAPECKI, J. A. An introduction to X-ray structure determination. *J. Chem. Educ.* **49**, 231, 1972.
KNOX, J. R. Protein molecular weight by X-ray diffraction. *J. Chem. Educ.* **49**, 476, 1972.
MacINTYRE, W. M. X-ray crystallography as a tool for structural chemists. *J. Chem. Educ.* **41**, 526, 1964.
McPHERSON, A. Macromolecular crystals. *Sci. Am.*, mar. 1989.
PEARSON, W. B.; CHIEH, C. Crystallography. In: TRIGG, G. L. (ed.). *Encyclopedia of Applied Physics*. Nova York: VCH Publishers, 1994. v. 4. p. 385.
POPE, C. G. X-ray diffraction and the Bragg equation. *J. Chem. Educ.* **74**, 129, 1997.
VOGT, T. Neutron diffraction. In: TRIGG, G. L. (ed.). *Encyclopedia of Applied Physics*. Nova York: VCH Publishers, 1994. v. 11. p. 339.

Problemas

20.1 Construa uma tabela que liste os valores de h, k, l e $h^2 + k^2 + l^2$ para os retículos cúbico simples, fcc e bcc. Como você utilizaria essa tabela para deduzir a natureza de um retículo cristalino da série de valores de hkl determinados experimentalmente?

20.2 Quando raios X com um comprimento de onda de 0,85 Å são difratados por um cristal metálico, o ângulo de difração de primeira ordem ($n = 1$) medido é 14,8°. Qual é a distância entre as camadas de átomos responsáveis por essa difração?

20.3 Quando raios X com um comprimento de onda de 0,090 nm são difratados por um cristal metálico, o ângulo de difração de primeira ordem ($n = 1$) medido é 15,2°. Qual é a distância (em pm) entre as camadas de átomos responsáveis por essa difração?

20.4 A distância entre camadas em um cristal de NaCl é 282 pm. Raios X são difratados dessas camadas a um ângulo de 23,0°. Supondo que $n = 1$, calcule o comprimento de onda dos raios X em nm.

20.5 Calcule o número de esferas nas celas cúbica simples, cúbica de corpo centrado e cúbica de face centrada. Calcule, também, a eficiência de empacotamento de cada tipo de cela.

20.6 O alumínio tem um retículo cúbico de face centrada. A dimensão do retículo é 4,05 Å. Calcule a distância interatômica mais próxima e a densidade do metal.

20.7 A prata se cristaliza em um retículo cúbico de face centrada; o comprimento da aresta da cela unitária é 4,08 Å e a densidade do metal é 10,5 g cm^{-3}. Desses dados, calcule a constante de Avogadro.

20.8 Explique por que o diamante é mais duro que a grafita. Por que a grafita é um condutor de eletricidade, mas o diamante não é?

20.9 O bário se cristaliza em um arranjo de corpo centrado. Supondo um modelo de esferas rígidas, calcule o "raio" de um átomo de bário se o comprimento da aresta da cela unitária é 5,015 Å.

20.10 O ferro metálico se cristaliza em um retículo cúbico. O comprimento da aresta da cela unitária é 287 pm. A densidade do ferro é 7,87 g cm^{-3}. Quantos átomos de ferro existem em uma cela unitária?

20.11 O silício cristalino tem uma estrutura cúbica. O comprimento da aresta da cela unitária é 543 pm. A densidade do sólido é 2,33 g cm^{-3}. Calcule o número de átomos de Si em uma cela unitária.

20.12 O bário metálico se cristaliza em um retículo cúbico de corpo centrado (os átomos de Ba estão somente nos pontos do retículo). O comprimento da aresta da cela unitária é 502 pm, e a densidade do metal é 3,50 g cm^{-3}. Utilizando essa informação, calcule a constante de Avogadro.

20.13 O vanádio se cristaliza em um retículo cúbico de corpo centrado (os átomos de V ocupam somente os pontos do retículo). Quantos átomos de V estão presentes em uma cela unitária?

20.14 O európio se cristaliza em um retículo cúbico de corpo centrado (os átomos de Eu ocupam somente os pontos do retículo). A densidade do Eu é 5,26 g cm^{-3}. Calcule o comprimento (em pm) da aresta da cela unitária.

20.15 O ferro metálico pode existir na forma β (bcc, dimensão da cela = 2,90 Å) e na forma γ (fcc, dimensão da cela = 3,68 Å). A forma β pode ser convertida na forma γ pela aplicação de pressões altas. Calcule a razão das densidades da forma β para a forma γ.

20.16 Uma cela cúbica de face centrada contém 8 átomos X nos vértices da cela e 6 átomos Y nas faces. Qual é a fórmula empírica do sólido?

20.17 O ouro (Au) se cristaliza em uma estrutura de empacotamento compacta cúbica (o cubo de face centrada) e tem uma densidade de 19,3 g cm^{-3}. Calcule o raio atômico do ouro.

20.18 O argônio se cristaliza em um arranjo cúbico de face centrada. Dado que o raio atômico do argônio é 191 pm, calcule a densidade do argônio sólido.

20.19 Dado que a densidade do CsCl sólido é 3,97 g cm^{-3}, calcule a distância entre os íons Cs$^+$ e Cl$^-$ adjacentes.

20.20 Use o ciclo de Born-Haber (ver a Seção 16.2) para calcular a energia de retículo de LiF. [O calor de sublimação do Li é 155,2 kJ mol^{-1} e $\Delta_f \overline{H}°$ (LiF) = $-594{,}1$ kJ mol^{-1}. A entalpia de ligação do F$_2$ é 150,6 kJ mol^{-1}. Outros dados podem ser encontrados nas Tabelas 14.14 e 14.5].

20.21 Calcule a energia do retículo de cloreto de cálcio, dado que o calor de sublimação do Ca é 121 kJ mol^{-1} e $\Delta_f \bar{H}°(CaCl_2) = -795$ kJ mol^{-1}. (Ver as Tabelas 14.4 e 14.5 para outros dados.)

20.22 A partir dos seguintes dados, explique por que o cloreto de magnésio no estado sólido é $MgCl_2$ e não MgCl, ao passo que o cloreto de sódio é NaCl e não $NaCl_2$.

	Mg	Na
Primeira energia de ionização	738 kJ mol^{-1}	496 kJ mol^{-1}
Segunda energia de ionização	1 450 kJ mol^{-1}	4 560 kJ mol^{-1}

A energia de retículo do $MgCl_2$ é 2 527 kJ mol^{-1}.

20.23 Calcule a temperatura na qual o comprimento de onda de um nêutron é 1,00 Å.

20.24 Sem recorrer a um manual de química, decida qual das seguintes formas elementares do carbono tem a maior densidade: diamante ou grafita?

20.25 Preveja a influência da temperatura nos padrões de difração de raios X de cristais.

20.26 Compare a dependência com a temperatura da condutância elétrica em uma solução aquosa e em um metal.

20.27 Quais das seguintes substâncias são sólidos moleculares e quais são sólidos covalentes? Se_8, HBr, Si, CO_2, C, P_4O_6, B, SiH_4.

20.28 Classifique o estado sólido das seguintes substâncias como cristais iônicos, cristais covalentes, cristais moleculares ou cristais metálicos: **(a)** SiO_2; **(b)** SiC; **(c)** S_8; **(d)** KBr,; **(e)** Mg; **(f)** LiCl; **(g)** Cr.

20.29 Explique por que a maioria dos metais tem aparência reluzente.

CAPÍTULO 21

O estado líquido

Não há nada permanente; na verdade, todas as coisas fluem,
Fragmento se prende a fragmento - assim as coisas crescem
Até que as conheçamos e as nomeemos. Aos poucos, elas se fundem, e não são
mais as coisas que conhecemos.
—Titus Lucretius Carus*

A estrutura de líquidos situa-se em algum lugar entre o estado gasoso completamente desordenado e o estado cristalino altamente ordenado. Essa qualidade de "algum lugar entre" torna difícil uma explicação precisa das interações intermoleculares. Neste capítulo, discutiremos a estrutura de líquidos e consideraremos três tópicos importantes: viscosidade, tensão superficial e difusão. Brevemente, estudaremos também os cristais líquidos.

21.1 Estrutura de líquidos

À primeira vista, a palavra *estrutura* aplicada a líquidos pode parecer estranha. Uma dada quantidade de líquido tem um volume fixo, mas assume a forma do seu recipiente. No nível molecular, entretanto, os líquidos possuem algum grau de estrutura, ou ordem, como evidenciado por muitas medições físicas.

Para ver o que queremos dizer por estrutura de um líquido, vamos imaginar que pudéssemos tirar uma série de fotografias instantâneas de um líquido. Escolhendo um ponto arbitrário como origem, designamos $\rho(r)$ como a média ou o número médio de átomos por unidade de volume a um raio r da origem, que pode ser vista como uma função densidade. Então, o número total de átomos cujos centros se encontram entre uma camada esférica de raios r e $r + dr$ é dada por[†]

número de átomos na camada = (volume da camada)

× (número de átomos por unidade de volume)

$$= 4\pi r^2 dr \rho(r) \qquad (21.1)$$

A quantidade $4\pi r^2 \rho(r)$ é denominada *função de distribuição radial* e já foi introduzida na Seção 14.10.

---

* *No Single Thing Abides*, traduzido por MALLOCK, W. H. Londres: A & C Black Ltd., 1900. Utilizado sob permissão.

[†] O volume da camada esférica é dado por $(4\pi/3)(r+dr)^3 - (4\pi/3)r^3 = 4\pi r^2 dr$, se ignorarmos os termos $(dr)^2$ e $(dr)^3$.

Figura 21.1
Função de distribuição radial do argônio líquido a várias temperaturas e pressões. As condições são (1) 84 K e 0,8 atm; (2) 91,6 K e 1,8 atm; (3) 126,7 K e 18,3 atm; (4) 144,1 K e 37,7 atm; (5) 149,3 K e 46,8 atm. A curva (6) corresponde à distribuição radial para o argônio gasoso a 149 K e 43,8 atm. As linhas verticais no topo representam as linhas de difração para o argônio sólido. [Adaptado de EISENSTEIN, A; GINGRICH, N. S. *Phys. Rev.* **62**, 261, 1940.]

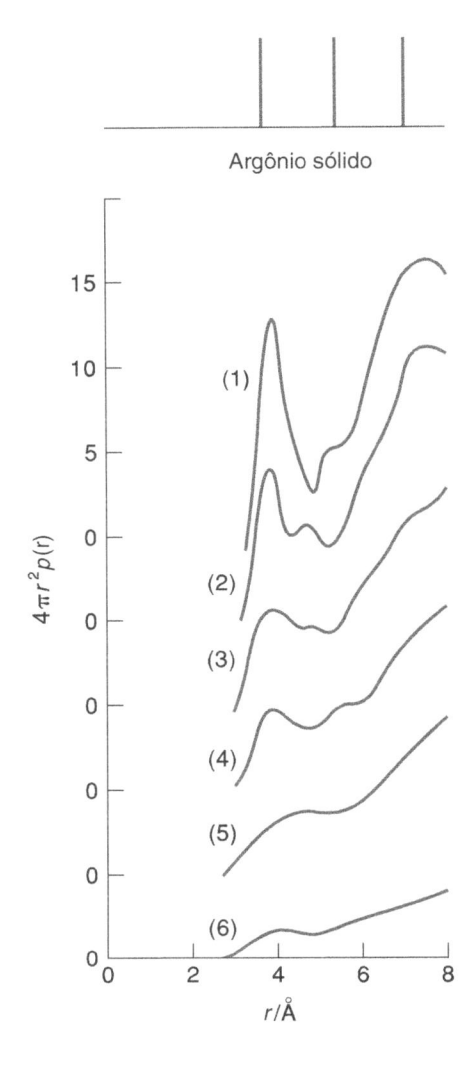

A Figura 21.1 mostra gráficos da função da distribuição radial para o argônio líquido em temperaturas e pressões diferentes. O argônio cristalino tem um retículo cúbico de face centrada; cada átomo de argônio tem um número de coordenação 12. No estado cristalino, o gráfico mostra uma série de linhas bem definidas em valores diferentes de r que representam a distância de separação entre os vizinhos próximos, os próximos vizinhos próximos, e assim por diante. Quando o argônio se funde, seu volume aumenta em cerca de 10%, e seu número de coordenação diminui para aproximadamente 10.[†] Os máximos, entretanto, ainda têm os mesmos valores do argônio sólido embora haja uma queda rápida das amplitudes conforme a distância aumenta relativamente ao centro. À medida que a temperatura é aumentada, esses picos tornam-se ainda mais largos e se deslocam para valores maiores de r. Essas observações são consistentes com o fato de que o argônio líquido, como todos os outros líquidos, possui uma ordem de curto alcance, mas não tem uma ordem de longo alcance. Mesmo sua ordem de curto alcance é rompida por um aumento na energia cinética dos átomos quando a temperatura é aumentada. Tenha em mente que a palavra *ordem*,

---

[†] O primeiro número de coordenação no estado líquido pode ser obtido estimando-se a área sob o primeiro pico, dada por

$$\int_{r_1}^{r_2} 4\pi r^2 \rho(r) dr$$

quando aplicada a líquidos, tem um significado diferente daquele utilizado para descrever o estado sólido. Nos líquidos, os átomos estão constantemente em movimento, portanto, o padrão de difração de raios X corresponde às suas posições *médias no tempo*.

Agora, examinaremos três propriedades importantes dos líquidos: viscosidade, tensão superficial e difusão.

21.2 Viscosidade

A *viscosidade* de um fluido – isto é, um gás, um líquido puro ou uma solução — é um indicador de sua resistência ao fluxo. No Capítulo 3 do volume 1, derivamos uma expressão para a viscosidade de gases utilizando uma teoria cinética simples (Equação 3.22). Nesta seção, consideraremos a viscosidade de líquidos.

A maioria dos viscosímetros monitora a facilidade com que os fluidos fluem através de tubos capilares. Vamos obter uma expressão relacionando a viscosidade de um líquido, η, aos parâmetros experimentais. Considere certo líquido fluindo através de um tubo capilar de raio R e comprimento L sob pressão constante, P (Figura 21.2). A velocidade do líquido é zero nas paredes e aumenta em direção ao centro do tubo, atingindo um máximo no centro. Imagine dois cilindros concêntricos de raios r e $(r + dr)$. De acordo com a Equação 3.20, a força de fricção, F, entre essas duas camadas cilíndricas é

$$F = -\eta(2\pi rL)\frac{dv}{dr} \quad (21.2)$$

em que $2\pi rL$ é a área superficial do cilindro interno, e dv/dr é o gradiente de velocidade. Como a velocidade diminui à medida que r aumenta, dv/dr é uma quantidade negativa, daí a inclusão de um sinal negativo na Equação 21.2 para tornar F um número positivo. Para um fluxo estacionário, a força de fricção deve ser exatamente balanceada pela força para baixo, que é dada pelo produto da pressão, P, e a área πr^2. Assim,

$$P(\pi r^2) = -\eta(2\pi rL)\frac{dv}{dr}$$

$$dv = -\frac{P}{2\eta L}rdr$$

A integração entre $v = 0$ (em $r = R$) e $v = v$ (em $r = r$) fornece

$$\int_0^v dv = -\frac{P}{2\eta L}\int_R^r rdr$$

Daí,

$$v = \frac{P}{4\eta L}(R^2 - r^2) \quad (21.3)$$

Vemos que a velocidade de fluxo em qualquer lugar no tubo é uma função parabólica de r. Note que a Equação 21.3 vale somente para *fluxo lamelar*, que requer diâmetros

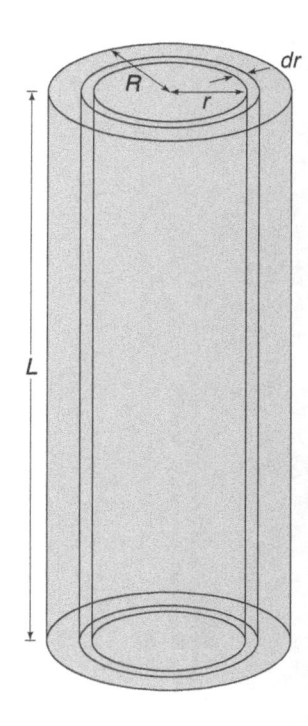

Figura 21.2
Fluxo de um líquido através de um tubo capilar de raio R.

pequenos e velocidades de fluxo baixas. Sem essas condições, a Equação 21.3 não é válida, podendo resultar em um *fluxo turbulento*.* Uma forma útil de distinguir entre o fluxo turbulento e o lamelar é através do *número de Reynolds* (em homenagem ao físico britânico Osborne Reynolds, 1842–1912), definido como

$$\text{número de Reynolds} = \frac{2Rv\rho}{\eta} \quad (21.4)$$

em que ρ é a densidade do líquido. Um número de Reynolds menor que 2 000, aproximadamente, indica um fluxo lamelar; um número maior que 3 500 indica um fluxo turbulento. Valores intermediários (entre 2 000 e 3 500) podem estar associados a qualquer um dos dois fluxos e devem ser determinados experimentalmente.

Nosso próximo passo é calcular a taxa de fluxo total do líquido através do tubo capilar em função da viscosidade. O volume do líquido que flui através de um elemento de seção de choque, $2\pi rdr$, por segundo é simplesmente $(2\pi rdr)v$, e o volume total do líquido fluindo por segundo, Q, é dado por

$$Q = \frac{V}{t} = \int_0^R v(2\pi rdr) = \frac{2\pi P}{4\eta L}\int_0^R (R^2 - r^2)rdr$$

$$= \frac{\pi PR^4}{8\eta L} \quad (21.5)$$

em que V é o volume total e t é a duração do fluxo. A Equação 21.5, conhecida como *lei de Poiseuille* (em homenagem ao médico francês Jean Poiseuille, 1799–1869), se aplica tanto a líquidos como a gases.

Uma aparelhagem relativamente simples para medir a viscosidade é o viscosímetro de Ostwald (inventado pelo químico alemão Wolfgang Ostwald, 1883–1943), mostrado na Figura 21.3. Ele consiste de um bulbo (A), com marcas x e y, conectado a um tubo capilar (B) e a um bulbo-reservatório (C). Um volume determinado do líquido em estudo é introduzido em C e sugado em A; a seguir, é medido o tempo (t) que o líquido leva para fluir entre x e y. Rearranjando a Equação 21.5, obtemos

$$\eta = \frac{\pi PR^4 t}{8VL} \quad (21.6)$$

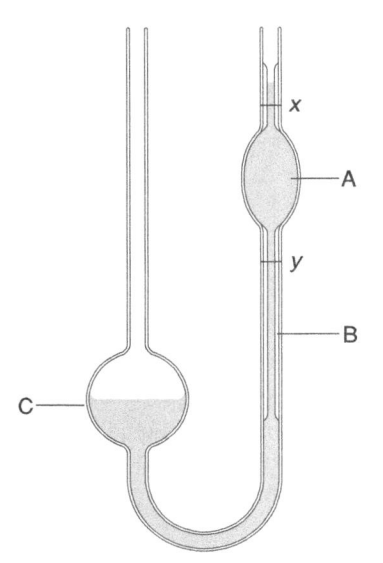

Figura 21.3
Viscosímetro de Ostwald. O tempo que o líquido leva para fluir entre as marcas x e y é medido e comparado com o do líquido de referência. A, bulbo; B, tubo capilar; C, bulbo-reservatório.

A pressão, P, em qualquer instante, forçando o líquido através de B é igual a $h\rho g$, em que h é a diferença de altura entre os níveis do líquido nas duas colunas, ρ é a densidade do líquido e g é a aceleração devida à gravidade. Para ser correto, notamos que a pressão varia durante a experiência porque h diminui. Mas, como o valor inicial e o valor final de h são os mesmos em cada caso e g é uma constante, a pressão aplicada é claramente proporcional à densidade do líquido.

Na prática, não usamos a Equação 21.6 para medir o valor de η por causa das incertezas na determinação do raio do tubo capilar, R. (Observe que o raio aparece como R^4, portanto, um pequeno desvio em R pode levar a um erro considerável em η.) Em vez disso, a viscosidade de um líquido é determinada de modo mais conve-

---

*Para um fluxo lamelar, todas as partículas do líquido se movem paralelamente ao tubo, e a velocidade cresce de modo regular desde zero nas paredes até um valor máximo no centro. Essas condições não são satisfeitas se o fluxo é turbulento.

Tabela 21.1
Viscosidade de alguns líquidos comuns a 293 K

Líquido	Viscosidade/P[a] Unidades CGS	Viscosidade/N · s · m^{-2} Unidades SI
Acetona	0,00316 (298 K)	0,000316
Benzeno	0,00652	0,000652
Tetracloreto de carbono	0,00969	0,000969
Etanol	0,01200	0,001200
Éter dietílico	0,00233	0,000233
Glicerina	14,9	1,49
Mercúrio	0,01554	0,001554
Água	0,0101	0,00101
Plasma sanguíneo	0,015 (310 K)	0,0015
Sangue total	0,04 (310 K)	0,004

[a] 1 poise (P) = 0,1 N s m^{-2}.

niente por comparação com um líquido de referência cuja viscosidade é conhecida precisamente, como se segue. A razão das viscosidades de uma amostra e de um líquido de referência é dada por

$$\frac{\eta_{\text{amostra}}}{\eta_{\text{referência}}} = \frac{\pi R^4 (Pt)_{\text{amostra}}}{8VL} \times \frac{8VL}{\pi R^4 (Pt)_{\text{referência}}}$$

Como os valores de *V*, *L* e *R* são os mesmos quando utilizamos o mesmo viscosímetro, e como $P = \text{constante} \times \rho$, a equação precedente se reduz a

$$\frac{\eta_{\text{amostra}}}{\eta_{\text{referência}}} = \frac{(\rho t)_{\text{amostra}}}{(\rho t)_{\text{referência}}} \tag{21.7}$$

Dessa forma, a viscosidade da amostra pode ser obtida prontamente das densidades dos líquidos e dos tempos de fluxo se $\eta_{\text{referência}}$ é conhecida. A Tabela 21.1 lista valores de viscosidade para vários líquidos comuns.

A Equação 21.6 pode ser aplicada ao estudo do fluxo de sangue em nosso corpo. A Figura 21.4 mostra um diagrama esquemático de várias rotas para a circulação de sangue. O coração é, de fato, uma bomba simples que alimenta um circuito duplo. Ele contém quatro câmaras — dois átrios e dois ventrículos — e quatro conjuntos de válvulas. O sangue recém-oxigenado é conduzido para fora da *aorta*, uma grande artéria, indo da câmara esquerda para artérias menores que o carregam para as várias partes do corpo. Essas, por sua vez, se ramificam em artérias ainda menores, das quais as menores entre elas — as *arteríolas* — se quebram em uma complexa rede de capilares. Essas estruturas minúsculas se enfiam por toda parte do corpo e ajudam o sangue a executar sua função vital: trocar oxigênio e outras substâncias por dióxido de carbono e resíduos com as células. Os capilares se juntam em pequeninas veias chamadas *vênulas*, que por sua vez se fundem em veias cada vez maiores que transportam o sangue desoxigenado de volta para o átrio direito do coração.

No espaço de uma única batida, o átrio se contrai e força o sangue nos ventrículos e, em seguida, os ventrículos se contraem, forçando o sangue para fora do cora-

Figura 21.4
Diagrama esquemático do sistema de circulação humano. O sangue arterial, rico em oxiemoglobina, é bombeado através do ventrículo esquerdo do coração para os tecidos, onde o oxigênio é liberado e de onde o dióxido de carbono é retirado. O sangue venoso, rico em dióxido de carbono dissolvido, é bombeado pelo ventrículo direito do coração para os pulmões, onde o dióxido de carbono é liberado e de onde o oxigênio é retirado.

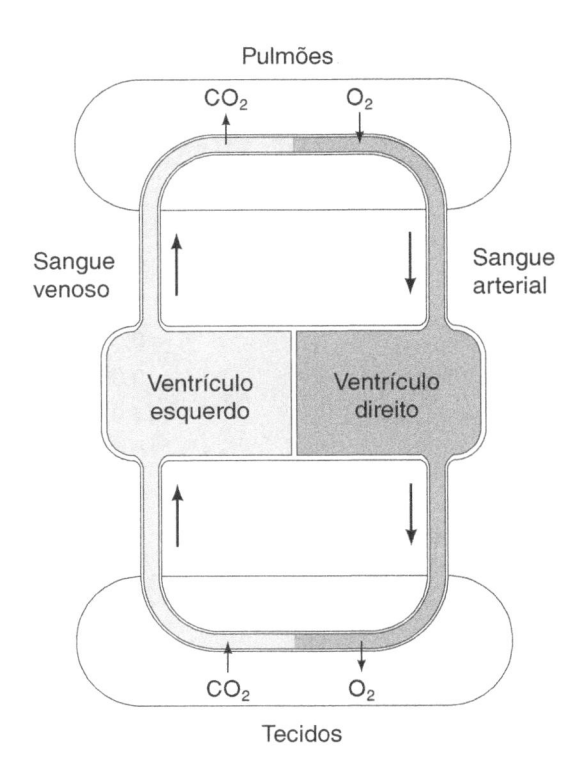

ção. Por causa da ação de bombeamento do coração, o sangue entra nas artérias em jorros, ou pulsos. A pressão máxima no pico do pulso é denominada *pressão sistólica*; a menor pressão entre os pulsos é chamada *pressão diastólica*. Em um jovem adulto saudável, a pressão sistólica é aproximadamente 120 mmHg (120 torr) e a pressão diastólica é cerca de 80 mmHg (80 torr).* Esses valores representam as pressões em excesso sobre a pressão atmosférica. Assim, as pressões sistólica e diastólica totais são 880 e 840 mmHg, respectivamente (supondo que a pressão atmosférica é 760 mmHg) e o valor médio da pressão sanguínea é aproximadamente 100 mmHg.

O raio da aorta é suficientemente grande (aproximadamente 1 cm), de modo que é necessária uma pequena diferença de pressão para manter um fluxo sanguíneo normal através dela. Em repouso, a taxa de fluxo sanguíneo é mais ou menos 0,08 L s^{-1}. A Equação 21.5 pode ser reescrita como

$$Q = \frac{\pi \Delta P R^4}{8 \eta L} \quad (21.8)$$

em que ΔP é a diferença na pressão em dois pontos ao longo da aorta, e L é a distância

---

* Para medir a pressão sanguínea, uma braçadeira é envolvida ao redor do braço de uma pessoa acima do cotovelo e conectada por um tubo ao esfigmomanômetro (o aparelho medidor). A braçadeira é inflada até que a artéria principal no braço esteja suficientemente comprimida para interromper o fluxo de sangue. O profissional da saúde ouve com um estetoscópio colocado sobre a artéria. Em seguida, a braçadeira é esvaziada lentamente, reduzindo a pressão. Quando o primeiro som de pulso é ouvido, a leitura da pressão é anotada. Essa é a pressão sistólica da pessoa. Outra leitura é feita quando o som de pulso desaparece. Essa é a pressão diastólica.

entre esses pontos. Fazendo $L = 0,01$ m e convertendo Q para 8×10^{-5} m^3 s^{-1}, encontramos

$$\Delta P = \frac{8\eta L Q}{\pi R^4}$$

$$= \frac{8(0,004 \text{ N s m}^{-2})(0,01 \text{ m})(8 \times 10^{-5} \text{ m}^3 \text{ s}^{-1})}{\pi(0,01 \text{ m})^4}$$

$$= 0,8 \text{ N m}^{-2}$$

$$= 6 \times 10^{-3} \text{ mmHg}$$

(O fator de conversão é 1 N m^{-2} = 7,5 $\times$ 10^{-3} mmHg.) Uma queda na pressão de 6×10^{-3} mmHg por cm é insignificantemente pequena se comparada com a pressão sanguínea total. A situação é diferente à medida que o sangue entra nas outras artérias principais. Como esses vasos têm um diâmetro muito menor que a aorta, é necessária uma queda de pressão de aproximadamente 20 mmHg para manter o fluxo através deles. Portanto, a pressão é somente 80 mmHg quando o sangue entra nas arteríolas. Como esses vasos têm raios ainda menores, existe outra queda na pressão de aproximadamente 50 mmHg. Uma queda adicional de 20 mmHg ocorre quando o sangue flui através dos capilares. Note que, embora os capilares tenham raios muito menores que as arteríolas, há tantos que a quantidade de sangue que passa através de cada um é muito pequena. No momento em que o sangue alcança as veias, sua pressão ficou reduzida para aproximadamente 10 mmHg. Felizmente, as veias têm válvulas na forma de mitra que previne o refluxo do sangue a essa baixa pressão. O movimento do sangue nas veias é promovido pelo efeito massageante dos músculos esqueléticos em volta, ou pelas artérias adjacentes. Finalmente, o sangue retorna ao átrio direito, pronto para circular novamente.

Uma comparação interessante pode ser feita entre a Equação 21.8

$$Q = \frac{\Delta P}{8\eta L / \pi R^4}$$

e a lei de Ohm:

$$\text{corrente} = \frac{\text{voltagem}}{\text{resistência}}$$

Por analogia, a resistência ao fluxo é dada por $8L\eta/\pi R^4$. A Equação 21.8 pode ser aplicada ao estudo do fluxo de sangue nas artérias, nas arteríolas e nos capilares. Como a resistência é inversamente proporcional à quarta potência do raio, uma diminuição de 2×10^{-4} cm, um raio capilar típico, para $1,5 \times 10^{-4}$ cm causada por depósitos de colesterol, digamos, resultaria em um aumento na resistência por um fator de 3. Um fluxo sanguíneo normal teria de ser sustentado por uma pressão sanguínea mais alta, causando uma condição conhecida como *hipertensão*. Por outro lado, se a resistência cai enquanto a pressão se mantém inalterada, o fluxo de sangue, Q, é aumentado. Durante exercícios intensos, tanto a pressão do sangue como os raios dos vasos sanguíneos aumentam, mudança conhecida como *vasodilatação*. Essas duas mudanças facilitam um maior fluxo sanguíneo para compensar o aumento na taxa de metabolismo do corpo.

Um xarope quente escorre mais facilmente que um xarope frio.

Em geral, a viscosidade de uma solução é maior que a de um solvente puro.* A presença de moléculas do soluto perturba o padrão de fluxo calmo, ou gradiente de velocidade, do fluido, resultando em um aumento na viscosidade. Essa variação na viscosidade é, em particular, verdadeira para soluções que contêm macromoléculas. Como seria de esperar, as viscosidades dessas soluções também dependem da conformação das macromoléculas. A viscosidade de uma solução de DNA, por exemplo, pode variar muito dependendo de as moléculas de soluto possuírem a conformação nativa de dupla hélice, ou de estarem arranjadas em espirais aleatórias. Frequentemente, a cinética de denaturação de hélice para espiral aleatória pode ser medida convenientemente em termos de variações na viscosidade da solução ao longo de um período de tempo.

As viscosidades da maioria dos líquidos diminuem com o aumento de temperatura. Uma interpretação molecular sugere que os líquidos possuem um número de buracos ou vazios e as moléculas estão constantemente se movendo nesses vazios. Esse processo permite que o líquido flua, mas requer energia. Para ser capaz de se mover para esse vazio, uma molécula deve possuir energia de ativação suficiente para se sobrepor à repulsão que sofre das moléculas em torno desse vazio. Em temperaturas mais altas, mais moléculas possuem a energia de ativação necessária, de modo que o líquido escoa mais facilmente. De fato, há uma equação para o fluxo viscoso análoga à equação de Arrhenius, dada por

$$\eta = \eta_0 e^{-E_v/k_B T} \qquad (21.9)$$

em que η_0 é uma constante característica do líquido e E_v é a "energia de ativação" para o fluxo viscoso. Em contraste com os líquidos, a viscosidade de um gás *aumenta* com a temperatura.[†] No tratamento molecular da cinética de gases, a origem da resistência viscosa entre duas camadas adjacentes é a transferência de momento das moléculas de uma camada para a outra. A taxa de transferência aumenta com a temperatura e, portanto, a viscosidade do gás também aumenta.

No Capítulo 22, discutiremos a determinação das massas molares de macromoléculas a partir de medidas de viscosidades.

21.3 Tensão superficial

Quando a superfície de um líquido se expande, as moléculas que estavam na região interior são trazidas para seu exterior. O trabalho precisa ser realizado para neutralizar as forças atrativas entre essas moléculas e suas vizinhas. Esse processo é um tanto semelhante à vaporização de um líquido. Na vaporização, entretanto, as moléculas são completamente removidas do líquido, enquanto as moléculas em uma camada superficial ainda estão sob a influência de forças intermoleculares fortes, sendo a diferença o fato de que essas forças estão em uma direção contrária à da fase de vapor (Figura 21.5). Essa interação não balanceada sentida pelas moléculas da camada superficial tem como consequência a tendência de um líquido minimizar sua área superficial. Por essa razão, uma pequena gota de líquido toma a forma esférica.

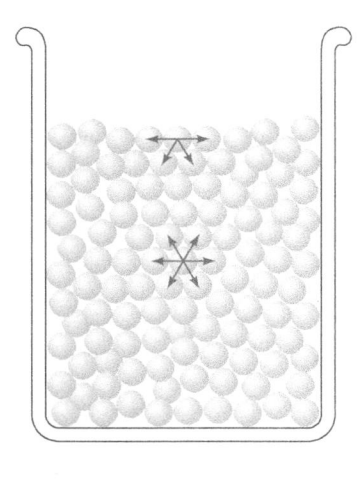

Figura 21.5
Forças intermoleculares que agem em uma molécula na camada superficial e em uma molécula na região interior do líquido.

---

* Há um número de casos em que o inverso é verdadeiro. Por exemplo, as viscosidades de muitas soluções aquosas que contêm íons de metais alcalinos e de amônio e determinados ânions são *mais baixas* que a da água (ver a Seção 8.2 do volume 1).

[†] Da Equação 3.22, escrevemos
$$\eta = \frac{m\bar{c}}{3\sqrt{2}\pi d^2} = \frac{2}{3d^2}\sqrt{\frac{mk_B T}{\pi^3}}$$

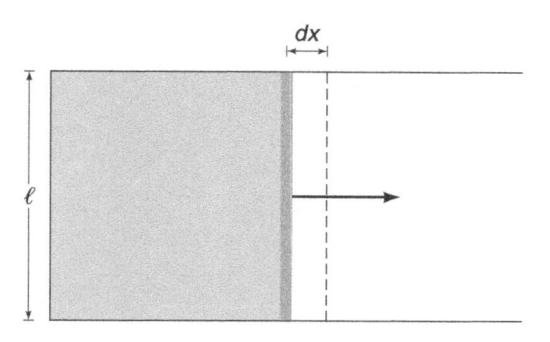

Figura 21.6
Uma estrutura de arames que apoia um filme de líquido. O trabalho tem de ser realizado para expandir a área da superfície do filme.

A Figura 21.6 mostra um filme fino, como o de uma bolha de sabão, esticado em um suporte de arame que tem um lado móvel (chamado pistão) de comprimento l. A força (F) necessária para esticar o filme é proporcional ao comprimento l. Como o filme tem dois lados, o comprimento total do filme é $2l$, portanto,

$$F \propto 2l$$
$$= 2\gamma l \qquad (21.10)$$

em que a constante de proporcionalidade, γ, é a *tensão superficial* do líquido. Dessa forma, a tensão superficial pode ser vista como a força exercida por uma superfície de área unitária; ela tem as unidades N m^{-1}. Como N m^{-1} é equivalente a J m^{-2}, podemos também interpretar a tensão superficial em termos da energia de superfície. O trabalho mecânico realizado ao se movimentar o pistão por uma distância dx é Fdx, e a variação na área da superfície é $2ldx$. A razão do trabalho realizado pelo aumento na área é

$$\frac{Fdx}{2ldx} = \frac{2\gamma ldx}{2ldx} = \gamma \qquad (21.11)$$

Vemos que a tensão superficial pode também ser definida como a energia de superfície por unidade de área. A energia de superfície é de origem mecânica e não térmica. O trabalho realizado no estiramento do filme resulta em um aumento na energia de Gibbs, e a tendência de uma superfície de reduzir sua área é exatamente outro exemplo de um sistema que tende a um arranjo de menor energia de Gibbs (a temperatura e pressão constantes).

O método da ascensão capilar

O *método da ascensão capilar* fornece uma forma simples de medir a tensão superficial de líquidos. Nesse arranjo, um tubo capilar de raio r é imerso no líquido em estudo (Figura 21.7a). A força que age para baixo é a força gravitacional sobre o líquido, dada por $\pi r^2 h\rho g$, em que $\pi r^2 h$ é o volume,* ρ é a densidade do líquido e g é a aceleração devida à gravidade. Esse peso deve ser balanceado por uma força para

---

* Aqui ignoramos a pequena quantidade de líquido acima do topo do menisco. Para trabalho de precisão, um termo de correção de $r/3$ deve ser adicionado a h no cálculo.

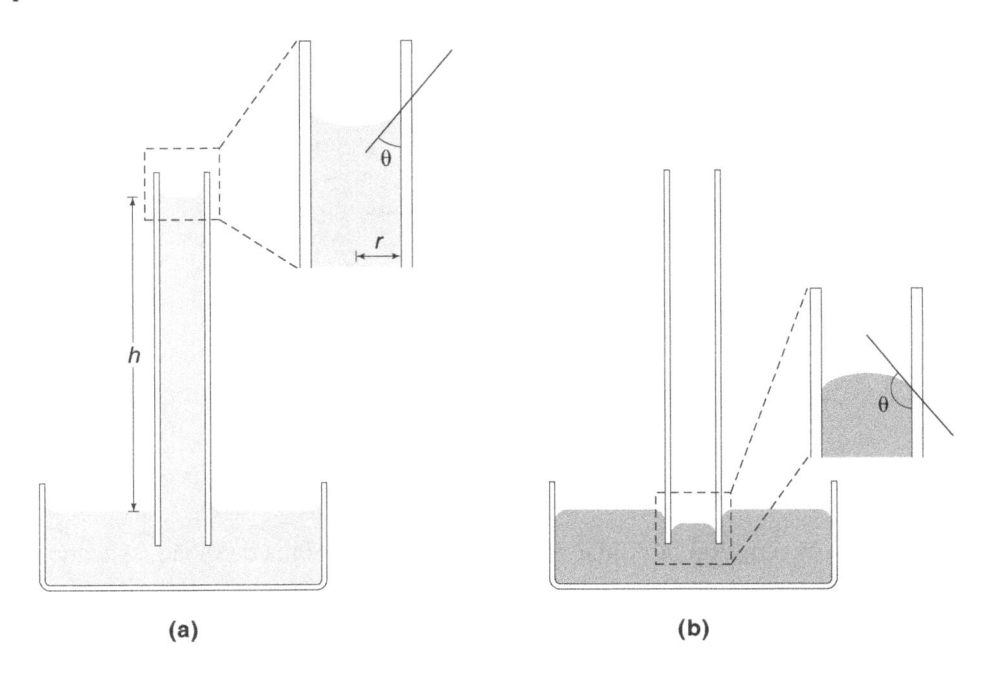

Figura 21.7
(a) O fenômeno da ascensão no capilar para líquidos nos quais a adesão é maior que a coesão.
(b) Quando a coesão é maior que a adesão, o líquido no capilar forma uma depressão.

cima causada pela tensão superficial do líquido. Atuando ao longo da periferia do buraco cilíndrico, entre o líquido e a parede do vidro, essa força é dada por $2\pi r \gamma \cos\theta$, em que $2\pi r$ é a circunferência do buraco, θ é o ângulo de contato entre o líquido e o tubo capilar no menisco e $\cos\theta$ dá o componente vertical (para cima) da força. Igualando as forças para cima e para baixo, escrevemos

$$\pi r^2 h \rho g = 2\pi r \gamma \cos\theta$$

ou

$$\gamma = \frac{rh\rho g}{2\cos\theta} \tag{21.12}$$

As tensões superficiais de vários líquidos comuns são mostradas na Tabela 21.2.

Embora a ascensão de líquidos em um tubo capilar seja comumente observada, de maneira nenhuma ela é um fenômeno universal. Por exemplo, quando um tubo capilar é imerso em mercúrio líquido, a parte superior do líquido no tubo está na realidade mais baixa do que a superfície do líquido livre (Figura 21.7b). Esses dois comportamentos divergentes podem ser entendidos considerando-se a atração intermolecular entre moléculas iguais no líquido, denominada *coesão*, e a atração entre as moléculas do líquido e a parede do vidro, denominada *adesão*. Se a adesão é mais forte que a coesão, as paredes se tornam molhadas, e o líquido subirá pelas paredes. Como a interface vapor-líquido resiste a ser esticada, o líquido no centro da coluna também sobe. Inversamente, se a coesão é maior que a adesão, o líquido no capilar forma uma depressão.

Tabela 21.2
Tensão superficial (γ) de alguns líquidos comuns a 293 K

Líquido	$\gamma/\text{N} \cdot \text{m}^{-1}$
Ácido acético	0,0276
Acetona	0,0237
Benzeno	0,0289
Tetracloreto de carbono	0,0266
Clorofórmio	0,0271
Etanol	0,0223
Éter dietílico	0,0170
n-hexano	0,0184
Mercúrio	0,476 (298 K)
Água	0,07275

EXEMPLO 21.1

Um raio típico de um vaso de xilema de uma planta é de aproximadamente 0,020 cm. A que altura a água subirá nesse vaso a 293 K?

RESPOSTA

Da Equação 21.12,

$$h = \frac{2\gamma \cos\theta}{rg\rho}$$

Como o ângulo de contato é em geral muito pequeno, supomos que $\theta = 0$, de modo que $\cos\theta = 1$. Os dados são:

$$\gamma = 0,07275 \text{ N m}^{-1}$$
$$r = 0,00020 \text{ m}$$
$$g = 9,81 \text{ m s}^{-1}$$
$$\rho = 1 \times 10^3 \text{ kg m}^{-3}$$

Assim,

$$h = \frac{2(0,07275 \text{ N m}^{-1})}{(0,00020 \text{ m})(9,81 \text{ m s}^{-2})(1 \times 10^3 \text{ kg m}^{-3})}$$

$$= 0,074 \text{ N s}^2 \text{ kg}^{-1}$$

$$= 0,074 \text{ m} \quad (1 \text{ N} = 1 \text{ kg m s}^{-2})$$

COMENTÁRIO

O resultado mostra que o fenômeno da ascensão capilar é parcialmente responsável pela subida da água nas plantas e nos solos, mas não pode explicá-la por completo. A água é ajudada por um mecanismo principal, a osmose, discutida no Capítulo 7, volume 1.

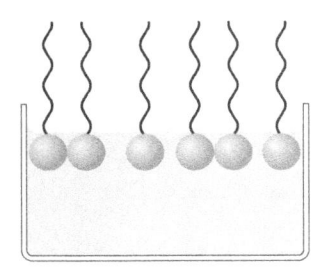

Figura 21.8
Diagrama esquemático de moléculas de ácido graxo em água. As esferas representam grupos polares e as linhas em zigue-zague representam as cadeias do hidrocarboneto não-polar.

A tensão superficial de soluções aquosas é em geral próxima à da água pura se os solutos são sais, como o NaCl, ou a sacarose e outras substâncias que não se agrupam preferencialmente na interface ar-água. Por outro lado, a tensão superficial pode diminuir dramaticamente se a substância dissolvida é um ácido graxo ou um lipídeo. Essas moléculas consistem de duas regiões: um grupo polar hidrofílico (que atrai a água) como o –COOH em uma extremidade, e uma longa cadeia de hidrocarboneto, que é não-polar e, portanto, hidrofóbica (que repele a água) na outra ponta. Os grupos não-polares tendem a se alinhar juntos ao longo da superfície da água com os grupos polares direcionados para o interior da solução (Figura 21.8). Consequentemente, a tensão superficial diminui. Esse efeito depende da natureza da molécula de soluto. Assim, embora uma solução 0,01 M de ácido caproico [$CH_3–(CH_2)_4–COOH$] abaixe a tensão superficial em aproximadamente 0,015 N m^{-1}, uma diminuição de aproximadamente 0,025 N m^{-1} é observada em uma solução 0,0005 M de ácido cáprico [$CH_3–(CH_2)_8–COOH$]. Qualquer substância que cause uma redução na tensão superficial dessa maneira é denominada *surfactante*. Entre os surfactantes mais efetivos estão os sabões (sais de ácidos graxos de cadeias longas) e as proteínas denaturadas.

Tensão superficial nos pulmões

A ação de surfactantes também desempenha um importante papel no processo respiratório. De longe, a superfície mais extensa do corpo humano em contato com a vizinhança é a superfície interior úmida dos pulmões. Para levar a cabo a troca ativa de dióxido de carbono e oxigênio entre o sangue circulante e a atmosfera em um adulto médio, é necessária uma área de superfície nos pulmões do tamanho aproximado de uma quadra de tênis. Tal área está circunscrita no volume relativamente pequeno do peito pela compartimentalização dos pulmões em centenas de milhões de pequeninos espaços aéreos, ou sacos, chamados *alvéolos*. Os alvéolos têm um raio médio de aproximadamente 0,005 cm; estão conectados, por passagens confluentes através da árvore bronquial e da traquéia, com a atmosfera (Figura 21.9).

Durante a inalação normal, a pressão nos alvéolos está aproximadamente 3 mmHg abaixo da pressão atmosférica; dizemos que eles têm uma pressão efetiva* de −3 mmHg, que permite que o ar flua neles através de tubos bronquiais. Os alvéolos estão forrados com um fluido de tecido mucoso que normalmente tem uma tensão superficial de 0,05 N m^{-1}. Durante a inalação, o raio dos alvéolos se expande por um fator de cerca de 2; a diferença de pressão necessária para inflar um alvéolo é dada pela equação

---

* Pressão efetiva (em inglês, *gauge pressure*) é a diferença entre a pressão absoluta de um fluido (gás ou líquido) e a pressão atmosférica. Por exemplo, quando medimos a pressão de um pneu, o valor corresponde não à pressão de ar no pneu, mas a seu excesso relativamente à pressão atmosférica. O mesmo se aplica à pressão sanguínea discutida anteriormente.

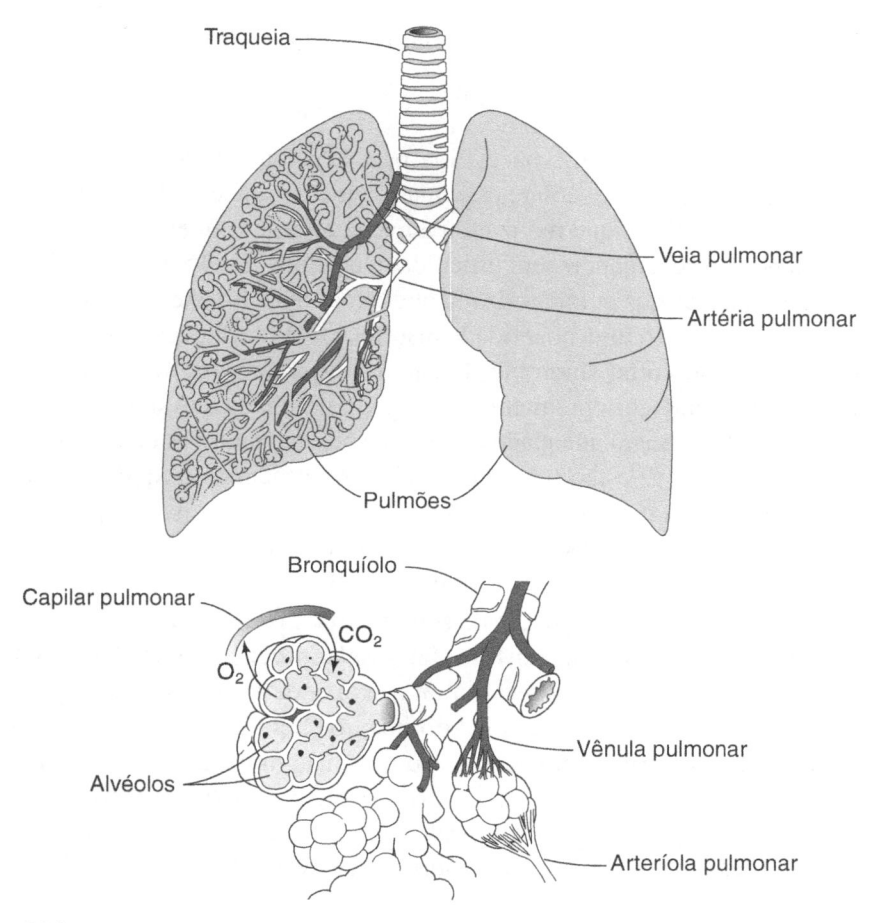

Figura 21.9
As relações entre as vias respiratórias e os vasos sanguíneos. Os alvéolos são os espaços de ar nos pulmões através dos quais o oxigênio entra no sangue e sai o dióxido de carbono. Um alvéolo médio se expande e se contrai cerca de 15 000 vezes por dia durante a respiração.

(ver o Apêndice 21.1 para sua derivação):

$$P_i - P_o = \frac{2\gamma}{r} \qquad (21.13)$$

em que P_i e P_o são as pressões efetivas dentro e fora dos alvéolos, γ é a tensão superficial do fluido mucoso e r é o raio dos alvéolos. Para que essa expansão ocorra, a diferença de pressão deve ser pelo menos

$$\begin{aligned} P_i - P_o &= \frac{2(0{,}05 \text{ N m}^{-1})}{5 \times 10^{-5} \text{ m}} \\ &= 2{,}0 \times 10^3 \text{ N m}^{-2} \\ &= 15 \text{ mmHg} \end{aligned}$$

A pressão no espaço entre os pulmões e a cavidade pleural que mantém os pulmões, P_o, é somente -4 mmHg (ou 756 mmHg em valor absoluto). Portanto, temos

$$P_i - P_o = (-3 \text{ mmHg}) - (-4 \text{ mmHg})$$
$$= 1 \text{ mmHg}$$

que é somente 1/15 da pressão necessária para expandir um alvéolo. Para superar esse problema, as células alveolares secretam um tipo especial de surfactante (chamado dipalmitil lecitina), que reduz efetivamente a tensão superficial, de modo que os alvéolos podem se expandir sem dificuldade no curso das 15 000 ou mais respirações que são inaladas nos pulmões de um adulto por dia. Um exemplo impressionante do que ocorre quando uma quantidade insuficiente de surfactante está presente é o distúrbio conhecido como síndrome da agonia respiratória do recém-nascido, que frequentemente afeta bebês prematuros nos quais as células que sintetizam o surfactante ainda não funcionam adequadamente. Mesmo nos pulmões de um bebê saudável normal, os alvéolos estão tão comprimidos no nascimento, que uma diferença grande de pressão, da ordem de 25 a 30 mmHg, é necessária para expandi-los pela primeira vez. Portanto, a primeira respirada de vida necessita de um esforço extraordinário para superar a tensão superficial nos alvéolos.

A atividade de superfície discutida acima tem também uma relação com a conservação de água. Ao se espalhar um filme fino de álcool cetílico [$CH_3(CH_2)_{14}CH_2OH$] sobre a superfície da água, pode-se diminuir a taxa de evaporação da água nos reservatórios. O álcool cetílico é um sólido insolúvel em água. Ele tem, entretanto, uma solubilidade superficial no sentido de que suas moléculas flutuam na água e formam um filme fino que se espalha cobrindo toda a superfície. Se o filme é rompido pelo tempo ou por outras perturbações, ele se regenera prontamente. Somente 30 g do material são suficientes para cobrir cerca de 10 000 m^2 (3 acres) de superfície de água.

21.4 Difusão

Difusão é o processo pelo qual gradientes de concentração em uma solução diminuem espontaneamente até ser obtida uma distribuição homogênea uniforme. O processo de difusão é importante em muitos sistemas químicos e biológicos. Por exemplo, ele é o principal mecanismo pelo qual o dióxido de carbono alcança os sítios de fotossíntese nos cloroplastos. A compreensão do transporte de moléculas de soluto através das membranas celulares também precisa de um conhecimento detalhado da difusão. Além disso, o fenômeno de difusão tem um papel importante na determinação da massa molar de macromoléculas (ver o Capítulo 22). Nesta seção, descrevemos algumas características da difusão em solução.

Leis de Fick de difusão

Imagine um recipiente com uma solução no fundo e o solvente puro por cima, como mostrado na Figura 21.10a. Inicialmente, há uma fronteira distinta entre a solução e o solvente. Com o passar do tempo, as moléculas do soluto gradualmente se movem para cima por difusão. Esse processo continua até que o sistema inteiro fique homogêneo. Em 1855, o fisiologista alemão Adolf Eugen Fick (1829–1901) estudou o fenômeno de difusão e descobriu que o *fluxo* (J), isto é, a quantidade líquida de soluto que se difunde através de uma unidade de área por unidade de tempo, é proporcional ao gradiente de concentração. Expressando essa relação matematicamente

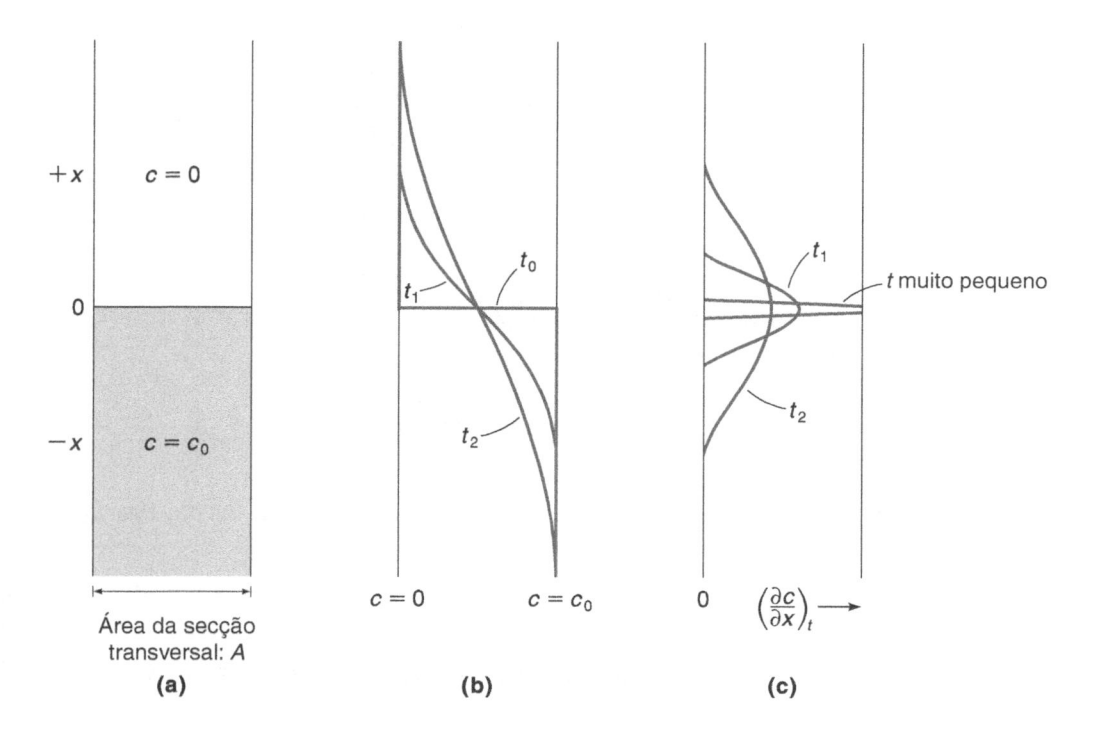

Figura 21.10
(a) Difusão de um soluto de uma célula de secção transversal uniforme no componente de solvente puro. (b) Gráficos de concentração, c, em função de x. Em $t = 0$ (a curva t_0), a fronteira entre a solução e o componente de solvente puro é bem definida em toda a sua extensão. (c) Gráficos de gradiente de concentração $(\partial c/\partial x)_t$ em função de x para vários tempos t depois que a difusão começou. Em $t = 0$, o gradiente é uma linha vertical de altura infinita sem largura centrada em $x = 0$.

em uma dimensão ao longo do eixo x, escrevemos

$$J \propto -\left(\frac{\partial c}{\partial x}\right)_t$$

$$= -D\left(\frac{\partial c}{\partial x}\right)_t \quad (21.4)$$

A Equação 21.14 é conhecida como *primeira lei de Fick de difusão* em uma dimensão. A quantidade $(\partial c/\partial x)_t$ é o gradiente de concentração da substância que se difunde no tempo t da difusão, e D é o coeficiente de difusão da substância que se difunde no meio em questão. Suas unidades são m^2 s^{-1} ou cm^2 s^{-1}. O sinal negativo indica que a difusão procede da concentração mais alta para a concentração mais baixa, porque o gradiente de concentração é negativo na direção de difusão. Dessa forma, o fluxo é uma quantidade positiva.

Vamos investigar o processo de difusão com um pouco mais de detalhes formulando a seguinte questão: Qual é a variação na concentração com o tempo em um dado ponto ao longo do eixo x? Considere um elemento de volume, Adx (em que A é a área da secção transversal), mostrado na Figura 21.11. A uma distância x, medida a partir da fronteira original, a taxa de moléculas de soluto que entra no elemento de

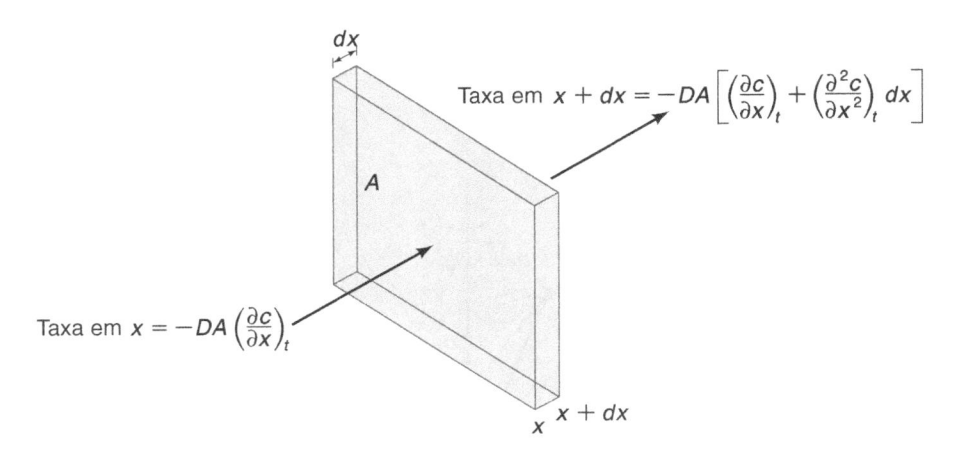

Figura 21.11
Taxa de acumulação de soluto em um elemento de volume, Adx, durante um processo de difusão.

Taxa em $x = -DA\left(\dfrac{\partial c}{\partial x}\right)_t$

Taxa em $x + dx = -DA\left[\left(\dfrac{\partial c}{\partial x}\right)_t + \left(\dfrac{\partial^2 c}{\partial x^2}\right)_t dx\right]$

volume é $-DA(\partial c/\partial x)_t$. Como a taxa na qual o gradiente de concentração varia com x é dada por

$$\frac{\partial}{\partial x}\left(\frac{\partial c}{\partial x}\right)_t = \left(\frac{\partial^2 c}{\partial x^2}\right)_t$$

a taxa de moléculas de soluto saindo do elemento de volume, depois de ter atravessado a distância dx, é

$$-DA\left(\frac{\partial c}{\partial x}\right)_t - DA\left(\frac{\partial^2 c}{\partial x^2}\right)_t dx = -DA\left[\left(\frac{\partial c}{\partial x}\right)_t + \left(\frac{\partial^2 c}{\partial x^2}\right)_t dx\right]$$

Dessa forma, a taxa de acumulação de soluto no elemento de volume é a diferença entre as duas quantidades seguintes:

taxa de acumulação de soluto no elemento de volume = taxa de soluto entrando no elemento de volume − taxa de soluto saindo do elemento de volume

$$= -DA\left(\frac{\partial c}{\partial x}\right)_t + DA\left[\left(\frac{\partial c}{\partial x}\right)_t + \left(\frac{\partial^2 c}{\partial x^2}\right)_t dx\right]$$

$$= DA\left(\frac{\partial^2 c}{\partial x^2}\right)_t dx \qquad (21.15)$$

Agora, há outra maneira de chegar a uma expressão para a taxa de acumulação. Com o passar do tempo, a concentração de soluto no elemento de volume está gradualmente aumentando como resultado da difusão. A taxa desse aumento é dada pelo produto do elemento de volume e a variação na concentração com o tempo, isto é, $(\partial c/\partial t)_x(Adx)$. Igualando essas duas taxas de acumulação de soluto, obtemos

$$\left(\frac{\partial c}{\partial t}\right)_x = D\left(\frac{\partial^2 c}{\partial x^2}\right)_t \qquad (21.16)$$

A Equação 21.16 é conhecida como a *segunda lei de Fick de difusão*. Ela mostra que a variação na concentração com o tempo a certa distância, x, da origem é igual ao produto do coeficiente de difusão e da variação no gradiente de concentração na direção x no tempo t.

A Equação 21.16 é uma equação de difusão fundamental; entretanto, ela deve ser integrada antes que possamos aplicá-la a sistemas práticos. Para obter o valor de D de medidas experimentais, devem ser impostas as *condições de contorno* apropriadas. Se as colunas de líquidos mostradas na Figura 21.10 são efetivamente de comprimento infinito, de modo que a concentração de soluto no topo e no fundo permaneçam iguais a zero e c_0, respectivamente, durante a realização do experimento, as seguintes condições de contorno serão satisfeitas:

Condições de contorno foram introduzidas, primeiramente, na discussão do moledo de uma partícula na caixa (p. 23)

$$\text{em } t = 0 \quad c = 0 \quad \text{para } x > 0$$
$$c = c_0 \quad \text{para } x < 0$$
$$\text{em } t = t \quad c \to 0 \quad \text{à medida que } x \to +\infty$$
$$c \to c_0 \quad \text{à medida que } x \to -\infty$$

A solução da Equação 21.16 com as condições de contorno dadas acima é*

$$c = \frac{c_0}{2}\left[1 - \frac{2}{\sqrt{\pi}}\int_0^\beta e^{-\beta^2}d\beta\right] \quad (21.17)$$

em que

$$\beta = \sqrt{\frac{x^2}{4Dt}}$$

Usando a Equação 21.17, podemos calcular a concentração de soluto a uma distância x da origem depois de se ter difundido por um tempo t. A Figura 21.10b mostra uma representação gráfica da Equação 21.17 correspondente a vários valores de t. Podemos também expressar a Equação 21.17 na forma diferencial como

$$\left(\frac{\partial c}{\partial x}\right)_t = -\frac{c_0}{\sqrt{4\pi Dt}}e^{-x^2/4Dt} \quad (21.18)$$

A Equação 21.18 permite fazer um gráfico de gradiente de concentração, $(\partial c/\partial x)_t$, em função de x para diferentes tempos, t (Figura 21.10c).

A determinação acurada do coeficiente de difusão é muito difícil. Medidas ópticas, como de índice de refração, são empregadas normalmente para monitorar gradientes de concentração em várias distâncias a partir da origem depois que começou a difusão. Uma técnica útil mede o coeficiente de difusão de biomacromoléculas a partir do espalhamento de luz *laser*.[†] Aqui, descreveremos um método simples, em-

---

* Para detalhes, ver TANFORD, C. *Physical chemistry of macromolecules*. Nova York: John Wiley & Sons, 1961, p. 354.
[†] Ver DUBIN, S. B., LUNACEK, J. H.; BENEDEK, G. *Proc. Natl. Acad. Sci. U.S.A.* **57**, 1164, 1967.

bora menos preciso, de determinar o valor de D. Da Equação 21.18, vemos que o gradiente de concentração na origem ($x = 0$) é dado por

$$\left(\frac{\partial c}{\partial x}\right)_t = -\frac{c_0}{\sqrt{4\pi Dt}} \qquad (21.19)$$

Além disso, podemos escrever a primeira lei de Fick (Equação 21.14) como

$$\frac{n}{At} = -D\left(\frac{\partial c}{\partial x}\right)_t$$

em que n é o número de mols de soluto que se difundiu através da fronteira (área A) no tempo t. Dessa forma,

$$\left(\frac{\partial c}{\partial x}\right)_t = -\frac{n}{ADt} \qquad (21.20)$$

Das Equações 21.19 e 21.20, chegamos ao resultado

$$\frac{n}{ADt} = \frac{c_0}{\sqrt{4\pi Dt}}$$

ou

$$D = \frac{4n^2}{c_0^2 A^2}\frac{\pi}{t} \qquad (21.21)$$

Uma célula especialmente construída permite a remoção completa da coluna de solvente depois de um experimento de difusão, de modo que ela pode ser agitada para produzir uma solução homogênea de concentração c. Se a altura da coluna de solvente é h, segue-se que

$$n = cAh$$

Substituindo essa expressão para n na Equação 21.21, obtemos

$$D = \left(\frac{2ch}{c_0}\right)^2 \frac{\pi}{t}$$

Dessa forma, determinando a concentração, c, depois de um tempo t, e conhecendo a concentração original, c_0, podemos calcular o valor de D. Dois pontos devem ser destacados. Primeiro, nossas condições de contorno supõem que as colunas de líquido são infinitamente longas, ao passo que, na prática, elas são relativamente curtas. Se mantivermos t curto, entretanto, as concentrações do soluto nas extremidades finais estarão ainda próximas de c_0 e de zero no final do experimento. Segundo, a rigor, o coeficiente de difusão é dependente da concentração, portanto, é preferível trabalhar com soluções diluídas. A Tabela 21.3 lista os coeficientes de difusão de várias moléculas. Esperaríamos que, quanto maior a molécula, mais lento o seu movimento. Os dados na Tabela 21.3 confirmam qualitativamente essa expectativa.

Em estudos de difusão, é importante determinar a distância percorrida pelas moléculas de soluto desde seu lugar de origem em um dado tempo, t. Embora a difusão

Tabela 21.3
Coeficientes de difusão (*D*) de algumas moléculas em água a 298 K

Molécula	$D/10^{-9}\,\text{m}^2\cdot\text{s}^{-1}$
Etanol	1,10
Ureia	1,18
Glicose	0,57
Sacarose	0,46
Mioglobina	0,113
Hemoglobina	0,069
DNA (timo de bezerro)	0,0013

ocorra em uma direção definida, o movimento individual de cada molécula é completamente aleatório e imprevisível. Dessa forma, a distância média, ou distância líquida, $\bar{x}$, percorrida pelas moléculas é zero. Por essa razão, precisamos considerar a distância quadrática média, $\overline{x^2}$, definida como (ver a Equação 21.18)

$$\overline{x^2} = \frac{\int_{-\infty}^{+\infty} x^2 \left(\frac{dc}{dx}\right) dx}{\int_{-\infty}^{+\infty} \left(\frac{dc}{dx}\right) dx}$$

O resultado dessa integral-padrão, tabulado no *Handbook of Chemistry and Physics*, é

$$\overline{x^2} = 2Dt$$

Assim, a raiz quadrada da distância quadrática média, $\sqrt{\overline{x^2}}$, é dada por

$$\sqrt{\overline{x^2}} = \sqrt{2Dt} \tag{21.22}$$

A Equação 21.22 fornece uma relação simples, mas ainda útil, para estimar as distâncias de difusão médias.

Para uma solução líquida, esperaríamos que a força de fricção exercida pelo solvente do meio afetasse a difusão de uma molécula de soluto. Em 1905, Einstein propôs a seguinte relação quantitativa:

$$D = \frac{k_B T}{f} \tag{21.23}$$

em que k_B é a constante de Boltzmann e f é o coeficiente de fricção da molécula de soluto. As unidades de f são N s m^{-1}. Dessa forma, o produto de f pela velocidade da molécula de soluto fornece a força de resistência (em newtons) em razão da fricção exercida na partícula pelo solvente. O físico britânico Sir George Gabriel Stokes (1819–1903) mostrou que, para uma partícula esférica,

$$f = 6\pi\eta r \qquad (21.24)$$

em que η é a viscosidade do solvente e r é o raio da molécula. A Equação 21.24 é conhecida como a lei de Stokes.* Agora, a Equação 21.23 se torna

$$D = \frac{k_B T}{6\pi\eta r} \qquad (21.25)$$

Tanto a Equação 21.23 como a 21.25 fornece uma interpretação física do coeficiente de difusão. O termo $k_B T$ é uma medida da energia cinética, ou térmica, da molécula, ao passo que f ou η é uma medida da resistência viscosa à difusão. A razão entre esses dois valores opostos determina quão facilmente uma molécula de soluto se difunde em solução.

A Equação 21.25 sugere uma maneira de medir o raio da molécula se tanto D como η são conhecidos. Entretanto, precisamos perceber que a lei de Stokes é uma expressão idealizada. Além disso, mesmo que uma molécula seja suficientemente simétrica para ser tratada como uma esfera, o raio medido não corresponde necessariamente a um raio verdadeiro porque as moléculas em sua maioria estão solvatadas em uma dada extensão na solução. Um raio medido, então, frequentemente tende a ser maior que o raio verdadeiro.

---

* A lei de Stokes também se aplica a moléculas não-esféricas. Para uma molécula não-esférica, o coeficiente de fricção é maior que para uma molécula esférica de mesmo volume. Isso é assim porque, para um mesmo volume, a esfera tem a *menor* área de superfície e sofre uma resistência friccional menor.

EXEMPLO 21.2

Calcule a raiz quadrada da distância quadrática média percorrida por uma molécula de ureia por difusão em água a 25 °C durante uma hora.

RESPOSTA

O coeficiente de difusão da ureia é $1{,}18 \times 10^{-9}$ m² s⁻¹ (ver a Tabela 21.3). Da Equação 21.22,

$$\sqrt{\overline{x^2}} = \sqrt{2(1{,}18 \times 10^{-9} \text{ m}^2 \text{ s}^{-1})(3600 \text{ s})}$$
$$= 2{,}9 \times 10^{-3} \text{ m}$$
$$= 2{,}9 \text{ mm}$$

COMENTÁRIO

Vemos que, nos líquidos, a difusão não é uma maneira eficiente de transportar materiais por grandes distâncias. Os sistemas biológicos utilizam a difusão para transporte através de distâncias curtas, tais como a dimensão de uma célula (aproximadamente 10^{-2} mm de diâmetro).

EXEMPLO 21.3

Estime o coeficiente de difusão de uma molécula esférica com um raio de 1,5 Å na água a 300 K.

RESPOSTA

Precisamos da Equação 21.25. Os dados são

$$k_B = 1{,}381 \times 10^{-23} \text{ J K}^{-1}$$
$$T = 300 \text{ K}$$
$$\eta = 0{,}00101 \text{ N s m}^{-2}$$
$$r = 1{,}5 \times 10^{-10} \text{ m}$$

Assim,

$$D = \frac{(1{,}381 \times 10^{-23} \text{ J K}^{-1})(300 \text{ K})}{6\pi(0{,}00101 \text{ N s m}^{-2})(1{,}5 \times 10^{-10} \text{ m})}$$
$$= 1{,}5 \times 10^{-9} \text{ J N}^{-1} \text{ m s}^{-1}$$
$$= 1{,}5 \times 10^{-9} \text{ m}^2 \text{ s}^{-1}$$

21.5 Cristais líquidos

Geralmente, existe uma distinção bem clara entre o estado altamente ordenado de um sólido cristalino e o arranjo molecular mais caótico de líquidos. Gelo cristalino e água líquida, por exemplo, diferem entre si nesse aspecto. Entretanto, uma classe de substâncias tende tanto para um arranjo ordenado que seu cristal, ao fundir, forma primeiro um líquido leitoso, denominado *estado mesomórfico*, ou *estado paracristalino*, com propriedades caracteristicamente cristalinas. Em temperaturas mais altas, esse fluido leitoso se transforma rapidamente em um líquido transparente que se comporta como líquido comum. Essas substâncias são conhecidas como *cristais líquidos*.

As moléculas que exibem cristalinidade líquida são em geral longas e em formato de bastão. Um exemplo é o *para*-azoxianisol (PAA)

$$CH_3O-\text{C}_6\text{H}_4-N=N-\text{C}_6\text{H}_4-OCH_3$$
$$\qquad\qquad\qquad\quad\downarrow$$
$$\qquad\qquad\qquad\quad O$$

As setas denotam uma ligação coordenada covalente.

que tem os seguintes pontos de "fusão" ou de transição:

$$\text{sólido} \xrightarrow{118\,°\text{C}} \text{estado mesomórfico} \xrightarrow{136\,°\text{C}} \text{líquido}$$

Cristal

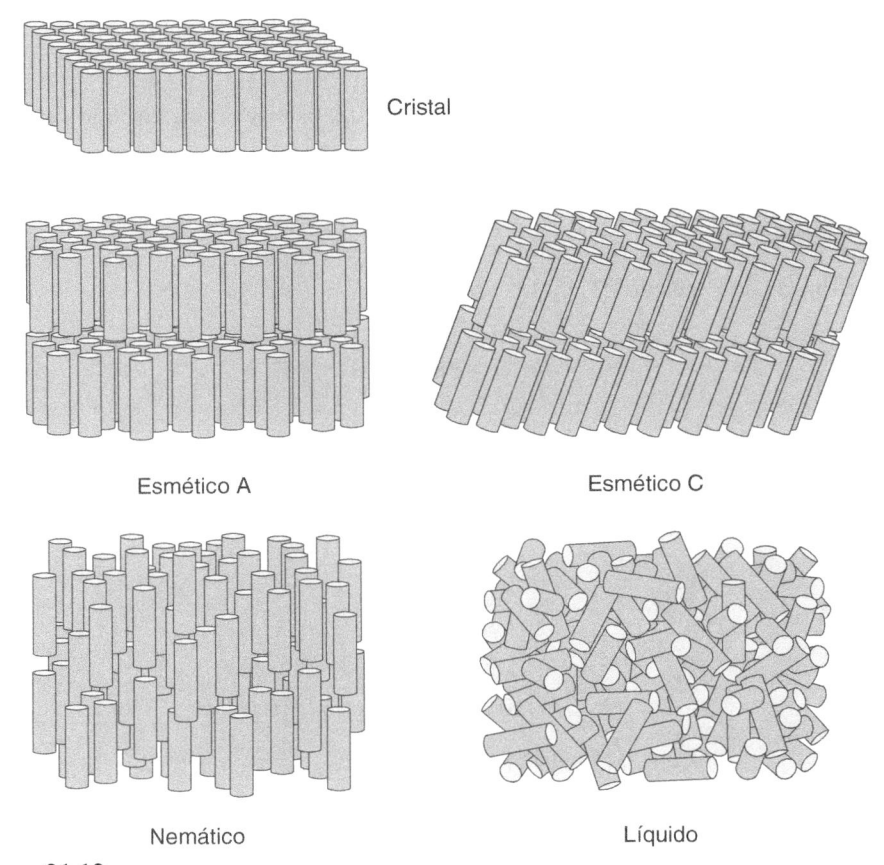

Esmético A

Esmético C

Nemático

Líquido

Figura 21.12
Os dois tipos de fases de cristais líquidos são o esmético e o nemático. A fase esmética tem variações que incluem as fases esméticas A e C mostradas aqui. Por simplicidade, todas as moléculas nas fases do cristal líquido estão retratadas como tendo as mesmas inclinações. Na realidade, há um pequeno intervalo de ângulos de inclinação dentro de cada fase.
As fases esméticas A e C comportam-se como se fossem um sólido bidimensional. Os cristais líquidos nemáticos comportam-se como um sólido unidimensional. O estado sólido cristalino perfeitamente ordenado e o estado líquido completamente aleatório são também mostrados para comparação.

Existem dois tipos conhecidos de cristais líquidos, denominados *termotrópicos* e *liotrópicos*. Primeiro, discutiremos os três tipos de cristais líquidos termotrópicos.

Cristais líquidos termotrópicos

Os cristais líquidos termotrópicos formam-se quando o sólido é aquecido. Eles estão subdivididos em três classes comuns, denominadas *esmética*, *nemática* e *colestérica*. A Figura 21.12 mostra diagramas esquemáticos da estrutura esmética e da estrutura nemática. Nos cristais líquidos esméticos, os eixos longos das moléculas estão perpendiculares ao plano das camadas. As camadas são livres para deslizarem uma sobre a outra, de modo que a substância tem as propriedades estruturais de um sólido bidimensional. Opticamente, um cristal líquido esmético também se comporta como um cristal tridimensional como o quartzo. Os cristais líquidos nemáticos são menos ordenados. Embora estejam alinhadas com seus eixos longos paralelamente um ao outro, as moléculas em cristais líquidos nemáticos não estão separadas em camadas.

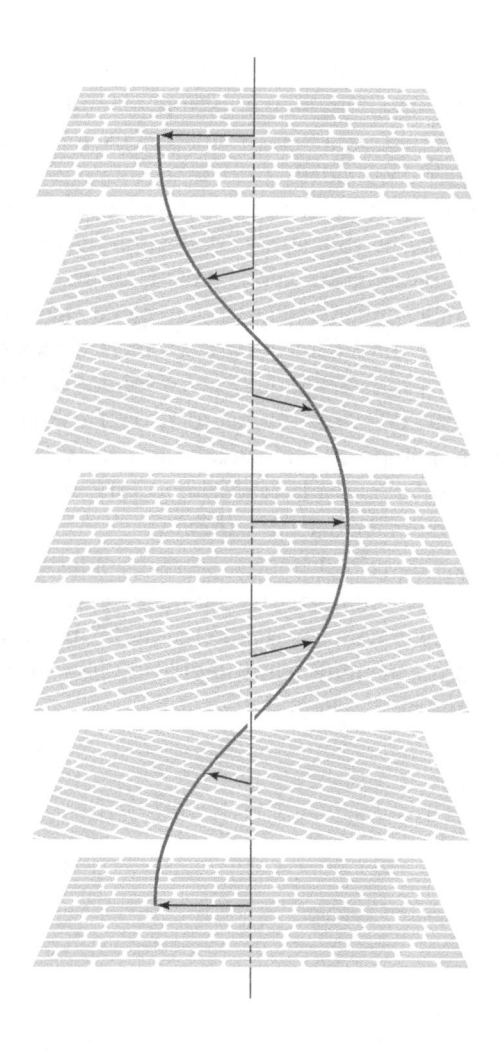

Figura 21.13
A fase de cristal líquido colestérico comporta-se como um sólido bidimensional. Note que a direção de orientação molecular gira em uma forma helicoidal. A direção de orientação acaba por voltar a apontar na direção original e depois continua sua espiral. A periodicidade da espiral (chamada passo da hélice) tem centenas de nanômetros de comprimento e é muito sensível à temperatura.

Os cristais líquidos colestéricos assemelham-se muito aos cristais líquidos esméticos pelo fato de suas moléculas estarem arranjadas em camadas, exceto que os eixos longos das moléculas estão paralelos às camadas (Figura 21.13). Os cristais líquidos colestéricos são formados por uma variedade de ésteres do colesterol:

O colesterol (R = –OH) não forma cristais líquidos.

em que R é um grupo éster. Dentro de uma camada, as moléculas se orientam como as da fase nemática. Podemos ver na Figura 21.13 que a direção de orientação molecular gira em uma forma helicoidal. O passo da hélice (a distância para uma espiral completa) na fase colestérica tem, em geral, a mesma ordem de grandeza de comprimentos de onda da luz visível. Consequentemente, essas fases refletem a luz de maneira muito parecida à forma com que os cristais refletem os raios X. Esse fenômeno dá origem às cores iridescentes como as observadas nas asas das borboletas. Curiosamente, uma mistura racêmica de derivados de colesterol não formará a fase colestérica, mas um isômero puro formará. Por isso, o sistema possui quiralidade.

Uma propriedade que distingue um cristal líquido de qualquer outro tipo de líquido comum é a anisotropia. No tetracloreto de carbono líquido, por exemplo, a orientação das moléculas é completamente aleatória, de modo que todas as orientações no espaço são equivalentes. Consequentemente, qualquer propriedade medida ao longo de uma direção do espaço é a mesma que a medida ao longo de qualquer outra direção. Dessa forma, se fôssemos medir a velocidade das ondas de som através desse líquido, encontraríamos o mesmo valor independentemente da direção em que a medida fosse feita. A propriedade de obter o mesmo resultado independentemente da direção é chamada *isotropia*, e um meio que tem essa propriedade é chamado *fase isotrópica*. Todos os líquidos e gases são isotrópicos. Em contraste, os cristais líquidos (e os sólidos cristalinos) possuem propriedades direcionais em razão de sua estrutura ordenada. Dependendo da orientação das moléculas nos cristais líquidos, a velocidade do som varia ao longo dos eixos x, y e z. Essa propriedade é denominada *anisotropia* (que significa "sem isotropia") e a fase de cristal líquido é chamada *fase anisotrópica*.

Na Figura 21.12, as moléculas nas fases de cristal líquido são retratadas como tendo orientações idênticas, ou inclinações. Na realidade, há variações apreciáveis em torno de um ângulo de inclinação médio bem definido. Para uma molécula particular, o ângulo de inclinação é definido como o ângulo entre o eixo molecular e o diretor, que é a direção de orientação preferencial.

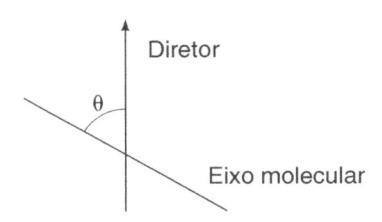

Em vez do ângulo θ, entretanto, a função $(3\cos^2 \theta - 1)/2$ é utilizada para descrever o grau da ordem. Se as moléculas estão perfeitamente alinhadas, então $\theta = 0°$ e a função é igual a 1, porque $\cos 0° = 1$. Para um líquido isotrópico, essa função é zero porque a orientação é totalmente aleatória. O *parâmetro de ordem* (S) de um cristal líquido é definido como a média dessa função, isto é,

$$S = \left\langle \frac{3\cos^2 \theta - 1}{2} \right\rangle \tag{21.25}$$

em que os sinais $\langle \ \rangle$ significam "calcular o valor médio". Para a maioria das fases de cristais líquidos, S varia tipicamente entre 0,3 e 0,9; ele diminui com o aumento de temperatura.

Aplicações de cristais líquidos termotrópicos. Os cristais líquidos termotrópicos têm muitas aplicações em ciência, tecnologia e medicina. O comprimento do passo na fase colestérica é muito sensível a parâmetros externos tais como a temperatura e o campo elétrico. Consequentemente, a cor de cristais líquidos colestéricos, que depende do comprimento do passo, varia dentro de intervalos de temperatura muito pequenos. Por essa razão, os cristais líquidos são adequados para uso como termômetros sensíveis. Em metalurgia, por exemplo, eles são utilizados para detectar tensão em metais, fontes de calor e caminhos de condução. Do ponto de vista médico, a temperatura do corpo em pontos específicos pode ser determinada com a ajuda de cristais líquidos. Essa técnica tem se tornado uma ferramenta de diagnóstico impor-

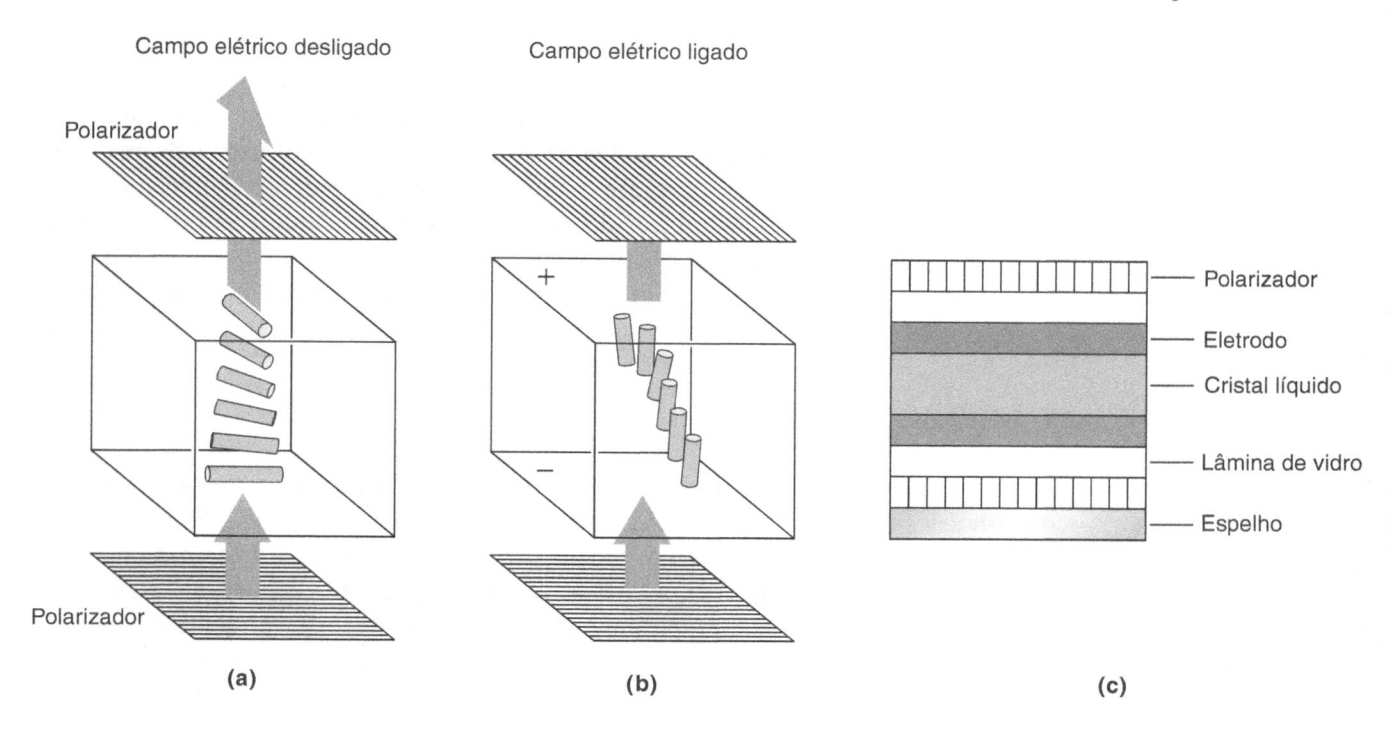

Figura 21.14
Um mostrador preto-e-branco que utiliza cristais líquidos nemáticos. As moléculas em contato com as superfícies das células no topo e em baixo estão alinhadas em ângulos retos uma em relação à outra. (a) A extensão da distorção na orientação molecular entre as superfícies é ajustada de modo que causa a rotação do plano de luz polarizada de 90°, permitindo que ela passe através do polarizador de cima. Consequentemente, a célula parece transparente. (b) Quando o campo elétrico está ligado, as moléculas se orientam ao longo da direção do campo, o plano de luz polarizada não pode mais passar através do polarizador no topo e a célula se torna escura. (c) Uma secção transversal de um mostrador de cristal líquido.

tante no tratamento de infecções e de crescimento de tumores (por exemplo, o câncer de mama). Como infecções localizadas e tumores aumentam a taxa metabólica e, consequentemente, a temperatura dos tecidos afetados, um filme fino de cristal líquido pode ajudar um médico a ver se uma infecção ou tumor está presente ao ter sua cor alterada por uma diferença de temperatura.

A anisotropia de cristais líquidos nemáticos faz com que a luz polarizada ao longo do diretor se propague a uma velocidade diferente daquela da luz polarizada perpendicularmente ao diretor. Os cristais líquidos nemáticos são, portanto, birrefringentes (ver p. 214). A Figura 21.14 mostra como os mostradores em preto-e-branco, tão familiares em relógios e calculadoras, funcionam. Agentes de alinhamento transparentes feitos de óxido de estanho (SnO_2) e de óxido de índio (InO_2) aplicados às superfícies internas de baixo e de cima de uma célula de cristal líquido orientam preferencialmente as moléculas na fase nemática de 90° uma em relação à outra. Dessa forma, as moléculas ficam "torcidas" através da fase de cristal líquido (Figura 21.14a). Quando ajustada apropriadamente, essa torção gira o plano de polarização 90° e permite que a luz passe através dos dois polarizadores (colocados a 90° um do outro). Desse modo, o mostrador parece transparente. Quando um campo elétrico é aplicado (Figura 21.14b), as moléculas nemáticas experimentam um torque (uma torção ou rotação) que as força a se alinharem ao longo da direção do campo. Agora a luz polarizada incidente não pode passar através do polarizador de cima, e a célula parece escura. Em relógios e calculadoras, um refletor é colocado sob o polarizador de baixo. Na ausência de um campo elétrico, a luz refletida passa através dos dois polarizadores, e a célula parece transparente quando olhada por cima. Quando o campo elétrico é ligado, a luz incidente de cima não pode passar através do polarizador de baixo para alcançar o refletor, e a célula se torna escura. Tipicamente, alguns volts são aplicados através de uma camada nemática de cerca de 10 μm de espessura (1 μm = 10^{-6} m). O tempo de resposta para as moléculas se alinharem e relaxarem quando o campo elétrico é ligado e desligado está no intervalo de milissegundos (1 ms = 10^{-3} s).

Cristais líquidos liotrópicos

Os cristais líquidos liotrópicos são misturas de dois ou mais compostos em que um deles é, em geral, uma molécula polar como a água. Vários polipeptídios sintéticos, incluindo o poli-γ-benzil-L-glutamato e o poli-β-benzil-L-aspartato, formam estruturas que se assemelham a cristais líquidos colestéricos quando dissolvidos em água, dimetilformamida ou piridina. O segundo tipo de cristais líquidos liotrópicos contém fosfolipídios e forma estruturas de membranas ordenadas, como discutidas no Capítulo 8 do volume 1. Os cristais líquidos liotrópicos são importantes não somente em sistemas biológicos, mas também como surfactantes em produtos de limpeza.

Equações principais

$$\text{Número de Reynolds} = \frac{2Rv\rho}{\eta} \tag{21.4}$$

$$Q = \frac{\pi P R^4}{8\eta L} \quad \text{(Lei de Poiseuille)} \tag{21.5}$$

$$\gamma = \frac{rhg\rho}{2\cos\theta} \quad \text{(Método de ascensão capilar)} \tag{21.12}$$

$$J = -D\left(\frac{\partial c}{\partial x}\right)_t \quad \text{(Primeira lei de Fick de difusão)} \tag{21.14}$$

$$\left(\frac{\partial c}{\partial t}\right)_x = D\left(\frac{\partial^2 c}{\partial x^2}\right)_t \quad \text{(Segunda lei de Fick de difusão)} \tag{21.16}$$

$$\sqrt{\overline{x^2}} = \sqrt{2Dt} \quad \text{(Raiz quadrada da distância quadrática média na difusão)} \tag{21.22}$$

$$f = 6\pi\eta r \quad \text{(Lei de Stokes)} \tag{21.24}$$

$$D = \frac{k_B T}{6\pi\eta r} \quad \text{(Coeficiente de difusão)} \tag{21.25}$$

APÊNDICE 21.1

Derivação da Equação 21.13

Considere uma bolha de sabão de raio r. Para que a bolha mantenha sua forma esférica, a força interna deve ser balanceada pela força externa. A Figura 21.15 mostra a bolha dividida em dois hemisférios. Olhando no hemisfério superior, vemos que, além da força para fora, há uma força para baixo, F, resultante da tensão superficial. Essa força de superfície é dada pela tensão superficial multiplicada pela circunferência. (Lembre-se de que a tensão superficial tem as unidades N m^{-1}.) A força total para baixo é, então,

$$F = P_o(\pi r^2) + 2(2\pi r \gamma) \qquad (1)$$

em que P_o é a pressão externa. O fator extra de 2 surge porque a bolha tem uma camada interna e outra externa. A força total para cima é $P_i(\pi r^2)$, em que P_i é a pressão interna, de modo que, no equilíbrio, temos

$$P_i(\pi r^2) = P_o(\pi r^2) + 2(2\pi r \gamma) \qquad (2)$$

ou

$$P_i - P_o = \frac{4\gamma}{r} \qquad (3)$$

Como um alvéolo tem somente uma camada, a equação acima se torna

$$P_i - P_o = \frac{2\gamma}{r} \qquad (4)$$

que é a Equação 21.13. Note que a diferença ($P_i - P_o$) é grande para bolhas pequenas (quando r é pequeno), mas diminui à medida que r aumenta.

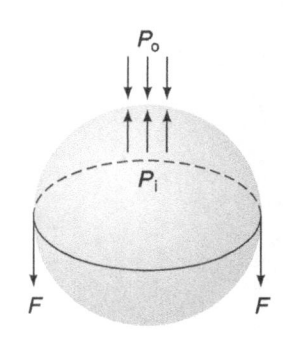

Figura 21.15
Para manter a forma de uma bolha de sabão, a força interna e a externa devem se balancear.

Sugestões de leitura para aprofundamento

LIVROS

CHANDRASEKHAR, S. *Liquid crystalks*. 2. ed. Nova York: Cambridge University Press, 1992.

COLLINGS, P. J. *Liquid crystals*. Princeton, NJ: Princeton University Press, 1990.

COLLINGS, P. J.; HIRD, M. *Introduction to liquid crystals*. Bristol, PA: Taylor & Francis, 1997.

TABOR, D. *Gases, liquids, and solids*. 3. ed. Nova York: Cambridge University Press, 1991.

VOGEL, S. *Life in moving fluids*. Princeton, NJ: Princeton University Press, 1994.

WALTON, A. J. *The three phases of matter*. 2. ed. Nova York: Oxford University Press, 1983.

ARTIGOS

Gerais

APFEL, R. E. The tensile strength of liquids. *Sci. Am.*, dez. 1972.

BARKER, J. A.; HENDERSON, D. The fluid phases of matter. *Sci. Am.*, nov. 1981.

BERNAL, J. D. The structure of liquids. *Sci. Am.*, ago. 1960.

CONTRERAS, M.; VALENZUELA, J. A two-dimensional model of a liquid: the pair-correlation function. *J. Chem. Educ.* **63**, 7, 1986.

NORRBY, L. J. Why is mercury a liquid? *J. Chem. Educ.* **68**, 110, 1991.

WALKER, J.; VANSE, C. A. Reappearing phases. *Sci. Am.*, maio 1987.

Viscosidade

JOHANSEN, K. Aneurysms. *Sci. Am.*, jul. 1982.

PURCELL, E. M. Life at low Reynolds number. *Am. J. Phys.* **45**, 3, 1977.

STARR, V. P.; GAUT, N. E. Negative viscosity. *Sci. Am.*, jul. 1970.

YATES, G. T. How microorganisms move through water. *Am. Sci.* **74**, 358, 1986.

ZANOTTO, E. D. Do cathedral glasses flow? *Am. J. Phys.* **66**, 392, 1998.

Tensão superficial

AUBERT, J. H.; KRAYNIK, A. M.; RAND, P. B. Aqueous foams. *Sci. Am.*, maio 1986.

CLEMENTS, J. A. Surface tension in the lungs. *Sci. Am.*, dez. 1962.

SUTER, R. B. Walking on water. *Am. Sci.* **87**, 154, 1999.

VERLADE, M. G.; NORMAND, C. Convection. *Sci. Am.*, jul. 1980.

Difusão

CLIFFORD, B.; OCHIAI, E-I. A practical and convenient diffusion apparatus: an undergraduate physical chemistry experiment. *J. Chem. Educ.* **57**, 678, 1980.

CROOKS, J. E. Measurement of diffusion coefficients. *J. Chem. Educ.* **66**, 614, 1989.

DE PAZ, M. A quantitative diffusion experiment for students. *J. Chem. Educ.* **46**, 784, 1969. (Ver também *J. Chem. Educ.* **47**, A204, 1970.)

EDWARD, J. T. Molecular volumes and the stokes-Einstein equation. *J. Chem. Educ.* **47**, 261, 1970.

GOMER, R. Surface diffusion. *Sci. Am.*, ago. 1982.

GOSTING, L. J. Measurement and interpretation of diffusion coefficients of proteins. *Advan. Protein Chem.* **11**, 429, 1956.

IRINA, J. A spectrophotometric method for measuring diffusion coefficients. *J. Chem. Educ.* **57**, 676, 1980.

KING, M. E.; PITHA, R. W.; SONTUM, S. F. A laser refraction method for measuring liquid diffusion coefficients. *J. Chem. Educ.* **66**, 787, 1989.

LAVENDA, B. H. Brownian motion. *Sci. Am.*, fev. 1985.

LINDER, P. W.; N'ASSIMBENI, L. R.; POLSON, A.; RODGERS, A. L. The diffusion coefficient of sucrose in water. *J. Chem. Educ.* **53**, 330, 1976.

Cristais líquidos

BROWN, G. H. Liquid crystals – the chameleon chemicals. *J. Chem. Educ.* **60**, 900, 1983.

_____. Liquid crystals and their roles in inanimate and animate systems. *Am. Sci.* **60**, 64, 1972.

BROWN, G. H.; CROOKER, P. P. Liquid crystals: a colorful state of matter. *Chem. Eng. News* **61**, 24, 1983.

ELLIOT, G. Liquid crystals for electro-optical displays. *Chem. Brit.* **9**, 213, 1973.

FERGUSON, J. L. Liquid crystals. *Sci. Am.*, ago. 1964.

LALANNE, J. R.; HARE, F. Three liquid-crystal teaching experiments. *J. Chem. Educ.* **53**, 793, 1976.

LITSTER, J. D.; SHASHIDHAR, R. Structure of liquid crystals. In: TRIGG, G. L. (ed.). *Encyclopedia of Applied Physics.* Nova York: VCH Publishers, 1994, v. 8. p. 515.

PATCH, G.; HOPE, G. A. Preparation and properties of cholesteric liquid crystals. *J. Chem. Educ.* **62**, 454, 1985.

SADLEJ-SOSNOWSKA, N. Imposed orientation of dye molecules by liquid crystals and an electric field. *J. Chem. Educ.* **57**, 223, 1980.

SOBEL, A. Electronic numbers. *Sci. Am.*, jun. 1973.

Problemas

Viscosidade

21.1 A viscosidade de um gás aumenta com o aumento de temperatura (ver a Equação 3.22, volume 1), embora a viscosidade de um líquido diminua com a temperatura. Explique.

21.2 A 293 K, o tempo de escoamento da água através de um viscosímetro de Ostwald é 342,5 s; para o mesmo volume de um solvente orgânico, o tempo de escoamento é 271,4 s. Calcule a viscosidade do líquido orgânico relativamente à da água. A densidade do solvente orgânico é 0,984 g cm^{-3}.

21.3 Para o fluxo de sangue em um capilar de raio $2,0 \times 10^{-4}$ cm, estimar a velocidade máxima para um fluxo lamelar a 37 °C. (A densidade do sangue total é de aproximadamente 1,2 g cm^{-3}.)

21.4 Uma arteríola tem diâmetro de $2,4 \times 10^{-5}$ m e uma taxa de fluxo de sangue de $2,6 \times 10^{-3}$ m s^{-1}. Calcule a queda na pressão, ΔP, de uma ponta à outra, se o comprimento da arteríola é $5,0 \times 10^{-3}$ m.

21.5 A viscosidade de um líquido em geral decresce com o aumento na temperatura. Uma equação empírica é $\log \eta = A/T + B$. Determine as constantes A e B para a água a partir dos seguintes dados:

T/K	273	293	310	373
η/P	0,01787	0,0101	0,00719	0,00283

21.6 Mostrar que o número de Reynolds (ver a Equação 21.4) é adimensional.

21.7 Da definição do número de Reynolds (Equação 21.4), calcule o valor máximo de v para um fluxo lamelar de água a 293 K ao longo de um tubo com raio de 0,60 cm.

21.8 A taxa de escoamento de um líquido através de um tubo cilíndrico, que tem um raio interno de 0,12 cm e um comprimento de 26 cm, é 364 cm^3 em 88 s. A queda de pressão entre as extremidades do tubo é de 57 torr. Calcule a viscosidade do líquido. O fluxo é lamelar? A densidade do líquido é 0,98 g cm^{-3}.

Tensão superficial

21.9 A água tem uma tensão superficial excepcionalmente elevada. Explique.

21.10 Dê uma interpretação molecular para a diminuição na tensão superficial de um líquido com o aumento de temperatura.

21.11 Um capilar de vidro de diâmetro 0,10 cm é mergulhado em **(a)** água (ângulo de contato 10°) a 293 K e **(b)** mercúrio (ângulo de contato 170°) a 298 K. Calcule o nível do líquido no capilar em cada caso.

21.12 Tanto o etanol como o mercúrio são utilizados em termômetros. Explique a diferença entre os meniscos dos líquidos nesses dois tipos de termômetro.

21.13 A tensão superficial do naftaleno líquido a 127 °C é 0,0288 N m^{-1} e sua densidade a essa temperatura é 0,96 g cm^{-3}. Qual é o raio do maior capilar que permitirá ao líquido subir 3,0 cm? Suponha que o ângulo de contato seja zero.

21.14 A tensão superficial da quinolina é duas vezes a da acetona a 20 °C. Se a subida no capilar é 2,5 cm para a quinolina, qual é a subida para a acetona no mesmo capilar? Suponha que os ângulos de contato sejam zero. As densidades da quinolina e da acetona a 20 °C são 1,09 g cm^{-3} e 0,79 g cm^{-3}, respectivamente.

21.15 Um tubo capilar que tem diâmetro interno de 0,40 mm é imerso verticalmente em um reservatório com mercúrio a 20 °C (ver a Figura 21.7b). Calcule a depressão no mercúrio dado que o ângulo de contato é 146°. A densidade do mercúrio é 13,6 g cm^{-3}.

21.16 Dois tubos capilares com diâmetros internos de 1,4 mm e 1,0 mm, respectivamente, são imersos em um líquido de densidade 0,95 g cm^{-3}. Calcule a tensão superficial do líquido se a diferença entre as subidas no capilar nos tubos é de 1,2 cm. Suponha que o ângulo de contato seja zero.

Difusão

21.17 O coeficiente de difusão da glicose é 5,7 × 10^{-10} m^2 s^{-1}. Calcule o tempo necessário para que uma molécula de glicose se difunda através de **(a)** 10 000 Å e **(b)** 0,10 m.

21.18 O coeficiente de difusão da sacarose em água a 298 K é 0,46 × 10^{-5} cm^2 s^{-1} e a viscosidade da água à mesma temperatura é 0,0010 N s m^{-2}. A partir desses dados, estime o raio efetivo de uma molécula de sacarose.

21.19 A partir dos coeficientes de difusão que estão listados na Tabela 21.3, estime o raio e o volume molecular da mioglobina e da hemoglobina. Que conclusão você pode tirar desses resultados?

21.20 Coeficientes de difusão têm sido medidos para muitos sistemas sólidos. Se o coeficiente de difusão do bismuto no chumbo é 1,1 × 10^{-16} cm^2 s^{-1} a 20 °C, calcule quanto tempo levará (em anos) para um átomo de bismuto percorrer 1,0 cm.

21.21 Qual é o coeficiente de difusão de uma proteína ligada à membrana, de massa molar 80 000 daltons a 37 °C, se a viscosidade da membrana é 1 poise (0,10 N s m^{-2})? Qual é a distância média percorrida por essa proteína em 1,0 s? Suponha que essa molécula de proteína é uma esfera rígida, não-hidratada, que tem uma densidade de 1,4 g cm^{-3}.

Problemas adicionais

21.22 Duas bolhas de sabão de raios r_1 e r_2 ($r_2 > r_1$) estão conectadas por tubos com uma torneira. Preveja como os tamanhos das bolhas vão variar quando a torneira for aberta.

21.23 Técnicos de natação algumas vezes sugerem que uma gota de álcool (etanol) colocada no ouvido entupido com água "retira a água". Comente, de um ponto de vista molecular, essa prática. [*Fonte:* CAMPBELL, J. A. Eco-Chem. *J. Chem. Educ.* **52**, 655, 1975.]

21.24 O complexo monóxido de carbono-hemoglobina tem um coeficiente de difusão de 0,062 × 10^{-9} m^2 s^{-1} em água a 298 K. No citoplasma, que é mais viscoso, o coeficiente de difusão é somente 0,013 × 10^{-9} m^2 s^{-1}. Quanto tempo demoraria a esse complexo para percorrer a distância correspondente ao comprimento de 3,0 μm de uma célula de bactéria?

21.25 O ozônio (O_3) é um agente oxidante forte que pode oxidar todos os metais comuns, exceto o ouro e a platina. Um teste conveniente para o ozônio é fundamentado na sua ação sobre o mercúrio. Quando exposto ao ozônio, o mercúrio passa a ter uma aparência opaca e gruda na tubulação de vidro (em vez de fluir livremente através dela). Escreva uma equação balanceada para a reação. Que propriedade do mercúrio é alterada por sua interação com o ozônio?

21.26 Uma seringa hipodérmica é preenchida com uma solução de viscosidade $1,6 \times 10^{-3}$ N m^{-2} s. A área do êmbolo da seringa é $7,5 \times 10^{-5}$ m^2 e o comprimento da agulha é 0,026 m. O raio interno da agulha é $4,0 \times 10^{-4}$ m. A pressão efetiva em uma veia é 1 850 Pa (14 mmHg). Calcule a força em newtons que deve ser aplicada ao êmbolo para que $1,2 \times 10^{-6}$ m^3 da solução possa ser injetada em 4,0 s.

21.27 Um filme de um líquido orgânico preencheu um circuito retangular de arame semelhante ao mostrado na Figura 21.6. **(a)** Dado que o circuito de arame tem 9,0 cm de largura e que é necessária uma força de $7,2 \times 10^{-3}$ N para mover o pistão, calcule a tensão superficial do líquido. **(b)** Qual é o trabalho realizado no estiramento do filme por uma distância de 0,14 cm?

21.28 Qual é o trabalho necessário para quebrar um mol de água a 20 °C em gotinhas esféricas que têm um raio de $4,16 \times 10^{-3}$ m? [*Dica:* O volume de uma esfera é $(4/3)\pi r^3$, e a área da superfície da esfera é $4\pi r^2$, em que r é o raio da esfera.] A densidade da água é 1,0 g cm^{-3}.

21.29 Uma esfera de volume V que cai através de um fluido experimenta uma força gravitacional mg, em que m é a massa da esfera, e g é a aceleração devida à gravidade. Simultaneamente, retardando a queda, há uma força de fricção (ver a Equação 21.24) e uma força de empuxo dada por $m_f g$, em que m_f é a massa do fluido de volume V. Calcule a velocidade final de queda de uma bola de aço de raio 1,2 mm e densidade 7,8 g cm^{-3} em água a 20 °C. Com base no seu cálculo, projete um experimento que permitiria a você medir a viscosidade de um líquido.

21.30 O coeficiente de difusão do oxigênio no ar é 0,20 cm^2 s^{-1}; o coeficiente de difusão do mesmo gás em água é aproximadamente 10^4 vezes menor. **(a)** Explique a grande diferença na magnitude desses coeficientes de difusão. **(b)** A maioria das células animais é banhada em fluidos, de modo que uma molécula como a hemoglobina e um sistema circulatório são necessários para o propósito de transportar o O_2 às células e levar o CO_2 para fora. (Os coeficientes de difusão do CO_2 no ar e em água são comparáveis em magnitude com os do oxigênio.) Como as plantas não têm um sistema circulatório, explique como os gases O_2 e CO_2 são transportados eficientemente nesses sistemas. **(c)** Os insetos possuem um sistema de circulação, mas não têm uma molécula como a de hemoglobina. Considerando os coeficientes de difusão de CO_2 e O_2 em água, você acha provável que as formigas, as abelhas e as baratas possam crescer até o tamanho de um homem, como algumas vezes são mostradas em filmes de terror?

CAPÍTULO 22

Macromoléculas

Se quiser compreender a função, estude a estrutura.
—Francis H. C. Crick

Macromolécula é uma espécie química que se distingue por possuir massa molar alta (10^4 a 10^{10} g mol^{-1}). A química das macromoléculas, que são chamadas *polímeros*, difere muito da química de moléculas pequenas e ordinárias. O estudo das propriedades dessas moléculas gigantes requer técnicas especiais.

As macromoléculas dividem-se em duas classes: naturais e sintéticas. Exemplos de *macromoléculas naturais* são proteínas, ácidos nucleicos, polissacarídeos (celulose) e poli-isoprenos (borracha). As *macromoléculas sintéticas* são, em sua maioria, polímeros orgânicos, tais como adipamida de poliexametileno (náilon), tereftalato de polietileno (Dacron, Mylar) e polimetilmetacrilato (Lucita, Plexiglas).

Neste capítulo, examinaremos os métodos utilizados para caracterizar macromoléculas e discutiremos sua estrutura e conformação. Estudaremos também a estabilidade e o enovelamento de proteínas.

22.1 Métodos para a determinação de tamanho, forma e massa molar de macromoléculas

A massa molar tem um significado especial quando aplicada a macromoléculas. Em uma solução de sacarose, todas as moléculas de soluto têm a mesma massa molar; métodos diferentes de determinação da massa molar fornecem o mesmo valor. O mesmo se aplica à molécula de hemoglobina e de outras proteínas em solução, considerando que não haja dissociação do soluto em subunidades. Esse não é o caso, no entanto, de poliestireno, DNA, proteínas fibrosas como o colágeno, borracha e outras substâncias compostas de polímeros. Nesses sistemas, as moléculas não são todas idênticas, e a distribuição de massas molares é desigual. Um sistema polimérico cujas moléculas tenham todas a mesma massa molar é chamado *monodisperso*; se as moléculas não tiverem massas molares idênticas, o polímero é chamado *polidisperso*.

Massa molar de macromoléculas

A massa molar de um polímero pode ser definida de vários modos. As duas definições mais comuns são: por média numérica e por média ponderada.

Massa molar por média numérica ($\overline{\mathscr{M}}_n$). Considere uma amostra de N moléculas de polímero contendo n_1 moléculas de massa molar $\mathscr{M}_1$, n_2 moléculas de massa molar $\mathscr{M}_2$, e assim por diante. A massa molar por média numérica é definida como

$$\overline{\mathscr{M}}_n = \frac{n_1 \mathscr{M}_1 + n_2 \mathscr{M}_2 + \cdots}{n_1 + n_2 + \cdots} = \frac{\sum_i n_i \mathscr{M}_i}{\sum_i n_i}$$

$$= \frac{\sum_i n_i \mathscr{M}_i}{N} \qquad (22.1)$$

em que $\sum_i n_i = N$. Assim, $\overline{\mathscr{M}}_n$ é simplesmente a média aritmética de todas as massas molares.[i]

Massa molar por média ponderada ($\overline{\mathscr{M}}_w$). Essa média é definida como

$$\overline{\mathscr{M}}_w = \frac{n_1 \mathscr{M}_1^2 + n_2 \mathscr{M}_2^2 + \cdots}{n_1 \mathscr{M}_1 + n_2 \mathscr{M}_2 + \cdots} = \frac{\sum_i n_i \mathscr{M}_i^2}{\sum_i n_i \mathscr{M}_i} \qquad (22.2)$$

Para um sistema polidisperso, temos $\overline{\mathscr{M}}_w > \overline{\mathscr{M}}_n$; para um sistema monodisperso, $\overline{\mathscr{M}}_n = \overline{\mathscr{M}}_w$. Isso significa, portanto, que a determinação da massa molar por dois métodos diferentes pode, em princípio, testar a homogeneidade do sistema sob investigação.

Sedimentação na ultracentrífuga

A experiência cotidiana nos diz que partículas suspensas em uma solução são empurradas para baixo pela força gravitacional da Terra. Esse movimento é parcialmente contrabalançado pelo empuxo da partícula. Como o campo gravitacional da Terra é fraco, uma solução que contém macromoléculas é geralmente homogênea, em razão do movimento térmico aleatório das moléculas.

Sedimentação por fronteira móvel. Considere uma solução sob a influência de um campo gravitacional forte, tal como uma solução sendo centrifugada em um tubo. A força centrífuga agindo sobre a partícula de um soluto de massa m é $m\omega^2 r$, em que ω é a velocidade angular do rotor em radianos por segundo (a relação entre ângulo e radiano é dada no Apêndice A), r é a distância do centro de rotação à partícula e $\omega^2 r$ é a aceleração centrífuga do rotor (Figura 22.1).

Além da força centrífuga, devemos também considerar o empuxo da partícula em razão do deslocamento das moléculas de solvente pela partícula. Esse empuxo reduz a força na partícula por $\omega^2 r$ vezes a massa do solvente deslocado. Assim, a força líquida que age na partícula é dada por

$$\begin{aligned} \text{força líquida} &= \text{força centrífuga} - \text{força de empuxo} \\ &= \omega^2 r m - \omega^2 r m_s \\ &= \omega^2 r m - \omega^2 r v \rho \end{aligned} \qquad (22.3)$$

A força de empuxo é igual ao produto da aceleração centrífuga pela massa do

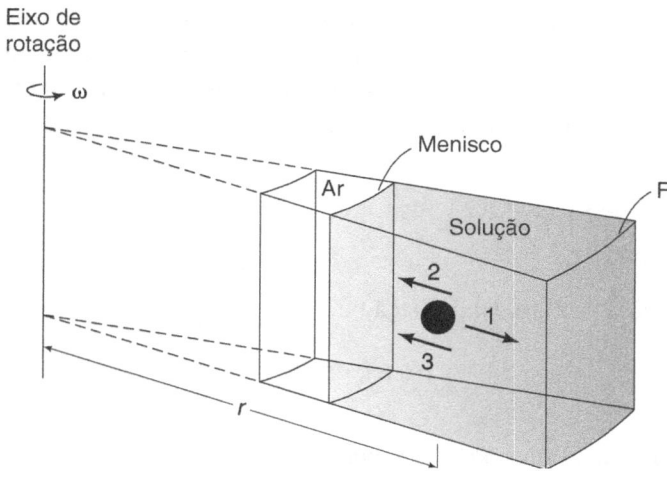

Figura 22.1
Forças agindo sobre uma molécula dentro de uma célula com o formato de uma fatia sendo centrifugada a uma velocidade angular ω. As legendas são: 1. força centrífuga; 2. força de empuxo; 3. força de fricção. A distância da molécula ao centro de rotação é r. Inicialmente, a solução é homogênea.

solvente deslocado, m_s; v e ρ são o volume da partícula e a densidade da solução, respectivamente.

De acordo com a segunda lei do movimento de Newton, uma força líquida que age sobre uma partícula provoca sua aceleração. Ao mesmo tempo, o meio exerce uma força de fricção na partícula, que é proporcional à velocidade de sedimentação, dr/dt. A força de fricção é igual ao produto do coeficiente de fricção, f (ver Seção 21.4), pela velocidade de sedimentação. Age na direção oposta à força líquida. No estado estacionário, então, a força de fricção é igual à força líquida, e a molécula se move com velocidade dr/dt em direção ao fundo da célula. (Figura 22.1):

$$f\frac{dr}{dt} = \omega^2 rm - \omega^2 rv\rho \tag{22.4}$$

Como é difícil medir o volume da partícula, por conveniência usamos um termo chamado *volume específico parcial*, $\bar{v}$, definido como o aumento no volume quando 1 g de soluto sólido é dissolvido em um grande volume de solvente. A quantidade $m\bar{v}$ é o aumento no volume quando uma molécula de massa m é adicionada ao solvente; isto é, é igual ao volume, v, da partícula. Para a maioria das proteínas, $\bar{v}$ tem um valor de aproximadamente 0,74 mL g^{-1}. A Equação 22.4 pode agora ser escrita como

$$\begin{aligned}f\frac{dr}{dt} &= \omega^2 rm - \omega^2 rm\bar{v}\rho \\ &= \omega^2 rm(1 - \bar{v}\rho)\end{aligned} \tag{22.5}$$

Rearranjando a Equação 22.5, obtém-se

$$\begin{aligned}s = \frac{dr/dt}{\omega^2 r} &= \frac{m(1-\bar{v}\rho)}{f} \\ &= \frac{\mathcal{M}}{N_A}\frac{1-\bar{v}\rho}{f}\end{aligned} \tag{22.6}$$

em que $\mathcal{M}$ é a massa molar do soluto e N_A é a constante de Avogadro.

A quantidade no lado esquerdo da Equação 22.6 é chamada *coeficiente de sedimentação* (*s*), que tem como unidade o *svedberg*, em homenagem ao químico sueco Theodor Svedberg (1884–1971), que foi um pioneiro nos estudos de ultracentrifugação. Um svedberg é igual a 10^{-13} s. O coeficiente de fricção é dado pela lei de Stokes (ver a Equação 21.24),

$$f = 6\pi\eta r_s$$

em que r_s é o raio da molécula de soluto. Da Equação 22.6,

$$\mathcal{M} = \frac{sN_A f}{1 - \bar{v}\rho} = \frac{sN_A(6\pi\eta r_s)}{1 - \bar{v}\rho} \tag{22.7}$$

Como alternativa, de acordo com a Equação 21.23, podemos escrever

$$f = \frac{k_B T}{D}$$

e como $N_A k_B = R$ (a constante dos gases), obtemos

$$\mathcal{M} = \frac{sN_A k_B T}{D(1 - \bar{v}\rho)} = \frac{sRT}{D(1 - \bar{v}\rho)} \tag{22.8}$$

Como D e $\bar{v}$ podem ser determinados por experimentos separados, a única outra quantidade que precisamos medir para determinar a massa molar é o coeficiente de sedimentação. Por definição,

$$s = \frac{dr/dt}{\omega^2 r}$$

ou

$$s\,dt = \frac{1}{\omega^2}\frac{dr}{r}$$

Integrando-se sobre a distância percorrida pela partícula de $r = r_0$ ($t = 0$) a $r = r$ ($t = t$) obtém-se

$$\int_0^t s\,dt = \frac{1}{\omega^2}\int_{r_0}^r \frac{dr}{r}$$

$$s = \frac{1}{t\omega^2}\ln\frac{r}{r_0}$$

ou

$$\ln(r/r_0) = s\omega^2 t \tag{22.9}$$

Um gráfico de ln *r* em função de *t* resulta em uma linha reta com coeficiente angular $s\omega^2$, que permite calcular o valor de *s*.

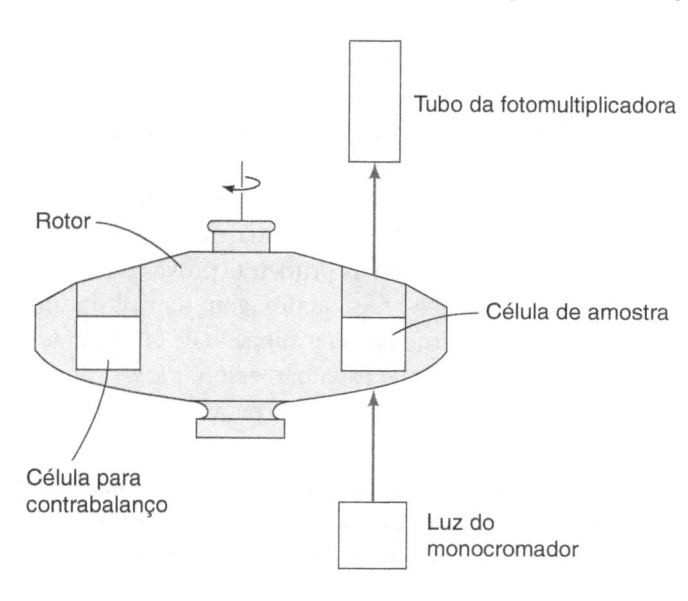

Figura 22.2
Representação esquemática de uma ultracentrífuga analítica. O rotor é colocado em uma câmara evacuada para reduzir a resistência.

A Figura 22.2 mostra um diagrama esquemático de uma ultracentrífuga analítica projetada para medir o coeficiente de sedimentação. O rotor gira até 70 000 rpm (rotações por minuto), em uma câmara evacuada à temperatura constante. Inicialmente, uma solução homogênea com a proteína é colocada em uma célula em forma de fatia. Durante a centrifugação, as moléculas de proteína movem-se em direção ao fundo da célula e estabelece-se uma fronteira solvente-solução (Figura 22.3). Monitorando o movimento da fronteira, obtemos uma série de gráficos de absorbância (ou concentração) em função de r. A partir das posições da fronteira em diferentes intervalos de

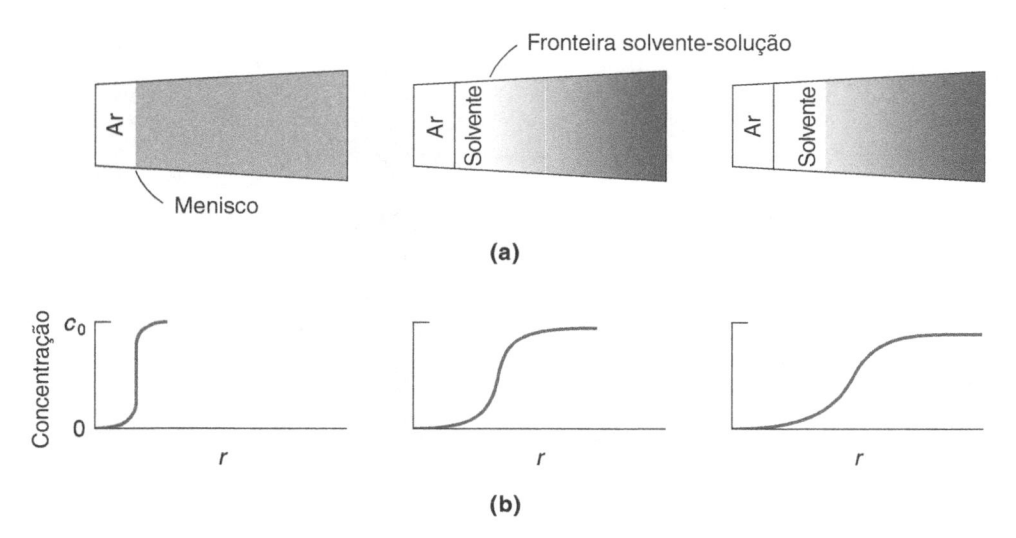

Figura 22.3
Medida de velocidade de sedimentação. (a) A distribuição da proteína na cela como função do tempo de centrifugação. Imediatamente após a centrifugação começar, uma fronteira solvente-solução aparece e se move firmemente da esquerda para a direita. (b) Concentração como função da distância da fronteira solvente-solução ao centro de rotação. A concentração da solução original de proteína é c_0.

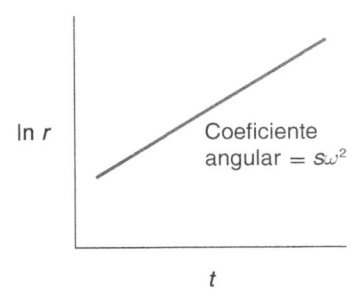

Figura 22.4
Gráfico de ln r em função de t resulta em uma linha reta com um coeficiente angular igual a $s\omega^2$ (ver a Equação 22.9).

tempo, podemos colocar em gráfico ln r em função de t para obter s (conhecendo ω), como descrito acima (Figura 22.4).

Note que o coeficiente de sedimentação para uma dada molécula é *independente* da velocidade angular do rotor. Conforme $\omega^2 r$ aumenta, aumenta também dr/dt. Portanto, a razão permanece constante. Da Equação 22.8, vemos que, conhecendo s, torna-se possível calcular a massa molar, $\mathcal{M}$. A determinação da massa molar por meio desse tipo de medida permitiu que se obtivessem as primeiras provas conclusivas de que os biopolímeros são moléculas gigantes. Essa abordagem tem sido utilizada menos frequentemente em anos recentes porque a determinação de coeficientes de difusão é inconveniente. O advento de métodos de espalhamento de *laser*, precisos e rápidos, para a medição de D deverá reviver essa técnica para a determinação da massa molar.

A Tabela 22.1 relaciona várias propriedades de proteínas para o experimento de ultracentrifugação. Cada proteína tem um coeficiente de sedimentação característico. No entanto, como s depende de $\bar{v}$, ρ e f, todos os quais, por sua vez, dependem da temperatura e do meio no qual a proteína está dissolvida, os valores obtidos sob condições experimentais diferentes devem ser corrigidos para condições-padrão para fins de comparação. As condições-padrão são escolhidas de modo que correspondam a uma sedimentação hipotética em água pura a 20 °C. Esse coeficiente de sedimentação padronizado é representado por $s_{20,\,w}$.

EXEMPLO 22.1

A 20 °C, a catalase (de fígado de cavalo) tem um coeficiente de difusão de $4{,}1 \times 10^{-11}$ m² s⁻¹ e um coeficiente de sedimentação de $11{,}3 \times 10^{-13}$ s. A densidade da água a 20 °C é 0,998 g mL⁻¹. Calcule a massa molar da catalase, supondo um volume específico parcial de 0,715 mL g⁻¹.

RESPOSTA

A partir da Equação 22.8, escrevemos

$$\mathcal{M} = \frac{sRT}{D(1 - \bar{v}\rho)}$$

$$= \frac{(11{,}3 \times 10^{-13}\ \text{s})(8{,}314\ \text{J K}^{-1}\ \text{mol}^{-1})(293\ \text{K})}{(4{,}1 \times 10^{-11}\ \text{m}^2\ \text{s}^{-1})[1 - (0{,}715\ \text{mL g}^{-1})(0{,}998\ \text{g mL}^{-1})]}$$

$$= 236\ \text{kg mol}^{-1}$$

$$= 2{,}36 \times 10^5\ \text{g mol}^{-1}$$

Fator de conversão: 1 J = 1 kg m² s⁻².

Sedimentação em bandas. A técnica de fronteira móvel tem a desvantagem de não poder separar satisfatoriamente misturas complexas. Moléculas mais rápidas (aquelas com valores de s maiores) sempre sedimentam através de uma solução de moléculas mais lentas, de modo que as primeiras são contaminadas pelas últimas. Uma técnica ideal permitiria que cada componente sedimentasse somente através do sol-

Tabela 22.1
Algumas propriedades físicas de proteínas em água a 293 K[a]

Proteína	$\dfrac{s_{20,w}}{10^{-13}\text{ s}}$	$\dfrac{D}{10^{-7}\text{ cm}^2\cdot\text{s}^{-1}}$	$\dfrac{\bar{v}}{\text{mL}\cdot\text{g}^{-1}}$	$\dfrac{\mathcal{M}}{\text{g}\cdot\text{mol}^{-1}}$
Citocromo c_1 (coração bovino)	1,71	11,40	0,728	13 370
Lisozima (clara de ovo de galinha)	1,91	11,20	0,703	13 930
Ribonuclease (pancrease bovina)	2,00	13,10	0,707	12 640
Mioglobina	2,04	11,3	0,74	16 890
Soroalbumina humana	4,60	6,10	0,733	68 460
Desidrogenase alcoólica (fígado de cavalo)	4,88	6,50	0,751	73 050

[a] Do *Handbook of Biochemistry*, SOBER, H. A., Ed., Copyright de The Chemical Rubber Co., 1968. Utilizado sob permissão de The Chemical Rubber Co.

vente. A ultracentrifugação *em banda* chega perto de atingir esse objetivo. A primeira etapa na centrifugação em banda é formar um gradiente de densidade em um tubo de centrífuga de celuloide, misturando-se soluções de sacarose de densidades diferentes. Um pequeno volume da solução com uma mistura de proteínas é depositado no topo do gradiente (Figura 22.5). Conforme o rotor põe-se a girar, as proteínas se movem através do gradiente de densidade e se separam de acordo com seus coeficientes de sedimentação. A centrifugação é interrompida antes que a proteína mais rápida atinja o fundo do tubo. As bandas separadas de proteínas podem ser coletadas furando se o fundo do tubo e permitindo que a solução goteje para dentro de diferentes tubos. Os diferentes componentes podem então ser ensaiados quanto a suas propriedades catalíticas, de ligação e outras.

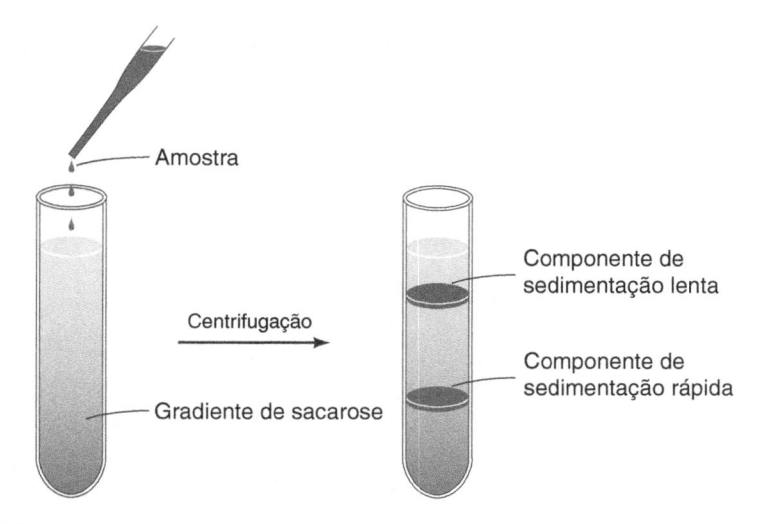

Figura 22.5
Uma amostra é colocada sobre um gradiente de densidade de sacarose. A centrifugação resulta no aparecimento de bandas diferentes que correspondem às diferentes massas das proteínas presentes. Essas proteínas podem ser coletadas separadamente furando-se o fundo do tubo da centrífuga e permitindo que a solução escoe para dentro de diferentes tubos coletores.

Equilíbrio de sedimentação. Consideraremos agora uma técnica chamada *equilíbrio de sedimentação*, que permite uma determinação precisa e direta da massa molar de macromoléculas.

Um gradiente de concentração é criado em um experimento de velocidade de sedimentação. Quando a velocidade do rotor é grande o suficiente, todas as moléculas de soluto vão se juntar no fundo da cela. Vamos supor agora que a velocidade do rotor baixe para aproximadamente 10 000 rpm, em vez de cerca de 70 000 rpm, necessária para um experimento de velocidade de sedimentação. Um equilíbrio perfeito entre sedimentação e difusão pode ser atingido desse modo. Na difusão, moléculas de soluto se movem de uma concentração mais alta para uma mais baixa, enquanto a sedimentação reverte esse processo. Quando é atingido um equilíbrio, nenhum fluxo líquido ocorre. Referindo-nos ao tratamento da difusão no Capítulo 21, vemos que a quantidade de moléculas de soluto que flui por unidade de área por segundo é dada pela primeira lei de Fick:*

$$J = D\frac{dc}{dr}$$
$$= \frac{k_B T}{f}\frac{dc}{dr} = \frac{RT}{fN_A}\frac{dc}{dr} \tag{22.10}$$

Observe que o gradiente de concentração é agora expresso como dc/dr, em vez de dc/dx como na Equação 21.14. De acordo com a Equação 22.5, a velocidade de sedimentação para moléculas de soluto em uma solução de concentração c é

$$\frac{dr}{dt} = \frac{\omega^2 rm}{f}(1 - \bar{v}\rho)$$

ou

$$c\frac{dr}{dt} = \frac{c\omega^2 rm}{f}(1 - \bar{v}\rho) \tag{22.11}$$

No equilíbrio, a velocidade de difusão é igual à velocidade de sedimentação, de modo que

$$c\frac{dr}{dt} = \frac{RT}{fN_A}\frac{dc}{dr}$$

ou

$$c\omega^2 rm(1 - \bar{v}\rho) = \frac{RT}{N_A}\frac{dc}{dr} \tag{22.12}$$

Rearranjando, obtemos

$$\frac{dc}{c} = \frac{M\omega^2 r(1 - \bar{v}\rho)}{RT}dr \tag{22.13}$$

---

* O sinal negativo (ver a Equação 21.14) é omitido, porque nesse sistema o gradiente de concentração aumenta com o aumento no valor de r.

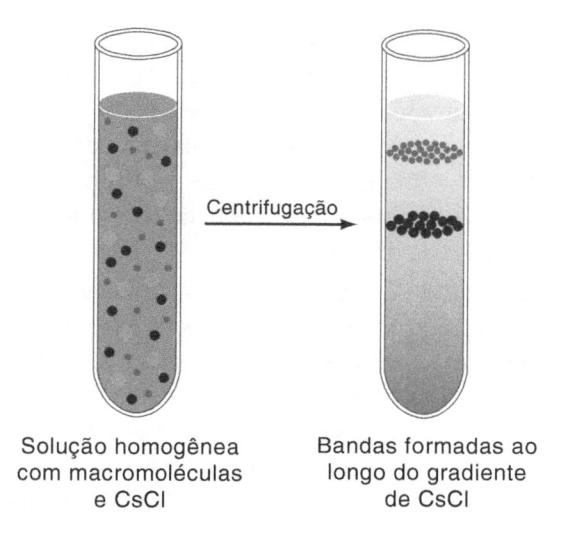

Figura 22.6
Uma solução homogênea de macromoléculas em CsCl 6 M é submetida a uma ultracentrifugação. No equilíbrio, as moléculas se separam em bandas ao longo do gradiente de densidade do CsCl de acordo com suas massas molares.

em que $\mathcal{M}$ é a massa molar, dada por mN_A. Com a integração entre $r_1(c_1)$ e $r_2(c_2)$, obtém-se

$$\int_{c_1}^{c_2} \frac{dc}{c} = \frac{\mathcal{M}\omega^2(1-\overline{v}\rho)}{RT}\int_{r_1}^{r_2} r\,dr$$

$$\ln\frac{c_2}{c_1} = \frac{\mathcal{M}\omega^2(1-\overline{v}\rho)}{2RT}(r_2^2 - r_1^2) \tag{22.14}$$

Novamente, técnicas ópticas permitem medir as concentrações dos solutos c_1 e c_2 em r_1 e r_2 e, desse modo, se $\overline{v}$, ρ e ω forem conhecidos, podemos calcular o valor de $\mathcal{M}$. Contrariamente ao método de velocidade de sedimentação, essa técnica não requer nenhum conhecimento da forma da molécula ou de seu coeficiente de difusão. É, portanto, um dos métodos mais precisos de determinação de massa molar.

Sedimentação em gradiente de densidade. Uma melhoria ampliou consideravelmente o âmbito da técnica de ultracentrifugação: o método de equilíbrio de sedimentação com cloreto de césio. Para esse procedimento, uma solução macromolecular misturada com uma solução concentrada (cerca de 6 M) de CsCl é centrifugada em um tubo de celuloide até atingir o equilíbrio (Figura 22.6). No equilíbrio, um gradiente de densidade de CsCl se forma ao longo do tubo. Em algum valor de r, a densidade da solução, ρ, é igual ao recíproco do volume específico parcial da macromolécula; isto é, $\rho = 1/\overline{v}$. Isso significa que $(1 - \overline{v}\rho) = 0$ e também que, de acordo com a Equação 22.5, a velocidade de sedimentação, dr/dt, é zero. Consequentemente, uma banda vai se formar para cada tipo de macromolécula em algum ponto ao longo do gradiente de densidade. Geralmente, as bandas são estreitas e bem resolvidas. Acima da banda (mais perto do centro de rotação), temos $\rho < 1/\overline{v}$, e $(1 - \overline{v}\rho)$ é positivo. A sedimentação dirigirá as macromoléculas para baixo, em direção à banda. Abaixo da banda (em direção ao fundo do tubo) $\rho > 1/\overline{v}$, e $(1 - \overline{v}\rho)$ é negativo. Nesse ponto, o empuxo dirigirá as macromoléculas para cima, em direção à banda. Assim, a presença do gradiente de densidade de CsCl age como uma força estabilizadora para impedir a intermistura que ocorreria em razão de mudanças na temperatura e de distúrbios mecânicos. Essa técnica tem permitido aos cientistas separar moléculas de DNA que diferem somente nos teores de isótopos ^{14}N e ^{15}N (ver a Seção 22.3). O método de equilíbrio de sedimentação ordinário não produz bandas tão bem resolvidas em razão da difusão.

Outra vantagem do método de equilíbrio de sedimentação em CsCl é que, uma vez que o equilíbrio tenha sido atingido, o tubo pode ser removido da centrífuga e diferentes bandas podem ser separadas umas das outras, furando o fundo do tubo de celuloide e coletando cada porção em um tubo diferente. Nesse aspecto, o método se assemelha ao da técnica do gradiente de sacarose. A diferença entre esses dois procedimentos, no entanto, é que, no método do CsCl, as bandas se formam ao *mesmo* tempo em que o gradiente de densidade se estabelece; portanto, não é necessário nenhum movimento adicional das macromoléculas.

Viscosidade

Medidas de viscosidade constituem a técnica mais barata e mais simples disponível para caracterizar macromoléculas. Não é de admirar, portanto, que a viscosidade de soluções de macromoléculas tenha sido objeto de considerável estudo teórico e experimental.

No Capítulo 21, derivamos uma expressão para a viscosidade absoluta de um líquido (ver a Equação 21.6). Em razão da dificuldade de fazer medidas precisas de viscosidades absolutas, é conveniente medir a viscosidade relativa, η_{rel}, de uma solução, definida como

$$\eta_{rel} = \frac{\eta}{\eta_0} = \frac{\rho}{\rho_0}\frac{t}{t_0} \qquad (22.15)$$

em que η e η_0 são as viscosidades da solução e do padrão, usualmente o solvente; t e t_0 são os respectivos tempos de fluxo; e ρ e ρ_0 são as respectivas densidades. Como a presença de moléculas de soluto normalmente perturba a linha de fluxo dos líquidos, causando desse modo um aumento na viscosidade, η_{rel} é geralmente maior que a unidade. Seguem abaixo definições adicionais de viscosidade:

$$\text{Viscosidade específica:} \quad \eta_{esp} = \eta_{rel} - 1 \qquad (22.16)$$

$$\text{Viscosidade reduzida:} \quad \eta_{red} = \frac{\eta_{esp}}{c} \qquad (22.17)$$

$$\text{Viscosidade intrínseca:} \quad [\eta] = \lim_{c \to 0} \frac{\eta_{esp}}{c} \qquad (22.18)$$

em que c é a concentração em g mL^{-1} ou g (100 mL)$^{-1}$.

A viscosidade relativa é uma medida da variação na viscosidade da solução comparada com a viscosidade do solvente puro. A viscosidade específica mede o aumento na viscosidade relativamente à unidade. Para levar em conta a concentração, isto é, para descobrir quão grande é a viscosidade específica por unidade de concentração do soluto, dividimos η_{esp} por c para obter η_{red}. Além disso, η_{esp} é dependente da con-

Tabela 22.2
Viscosidade intrínseca de algumas macromoléculas

Molécula	Forma	$\dfrac{[\eta]}{\text{mL} \cdot \text{g}^{-1}}$	$\dfrac{\mathcal{M}}{\text{g} \cdot \text{mol}^{-1}}$
Mioglobina	Globular	3,1	17 800
Mioglobina[a]	Espiral aleatória	21	17 800
Hemoglobina	Globular	3,6	64 450
Hemoglobina[a]	Espiral aleatória	19	64 450
Ribonuclease	Globular	3,4	13 683
Soralbumina bovina	Globular	3,7	67 500
Soralbumina bovina[a]	Espiral aleatória	51	67 500
Miosina	Bastão	217	440 000
Vírus do mosaico do tabaco	Bastão	37	39 000 000
Colágeno	Bastão	1 150	350 000
Poliestireno[b]	Espiral aleatória	130	500 000

[a] Denaturada.
[b] Em tolueno.

centração, portanto, precisamos ainda de outra quantidade, $[\eta]$, a viscosidade intrínseca, que é obtida pela extrapolação mostrada na Figura 22.7.

Uma quantidade útil que relaciona viscosidade intrínseca com a massa molar é dada por

$$[\eta] = K\mathcal{M}^\alpha \qquad (22.19)$$

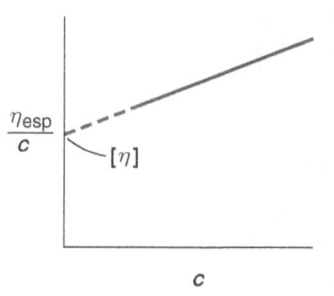

Figura 22.7
Determinação da viscosidade intrínseca.

em que $\mathcal{M}$ é a massa molar do polímero e K e α são constantes empíricas. O valor de α depende da forma, ou geometria, da macromolécula: $\alpha = 0$ para uma esfera, $\alpha = 0{,}5$ para uma espiral aleatória e $\alpha \approx 1{,}8$ para um bastão longo rígido. Para uma macromolécula com valores de K e de α conhecidos, a Equação 22.19 fornece uma estimativa rápida de sua massa molar a partir da medida de viscosidade intrínseca. Por outro lado, se a massa molar da macromolécula for conhecida, então a Equação 22.19 permite deduzir a forma da molécula.

A viscosidade intrínseca tem sido frequentemente utilizada para acompanhar as mudanças conformacionais de proteínas. Por exemplo, quando uma proteína globular (a ser discutida adiante) se desenovela para formar uma espiral aleatória, sua viscosidade intrínseca aumenta; entretanto, quando uma proteína em forma de bastão, tal como o colágeno ou a miosina, se desenovela, a viscosidade intrínseca diminui em razão de um decréscimo na assimetria da molécula. A Tabela 22.2 relaciona a viscosidade intrínseca de várias macromoléculas.

Eletroforese

Eletroforese é a migração de íons sob a influência de um campo elétrico aplicado. Como na sedimentação, as moléculas do soluto na eletroforese movem-se sob a influência de um campo externo. A eletroforese, no entanto, depende primariamente da carga e não da massa molar do soluto. É uma técnica útil para a separação de proteínas em uma mistura e para a determinação da massa molar.

Aplica-se um campo elétrico, E, através de uma solução. A força que age sobre as moléculas carregadas é dada por zeE, em que z é o número de cargas na molécula e e é a carga elétrica. Como na sedimentação, cada íon acelera por um tempo muito breve imediatamente após o campo ser ligado. Então, um estado estacionário é atingido à medida que a força eletrostática é equilibrada pela força de fricção exercida pelas moléculas do meio solvente. Nesse ponto, os íons estão se movendo a uma velocidade constante, v, e

$$zeE = fv$$
$$= 6\pi\eta r_s v \qquad (22.20)$$

Portanto,

$$v = \frac{zeE}{f} \qquad (22.21)$$

Definindo a *mobilidade eletroforética*, *u*, como a velocidade por unidade de campo elétrico, escrevemos

$$u = \frac{v}{E} = \frac{ze}{f}$$
$$= \frac{ze}{6\pi\eta r_s} \qquad (22.22)$$

A mobilidade eletroforética tem as unidades $m^2\,s^{-1}\,V^{-1}$.

Vemos, a partir da Equação 22.22, que a facilidade de movimento de um íon particular depende de sua carga e é inversamente proporcional ao seu tamanho e à viscosidade do meio. Essa equação é supersimplificada porque considera que o íon é esférico. A equação também despreza a influência da atmosfera iônica (ver o Capítulo 8, volume 1) sobre o movimento dos íons. No entanto, permite estimar a mobilidade eletroforética e, portanto, sugere um meio conveniente para separar uma mistura de macromoléculas em componentes puros.

Uma das medidas mais simples de mobilidade eletroforética utiliza o *método da fronteira móvel*. A Figura 22.8 mostra o arranjo para esse procedimento. A solução

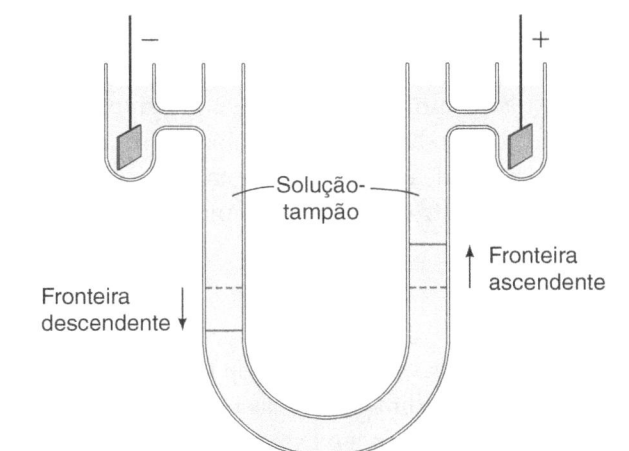

Figura 22.8
Esquema de um aparelho de eletroforese de fronteira móvel. As linhas horizontais tracejadas indicam as posições antes de o campo elétrico ser ligado.

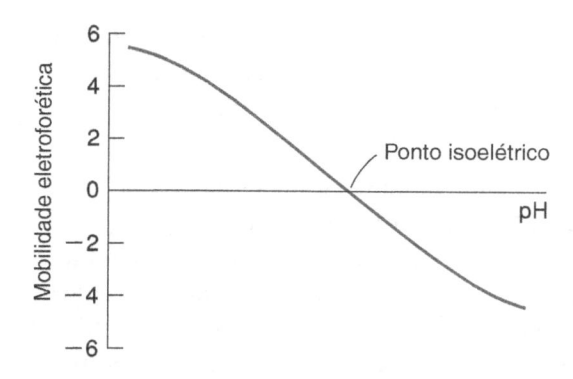

Figura 22.9
Determinação do ponto isoelétrico de uma proteína, colocando-se em gráfico sua mobilidade eletroforética como função do pH. Em um pH abaixo do ponto isoelétrico, a proteína está positivamente carregada e se move em direção ao catodo. Em um pH acima de seu ponto isoelétrico, a proteína está negativamente carregada e se move em direção ao ânodo.

sob investigação é despejada no fundo de um tubo em U e as soluções-tampão são então cuidadosamente adicionadas para obter fronteiras bem definidas. Os eletrodos são inseridos nos braços laterais para impedir que os produtos formados a partir da eletrólise caiam nas regiões de fronteira. O aparelho inteiro é então imerso em um termostato. Se a solução contiver moléculas de proteína com excesso de cargas em suas superfícies, as fronteiras das camadas de soluções-tampão vão se mover em direção ao eletrodo de sinal contrário. Segue-se que a direção de movimento das moléculas de proteína depende do pH do meio. Em um pH acima do ponto isoelétrico (ver a Seção 11.6, volume 1), a proteína está carregada negativamente e as fronteiras vão se mover em direção ao ânodo; em um pH abaixo do ponto isoelétrico, a carga líquida na proteína é positiva e as fronteiras vão se mover em direção ao cátodo. No ponto isoelétrico, a carga líquida da proteína é zero e as fronteiras permanecem estacionárias (Figura 22.9). A separação das proteínas é possível se elas tiverem pontos isoelétricos diferentes. A Tabela 22.3 relaciona os pontos isoelétricos de algumas proteínas comuns. O método da fronteira móvel foi introduzido pelo bioquímico sueco Arne Tiselius (1902-1971) na década de 1930. Seu maior defeito é que, com essa

Tabela 22.3
Pontos isoelétricos de algumas proteínas[a]

Proteína	pI
Soralbumina bovina	4,9
β-Lactoglobulina	5,2
Carboxipeptidase	6,0
Hemoglobina	6,7
Hemoglobina S[b]	6,9
Ribonuclease	9,5
Citocromo c	10,7
Lisozima	10,7

[a] O valor preciso depende da temperatura e da força iônica da solução.
[b] Essa é a hemoglobina da hemácia falciforme.

O Apêndice 22.1 descreve o perfil de DNA usando eletroforese em gel.

técnica, pode ocorrer mistura convectiva das proteínas migratórias. Posteriormente, esse método foi suplantado pela *eletroforese de zona*, na qual uma amostra é forçada a se mover em um suporte sólido, como filtro de papel, celulose ou gel.

Eletroforese em gel. A *eletroforese em gel* é um dos métodos mais úteis para separar macromoléculas. Os géis de uso comum são a poliacrilamida e a agarose. Os géis de poliacrilamida têm as seguintes vantagens: (1) são quimicamente inertes, (2) suprimem as correntes convectivas causadas por variações de temperatura e (3) o tamanho de seus poros pode ser controlado quando são sintetizados a partir do monômero acrilamida e da *N,N'*-metilenobisacrilamida (um agente que promove a formação de ligações cruzadas). Assim, além de fornecer um meio para a eletroforese, os géis também agem como peneiras moleculares que retardam as moléculas grandes em relação às menores. Consequentemente, o resultado é uma melhor separação das proteínas.

Uma variação da técnica de eletroforese em gel, chamada *eletroforese em gel de dodecil sulfato de sódio–poliacrilamida* (SDS–PAGE), permite a determinação da massa molar de proteínas sob condições denaturantes. Esse método requer o tratamento da proteína com o agente denaturante dodecil sulfato de sódio (SDS) e β-mercaptoetanol ou ditiotreitol, pois ambos agem reduzindo as ligações dissulfeto em proteínas:

$$CH_3-(CH_2)_{10}-CH_2OSO_3^- \, Na^+ \qquad HOCH_2CH_2SH \qquad HSCH_2(CHOH)_2CH_2SH$$

dodecil sulfato de sódio (SDS)   β-mercaptoetanol   ditiotreitol

O agente denaturante SDS liga-se fortemente à maioria das proteínas (cerca de 1,4 g de SDS para 1 g de proteína), e o β-mercaptoetanol rompe as ligações dissulfeto em proteínas. A carga superficial do complexo SDS–proteína deve-se quase inteiramente aos íons sulfato expostos. O complexo não é uma espiral completamente aleatória; assume, na verdade, a forma de um longo bastão de largura constante. Seu comprimento é uma função da massa molar da proteína. O ponto importante está na carga superficial por unidade de comprimento do complexo, que tende a ser constante, independentemente da carga na cadeia polipeptídica. Assim, sua mobilidade eletroforética depende somente do tamanho (isto é, comprimento) mais do que da carga líquida. Através da realização de um experimento de eletroforese usando gel de poliacrilamida como meio de suporte, os cientistas podem obter bandas bem resolvidas de vários complexos SDS–proteína (Figura 22.10).

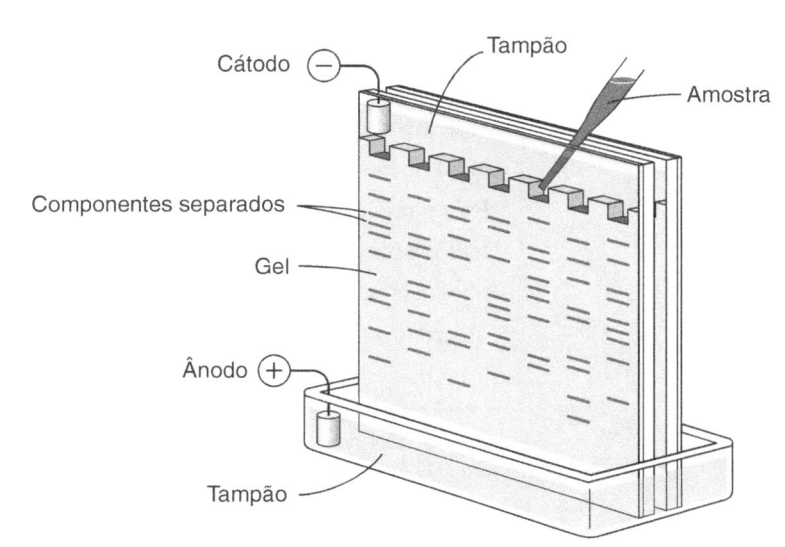

Figura 22.10
Representação esquemática do aparato para a SDS–PAGE. Várias amostras são submetidas à eletroforese em um gel de poliacrilamida em placa. Os complexos negativamente carregados do complexo SDS–proteína migram campo abaixo em direção ao ânodo. Ao longo do tempo, desenvolvem-se bandas em filas paralelas correspondentes às proteínas presentes nas amostras originais.

Um gráfico do logaritmo da massa molar das proteínas em função da mobilidade eletroforética de seus complexos com SDS produz uma linha reta que tem um coeficiente angular negativo (Figura 22.11). A massa molar de uma proteína desconhecida pode, então, ser prontamente determinada a partir da mobilidade eletroforética de seu complexo com SDS e da curva-padrão de calibração. Uma vantagem adicional dessa técnica é que o SDS dissocia proteínas oligoméricas em suas cadeias polipeptídicas individuais. Assim, a partir da determinação da massa molar, podemos frequentemente deduzir o número de subunidades presentes. Por exemplo, verifica-se pela técnica de ultracentrifugação que a massa molar da desidrogenase gliceraldeído-3-fosfato é 140 000 g. A técnica SDS–PAGE, no entanto, indica um valor para a massa molar do mesmo composto igual a 36 500 g. Podemos concluir que essa enzima tem quatro subunidades.

Focalização isoelétrica. Na *técnica de focalização isoelétrica*, um gradiente de pH é primeiramente estabelecido entre os eletrodos de modo que diferentes proteínas formem bandas estacionárias ao longo do gradiente em pontos nos quais o pH é igual a seus pontos isoelétricos. O gradiente de pH é estabelecido de maneira especial. Primeiro, os polianfólitos de baixa massa molar que cobrem uma ampla faixa de pontos isoelétricos são dissolvidos em água. Antes da aplicação de um campo elétrico, o pH da solução é o mesmo em toda parte (o pH é o valor médio de todos os polianfólitos em solução). Após o campo ter sido ligado, os polianfólitos começam a migrar em direção aos eletrodos. Como consequência de sua capacidade tamponante, um gradiente de pH estabelece-se gradualmente entre os eletrodos. No final, cada tipo de polianfólito atingirá o repouso no gradiente autoestabelecido no ponto correspondente ao seu ponto isoelétrico. Se uma mistura de proteínas for introduzida no meio, cada tipo de proteína migrará para a posição correspondente a seu ponto isoelétrico de modo que se formarão várias bandas. As bandas podem então ser separadas umas das outras para caracterização. Note que, em princípio, a técnica de focalização isoelétrica é análoga ao método do equilíbrio de densidade discutido anteriormente.

A focalização isoelétrica pode ser combinada com o SDS–PAGE para se obter separações com resolução muito alta. Primeiramente, uma amostra única é submetida à focalização isoelétrica, produzindo uma série de bandas dispostas verticalmente de acordo com diferentes valores de p*I* das proteínas. Em seguida, essa fileira única de gel é colocada horizontalmente no topo de uma placa de gel de SDS–poliacrilamida. As proteínas são submetidas à eletroforese verticalmente para baixo formando um padrão bidimensional de manchas. Como duas proteínas diferentes têm uma probabilidade muito pequena de ter o mesmo p*I* e a mesma massa molar, cada mancha representa uma *única* proteína. Essa técnica de eletroforese bidimensional tem permitido aos bioquímicos separar mais de mil proteínas da bactéria *Escherichia coli* (*E. coli*) em um único experimento!

A Tabela 22.4 resume várias técnicas para a determinação da massa molar.

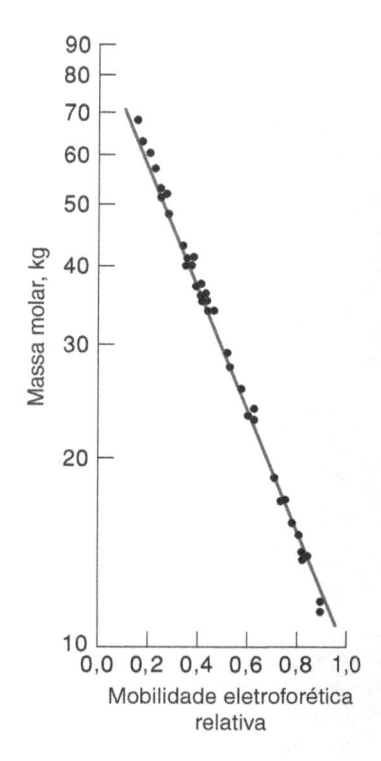

Figura 22.11
Gráfico logarítmico das massas molares de várias proteínas em função de suas mobilidades eletroforéticas relativas em um gel de SDS–poliacrilamida. [Com base em WEBER, K.; OSBORN, M., *J. Biol. Chem.* **244**, 4406, 1969.]

Polianfólitos são uma mistura de substâncias de massa molar baixa (300–6 000) com grupos amino alifáticos e carboxílicos.

22.2 Estrutura de polímeros sintéticos

Embora a determinação da massa molar e da forma global de uma macromolécula seja relativamente direta, a descoberta do arranjo tridimensional de átomos individuais nesse sistema é mais complexa. Conforme mencionado no Capítulo 20, a difração de raios X fornece os detalhes estruturais completos de uma macromolécula, mas

Tabela 22.4
Resumo de diferentes métodos para a determinação da massa molar

Método	Faixa aproximada	Tipo de massa molar determinada
Depressão do ponto de congelamento	≲500	$\overline{\mathcal{M}}_n$
Pressão osmótica	≲100 000	$\overline{\mathcal{M}}_n$
Viscosidade	Irrestrita	$\overline{\mathcal{M}}_v$
Ultracentrifugação	≳5 000	$\overline{\mathcal{M}}_w$
Difração de raios X	Irrestrita	$\overline{\mathcal{M}}_n$
Electroforese em gel	≳5 000	$\overline{\mathcal{M}}_w$
Microscopia eletrônica[a]	≳100 000	$\overline{\mathcal{M}}_n$
Espalhamento de luz[a]	≳5 000	$\overline{\mathcal{M}}_w$

[a] Não discutido neste texto.

A técnica de RMN permite agora que os químicos estudem proteínas com massas molares que atingem 200 000 daltons.

somente para o estado sólido. A conformação em solução de uma macromolécula pode ser apreciavelmente diferente da estrutura cristalina. Para investigar aspectos estruturais diferentes da macromolécula, os químicos se baseiam em diversas técnicas recentemente desenvolvidas. Juntando peças de informação, como se fossem partes de um quebra-cabeças, podemos criar um quadro geral. Nesta seção, consideraremos brevemente a estereoquímica de macromoléculas.

Configuração e conformação

Precisamos distinguir entre dois termos utilizados para descrever estrutura molecular: *configuração* e *conformação*. As *configurações* de uma molécula são arranjos espaciais que estão relacionados entre si por simetria, mas que não podem ser interconvertidos sem ruptura das ligações. Por exemplo, *cis*- e *trans*-dicloroetileno são as duas configurações da molécula $C_2H_2Cl_2$:

cis-dicloroetileno   trans-dicloroetileno

Outros exemplos são os isômeros ópticos e derivados de compostos alicíclicos tais como 1,2-*cis*- e 1,2-*trans*-dibromociclopropano. Por outro lado, *conformações* são arranjos de átomos no espaço tridimensional. No etano, a molécula pode existir em qualquer uma de um número infinito de conformações; a mais estável delas é a alternada ou escalonada* (ver a Figura 14.21).

O modelo do passeio aleatório

Imagine uma cadeia polimérica longa feita de unidades idênticas, digamos $-CH_2-$, dissolvida em algum solvente. Por simplicidade, vamos ignorar todas as

---

* NT: Traduções adotadas em português, entre outras, para o termo *staggered*, em inglês (de acordo com CONSTANTINO, M. G. *Química Orgânica — Curso Básico Universitário*. Rio de Janeiro: LTC, 2008, vol. 2, p. 254).

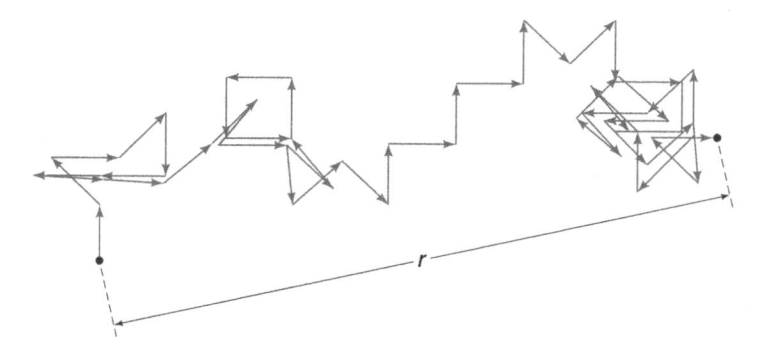

Figura 22.12
Um modelo de passeio aleatório bidimensional de 50 passos. (Reimpresso de FLORY, P. J. *Principles of polymer chemistry*. Copyright 1953 da Cornell University. Utilizado sob permissão da Cornell University Press.)

interações soluto–solvente e soluto–soluto. A pergunta que fazemos é: que forma o polímero assume? Em um extremo, a cadeia estaria completamente estendida; no outro, a cadeia estaria enrolada sobre si mesma como um rolo de barbante. Geralmente, a estrutura verdadeira é algo entre essas duas situações extremas.

Se as unidades repetitivas de um polímero não tiverem orientação preferencial, podemos aplicar o *modelo do passeio aleatório* para determinar sua estrutura. Coloque uma pessoa embriagada no centro de uma grande sala e a instrua a dar uma sucessão de passos de igual comprimento. Nenhuma restrição é colocada quanto a sua direção, de modo que nenhum dos passos seja de maneira alguma correlacionado com o anterior. O que se verifica é que as linhas que ligam os passos sucessivos representam com bastante precisão o arranjo de uma cadeia polimérica. A analogia não é exata, uma vez que o passeio aleatório ocorre em um pavimento bidimensional.

A Figura 22.12 mostra uma representação bidimensional de uma cadeia polimérica que contém 50 unidades idênticas. A quantidade de interesse é a distância entre as duas pontas da cadeia (r), que dá alguma ideia sobre o tamanho da molécula. A média dos cálculos estatísticos sobre muitos passeios aleatórios diferentes mostra que a média do quadrado da distância r é dada por

$$\overline{r^2} = nl^2 \qquad (22.23)$$

em que n é o número de ligações e l é o comprimento de cada ligação. A raiz quadrada da distância quadrática média é

$$r_{\text{rms}} = \sqrt{\overline{r^2}} = l\sqrt{n} \qquad (22.24)$$

Por exemplo, uma cadeia com 1 000 ligações C–C, cada uma com um comprimento de 1,54 Å, daria

$$r_{\text{rms}} = 1{,}54 \text{ Å} \times \sqrt{1000} = 48{,}7 \text{ Å}$$

que é consideravelmente menor que uma cadeia completamente estirada de comprimento $1\,000 \times 1{,}54 \text{ Å} = 1\,540 \text{ Å}$.

Podemos também estimar o volume ocupado por nossa cadeia polimérica. Se tomarmos o diâmetro como 48,7 Å, o volume será dado por $\frac{4}{3}\pi \,(48{,}7 \text{ Å}/2)^3 = 6{,}0 \times 10^4 \text{ Å}^3$. O volume real ocupado pela cadeia é somente uma pequena fração

Figura 22.13
Gráfico de $P(r)$ em função de r segundo a Equação 22.25, considerando que $n = 1 \times 10^4$ e $l = 2{,}5$ Å. (Reimpresso de FLORY, P. J. *Principles of polymer chemistry*. Copyright 1953 pela Cornell University. Utilizado sob permissão da Cornell University Press.)

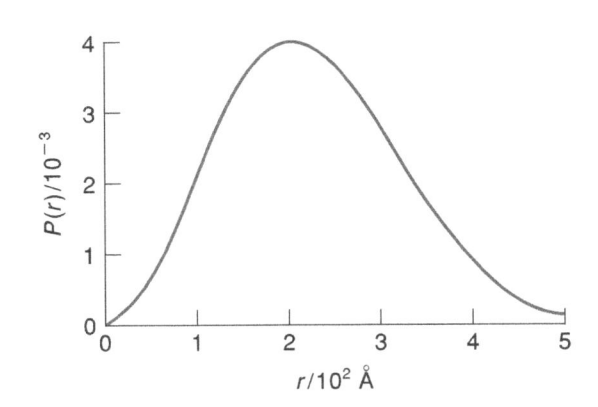

desse volume. Qual é então o significado do volume dessa esfera? Em solução, a cadeia polimérica não permanece estacionária, mas está constantemente mudando sua forma e tamanho por causa do movimento térmico. O volume calculado representa o espaço em que o polímero está contido, em média.

Outro valor importante é a probabilidade, $P(r)$, de achar as extremidades de uma cadeia polimérica separadas pela distância r. A determinação dessa probabilidade é um problema matemático bem conhecido; a solução exata tem a forma

$$P(r) = Ar^2 \exp\left(-\frac{3r^2}{2nl^2}\right) \tag{22.25}$$

em que A é uma constante. Um gráfico de $P(r)$ em função de r é mostrado na Figura 22.13. Como mostra a curva, a probabilidade das duas extremidades se encontrarem em $r = 0$ e $r \to \infty$ é zero. O valor de r para o valor máximo de $P(r)$ é chamado distância mais provável, r_{mp}.

Os resultados obtidos a partir da Equação 22.25 dão uma boa ideia daquilo com que uma cadeia polimérica em solução deve se parecer. O modelo do passeio aleatório, além de ser uma representação de um objeto tridimensional*, é supersimplificado sob outros aspectos. Primeiramente, as ligações na cadeia não são livres para adotar qualquer orientação uma em relação à outra. Por exemplo, no polietileno, todos os ângulos de ligação devem ser próximos de 109°:

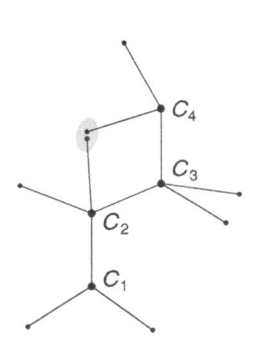

$$\diagdown \text{CH}_2 \diagup \text{CH}_2 \diagdown \text{CH}_2 \diagup \text{CH}_2 \diagdown \text{CH}_2 \diagup$$

Figura 22.14
Interação estérica entre átomos de hidrogênio (região sombreada) ligados a átomos de carbono vizinhos no polietileno.

Em segundo lugar, devemos também levar em conta a interação estérica entre os átomos de hidrogênio nos átomos de carbono adjacentes (Figura 22.14). Esses efeitos tendem a reduzir a compactação da cadeia e a aumentar o valor de r_{rms}. Felizmente, as correções podem ser feitas facilmente como se segue:

$$\overline{r^2} = Cnl^2 \tag{22.26}$$

em que C é uma constante para um tipo particular de polímero. Seu valor situa-se entre 2 e 10 na maioria dos casos. Em terceiro lugar, enquanto a pessoa embriagada em seu passeio aleatório torna a cruzar seu caminho tantas vezes quanto desejar, dois átomos em uma cadeia polimérica jamais poderão ocupar o mesmo espaço ao mesmo tempo. Esse *efeito do volume excluído* deve também ser levado em conta. Para os nossos propósitos, a Equação 22.26 é adequada para a maioria dos cálculos.

---

* A Equação 22.25 de fato se aplica a um modelo tridimensional.

Obviamente, a conformação verdadeira do polímero deve depender da natureza do solvente. Em um "bom" solvente, isto é, um solvente que tenha calor de mistura com o polímero zero ou negativo (processo exotérmico), a cadeia estará na forma estendida. Em um solvente "pobre", isto é, um solvente que tenha um calor de mistura com o polímero positivo (processo endotérmico), a cadeia tenderá a se enrolar como um rolo de barbante.

22.3 Estrutura de proteínas e DNA

Os sistemas poliméricos mais simples são aqueles que têm unidades idênticas, tais como o polietileno. Muitos polímeros de ocorrência natural possuem estruturas muito mais complexas do que a do polietileno. O tratamento teórico desses sistemas é de fato extraordinário. Dois grupos importantes de polímeros complexos são as proteínas e o DNA.

Proteínas

As proteínas podem ser pensadas como polímeros de aminoácidos. A primeira etapa na síntese de uma molécula de proteína é uma reação de condensação entre o grupo amino de um aminoácido e o grupo carboxila de outro aminoácido. A molécula formada a partir de dois aminoácidos é chamada *dipeptídeo* e o que os une é a *ligação peptídica*:

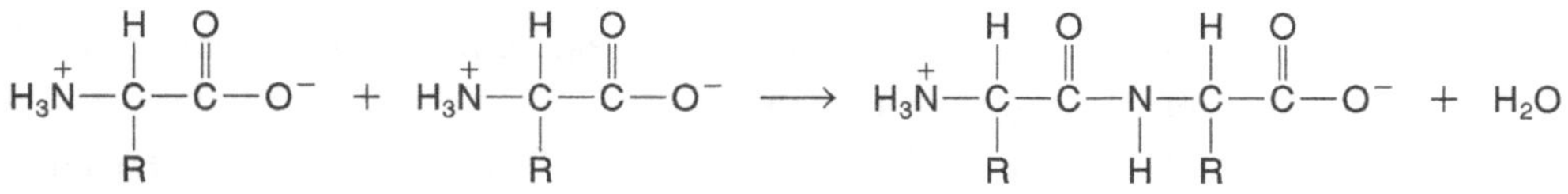

$$H_3\overset{+}{N}-\underset{R}{\overset{H}{\underset{|}{C}}}-\overset{O}{\underset{\|}{C}}-O^- + H_3\overset{+}{N}-\underset{R}{\overset{H}{\underset{|}{C}}}-\overset{O}{\underset{\|}{C}}-O^- \longrightarrow H_3\overset{+}{N}-\underset{R}{\overset{H}{\underset{|}{C}}}-\overset{O}{\underset{\|}{C}}-\underset{H}{N}-\underset{R}{\overset{H}{\underset{|}{C}}}-\overset{O}{\underset{\|}{C}}-O^- + H_2O$$

em que R representa um átomo de H ou algum outro grupo; —CO—NH— é chamado *grupo amida*. A reação de condensação pode continuar, levando à formação de um *tripeptídeo*, e assim por diante, até a cadeia *polipeptídica* completa estar formada, como mostra a Figura 22.15.

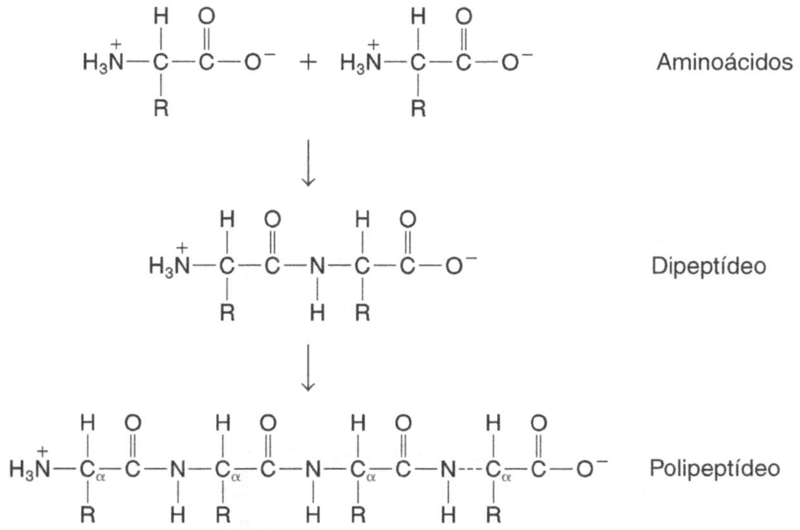

Figura 22.15
Condensação de aminoácidos para formar dipeptídeos e polipeptídeos.

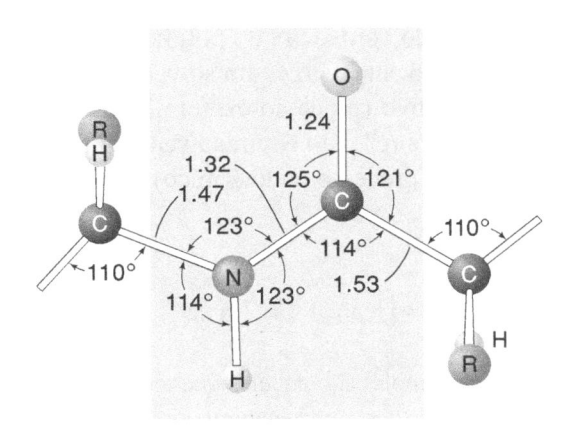

Figura 22.16
Geometria do grupo amida planar. Os comprimentos de ligação estão em angstrom. (Reimpresso de PAULING, L. *The nature of the chemical bond*, 3. ed. Copyright 1939, 1940, 1960, da Cornell University. Utilizado sob permissão da Cornell University Press.)

Vinte aminoácidos são encontrados em proteínas (ver a Tabela 11.4 do volume 1). Todos, exceto a glicina, são opticamente ativos, com configuração L. Mesmo para uma proteína pequena, como a insulina, que contém somente 50 resíduos de aminoácidos, o número de estruturas quimicamente diferentes que poderiam ser formadas é 20^{50} ou 10^{65}. Isso seria um grupo excessivamente grande, considerando que o número de Avogadro é somente 6×10^{23}. O número real de proteínas encontradas até hoje, no entanto, é muito menor que esse número.

Na década de 1930, Linus Pauling e Robert Corey (químico americano, 1897–1971), investigaram sistematicamente a estrutura de proteínas, baseando-se principalmente na técnica de difração de raios X. Estudaram aminoácidos, dipeptídeos e tripeptídeos como compostos-modelos e chegaram às seguintes conclusões:

1. O grupo amida é essencialmente planar em razão de sua estrutura de ressonância:

em que C_α denota o átomo de carbono adjacente ao átomo de carbono no grupo amida. A ligação C—N tem cerca de 30% a 40% de caráter de dupla ligação; consequentemente, a rotação ao redor dessa ligação é restrita por uma energia de ativação de cerca de 40 a 80 kJ mol^{-1} (ver a p. 84). A rotação ao redor das ligações C—C não é restrita. A Figura 22.16 mostra a configuração básica do grupo amida.

2. A configuração *trans* é mais estável do que a configuração *cis* por causa da interação estérica entre os grupos dos átomos C_α nos isômeros *cis*.

3. O esqueleto do polipeptídeo, a ligação —C—C—N—C—C—N, é mais importante do que as cadeias laterais na determinação da estrutura. Além disso, todos os resíduos são considerados equivalentes.

4. Ligações de hidrogênio desempenham papel essencial na estabilização da conformação da cadeia polipeptídica. Em todos os casos estudados, verifi-

cou-se que o átomo de hidrogênio se situa dentro de 30° da linha N···O. Nas formas mais estáveis, todos os quatro átomos são colineares:

$$\text{\N—H·····O=C/}$$

A partir dessas descobertas, Pauling e Corey previram que um arranjo estável para a cadeia polipeptídica é a estrutura em hélice α, porque permite um número máximo de ligações de hidrogênio e introduz a menor distorção do comprimento e do ângulo de ligação (Figura 22.17). Os aspectos importantes da hélice α são os seguintes:

1. O número de resíduos por volta completa é 3,6, em vez de um número inteiro, e o *passo*, que é a distância entre voltas sucessivas, é 5,4 Å.
2. O grupo >N–H liga-se através de ligação de hidrogênio com o grupo >C=O no terceiro resíduo de aminoácido ao longo da cadeia polipeptídica.
3. Hélices à direita são inerentemente mais estáveis do que hélices à esquerda (Figura 22.18).

Para referência, ver a Figura 18.13.

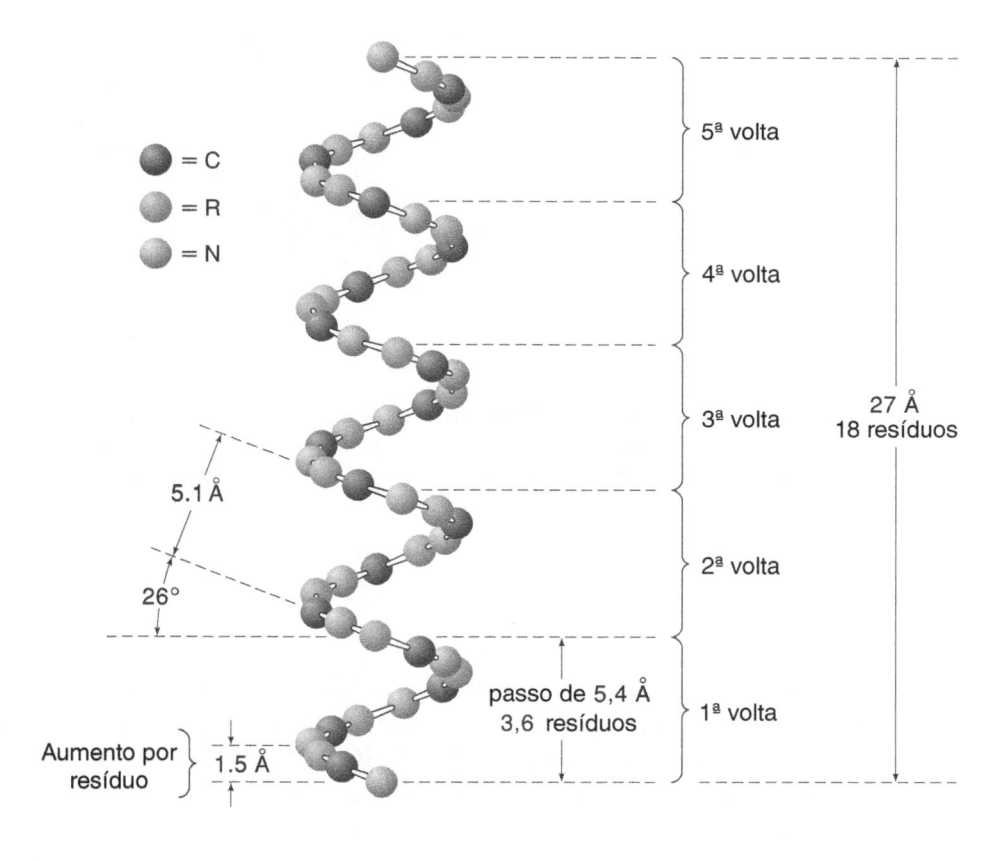

Figura 22.17
Dimensões básicas de uma hélice α. As esferas marcadas como R representam os átomos de carbono que contém as cadeias laterais de aminoácidos, isto é, os átomos C_α. (De STEINER, R. *The chemical foundations of molecular biology*. Copyright 1965 de Litton Educational Publishing, Inc. Reimpresso sob permissão de Van Nostrand Reinhold Company.)

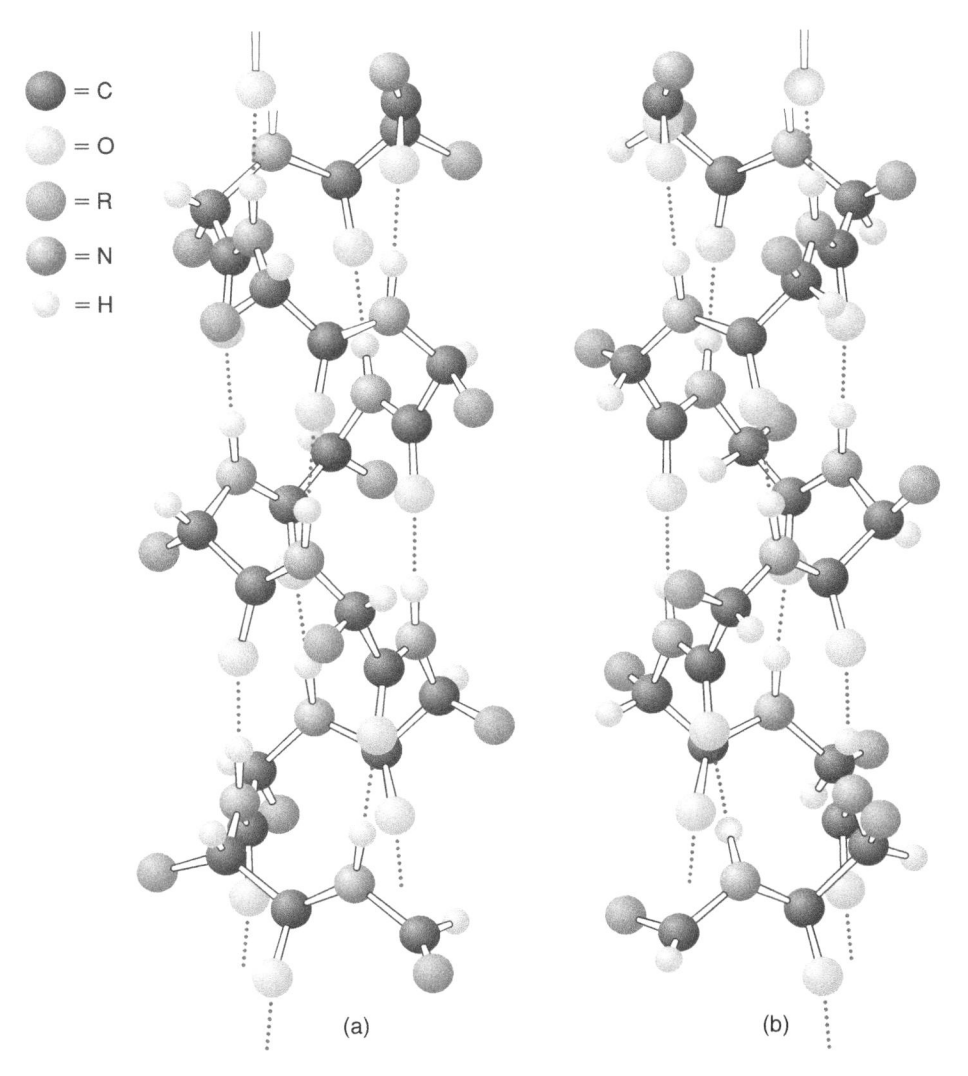

Figura 22.18
(a) Hélice α à esquerda e (b) hélice α à direita. As esferas marcadas como R representam as cadeias de aminoácidos. (Reimpresso de PAULING, L. *The nature of the chemical bond*, 3 ed. Copyright 1939, 1940, 1960 da Cornell University. Utilizado sob permissão da Cornell University Press.)

Como o grupo amida é essencialmente planar, a cadeia polipeptídica tem somente dois graus de liberdade, que são a rotação em torno da ligação C_α–N, caracterizada pelo ângulo ϕ, e a rotação em torno da ligação C_α–C, caracterizada pelo ângulo ψ (Figura 22.19). De fato, a estrutura tridimensional da cadeia polipeptídica pode ser completamente definida em termos desses dois ângulos. Para uma hélice α de sentido à direita, $\phi = -57°$ e $\psi = -47°$. Nem todas as combinações possíveis de ϕ e ψ geram conformações estáveis. Por exemplo, sérios impedimentos estéricos entre átomos de hidrogênio amídicos resultariam se $\phi = 0°$ e $\psi = 0°$.

Outra estrutura importante prevista a partir de estudos de difração de raios X é a estrutura em folhas β, ou simplesmente estrutura β. Essa estrutura resulta de ligações de hidrogênio *intermoleculares* entre as cadeias polipeptídicas estendidas e intramole-

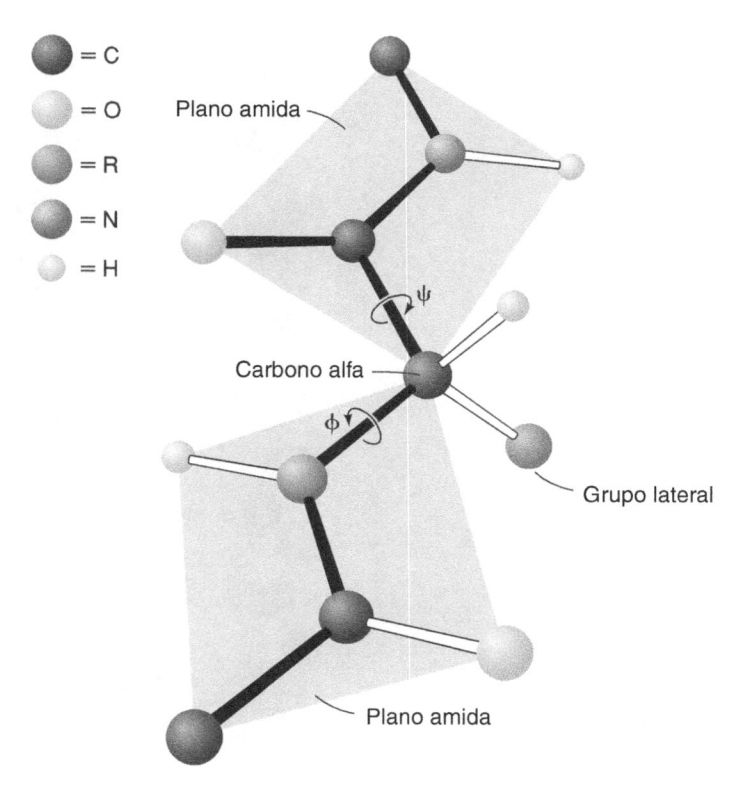

Figura 22.19
Os dois graus de liberdade rotacional na cadeia polipeptídica. Os ângulos ϕ e ψ são definidos como 180° quando a cadeia polipeptídica está em sua conformação planar, totalmente estendida (como mostrado aqui); eles aumentam para uma rotação horária quando vistos a partir do átomo C_α. De DICKERSON, R. E.; GEIS, I. *The structure and action of proteins*. Menlo Park, CA: W. A. Benjamin, 1969. Copyright 1969 de Dickerson e Geis.)

culares em uma mesma molécula de proteína. Em contraste com a hélice α, as ligações de hidrogênio na estrutura β são grosseiramente orientadas de forma perpendicular ao eixo longo da cadeia polipeptídica. São conhecidos dois arranjos diferentes, chamados *paralelo* e *antiparalelo* (Figura 22.20).

Um modo de estudar a estabilidade conformacional da cadeia polipeptídica é usar um *gráfico de Ramachandran*, em homenagem ao químico indiano G. N. Ramachandran (1922–), mostrado na Figura 22.21. Esse gráfico apresenta os valores de ϕ e ψ entre $-180°$ e $+180°$ de modo que todas as conformações possíveis da cadeia polipeptídica podem ser descritas como uma combinação de ângulos. As áreas delimitadas representam combinações possíveis de ϕ e ψ que geram impedimento estérico mínimo. Vemos que há três regiões permitidas separadas, que são a hélice α à esquerda e à direita, e a estrutura β.

As proteínas são arranjadas tanto em hélice α como em estrutura β em graus variáveis, confirmando a teoria de Pauling e Corey. Geralmente, as proteínas são divididas em duas categorias, *globulares* e *fibrosas*. Proteínas globulares são caracterizadas pela compactação. Nessas moléculas, a cadeia polipeptídica é enovelada de modo que preencha a maior parte do espaço dentro de seu domínio, deixando relativamente pouco volume vazio. A mioglobina e a hemoglobina contêm mais de 75% de estrutura em hélice α. No entanto, isso não é verdadeiro para todas as proteínas globulares. A lisozima tem somente cerca de 40% de conteúdo de hélice α, a papaína, 20% e a quimotripsina, praticamente nenhum. Claramente, fatores diferentes dos

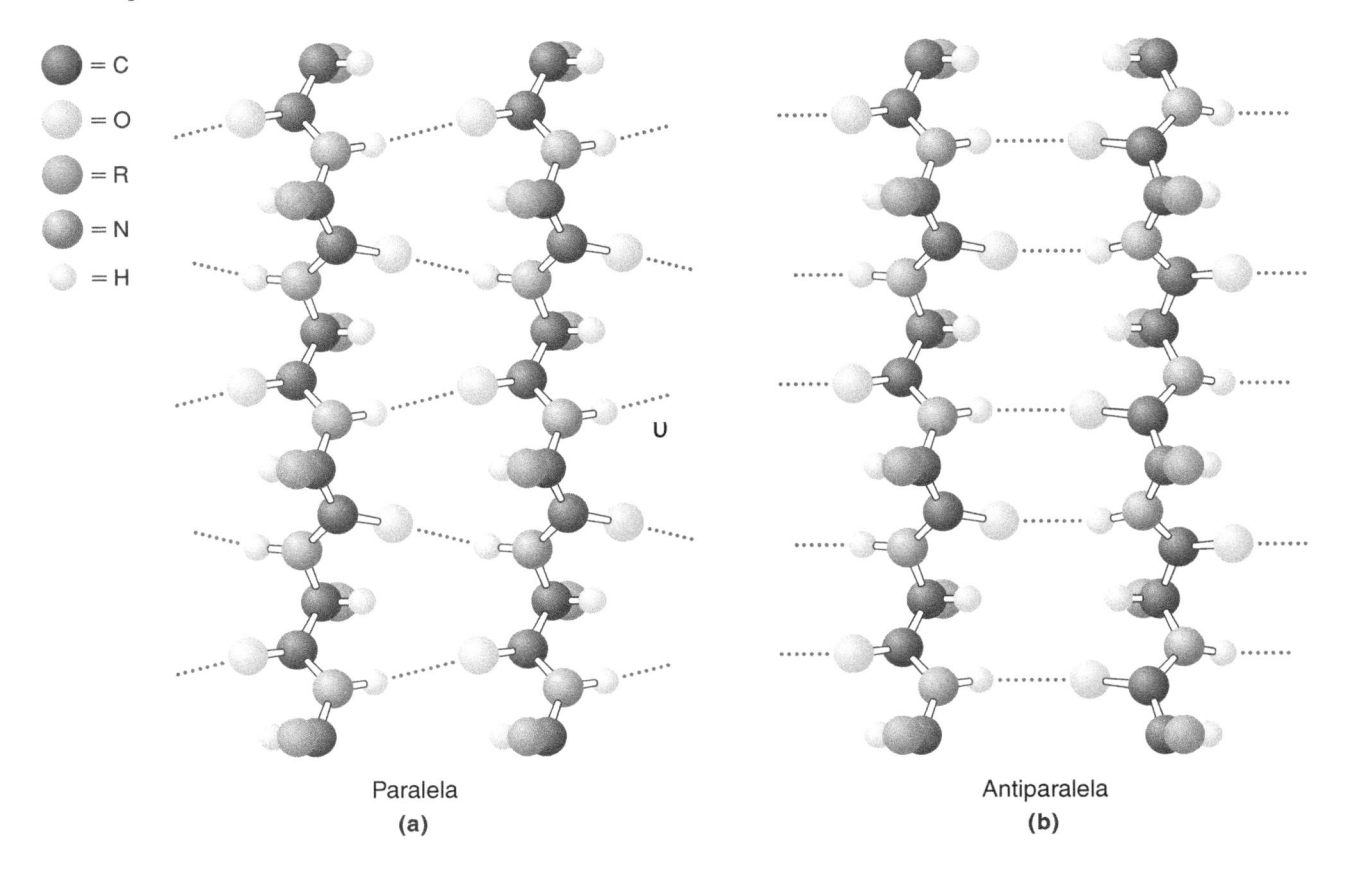

Figura 22.20
(a) Estrutura β paralela: as cadeias polipeptídicas correm todas na mesma direção.
(b) Estrutura β antiparalela: as cadeias polipeptídicas adjacentes correm em direções opostas.

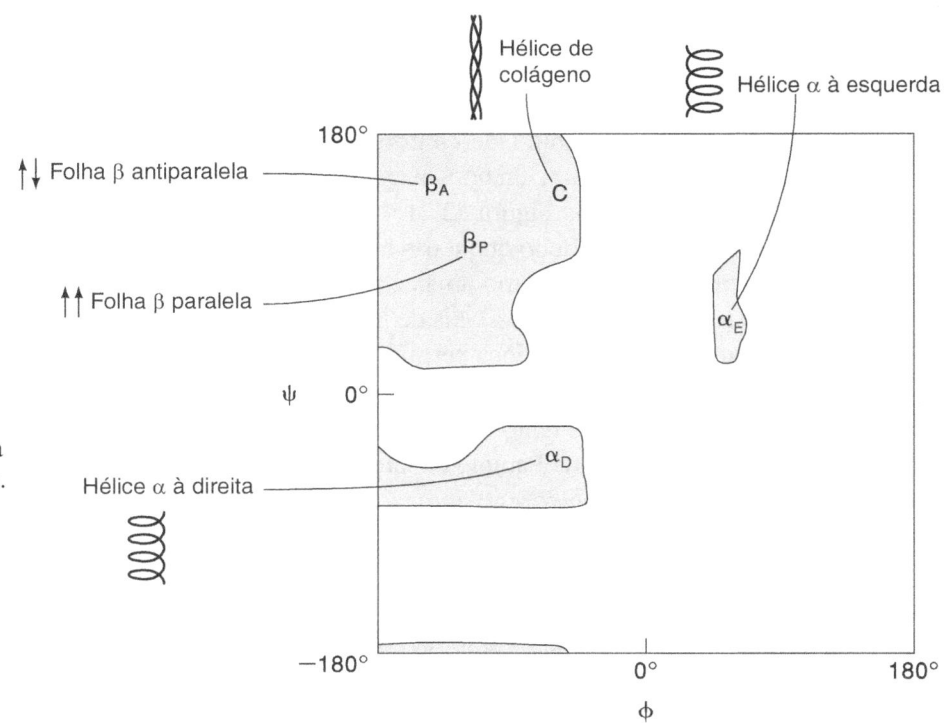

Figura 22.21
Gráfico de Ramachandran que mostra valores de ϕ e ψ para a poli-L-alanina. Todas as proteínas são hélices α à direita. As hélices α à esquerda são energeticamente menos favoráveis.

critérios de Pauling e Corey contribuem para a conformação da proteína. Voltaremos a esse ponto na próxima seção.

Proteínas fibrosas estão presentes na lã, no cabelo e na seda. As proteínas fibrosas na lã e no cabelo são chamadas *queratinas*. A hélice α nas queratinas responde pelas propriedades flexíveis e elásticas da lã. Como as interações não ocorrem entre diferentes cadeias polipeptídicas, as fibras da lã não são muito fortes. A seda possui a estrutura β. Uma vez que as cadeias polipeptídicas já estão na forma estendida, a seda não possui elasticidade e extensibilidade, mas é bastante forte em razão de suas ligações de hidrogênio intermoleculares. O colágeno é outro exemplo de proteína fibrosa. Representa cerca de um terço de todas as proteínas do corpo humano. O colágeno é o componente mais importante dos tecidos conectivos, tais como cartilagem, ligamento e tendão. A unidade estrutural fundamental do colágeno é o tropocolágeno, uma hélice tripla elongada que consiste de três cadeias polipeptídicas entrelaçadas que formam uma super-hélice com diâmetro de aproximadamente 15 Å e comprimento de 3000 Å. As propriedades mais notáveis do colágeno são a rigidez e resistência à deformação, ambas vitais para a transmissão da força mecânica gerada pelos músculos.

A estrutura de proteínas é usualmente dividida em quatro níveis de organização. A *estrutura primária* refere-se à sequência única de aminoácidos da cadeia polipeptídica. A *estrutura secundária* refere-se àquelas partes da cadeia polipeptídica que são estabilizadas pelas ligações de hidrogênio, por exemplo, a hélice α. O termo *estrutura terciária* é dado à estrutura tridimensional estabilizada pelas ligações dissulfeto entre os resíduos de cisteína, bem como por forças não-covalentes tais como forças de van der Waals, ligações de hidrogênio e forças eletrostáticas. As ligações de hidrogênio na estrutura terciária estabelecem o contato entre resíduos que estão distantes na cadeia polipeptídica, mas que se tornam próximos em razão do enovelamento da cadeia. A Figura 22.22 mostra as estruturas terciárias de três proteínas que contêm quantidades diferentes de hélices α e de folhas β pregueadas. A *estrutura quaternária* resulta da interação entre cadeias polipeptídicas, por exemplo, as quatro cadeias polipeptídicas ou quatro subunidades na hemoglobina. Essas cadeias são

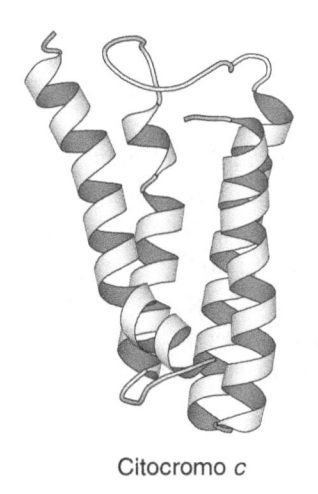

Citocromo *c*
Predominantemente hélice α

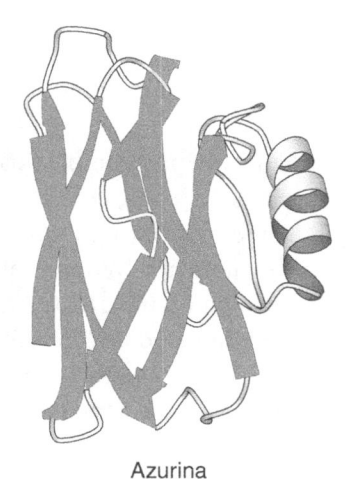

Azurina
Predominantemente folha β

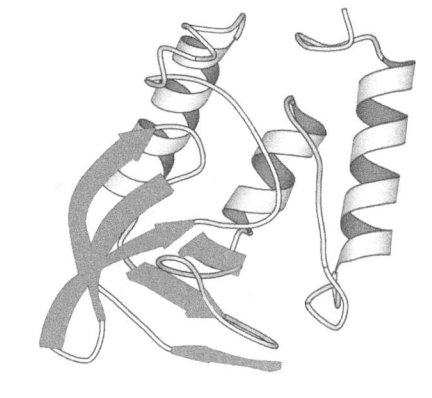

Nuclease estafilocócica (complexo pTp)
Estrutura mista em hélice α e folha β

Figura 22.22
Diagramas de fitas para três proteínas com diferentes quantidades de hélice α e estrutura β. As hélices α são mostradas como espirais, e as flechas da estrutura β indicam arranjos paralelos ou antiparalelos. (Adaptado de LIPPARD, S. J.; BERG, J. M. *Principles of bioinorganic chemistry*, Mill Valley, CA; University Science Books, 1994. Utilizado sob permissão.)

Estrutura primária

Estrutura secundária

Estrutura terciária

Estrutura quaternária

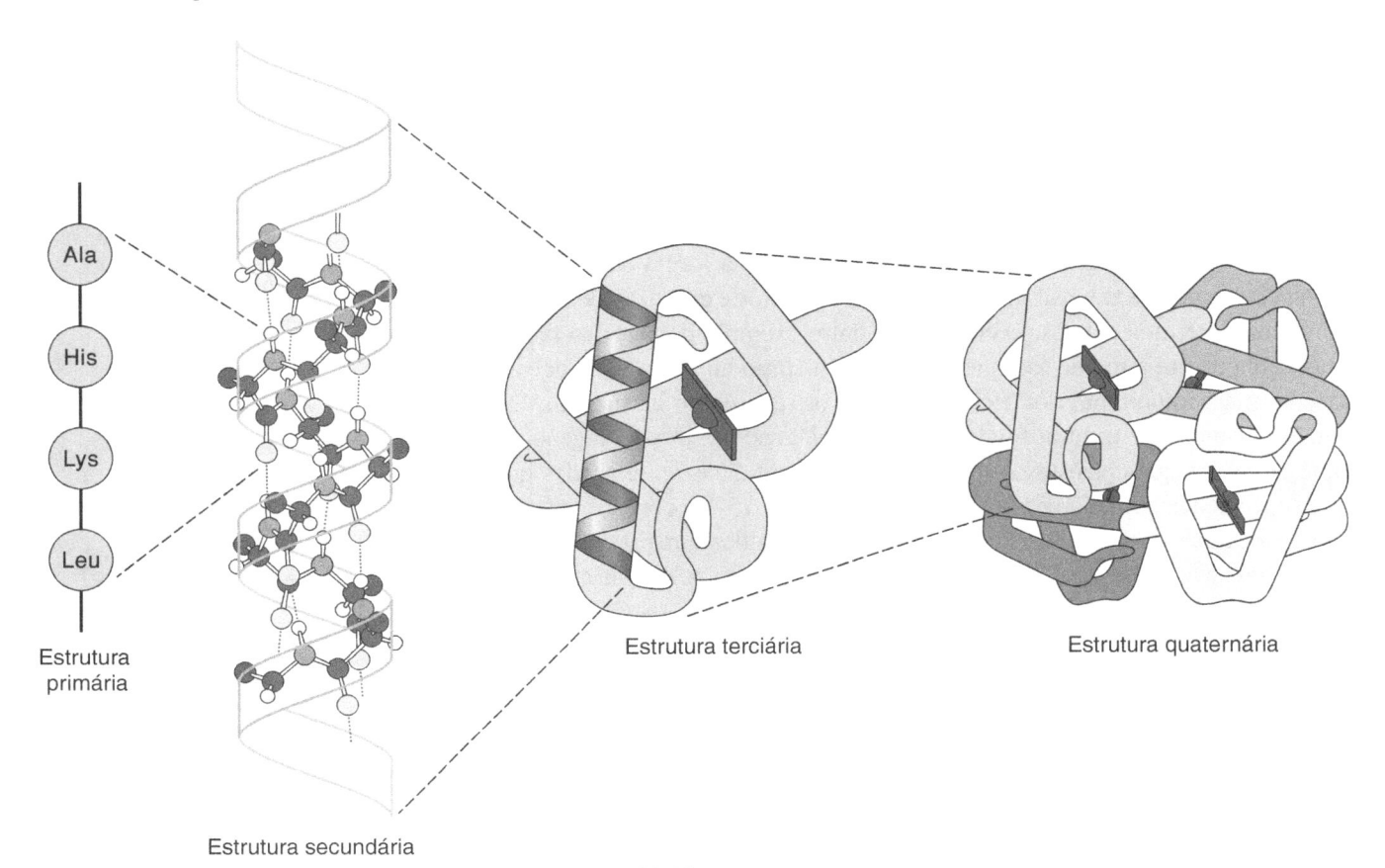

Figura 22.23
As estruturas primária, secundária, terciária e quaternária da molécula de hemoglobina.

mantidas juntas por forças não-covalentes tais como forças de dispersão e forças eletrostáticas (Figura 22.23).

DNA

As moléculas de DNA não exibem a complexidade estrutural de proteínas porque contêm somente quatro pares de bases, em comparação com os 20 aminoácidos em proteínas. Consequentemente, o DNA tem uma estrutura secundária limitada e nenhuma estrutura terciária e quaternária comparável. A estrutura do DNA proposta por Watson e Crick foi mostrada na Figura 16.10. Nessa estrutura, agora conhecida como B-DNA, duas cadeias polinucleotídicas correm em direções opostas, de forma espiralada em torno de um eixo comum, gerando uma dupla hélice à direita. Em anos recentes, a análise detalhada de raios X de cristais de DNA revelou duas outras variações estruturais chamadas A-DNA e Z-DNA (Figura 22.24).

O DNA também existe em forma circular e em forma de superespirais.

As moléculas de DNA são enormes. Dependendo da fonte, contêm de centenas a milhões de pares de bases e variam em tamanho de 10^4 Å a 10^{10} Å, ou 1 m! Em comparação, a molécula de hemoglobina aproximadamente esférica tem um diâmetro ao redor de 65 Å e o colágeno, uma das proteínas mais longas, tem cerca de 3 000 Å de comprimento. A forma altamente elongada do DNA de dupla hélice, juntamente com sua rigidez, a torna suscetível a dano mecânico fora do ambiente protetor da célula. O calor rompe as ligações de hidrogênio entre os pares de bases e causa a separação

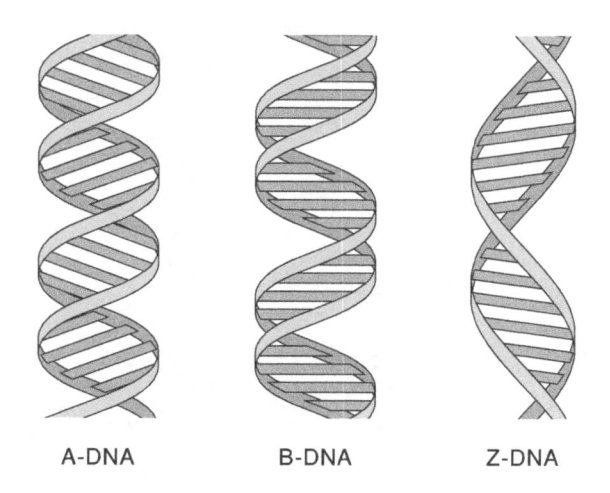

Figura 22.24
As três formas de DNA. B-DNA, a estrutura proposta por Watson e Crick, é a mais comum. Note que tanto o A-DNA como o B-DNA são duplas hélices à direita, enquanto o Z-DNA é uma dupla hélice à esquerda. (De LIPPARD, S. J.; BERG, J. M. *Principles of bioinorganic chemistry*. Mill Valley, CA: University Science Books, 1994. Utilizado sob permissão.)

entre as duas fitas da molécula. Esse processo se chama *fusão*. A Figura 22.25 mostra curvas de fusão de duas moléculas de DNA que contêm porcentagens diferentes de C + G. A temperatura na qual metade da estrutura helicoidal é destruída é chamada temperatura de fusão (T_f). Uma molécula de DNA denaturada pelo calor pode ser renaturada se for cuidadosamente resfriada, um processo chamado *recozimento*. Se o resfriamento ocorrer muito rapidamente, as fitas complementares não terão tempo suficiente para se encontrar antes do congelamento das estruturas parcialmente pareadas.

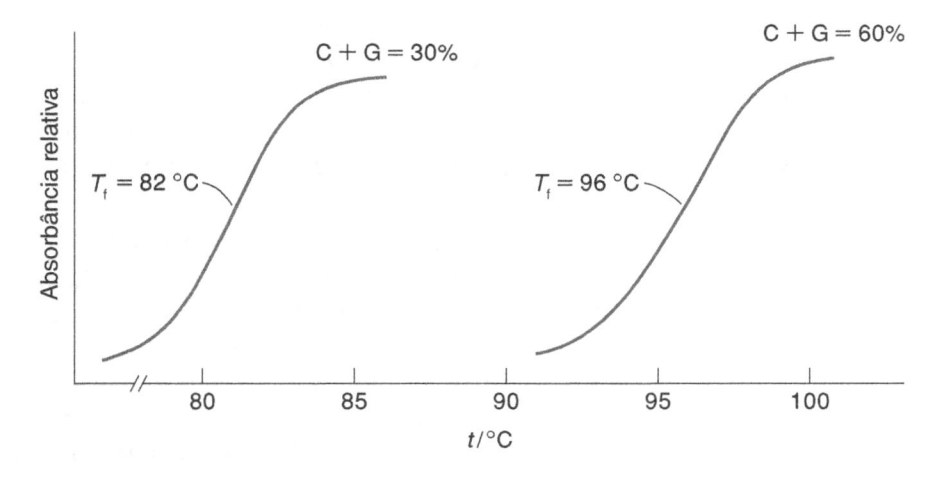

Figura 22.25
As curvas de fusão de duas moléculas de DNA que contêm porcentagens diferentes de C + G.

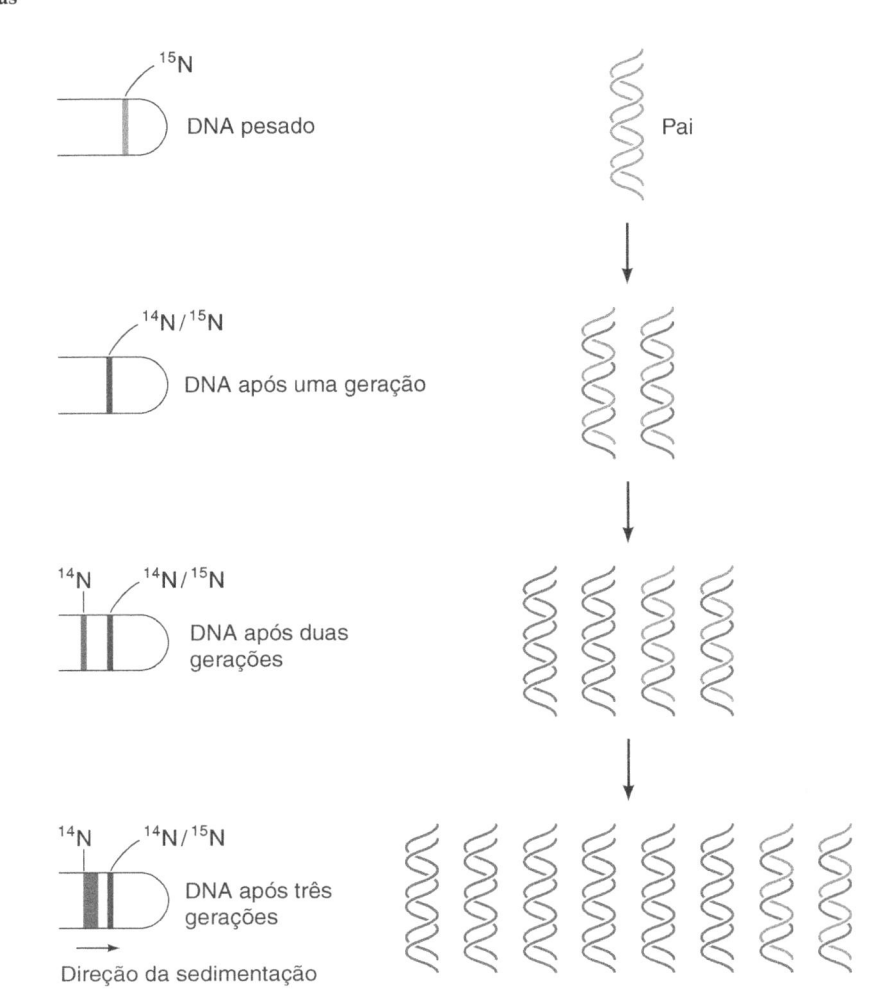

Figura 22.26
Resultados do experimento de Meselson–Stahl que mostram a natureza semiconservativa da replicação do DNA.

Replicação de DNA. O modelo de pareamento de bases de Watson e Crick sugere imediatamente que a sequência de bases carrega a informação genética. Durante a replicação, cada fita de uma dupla hélice pode agir como um *molde* para a síntese de uma nova fita complementar. Esse é o *modelo semiconservativo*, assim chamado porque cada uma das fitas duplas filhas que derivam da replicação contém uma fita velha (conservada) e uma fita nova. Um teste crítico para essa hipótese foi realizado pelos bioquímicos Matthew Meselson (1930–) e Franklin Stahl (1929–) em 1958.* Cultivando a bactéria *E. coli* em meio rico em ^{15}N por muitas gerações, eles produziram DNA com uma densidade maior que o normal em razão da incorporação do isótopo mais pesado de N. As bactérias marcadas foram então abruptamente transferidas para um meio que continha ^{14}N, e as células foram então submetidas a uma ou mais séries de replicação.

Os resultados do experimento de Meselson e Stahl estão resumidos na Figura 22.26. O DNA das células antes e após a replicação foi isolado e analisado pela técnica do gradiente de densidade de CsCl descrita anteriormente. Antes da replicação, foi observada uma única banda de DNA com ^{15}N. Após uma geração, cada uma de duas filhas consistia de uma fita de ^{14}N e uma de ^{15}N, de modo que novamente foi observada somente uma banda, deslocada para cima em relação à banda pura de ^{15}N. Duas bandas apareceram após duas gerações, uma delas correspondendo ao DNA

---

* MESELSON, M.; STAHL, F. *Proc. Natl. Acad. Sci.* USA. **44**, 671, 1958.

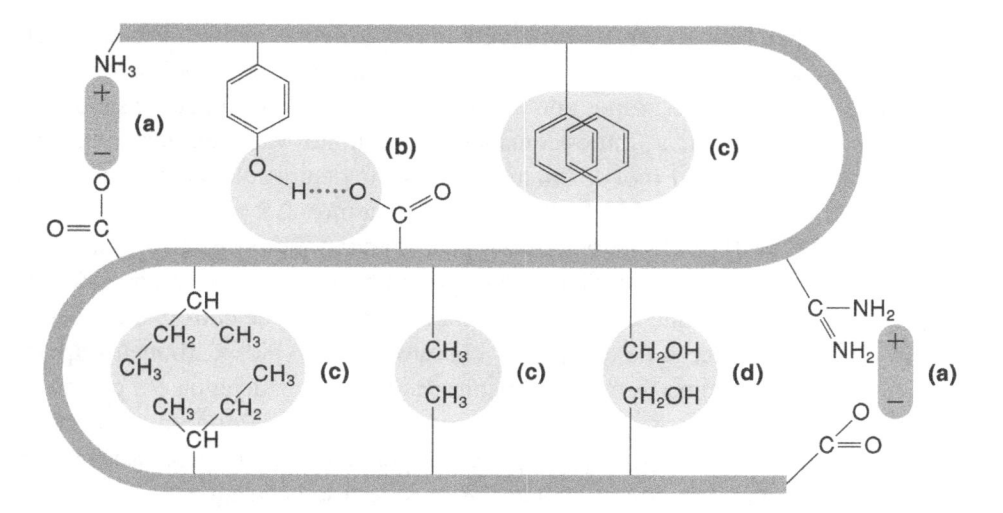

Figura 22.27
Várias interações não-covalentes presentes em uma molécula de proteína. As interações são (a) forças eletrostáticas, (b) ligações de hidrogênio, (c) forças de dispersão e (d) forças dipolo-dipolo.

que continha somente ^{14}N e a outra ao DNA híbrido de ^{14}N e ^{15}N. Após três gerações, seis das oito filhas continham somente ^{14}N, e as outras duas continham um híbrido de ^{14}N e ^{15}N. Essas descobertas são inteiramente consistentes com o modelo de Watson–Crick, em homenagem ao biólogo americano James Dewey Watson (1928–) e ao biólogo britânico Francis Harry Compton Crick (1916–2004).

22.4 Estabilidade de proteína

O trabalho de Pauling e Corey foi um grande triunfo na química de proteínas, porque sua teoria previu com sucesso a estrutura de muitas proteínas. Contudo, muitas outras proteínas, tais como o citocromo c, mostraram ter muito pouca ou nenhuma hélice α ou estrutura β. Os químicos sabem agora que Pauling e Corey colocaram ênfase demais na importância da ligação de hidrogênio e do esqueleto da cadeia polipeptídica e que uma descrição completa da estrutura proteica deve incluir outros tipos de interação, tais como forças eletrostáticas e de van der Waals (discutidas no Capítulo 16). A natureza dos resíduos das cadeias laterais também parece desempenhar um papel importante na estabilidade geral de proteínas. A Figura 22.27 mostra várias das interações não-covalentes presentes em uma molécula proteica.

Interação hidrofóbica

Outro fator que influencia a conformação proteica é a interação hidrofóbica, que difere de outros tipos de forças intermoleculares porque não se origina de nenhuma interação entre um par de átomos ou de dois grupos de uma molécula; em vez disso, envolve numerosas moléculas de água (ver a p. 133).

Quando estudamos a estrutura de proteínas, uma das primeiras coisas que observamos é que os grupos apolares em valina, leucina, isoleucina, triptofano e fenilalanina são geralmente localizados no interior da proteína, onde têm pouco ou nenhum contato com a água. Esse é o arranjo encontrado em proteínas nativas, isto é, proteínas em seu estado funcional normal. O que aconteceria se a cadeia polipeptídica se desenovelasse, de modo que grupos apolares passassem a ter contato com as moléculas de água? Como estimativa, vamos considerar as seguintes variações termodinâmicas para a transferência de 1 mol de um hidrocarboneto de um solvente não polar, tal como benzeno, para a água a 298 K. Para o metano, temos $\Delta S = -75,8$ J K^{-1}, $\Delta H = -11,7$ kJ e $\Delta G = 10,9$ kJ (ver a Tabela 16.6). Como ΔG é positivo, o processo é não-espontâneo. O processo é exotérmico e, portanto, dirigido por entalpia. O que faz o processo não-espontâneo, então, é o grande decréscimo de entropia. Na Seção 16.6, discutimos a formação de compostos clatratos quando hidrocarbonetos apolares são dissolvidos em água. É o ordenamento das moléculas de água em torno dos hidrocarbonetos que leva aos valores muito negativos de ΔS. Portanto, a interação hidrofóbica é um processo regido principalmente pela entropia. O processo inverso, isto é, a interação entre dois grupos apolares, R_1 e R_2, em solução aquosa,

$$R_1(H_2O)_n + R_2(H_2O)_n \longrightarrow R_1 \overset{\text{Interação hidrofóbica}}{\diagup} R_2 + 2nH_2O$$

libera as moléculas ordenadas de água que originalmente circundavam R_1 e R_2; consequentemente, a entropia do sistema aumenta. Como a ligação da água por grupos R individuais libera algum calor, o processo descrito acima, que libera moléculas de água, é geralmente endotérmico; isto é, ΔH é positivo. À temperatura ambiente, o termo $T\Delta S$ predomina, de modo que ΔG ($= \Delta H - T\Delta S$) é negativo e a reação é espontânea da esquerda para a direita. Em baixas temperaturas, o termo $T\Delta S$ diminui e o sinal de ΔG pode ser determinado por ΔH. Nesse caso, ΔG poderia tornar-se positivo em determinada temperatura, quebrando a interação hidrofóbica entre R_1 e R_2 e provocando o desenovelamento da proteína. Algumas enzimas sensíveis ao frio — enzimas que perdem sua atividade em baixas temperaturas, como a carboxilase piruvato — parecem se ajustar a essa descrição.

Denaturação

Uma chave útil para entender a estabilidade de proteínas em solução é o modo com que essas moléculas se denaturam. A denaturação proteica descreve qualquer processo que resulta em mudança da estrutura tridimensional da conformação nativa para alguma outra conformação. Por conformação nativa entendemos a conformação da proteína em seu estado normal, fisiológico. Estritamente falando, o estado nativo de uma proteína é encontrado somente *in vivo*, por exemplo, em uma célula. Como não podemos isolar uma proteína sem alterar de algum modo o seu ambiente, qualquer proteína *in vitro* terá, de algum modo, sofrido algum grau de denaturação.

Em princípio, uma proteína tem muitas conformações possíveis. Em um extremo, o estado nativo, a proteína possui o número máximo de interações não-covalentes e ligações dissulfeto. No outro extremo, o estado completamente denaturado, a maioria das interações não-covalentes e as ligações dissulfeto estão quebradas e a molécula tem a forma de uma espiral aleatória. Dependendo das condições ambientais e da proteína, esta pode também ter outras conformações intermediárias.

A denaturação proteica ocorre de vários modos. Mudanças na temperatura, no pH e na força iônica, bem como a adição de solventes orgânicos e reagentes, como ureia 8 *M*, cloridrato de guanidina 6 *M*, e detergentes a uma solução de proteína

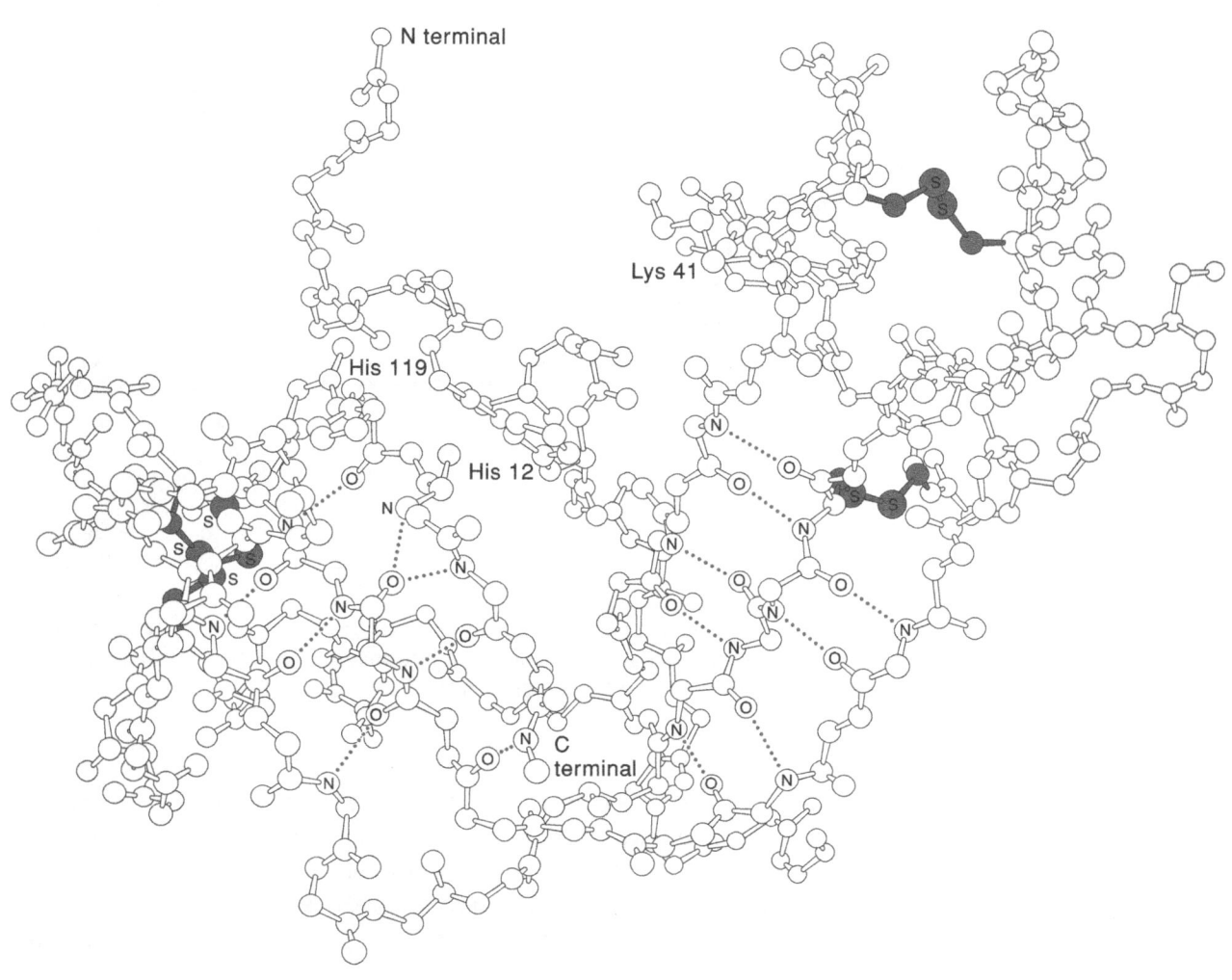

Figura 22.28
Estrutura da ribonuclease. As quatro ligações dissulfeto estão mostradas em vermelho. Observe a presença da estrutura β. Os átomos de hidrogênio que tomam parte nas ligações de hidrogênio não são mostrados. (Copyright da ilustração de Irving Geis.)

provocarão a denaturação da molécula de proteína. A ação da ureia provavelmente se dá pelo rompimento tanto das ligações de hidrogênio como das interações hidrofóbicas, enquanto os solventes orgânicos, como o etanol e o etilenoglicol, formam ligações de hidrogênio com resíduos polares na superfície da molécula de proteína. O composto β-mercaptoetanol cliva especificamente as ligações dissulfeto, como se segue:

$$R_1-S-S-R_2 + 2HOCH_2CH_2SH \rightarrow R_1-SH + R_2-SH + \underset{S-CH_2CH_2OH}{\overset{S-CH_2CH_2OH}{|}}$$

Estudos de denaturação de proteínas têm gerado informação significativa sobre a estabilidade proteica. O trabalho do bioquímico americano Christian Anfinsen (1916–) sobre a ribonuclease é particularmente interessante. A ribonuclease isolada do pâncreas bovino é uma enzima que tem massa molar de 13 700 g. Contém 124 resíduos

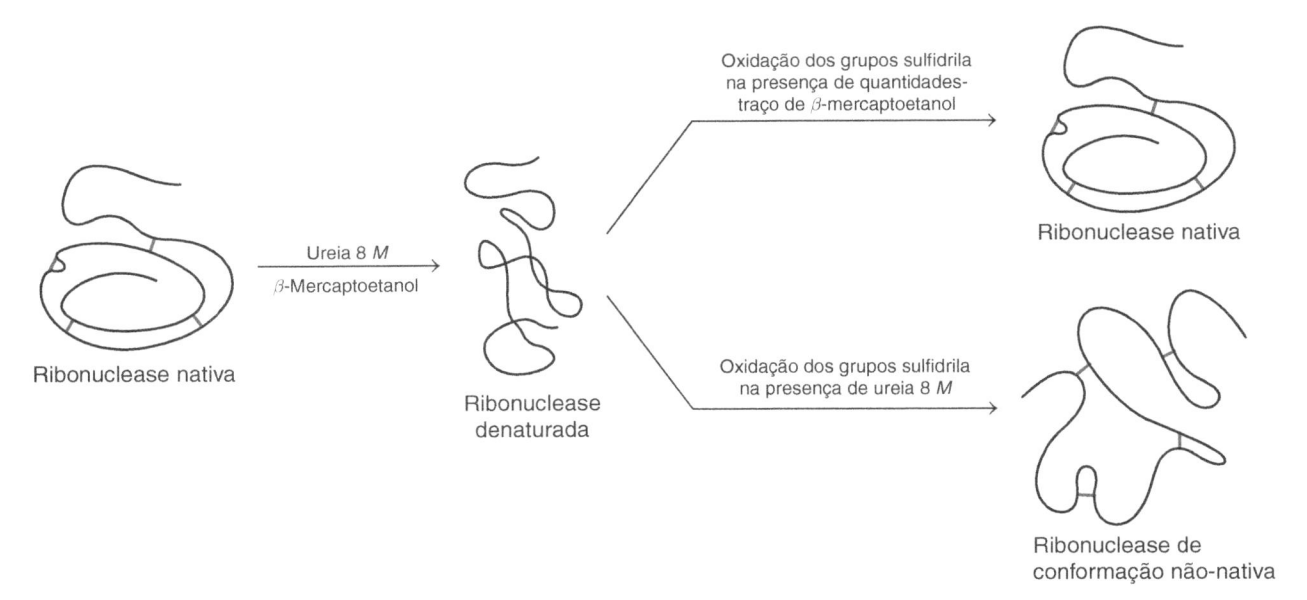

Figura 22.29
Denaturação e renaturação da ribonuclease. Dependendo das condições para renaturação, obtemos ribonuclease nativa ou ribonuclease de conformação não-nativa. As ligações dissulfeto estão mostradas como linhas vermelhas.

de aminoácidos e quatro ligações dissulfeto (Figura 22.28). Sua estrutura tridimensional foi determinada por difração de raios X. A ação específica da ribonuclease é catalisar a hidrólise das ligações fosfodiéster nos ácidos ribonucleicos.

A ribonuclease em solução é denaturada pela adição de β-mercaptoetanol e ureia 8 M. Sob essas condições, todas as ligações dissulfeto são reduzidas a grupos sulfidrila, isto é,

$$-S-S- \xrightarrow{2H} 2-SH$$

e a maior parte das estruturas secundárias e terciárias é destruída (Figura 22.29). Dessa forma, a enzima se torna completamente inativa. Quando a enzima denaturada é oxidada com oxigênio na presença de denaturantes, uma mistura de produtos é formada. Se considerarmos que a probabilidade de formar uma ligação dissulfeto entre quaisquer dois resíduos de cisteína é a mesma, então, estatisticamente, o número total de isômeros estruturalmente diferentes formados a partir de oito resíduos de cisteína é dado por $7 \times 5 \times 3 = 105$. Repare que o primeiro resíduo de cisteína tem sete escolhas para formar a ligação S–S, o resíduo de cisteína seguinte tem somente cinco escolhas e assim por diante. Essa relação pode ser generalizada como $(N - 1)(N - 3 (N - 5) \cdots 1$, em que N é o número (par) total de resíduos de cisteína presentes (ver o problema 22.30). A atividade observada da mistura — a proteína de conformação não-nativa — é menor que 1% daquela da enzima nativa ($1/105 < 0,01$). Essa descoberta é consistente com o fato de que somente uma dentre as 105 estruturas possíveis corresponde ao estado original. Se, por outro lado, a oxidação for realizada na ausência de ureia, porém uma quantidade-traço de β-mercaptoetanol for mantida para promover a interconversão dos grupos dissulfeto, é obtido um produto homogêneo que é *indistinguível* da ribonuclease nativa no que diz respeito à atividade e a todos os demais aspectos.

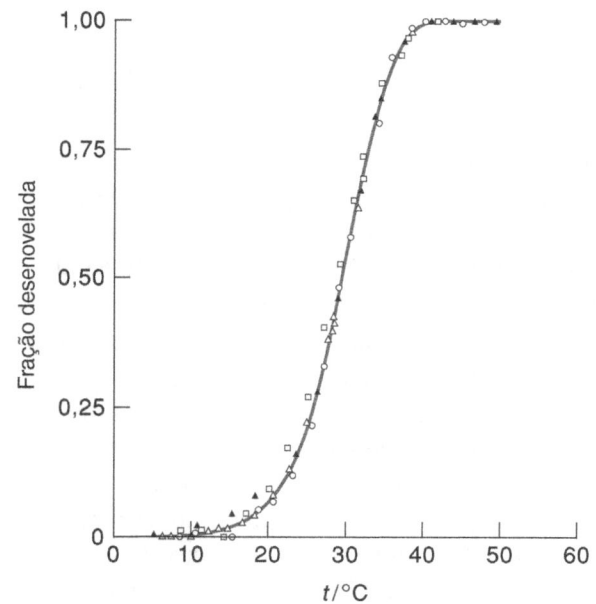

Figura 22.30
Denaturação térmica da ribonuclease bovina medida pelo aumento na viscosidade (□), pela diminuição na rotação óptica a 365 nm (○) e pela absorbância no UV a 287 nm (△). Os triângulos sólidos (▲) mostram as medidas de uma segunda fusão após resfriamento a partir de 41 °C por 16 horas. (De CREIGHTON, T. E. *Proteins: structures and molecular properties*. 2 ed. Copyright 1984, 1993 de W. H. Freeman and Company. Utilizado sob permissão.)

Uma conclusão importante pode ser extraída do trabalho de Anfinsen: a *hipótese termodinâmica*, que estabelece que o estado nativo de uma proteína tem uma energia de Gibbs mínima. A conformação da proteína nativa é determinada por suas interações intermoleculares gerais, que por sua vez dependem da estrutura primária, isto é, a sequência de aminoácidos. Assim, embora 105 conformações diferentes sejam todas cineticamente acessíveis, a ribonuclease se enovela de modo que gera somente uma forma que tem a maior estabilidade termodinâmica. Observações semelhantes têm sido obtidas sobre outros sistemas, por exemplo, lisozima e proinsulina.

Outro resultado interessante emergiu do estudo da ribonuclease. Contrariamente ao que se acreditava, as ligações dissulfeto não exercem papel essencial no processo de enovelamento. Em vez disso, sua função é estabilizar a estrutura tridimensional depois de formada. No experimento descrito, o enovelamento da proteína é inteiramente governado por forças não-covalentes; pares corretos de cisteína se aproximam para a formação das ligações dissulfeto *após* uma rede tridimensional ter-se estabelecido.

O processo de denaturação é geralmente cooperativo, isto é, a transição do estado nativo, digamos a hélice, para a conformação em espiral aleatória ocorre em uma faixa estreita de temperatura, pH ou concentração de denaturante. Experimentalmente, essa transição pode ser estudada mais convenientemente por medidas de viscosidade, rotação óptica ou absorção óptica. A Figura 22.30 mostra um gráfico da fração de ribonuclease desenovelada em função da temperatura, conforme monitorada por diferentes técnicas físicas. O fato de que as variações se comportam de maneira semelhante e que a transição é a mesma independentemente de o processo se dar de baixas temperaturas para altas ou vice-versa sugere que somente dois estados estão presentes em quantidades apreciáveis. Essa situação é um exemplo de *modelo de dois estados*. A constante de equilíbrio para a transição em proteínas,

$$N \underset{k_i}{\overset{k_d}{\rightleftharpoons}} EA$$

é dada por

$$K = \frac{k_d}{k_i} = \frac{[EA]}{[N]} = e^{-\Delta G°/RT} = e^{-(\Delta H° - T\Delta S°)/RT} \qquad (22.27)$$

em que N e EA representam as conformações nativa e em espiral aleatória, respectivamente. As constantes de velocidade direta e inversa, k_d e k_i, podem ser medidas de maneiras adequadas, incluindo as técnicas de relaxação discutidas no Capítulo 12 do volume 1. A partir da constante de equilíbrio, K, medida ou diretamente ou da razão k_d/k_i, podemos calcular a variação da energia de Gibbs para a transição.

As variações nas propriedades termodinâmicas que resultam da denaturação de proteínas são interessantes de se examinar. Quando a ribonuclease é denaturada a 30 °C em uma solução cujo pH é 2,5, temos $\Delta G° = 3,8$ kJ mol^{-1}, $\Delta H° = 238$ kJ mol^{-1} e $\Delta S° = 774$ J K^{-1} mol^{-1}. Valores similares foram obtidos para a denaturação de outras proteínas, tais como o quimotripsinogênio e a mioglobina. O grande valor positivo de $\Delta S°$ pode parecer estranho inicialmente porque contradiz nossa discussão anterior sobre a importância da ligação de hidrogênio em manter as proteínas em seu estado nativo. (Quando a proteína é denaturada, os resíduos apolares do interior são expostos à água, o que deve levar a uma diminuição de entropia, como indicado pelos dados da Tabela 16.16.) Devemos compreender que há de fato dois fatores que contribuem para $\Delta S°$. O rompimento da interação hidrofóbica leva realmente a um valor negativo de $\Delta S°$. Enquanto cada proteína tem somente uma conformação em seu estado nativo, uma proteína denaturada pode possuir qualquer uma das muitas conformações possíveis. Como vimos no Capítulo 5 do volume 1, qualquer processo em um sistema isolado que vá de um estado menos provável a um estado mais provável resultará em um aumento de entropia. Assim, o sinal de $\Delta S°$ depende da magnitude desses dois efeitos opostos. Para a ribonuclease, o aumento da entropia para a transição ordem-desordem é maior que a diminuição da entropia quando os resíduos apolares são expostos à água; portanto, $\Delta S°$ é positivo.

Outro resultado interessante da denaturação é o grande valor de $\Delta \overline{C}_P$, que é dado por

$$\Delta \overline{C}_P = [(\overline{C}_P)_{\text{denaturada}} - (\overline{C}_P)_{\text{nativa}}]$$

Para a ribonuclease, $\Delta \overline{C}_P = 8,4$ kJ K^{-1} mol^{-1}. Em uma solução que contém ribonuclease denaturada, é requerido calor adicional para fundir a estrutura do clatrato (feita de moléculas de água) ao redor dos resíduos apolares (ver a p. 133). Essa contribuição à capacidade calorífica na solução denaturada (mas não na nativa) é responsável pelo grande valor de $\Delta \overline{C}_P$.

Em muitos casos, a denaturação de proteínas não pode ser descrita por um simples modelo de dois estados, porque a transição pode envolver diversos estágios e vários intermediários podem estar presentes. Um modelo de muitos estados é mais difícil de lidar teoricamente e experimentalmente.

Enovelamento de proteínas

O enovelamento de proteínas é um problema de importância central em biologia. Trata-se do mecanismo por meio do qual a informação linear contida na sequência de aminoácidos de um polipeptídeo desenovelado dá origem à estrutura única tridimensional da proteína nativa. Embora o trabalho de Anfinsen demonstre que uma proteína completamente desenovelada se re-enovelará espontaneamente à sua conformação

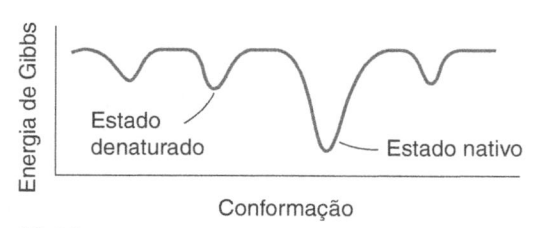

Figura 22.31
Diagrama esquemático comparando as estabilidades relativas de uma proteína nativa e a mesma proteína em seus estados denaturados.

nativa, ele não explica como isso acontece. Um cálculo grosseiro deveria nos convencer de que proteínas não podem se enovelar de volta a seus estados nativos por meio de uma busca aleatória de todas as conformações possíveis. Suponha que se tenha uma proteína com n resíduos. No estado nativo, cada resíduo é fixado espacialmente em relação aos outros em uma estrutura única tridimensional. Se assumirmos que a orientação espacial de cada resíduo pode ser descrita por três parâmetros geométricos (digamos, três ângulos rotacionais em torno das ligações covalentes), então, precisamos especificar $3n$ parâmetros geométricos internos. Além disso, consideramos que cada parâmetro geométrico tenha somente dois valores possíveis, por exemplo, dois ângulos (uma subestimativa grosseira). Portanto, o número de conformações totais possíveis para a proteína é dado por 2^{3n}, ou 2^{300} para uma proteína que contenha 100 resíduos. Se a proteína experimentasse aleatoriamente todas as conformações na velocidade de reorientação das ligações simples, que é de cerca de 10^{13} s^{-1}, o tempo que a proteína levaria para explorar todas as conformações seria $2^{300}/10^{13}$ s^{-1} = 2×10^{77} s, ou 6×10^{69} anos. Considerando que a idade do Universo é somente 10 bilhões de anos (10^{10} anos), esse é um tempo longo demais, além da imaginação!

Na realidade, a maioria das proteínas se enovela de volta às suas conformações nativas em uma questão de segundos ou menos.* Portanto, devem se enovelar de um modo altamente direcionado e cooperativo. Para nosso estudo do enovelamento de proteínas, é útil comparar a estabilidade relativa da conformação nativa com a dos estados denaturados (Figura 22.31). As medidas termodinâmicas indicam que a proteína nativa é somente de 20 a 40 kJ mol^{-1} mais estável que a denaturada. Esse valor surpreendentemente pequeno é da mesma ordem de grandeza de uma ligação de hidrogênio típica. O fato de que proteínas nativas são apenas marginalmente estáveis (comparadas com as denaturadas) permite que elas mudem suas conformações rapidamente, como na interação alostérica (ver a Seção 13.6, volume 1). Proteínas que podem mudar suas conformações facilmente podem também se difundir através de membranas celulares mais rapidamente. Discutimos anteriormente o modelo de dois estados para a denaturação de proteínas (que também se aplica à renaturação). Em muitos casos, os estudos mostraram que há um estado intermediário, chamado *glóbulo fundido* (GF)**, que contém a estrutura secundária, mas não a terciária nativa, de modo que o enovelamento pode ser representado por

$$ES \rightarrow GF \rightarrow N$$

É importante notar que nenhum desses estados intermediários é estável demais; isto é, eles não devem ter um poço de energia de Gibbs muito fundo (ver a Figura 22.31).

Desde 1999, o enovelamento mais rápido conhecido de uma proteína é o do citocromo b_{562}, que leva cerca de 5 microssegundos.

---

* No experimento de Anfinsen, o re-enovelamento da ribonuclease à conformação nativa levou aproximadamente 10 horas. Na presença da proteína enzimática dissulfeto isomerase, que catalisa a troca das ligações dissulfeto, o tempo para a renaturação é reduzido para aproximadamente 2 minutos. Tenha em mente que são experimentos *in vitro*.

** Em inglês, molten globule.

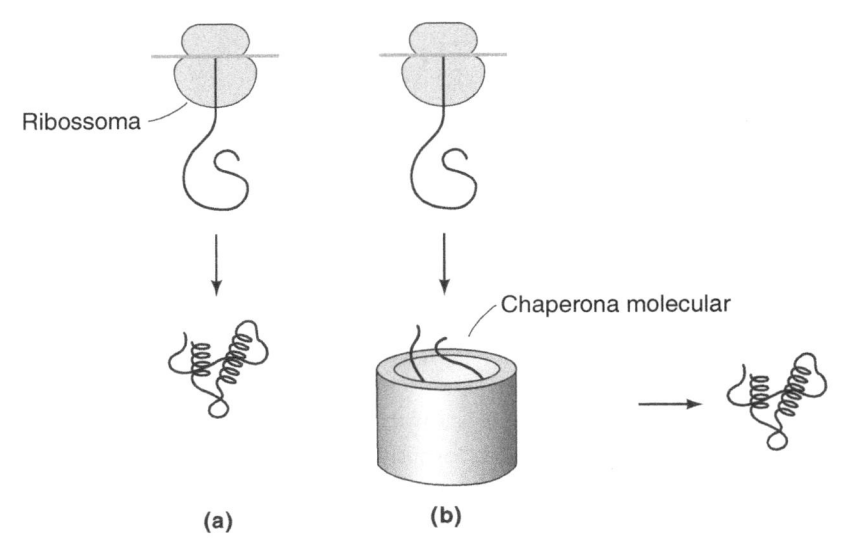

Figura 22.32
(a) Proteína sintetizada no sítio ribossomal se enovela em sua conformação nativa.
(b) Enovelamento de uma proteína assistido por uma chaperona molecular no sítio ribossomal.

De outro modo, a grande barreira de energia impediria que fosse atingida a conformação nativa.

Pequenos polipeptídeos geralmente se enovelam espontaneamente no tubo de ensaio, porém imagina-se que, dentro da célula, o enovelamento eficiente de muitas proteínas recentemente sintetizadas (proteínas nascentes) dependa de uma classe de moléculas especiais chamadas *chaperonas moleculares*. São proteínas que assistem na organização não-covalente de estruturas que contêm proteínas *in vivo*. Proteínas desenoveladas ou glóbulos fundidos, formados no ambiente intracelular complexo e altamente concentrado, contêm muitas regiões hidrofóbicas expostas à água. Consequentemente, elas têm uma grande tendência de agregar-se, seja entre elas ou com outros componentes, levando à precipitação ou a estruturas incorretamente enoveladas, ou a ambas. Assim como seus correspondentes humanos, as chaperonas moleculares inibem interações impróprias entre as proteínas nascentes e facilitam associações mais favoráveis.

Somente algumas poucas chaperonas moleculares ajudam no enovelamento e na organização de numerosas proteínas diferentes; portanto, sua ligação a proteínas parece bastante não-específica. A Figura 22.32 mostra um diagrama esquemático que compara o enovelamento não assistido e o enovelamento dirigido pela chaperona molecular de uma cadeia polipeptídica. Nenhuma evidência sugere que as chaperonas moleculares catalisem o enovelamento correto das proteínas ligadas. Em vez disso, sua principal função parece ser sequestrar o polipeptídeo desenovelado para impedir sua agregação. A liberação da proteína de uma chaperona molecular é dependente de energia e requer hidrólise de ATP.

Estudo experimental do enovelamento de proteínas. Muitas técnicas físicas e métodos químicos permitem estudar as estruturas proteicas em grande detalhe. Vários ramos da espectroscopia, discutidos no Capítulo 17, bem como a dispersão óptica rotatória (ORD) e o dicroismo circular (CD) (ver o Capítulo 18), são particularmente úteis para monitorar as mudanças conformacionais em proteínas. Por exemplo, os espectros ORD e CD de um polipeptídeo são nitidamente diferentes para diferentes

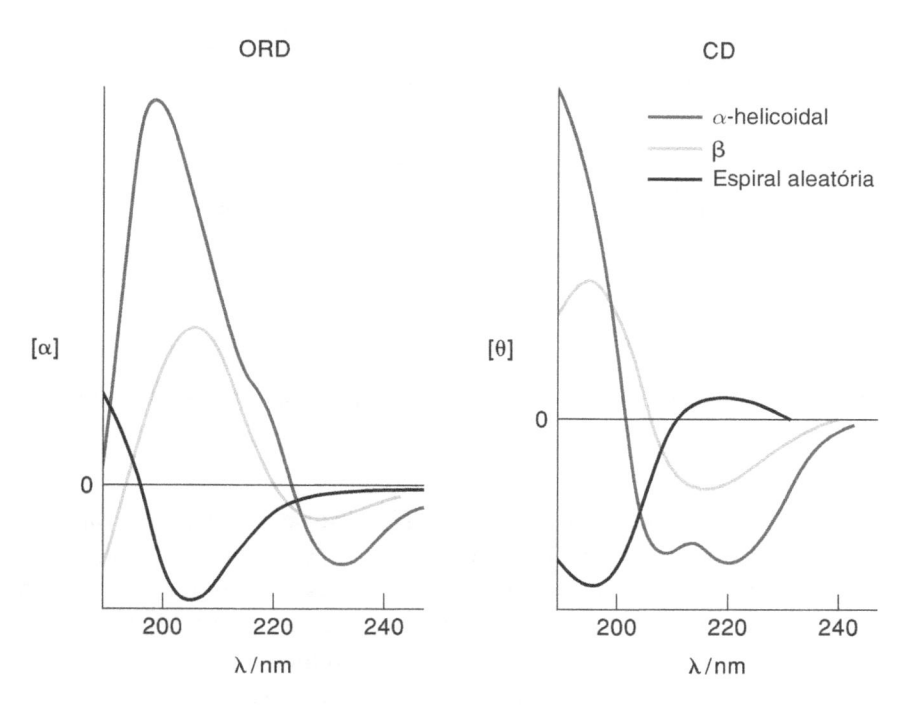

Figura 22.33
Espectros ORD e CD para a poli-L-lisina nas conformações α-helicoidal, β, e espiral aleatória. (De GREENFIELD, N.; FASMAN, G. *Biochemistry* **8**, 4108, 1969.)

conformações (Figura 22.33). Discutiremos brevemente três casos para ilustrar as abordagens empregadas pelos químicos no estudo do enovelamento proteico.

Caso 1. Citocromo c. O citocromo c é uma proteína de transferência de elétrons. Inicialmente, a proteína existe no estado desenovelado em uma solução de cloridrato de guanidina 4,3 M (o denaturante). Em um experimento de CD de fluxo interrompido, a solução de proteína é rapidamente misturada com uma solução-tampão para baixar a concentração do denaturante, e a velocidade de enovelamento é monitorada a 222 nm (para a hélice α) e a 289 nm (para as cadeias aromáticas). Medidas a 222 nm mostram que 44% da variação total associada com o re-enovelamento ocorrem dentro do tempo morto (o tempo requerido para a mistura) do experimento de fluxo interrompido, indicando que uma quantidade significativa da estrutura secundária helicoidal é formada em menos de 4 ms. As mudanças remanescentes na elipticidade (ver p. 218) nesse comprimento de onda ocorrem em cerca de 40 ms e 0,7 s, respectivamente. A banda de CD aromática monitorada a 289 nm, que é indicativa da formação de uma estrutura central fortemente compacta, somente começa a aparecer em uma etapa de 400 ms e é completada em uma fase final de 10 s.*

Caso 2. Inibidor da tripsina pancreática bovina. Essa proteína inativa a tripsina (uma enzima digestiva) no pâncreas para impedir que ela digira o órgão antes de ser secretada. É uma proteína de 58 resíduos com três ligações dissulfeto. Na presença

---

* ELÖVE, G.; CHAFFOTTE, A. F.; RODER, H.; GOLDBERG, M. E. *Biochemistry* **31**, 6879, 1992.

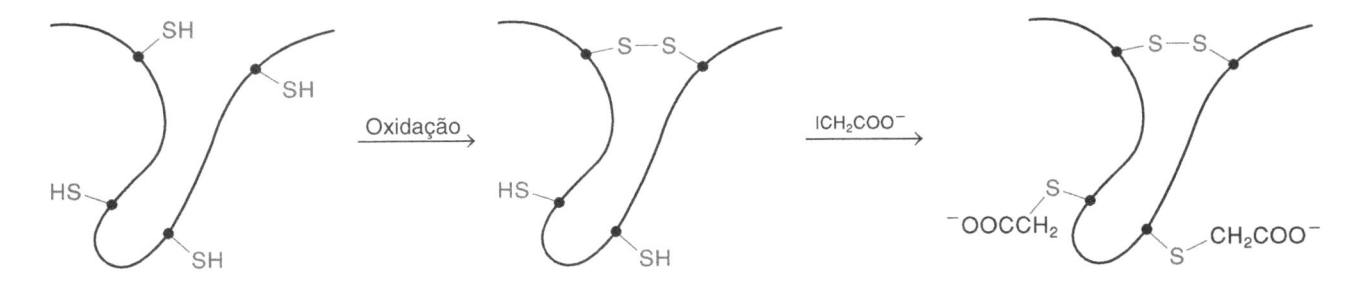

Figura 22.34
A captura dos grupos sulfidrila pelo iodoacetato durante o enovelamento proteico.

de um agente redutor, todas as ligações dissulfeto são convertidas em grupos sulfidrila (−SH), e a proteína existe na forma desenovelada. O enovelamento é iniciado pela remoção do denaturante, que permite que as ligações −S−S− se refaçam. Conforme a proteína se enovela, os intermediários que têm ligações dissulfeto, que não existem na molécula final, aparecem e desaparecem. O caminho do enovelamento pode ser acompanhado pela captura dos intermediários em diferentes intervalos de tempo pelo iodoacetato, que pode bloquear os grupos sulfidrila (Figura 22.34):

$$-SH + ICH_2COO^- \rightarrow -SCH_2COO^- + HI$$

Os intermediários são separados e analisados. Conhecendo as posições dos grupos −SH, os químicos podem ter uma ideia clara da sequência do enovelamento.[†]

CASO 3. RIBONUCLEASE. A proteína denaturada é colocada em água pesada (D_2O), de modo que todos os átomos de H lábeis sejam substituídos por átomos de D. O denaturante é então removido. À medida que o desenovelamento se processa, as ligações de hidrogênio (>N−H ··· O−) tornam-se ligações de "deutério" (>N−D ··· O−). Em algum ponto, é adicionada água comum (H_2O) à amostra e quaisquer átomos de deutério que não estejam protegidos — isto é, aqueles que estão expostos ao solvente — são substituídos por átomos de H. Usando a espectroscopia de RMN, os químicos podem detectar as ressonâncias de NH individuais e, então, identificar as regiões da molécula compacta que contêm deutério protegido. Desse modo, podem determinar que partes se enovelaram antes de outras. Variando o tempo em que adicionam H_2O, podem também conhecer a ordem em que os diferentes intermediários se formam. Os resultados com a ribonuclease mostram que a parte em folha-β da enzima, encontrada no meio da molécula (ver a Figura 22.28), forma-se mais cedo.

[†] CREIGHTON, T. E. *Biochem. J.* **270**, 12, 1990.

Equações principais

$$\overline{\mathcal{M}}_n = \frac{n_1 \mathcal{M}_1 + n_2 \mathcal{M}_2 + \cdots}{n_1 + n_2 + \cdots} \quad \text{(Massa molar média numérica)} \tag{22.1}$$

$$\overline{\mathcal{M}}_w = \frac{n_1 \mathcal{M}_1^2 + n_2 \mathcal{M}_2^2 + \cdots}{n_1 \mathcal{M}_1 + n_2 \mathcal{M}_2 + \cdots} \quad \text{(Massa molar média ponderada)} \tag{22.2}$$

$$s = \frac{\mathcal{M}}{N_A} \frac{1 - \bar{v}\rho}{f} \quad \text{(Coeficiente de sedimentação)} \tag{22.6}$$

$$[\eta] = \lim_{c \to 0} \frac{\eta_{\text{esp}}}{c} \quad \text{Viscosidade intrínseca} \tag{22.18}$$

$$r_{\text{rms}} = l\sqrt{n} \quad \text{(Raiz quadrada da distância quadrática média no passeio aleatório)} \tag{22.24}$$

APÊNDICE 22.1

Perfil de DNA

A composição genética humana, ou *genoma*, consiste de aproximadamente 3 bilhões de nucleotídeos. Esses 3 bilhões de unidades compõem 23 pares de cromossomos, que são fitas contínuas de DNA que se distribuem em uma faixa com extensão de 50 milhões a 500 milhões de nucleotídeos. Codificadas nesse DNA, e armazenadas em unidades chamadas *genes*, encontram-se as instruções para a síntese proteica. Cada um de cerca de 100 000 genes é responsável pela síntese de uma proteína particular. Além disso, cada gene contém uma sequência de bases, repetidas diversas vezes, que não têm função conhecida. O que é interessante sobre essas sequências, chamadas *minissatélites*, é que aparecem muitas vezes em locais diferentes, não somente em um gene em particular. Além disso, cada pessoa tem um número único de repetições. Somente gêmeos idênticos têm o mesmo número de sequências minissatélites.

Em 1985, um químico britânico chamado Alec Jeffreys (1950–) sugeriu que sequências minissatélites fornecem um modo de identificação muito parecido com impressões digitais. *Perfis de DNA* (do inglês, *DNA fingerprinting*) ganharam proeminência desde então no meio forense, como um meio de identificar suspeitos criminosos.

Para obter um perfil de DNA, um químico precisa de uma amostra de qualquer tecido, como sangue ou sêmen; mesmo cabelo e saliva contêm DNA. O DNA é extraído dos núcleos das células, e enzimas de restrição são adicionadas para cortá-lo em fragmentos. Esses fragmentos, que são carregados negativamente, são separados por eletroforese em gel de poliacrilamida. Os fragmentos menores movem-se mais rapidamente do que os grandes, de modo que se tem uma separação em bandas. O DNA é denaturado (a dupla hélice se desenrola) no gel com NaOH, e o gel é depositado sobre um papel de nitrocelulose. As moléculas de DNA de fita simples são espremidas na nitrocelulose, e sua posição é assim fixada. É adicionada, então, uma sonda de DNA — um fragmento de DNA que foi marcado com um marcador radioativo tal como ^{32}P. A sonda liga-se aos fragmentos que têm uma sequência de DNA complementar. Um filme de raio X é depositado diretamente sobre a folha de plástico e a banda aparece no filme exposto em posições correspondentes aos fragmentos reconhecidos pela sonda. (Figura 22.35). Essa técnica poderosa de identificar sequências de DNA é chamada *Southern blotting*. Cerca de quatro sondas diferentes são necessárias para obter um perfil que seja único a somente um indivíduo (ou gêmeos idênticos). Estima-se que a probabilidade de serem encontrados padrões idênticos no DNA de dois indivíduos selecionados aleatoriamente seja da ordem de 1 em 10 bilhões, ou 1 em 10^{10}.

O primeiro caso nos Estados Unidos em que uma pessoa foi condenada por um crime com a ajuda de perfis de DNA ocorreu em 1987. Hoje, um número cada vez maior de tribunais em muitos estados americanos admite os perfis de DNA como evidência. Naturalmente, essa técnica tem suas falhas. Primeiramente, vários fatores

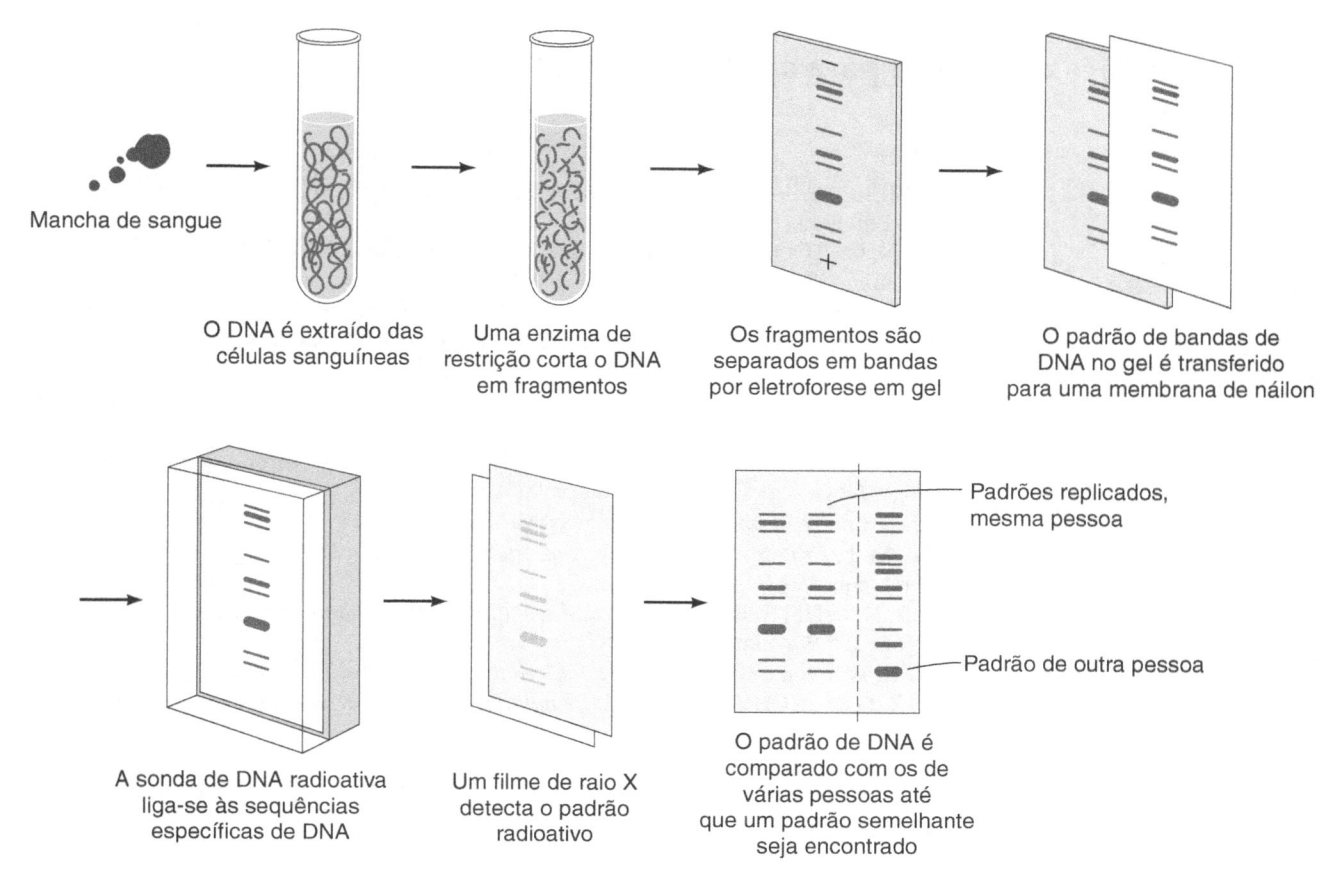

Figura 22.35
O procedimento *Southern blot* para obtenção de um perfil de DNA.

externos, como a concentração de DNA, a velocidade com que fragmentos migram no campo elétrico e a contaminação, podem afetar o aspecto das bandas e lançar dúvidas sobre a confiabilidade do perfil. Em segundo lugar, estudos recentes mostram que a probabilidade de duas pessoas terem o mesmo perfil de DNA pode ser muito maior que se estimava anteriormente. Esse aumento é particularmente verdadeiro para pessoas de determinados grupos étnicos. No entanto, com modificações e refinamento, a técnica de perfis de DNA continuará sendo, sem dúvida, uma ferramenta indispensável para a aplicação da lei.

Sugestões de leitura para aprofundamento

LIVROS

BLOOMFIELD, V. A.; HARRINGTON, R. E. (Ed.). *Biophysical chemistry.* San Francisco: W. H. Freeman, 1975.

BRANDEN, C.; TOOZE, J. *Introduction to protein structure.* Nova York: Garland Publishing, 1991.

CALLADINE, C.; DREW, H. *Understand DNA.* 2. ed. Nova York: Academic Press, 1997.

CANTOR, C. R.; SCHIMMEL, P. R. *Biophysical chemistry.* Nova York: W. H. Freeman, 1980.

CREIGHTON, T. E. *Proteins: structures and molecular properties.* 2. ed. Nova York: W. H. Freeman, 1993.

FREIFELDER, D. *Physical biochemistry: applications to biochemistry and molecular biology.* Nova York: W. H. Freeman, 1982.

KYTE, J. *Structure in protein chemistry.* Nova York: Garland Publishing, 1994.

PERUTZ, M. F. *Protein structure: new approaches to disease and therapy.* Nova York: W. H. Freeman, 1992.

ROBYT, J. F.; WHITE, B. J. *Biochemical techniques: theory and practice.* Prospect Heights, IL: Wayeland Press, 1987.

SAENGER, W. *Principles of nucleic acid structure.* Nova York: Springer-Verlag, 1984.

SCHULTZ, G. E.; SCHIRMER, R. H. *Principles of protein structure.* Nova York: Springer-Verlag, 1979.

ARTIGOS

Gerais

BAILEY, J. T.; BEATTIE, W. H.; BOOTH, C. Average quantities in colloid science. *J. Chem. Educ.* **39**, 196, 1962.

CARRAHER Jr., C. E. Polymer models. *J. Chem. Educ.* **47**, 581, 1970.

DAY, R. A.; RITTER, E. J. Errors in representing structures of proteins and nucleic acids. *J. Chem. Educ.* **44**, 761, 1967.

DEBYE, P. J. W. How giant molecules are measured. *Sci. Am.*, set. 1957.

GUTTMAN, C. M.; FANCONI, B. Molecular properties of polymers. In: TRIGG, G. L. (Ed.) *Encyclopedia of Applied Physics.* Nova York: VCH Publishers 1996, v. 14, p. 549.

LANDE, S. Conformation of peptides. *J. Chem. Educ.* **45**, 587, 1968.

McPHERSON, A. Macromolecular crystals. *Sci. Am.*, mar. 1989.

NAPPER, D. H. Conformation of macromolecules. *J. Chem Educ.* **46**, 305, 1969.

NÉMETHY, G. Hydrophobic interaction. *Angew. Chem. Int. Ed.* **6**, 195, 1967.

OLSON, A. J.; GOODSELL, D. S. Visualizing biological molecules. *Sci. Am.*, nov. 1992.

PRICE, C. C. Some stereochemical principles from polymers. *J. Chem. Educ.* **50**, 744, 1973.

RICHARDS, J. L. Viscosity and shapes of macromolecules. *J. Chem. Educ.* **70**, 685, 1993.

ROSENTHAL, L. C. A polymer viscosity experiment with no right answers. *J. Chem. Educ.* **67**, 78, 1990.

RUDIN, A. Molecular weight distributions of polymers. *J. Chem. Educ.* **46**, 595, 1969.

SVASTI, J.; PANIJPAN, B. SDS-polyacrylamide gel electrophoresis. *J. Chem. Educ.* **54**, 560, 1977.

YANG, J. T. The viscosity or macromolecules in relation to molecular conformation. *Adv. Protein Chem.* **16**, 323, 1961.

DNA

ADLEMAN, L. M. Computing with DNA. *Sci Am.*, ago. 1998.

BAKER, G. L. DNA helix to goil transition: a simplified model. *Am. J. Phys.* **44**, 599, 1976.

DICKERSON, R. E. The DNA helix and how it is read. *Sci. Am.,* dez. 1983.

FEISENFELD, G. DNA. *Sci Am.*, out. 1985.

FRANK-KAMENETSKII, M. D. Nucleic acids. In: TRIGG, G. L. (Ed.). *Encyclopedia of Applied Physics*. Nova York: VCH Publishers, 1995. v. 12, p. 19.

MULLIS, K. B. The unusual origin of the polymerase chain reaction. *Sci Am.*, abr. 1990.

PANIJPAN, B. The buoyant density or DNA and the G + C content. *J. Chem Educ.* **54**, 172, 1977.

SINDEN, R. R. Supercoiled DNA: biological significance. *J. Chem. Educ.* **64,** 294, 1987.

WANG, J. C. DNA topoisomerases. *Sci. Am.*, jul. 1982.

ZIMMERMAN, S. S. Conformational analysis. In: TRIGG, G. L. (Ed.). *Encyclopedia of Applied Physics*. Nova York: VCH Publishers, 1992. v. 4, p. 229.

Proteínas

ANFINSEN, C. B. Principles that govern the folding of protein chains. *Science* **181**, 223, 1973.

BALDWIN, R. L. How does protein folding get started? *Trends Biochem. Sci.* **14**, 291, 1989.

BALDWIN, R. L.; ROSE, G. D. Is protein folding hierarchic? I. Local structure and peptide folding. *Trends Biochem. Sci.* **24**, 26, 1999.

_____. Is protein folding hierarchic? II. Folding intermediates and transition states. *Trends Biochem. Sci* **24**, 77, 1999.

BLACKMAIL, D. Amino acid sequence diversity in proteins. *J. Chem. Educ.* **54**, 170, 1977.

CERAMI, A. e PETERSON, C. M. Cyanate and sickle-cell disease. *Sci. Am.*, abr. 1975.

DICKERSON, R. E. Cytochrome *c* and the evolution of energy metabolism. *Sci. Am.*, mar. 1980.

_____. The structure and history of an ancient protein. *Sci. Am.*, abr. 1972. (Citocromo *c*)

DOOLITTLE, R. F. Proteins. *Sci. Am.*, abr. 1985.

ELGREN, T. E. Consideration of Lewis acidity in the context of heme biochemistry: a molecular visualization exercise. *Chem. Educator* **1998** 3(3): S1430-4171(98)03206-7. URL: <http://journals.springer-ny.com/chedr>.

ERASER, R. D. B. Keratins. *Sci. Am.*, ago. 1969.

GERSTEIN, M.; LEVITT, M. Simulating water and the molecules of life. *Sci. Am.*, nov. 1998.

GROSS, J. Collagen. *Sci. Am.*, maio 1961.

HARDISON, R. The evolution of hemoglobin. *Am. Sci.* **87**, 126, 1999.

JONES, C. M. Protein unfolding of metmyoglobin monitored by spectroscopic techniques. *Chem. Educator* **1999** 4(3): S1430-4171(99)032998-5. URL: <http://journals.springer-ny.com/chedr>.

KARPLUS, M.; McCAMMON, J. A. The dynamics of proteins. *Sci. Am.*, abr. 1986.

KENDREW, J. C. Three-dimensional structure of a protein. *Sci. Am.*, dez. 1961. (Mioglobina)

NIENHAUS, G. U.; YOUNG, R. D. Protein dynamics. In: TRIGG, G. L. (Ed.). *Encyclopedia of Applied Physics*. Nova York: VCH Publishers, 1996. v. 15, 163.

PERUTZ, M. F. Electrostatic effects in proteins. *Science* **201**, 1187, 1978.

_____. The hemoglobin molecule. *Sci. Am.,* nov. 1964.

PHILLIPS, D. C. The three-dimensional structure of an enzyme molecule. *Sci. Am.*, nov. 1966. (Lisozima)

RALSTON, G. B. Effect of "crowding" in protein solutions. *J. Chem. Educ.* **67**, 857, 1990.

RICHARDS, F. M. The protein folding problem. *Sci. Am.*, jan. 1991.

TANFORD, C. How protein chemists learned about the hydrophobia effect. *Protein Science,* **6**, 1358 1997.

Problemas

Determinação da massa molar

22.1 Uma solução polidispersa tem a seguinte distribuição:

Número de moléculas	Massa molar g·mol^{-1}
10	25 000
7	17 000
24	31 000
16	49 000

Calcule os valores de $\overline{\mathscr{M}}_n$ e $\overline{\mathscr{M}}_w$ e a polidispersão da solução. (Polidispersão é definida como $\overline{\mathscr{M}}_w/\overline{\mathscr{M}}_n$.)

22.2 A ceruloplasmina é uma proteína presente no plasma sanguíneo; ela contém 0,33% de cobre em peso. **(a)** Calcule sua massa molar mínima. **(b)** A verdadeira massa molar da ceruloplasmina é 150 000 g mol^{-1}. Quantos átomos de cobre possui cada molécula de proteína?

22.3 Dependendo das condições experimentais, a medida da massa molar da hemoglobina em uma solução aquosa pode mostrar que a solução é monodispersa ou polidispersa. Explique.

22.4 Uma ultracentrífuga está girando a 60 000 rpm. **(a)** Calcule o valor de ω em radianos s^{-1}. **(b)** Calcule a aceleração centrífuga, a, dada por $\omega^2 r$, em um ponto 7,4 cm do centro de rotação. **(c)** A quantos "g's" essa aceleração é equivalente?

22.5 Como o coeficiente de sedimentação, s, depende da massa de uma proteína (supondo que seja esférica)? Compare as velocidades de sedimentação de duas proteínas com massas molares de 70 000 g e 35 000 g, respectivamente.

22.6 Uma proteína com $\overline{v} = 0,74$ mL g^{-1} sedimenta em água a 20 °C. Se $s_{20,w} = 3,0 \times 10^{-13}$ s e $D = 1,5 \times 10^{-6}$ cm^2 s^{-1}, qual é a massa molar da proteína? A densidade da solução é 0,998 g mL^{-1}.

22.7 Em um experimento de equilíbrio de sedimentação realizado a 293 K, os dados seguintes foram obtidos para uma dada molécula de proteína: $\omega = 19 000$ rpm, $s = 2,15 \times 10^{-13}$ s, $\overline{v} = 0,71$ mL g^{-1} e $\rho = 1,1$ g mL^{-1}. As concentrações relativas a distâncias r_1 e r_2 do centro de rotação são $c_1 = 4,72$ ($r_1 = 5,95$ cm) e $c_2 = 12,98$ ($r_2 = 6,23$ cm). Qual é a massa molar da proteína?

Viscosidade e eletroforese

22.8 Quais são as unidades para as várias viscosidades definidas nas Equações 22.15 a 22.18?

22.9 A dissolução de 1×10^{-3} g de glicose resultará em uma viscosidade relativa maior em água ou em uma solução de glicerol a 10%?

22.10 A viscosidade intrínseca da ribonuclease é 3,4 a 20 °C e 6 a 50 °C. O que se pode dizer sobre a variação na estrutura?

22.11 Mostre que as unidades para zeE na Equação 22.20 são as de força.

22.12 Em pH 6,5, a mobilidade eletroforética da carboxiemoglobina é $2,23 \times 10^{-5}$ cm^2 s^{-1} V^{-1} e a da carboxiemoglobina da célula falciforme é $2,63 \times 10^{-5}$ cm^2 s^{-1} V^{-1}. Calcule quanto tempo levará para se separar essas duas proteínas em 1,0 cm se o gradiente de potencial for 5,0 V cm^{-1}.

22.13 Em um estudo eletroforético de uma solução aquosa de proteína, duas espécies foram encontradas, com massas molares de 60 000 e 30 000, respectivamente. A solução contém 1,85 % de proteína por peso. Considerando que tenha sido encontrado um valor de 70% para a fração da proteína maior, calcule os valores de $\overline{\mathscr{M}}_w$ e $\overline{\mathscr{M}}_n$.

22.14 As mobilidades eletroforéticas relativas de vários complexos SDS–proteína em um gel de poliacrilamida são as seguintes:

Proteína	Massa molar g · mol^{-1}	Mobilidade relativa
Mioglobina	17 200	0,95
Tripsina	23 300	0,82
Aldolase	40 000	0,59
Fumarase	49 000	0,50
Anidrase carbônica	29 000	0,73

Coloque em gráfico log (massa molar) em função da mobilidade relativa. A mobilidade relativa da creatina quinase é 0,60. Qual é sua massa molar? Compare o seu resultado com a massa molar de 80 000 obtida por ultracentrifugação. Que conclusões você pode tirar?

22.15 A extensão em que uma molécula de proteína se comporta como uma molécula esférica pode ser testada pela razão de fricção, f/f_0, em que f_0 é coeficiente de fricção na lei de Stokes (Equação 21.24), e f é o coeficiente de fricção obtido do coeficiente de difusão (Equação 21.23). Para moléculas esféricas, $f/f_0 = 1$; desvios da unidade podem ser utilizados como uma medida da forma não-esférica da molécula. Considere a hemoglobina e o fibrinogênio humano (massa molar 339 700, $s = 7,63 \times 10^{-13}$ s, $D = 1,98 \times 10^{-7}$ cm^2 s^{-1} e $\overline{v} = 0,725$ mL g^{-1}). Que conclusões você pode tirar sobre a forma das moléculas? (O raio de uma molécula esférica hipotética, r, pode ser obtido da equação $\mathcal{M} = 4\pi N_A r^3 / 3\overline{v}$, em que $\mathcal{M}$ é a massa molar.) Considere $T = 298$ K.

Proteínas e DNA

22.16 Referindo-se à Figura 22.28, diga se a estrutura β na ribonuclease é paralela ou antiparalela.

22.17 Como a interação hidrofóbica difere das ligações covalentes e não-covalentes? Que papel ela exerce na estrutura e na estabilidade proteica?

22.18 Como mostrado na Figura 22.17, o passo médio de uma hélice α é 5,4 Å. Supondo que esse passo seja o mesmo para o cabelo humano e que o cabelo cresça na velocidade de 0,6 polegadas mês^{-1}, quantas voltas de hélice α são geradas a cada segundo? (Considere 1 mês = 30 dias.)

22.19 O cabelo contém queratina feita de hélices α que se espiralam formando uma super-hélice. As ligações dissulfeto que conectam as hélices α são em grande parte responsáveis pela forma do cabelo. Com base nessa informação, explique como funciona o "permanente".

22.20 A estrutura em hélice α da poli-L-lisina é formada em pH 10, enquanto a da espiral aleatória é formada em pH 7. Explique a mudança estrutural dependente de pH.

22.21 Proteases, tais como tripsina e carboxipeptidase, catalisam a hidrólise das ligações peptídicas de proteínas (como na digestão). Explique como uma enzima dessas pode se ligar à proteína do substrato de modo que sua cadeia principal se torne totalmente estendida na vizinhança da ligação peptídica alvo. Com que esse tipo de estrutura se pareceria?

22.22 Proteínas denaturadas por compostos, como ureia ou SDS, podem ser renaturadas quando os denaturantes são removidos por diálise. Por outro lado, a denaturação térmica de proteínas é frequentemente irreversível. Explique. (*Dica:* Considere a configuração *trans* da ligação peptídica.)

22.23 Proteínas geralmente têm estruturas muito diferentes, enquanto os ácidos nucleicos têm estruturas bastante similares. Explique.

22.24 Um disco compacto (CD) armazena aproximadamente $4,0 \times 10^9$ *bits* de informação. Essa informação é armazenada como um código binário; isto é, cada *bit* é ou 0 ou 1. **(a)** Quantos *bits* seriam necessários para especificar cada par de nucleotídeos em um sequência de DNA? **(b)** Quantos CDs seriam necessários para armazenar a informação do genoma humano, que consiste de 3×10^9 pares de nucleotídeos?

22.25 Em referência à Figura 22.26, se após uma geração a amostra de DNA for denaturada termicamente e, então, sofrer recozimento (*annealing*), quantas bandas apareceriam no gradiente de CsCl?

22.26 Os seguintes dados de T_f foram obtidos para o DNA de dupla fita em determinadas soluções-tampão:

Amostra	Percentual (C + G)	$T_f/°C$
1	40,0	86,6
2	49,0	90,0
3	62,0	95,0
4	71,0	98,4

(a) Derive uma equação relacionando o percentual (C + G) com T_f. **(b)** Calcule o conteúdo percentual (C + G) para uma amostra cujo $T_f = 88,3$ °C.

22.27 A variação de entalpia na denaturação de determinada proteína é 125 kJ mol^{-1}. Se a variação na entropia for 397 J K^{-1} mol^{-1}, calcule a temperatura mínima em que a proteína denaturaria espontaneamente.

22.28 Considere a formação de uma proteína dimérica

$$2P \rightarrow P_2$$

A 25 °C, temos $\Delta_r H° = 17$ kJ mol^{-1} e $\Delta_r S° = 65$ J K^{-1} mol^{-1}. A dimerização é favorecida nessa temperatura? Comente o efeito de abaixar a temperatura. Que conclusão geral você pode tirar das chamadas enzimas "lábeis a frio"?

22.29 A causa e as propriedades da hemoglobina da célula falciforme (HbS) foram discutidas no Capítulo 16. Sob determinadas condições, os agregados de moléculas HbS formados na temperatura corporal se dividem à medida que a temperatura abaixa. Explique.

22.30 Neste capítulo, foi derivada uma expressão que mostra que o número de modos pelos quais os N grupos sulfidrila podem formar uma ligação é $(N − 1)(N−3)(N−5) \cdots 1$ se N for par. Derive uma expressão para N ímpar.

22.31 Que suposições devem ser feitas do estudo do enovelamento proteico usando a técnica de troca hidrogênio-deutério?

22.32 Uma proteína denaturada contém dez resíduos de cisteína. Na oxidação, que fração das moléculas formará aleatoriamente as ligações corretas se a proteína nativa tiver **(a)** cinco ligações dissulfeto e **(b)** três ligações dissulfeto?

CAPÍTULO 23

Termodinâmica estatística

Segurança nos números.

A mecânica quântica mostrou como os níveis de energia de átomos e moléculas podem ser calculados, pelo menos em princípio, e medidos espectroscopicamente. A termodinâmica, por outro lado, diz respeito aos sistemas macroscópicos. Como o conhecimento dos níveis de energia atômicos e moleculares pode ser utilizado para explicar a matéria macroscopicamente? A resposta é dada pela termodinâmica estatística, que nos fornece a ponte entre as propriedades microscópicas e as macroscópicas da matéria.

Começamos com a derivação da lei de distribuição de Boltzmann. A derivação leva ao conceito de função de partição, que pode ser utilizada para calcular todas as quantidades termodinâmicas e a constante de equilíbrio.

23.1 Macroestados e microestados

Na termodinâmica, o estado de um sistema macroscópico, ou *macroestado*, é descrito por propriedades, tais como P, V, T, n, U, H, S, A e G. Um *microestado*, por outro lado, é uma condição em que especificamos algumas ou todas as variáveis associadas com as partículas individualmente — os átomos e as moléculas — do sistema. No caso extremo, especificaríamos os números quânticos de todas as partículas. Contudo, normalmente, não estamos interessados nos microestados individuais da matéria na sua forma macroscópica porque há muitas partículas. Em vez disso, construímos as variáveis do estado macroscópico, tais como temperatura, pressão, volume, energia, entalpia e assim por diante, que são fundamentadas em propriedades médias dos microestados.

Uma forma de pensar em microestados é relacioná-los aos diferentes modos com que o estado total de um sistema pode ser construído. O número de modos que levam ao estado de um sistema determina sua probabilidade de ocorrência. Vamos começar com o lançar de dados para mostrar a relação entre microestados e macroestados. Se tivéssemos somente um dado, existiriam seis microestados representados por 1, 2, 3, 4, 5 e 6. Nesse caso, os microestados são iguais aos macroestados porque há somente um modo de obter cada número. A situação é diferente para dois dados. Aqui, os macroestados são definidos pelas somas dos dois dados, que são 2, 3, 4,..., 10, 11, 12. A Figura 23.1 mostra que 36 (6 × 6) microestados podem ser agrupados em 11 ma-

Supomos que os dados não estão viciados para favorecer determinadas combinações.

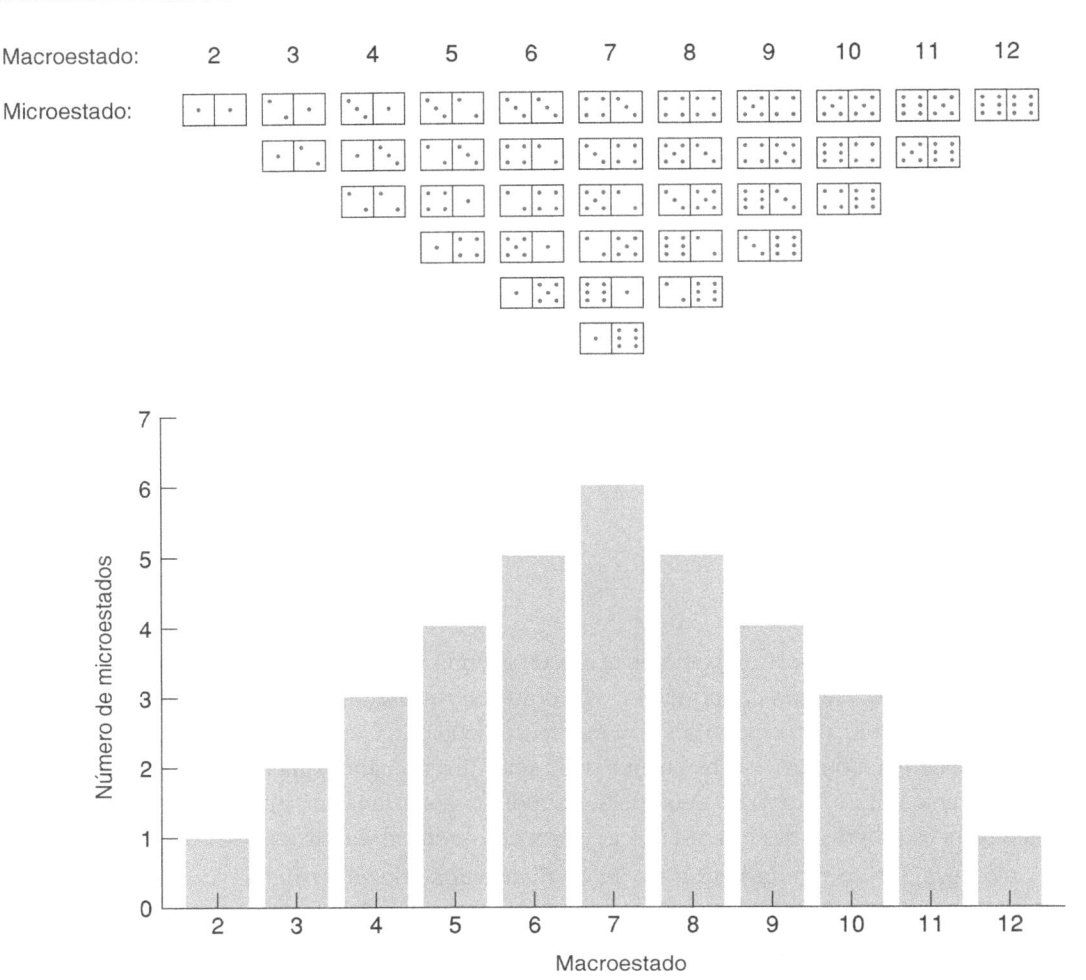

Figura 23.1
Os microestados que surgem da combinação de dois dados e os macroestados correspondentes.

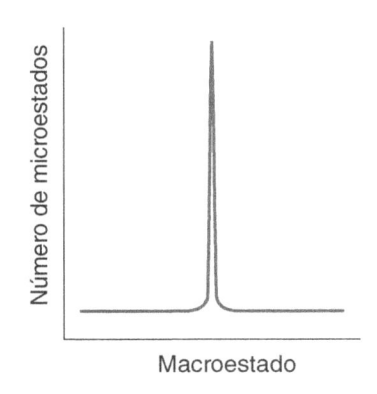

Figura 23.2
Para um número de Avogadro de dados, o macroestado mais provável tem um número impressionantemente grande de microestados comparado aos outros macroestados.

croestados. O macroestado mais provável é o número 7, porque ele pode ser formado por seis microestados diferentes. Colocado de outro modo, a probabilidade de se obter o 7 jogando um par de dados é 6/36. Por outro lado, o macroestado 2 (ou 12) tem somente um microestado, e a probabilidade de se obter esse número é 1/36. Uma observação importante deve ser feita aqui: a probabilidade de se obter qualquer um dos 36 microestados é a mesma; é mais provável obtermos um 7 em vez de 2 simplesmente porque há mais modos de formar o número 7 que o 2.

Com quatro dados, há 1 296 (6 × 6 × 6 × 6) microestados variando de 4 a 24, resultando em um total de 21 macroestados. A probabilidade de se obter o número 4 é 1/1 296 (um dos macroestados menos prováveis; o outro é o número 24), ao passo que para se obter o número 14 (o macroestado mais provável) é 146/1 296. Conforme o número de dados aumenta ainda mais, descobrimos que o número de microestados correspondentes ao macroestado mais provável aumenta rapidamente. Quando o número de dados se aproxima do número de Avogadro, o macroestado mais provável terá um número tão extraordinariamente grande de microestados comparado aos outros macroestados, que obteremos aquele número sempre que lançarmos essa quantidade de dados (Figura 23.2).

Vamos agora abordar um sistema molecular. Suponha que temos três moléculas idênticas não-interagentes distribuídas por níveis de energia e que a energia total do

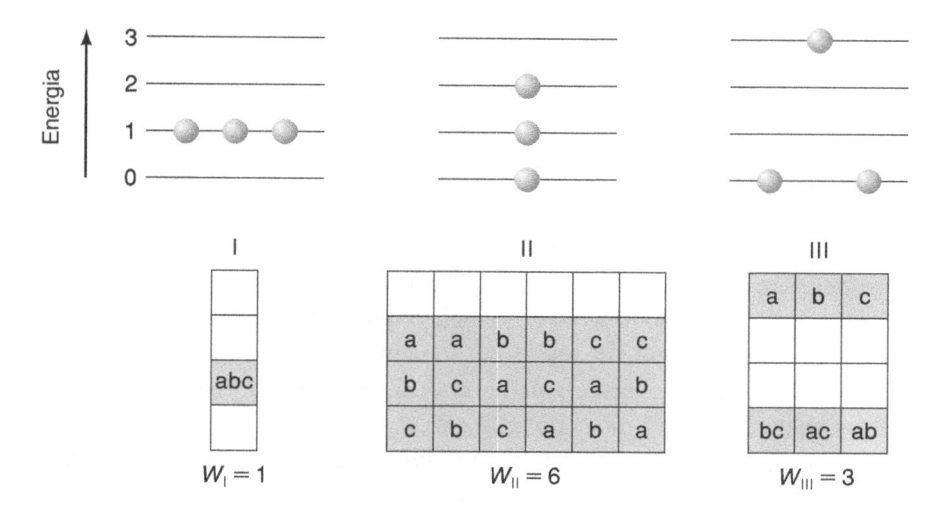

Figura 23.3
Arranjo de três moléculas entre níveis de energia com uma energia total igual a três unidades.

sistema está restrita a três unidades. De quantos modos diferentes essa distribuição pode ser realizada? Embora sejam idênticas, as moléculas podem ser diferenciadas uma da outra pela localização (por exemplo, se elas ocupam pontos diferentes no retículo de um cristal). Vemos que há dez modos (dez microestados) de distribuir as moléculas que formam três *distribuições* (três macroestados) distintas, designadas por I, II e III, como mostrado na Figura 23.3. Nem todos os macroestados são igualmente prováveis — o macroestado II é seis vezes mais provável que o I e duas vezes mais provável que o III.

A fórmula geral para calcular o número de microestados em uma distribuição (W) é

$$W = \frac{N!}{n_1! n_2! \ldots} \quad (23.1)$$

em que N é o número total de moléculas presentes, e $n_1, n_2,\ldots$ é o número de moléculas no nível mais baixo, no segundo nível mais baixo, e assim por diante. O símbolo ! é chamado de "fatorial". $N!$ é dado por

$$N(N-1)(N-2)\cdots 1$$

e, por definição, $0! = 1$. A Equação 23.1 pode ser simplificada como

$$W = \frac{N!}{\prod_i n_i!} \quad (23.2)$$

em que $\prod_i$ é o produto de todos os valores de i das distribuições.

Aplicando a Equação 23.1 a nosso sistema, escrevemos

$$W_I = \frac{3!}{3!} = \frac{3 \times 2 \times 1}{3 \times 2 \times 1} = 1$$

$$W_{II} = \frac{3!}{1!1!1!} = \frac{3 \times 2 \times 1}{1 \times 1 \times 1} = 6$$

$$W_{III} = \frac{3!}{2!1!} = \frac{3 \times 2 \times 1}{2 \times 1 \times 1} = 3$$

Um nível vazio contribui 0! e, portanto, não afeta o valor de W.

Considere um sistema macroscópico em equilíbrio que contém N partículas (em que N pode ser da ordem do número de Avogadro) distribuídas entre muitos níveis de energia. Como no lançamento de dados, há somente uma distribuição, ou macroestado, que tem um número excessivamente alto de microestados quando comparado com outros macroestados. Uma suposição subjacente importante em termodinâmica estatística é o chamado *princípio das probabilidades iguais a priori*, que afirma que todos os microestados são igualmente prováveis. Esse princípio significa que é tão igualmente provável encontrar o sistema em um microestado específico que pertence a um macroestado improvável como é encontrar o mesmo sistema em um microestado que pertence ao macroestado mais provável. Como há muito mais microestados que pertencem ao macroestado mais provável, *sempre* encontraremos o sistema com essa distribuição (ver o Problema 23.3). Nossa tarefa, então, é calcular todas as funções termodinâmicas a partir dessa única distribuição. Começamos com a derivação da distribuição de Boltzmann.

> *A priori* significa sem inferência à experiência. Um pouco de exercício mental deve convencê-lo de que esse princípio não pode ser demonstrado para um sistema macroscópico.

23.2 A lei de distribuição de Boltzmann

Considere um sistema que contém N partículas em que n_0 partículas têm energia ε_0, n_1 partículas têm energia ε_1, e assim por diante. Há duas restrições (ou vínculos) nos valores permitidos de $n_0, n_1,...$ O primeiro vínculo expressa o número total de partículas como uma soma do número de partículas que ocupam os diferentes níveis de energia:

$$n_0 + n_1 + n_2 + ... = \sum_i n_i = N \tag{23.3}$$

Como o número total de partículas não pode mudar, a Equação 23.3 pode ser escrita na forma diferencial como

$$dN = \sum_i dn_i = 0 \tag{23.4}$$

O outro vínculo diz respeito à energia do sistema, E, dada por

$$E = n_0\varepsilon_0 + n_1\varepsilon_1 + \cdots = \sum_i n_i\varepsilon_i \tag{23.5}$$

De modo semelhante, como E é uma constante, então

$$dE = \sum_i \varepsilon_i dn_i = 0 \tag{23.6}$$

Note que, como cada ε_i é fixo, $d\varepsilon_i = 0$.

Vimos na seção anterior que, no equilíbrio térmico, há uma distribuição mais provável, W. As regras de cálculo mostram que, para o valor máximo de W, a derivada ($\partial W/\partial n_i$) deve ser zero. Matematicamente, entretanto, determinar o máximo de ln W é mais conveniente que determinar W. Tomando o logaritmo natural da Equação 23.2, obtemos

$$\ln W = \ln N! - \ln \prod_i n_i!$$
$$= \ln N! - \sum_i \ln n_i! \qquad (23.7)$$

Note que "ln $\prod_i n_i!$" se torna "$\sum_i \ln n_i!$" nesse passo. O fato de que N é um número muito grande significa que todos os valores n_i são também grandes; portanto, podemos aplicar a *aproximação de Stirling* (em homenagem ao matemático escocês James Stirling, 1692–1770):

$$\ln x! = x \ln x - x \qquad (23.8)$$

> Muitas calculadoras têm a tecla função $x!$ Teste a expressão 23.8 usando $x = 5$ e $x = 100$.

A Equação 23.7 agora se torna

$$\ln W = N \ln N - N - \sum_i (n_i \ln n_i - n_i) \qquad (23.9)$$

Como ln W é um máximo e N é uma constante, segue-se que

$$\left(\frac{\partial \ln W}{\partial n_i}\right) = 0 = -\sum_i \ln n_i$$

ou

$$d \ln W = -\sum_i \ln n_i \, dn_i = 0 \qquad (23.10)$$

Para resolver a Equação 23.10, aplicamos uma técnica matemática conhecida como *método dos multiplicadores indeterminados de Lagrange* (em homenagem ao matemático francês Joseph Louis Lagrange, 1736–1813). Multiplicamos cada vínculo (Equação 23.4 ou 23.6) por uma constante e os adicionamos à equação principal (Equação 23.10). As variáveis (os valores de dn_i) são então tratadas como se fossem todas independentes, e as constantes determinadas no final do cálculo. Aplicando esse procedimento, multiplicamos a Equação 23.4 por α e a Equação 23.6 por β, respectivamente, e as adicionamos à Equação 23.10 para chegar à equação final:

$$-\sum_i \ln n_i \, dn_i + \alpha \sum_i dn_i + \beta \sum_i \varepsilon_i dn_i = 0$$

ou

$$\sum_i (-\ln n_i + \alpha + \beta \varepsilon_i) dn_i = 0 \qquad (23.11)$$

Agora, os valores dn_i podem todos ser variados independentemente (usando os valores apropriados de α e β), de modo que a única maneira de satisfazer a relação $d\ln W = 0$ é exigir que, para cada valor de i, a relação abaixo seja satisfeita:

$$-\ln n_i + \alpha + \beta \varepsilon_i = 0 \tag{23.12}$$

Rearranjando essa expressão,

$$\ln n_i = \alpha + \beta \varepsilon_i$$

ou

$$n_i = e^{\alpha} e^{\beta \varepsilon_i} \tag{23.13}$$

Para determinar α, arbitrariamente fazemos com que, para o nível de energia mais baixo, $\varepsilon_0 = 0$. A Equação 23.13 agora se torna

$$n_0 = e^{\alpha} \tag{23.14}$$

Vemos que e^{α} é somente um número, portanto α é uma quantidade adimensional.

Para determinar β, começamos com a equação de Boltzmann (Equação 5.1, volume 1):

$$\begin{aligned} S &= k_B \ln W \\ &= k_B \left[\ln N! - \sum_i \ln n_i! \right] \\ &= k_B \left[N \ln N - N - \sum_i (n_i \ln n_i - n_i) \right] \end{aligned} \tag{23.15}$$

Da Equação 23.13,

$$\ln n_i = \alpha + \beta \varepsilon_i \tag{23.16}$$

Substituindo a Equação 23.16 na Equação 23.15, obtemos

$$\begin{aligned} S &= k_B \left[N \ln N - \sum_i n_i (\alpha + \beta \varepsilon_i) \right] \\ &= k_B (N \ln N - \alpha N - \beta E) \end{aligned} \tag{23.17}$$

Podemos agora identificar a energia, E, com a energia interna termodinâmica, U. Anteriormente, de forma arbitrária, fizemos $\varepsilon_0 = 0$. Portanto, para obter o valor de U a partir de E, precisamos escrever $E = U - U_0$, em que U_0 é a energia interna no zero absoluto. Segundo a Equação 6.9, do volume 1,

$$dU = TdS - PdV$$

de modo que

$$\left(\frac{\partial U}{\partial S} \right)_V = T$$

ou

$$\left(\frac{\partial S}{\partial U}\right)_V = \frac{1}{T} \tag{23.18}$$

Da Equação 23.17, escrevemos

$$\left(\frac{\partial S}{\partial E}\right)_V = -\beta k_B = \left(\frac{\partial S}{\partial U}\right)_V = \frac{1}{T}$$

Como U_0 é uma constante, $dE = dU$.

Portanto,

$$\beta = -\frac{1}{k_B T} \tag{23.19}$$

A substituição da Equação 23.19 em 23.13 resulta em

$$\begin{aligned} n_i &= n_0 e^{\beta \varepsilon_i} \\ &= n_0 e^{-\varepsilon_i / k_B T} \end{aligned} \tag{23.20}$$

e o número total de partículas, N, pode ser expresso como

$$N = \sum_i n_i = n_0 \sum_i e^{-\varepsilon_i / k_B T} \tag{23.21}$$

Dividindo a Equação 23.20 pela 23.21, obtemos

$$\frac{n_i}{N} = \frac{e^{-\varepsilon_i / k_B T}}{\sum_i e^{-\varepsilon_i / k_B T}} \tag{23.22}$$

que é uma forma da lei de distribuição de Boltzmann. A razão do número de partículas (populações) nos estados de energia 2 e 1, digamos, é dada por

$$\begin{aligned} \frac{n_2}{n_1} &= \frac{e^{-\varepsilon_2 / k_B T}}{e^{-\varepsilon_1 / k_B T}} \\ &= e^{-(\varepsilon_2 - \varepsilon_1)/k_B T} = e^{-\Delta \varepsilon / k_B T} \end{aligned} \tag{23.23}$$

em que $\Delta \varepsilon = \varepsilon_2 - \varepsilon_1$. A equação 23.23 é outra forma da lei de distribuição de Boltzmann introduzida no Capítulo 3 (ver a Equação 3.28 do volume 1).

A Equação 23.23 foi derivada sem se considerar a degenerescência. Na prática, frequentemente acontece que muitos estados têm a mesma energia.* Por exemplo, se

---

* Na mecânica quântica, os termos "estado" e "nível de energia" têm significados diferentes. Um estado (estacionário) é especificado por uma dada função de onda ψ. Cada ψ diferente é um estado diferente. Um nível de energia é especificado ao se dar o valor da energia. Cada valor diferente de E é um nível de energia diferente. Por exemplo, os três estados diferentes que dão origem aos três orbitais $2p$ pertencem ao mesmo nível de energia.

g_i estados têm a mesma energia ε_i, então dizemos que esse nível de energia é g_i vezes degenerado, e a Equação 23.20 se torna

$$n_i = n_0 g_i e^{-\varepsilon_i/k_B T} \tag{23.24}$$

A lei de distribuição de Boltzmann (Equação 23.23) agora toma a forma

$$\frac{n_2}{n_1} = \frac{g_2 e^{-\varepsilon_2/k_B T}}{g_1 e^{-\varepsilon_1/k_B T}}$$

$$= \frac{g_2}{g_1} e^{-\Delta\varepsilon/k_B T} \tag{23.25}$$

23.3 A função de partição

O somatório na Equação 23.21 tem uma grande importância teórica e é chamado de *função de partição*, q, e expresso por

$$q = \sum_i e^{-\varepsilon_i/k_B T} \tag{23.26}$$

em que ε_i é a energia do estado i, e a soma se estende sobre todos os estados. Essa definição mostra que q é simplesmente um número; não tem unidades. Como mencionado anteriormente, há muitos estados correspondentes a um dado nível de energia; portanto, em geral escrevemos

$$q = \sum_i g_i e^{-\varepsilon_i/k_B T} \tag{23.27}$$

em que i é agora o rótulo de um nível de energia, e g_i é sua degenerescência.

> A função de partição é o elo entre a termodinâmica e a mecânica quântica.

A função de partição tem um papel fundamental na termodinâmica estatística. Ela informa o número de estados termicamente acessíveis a uma molécula na temperatura de interesse, e pode ser utilizada para calcular as várias propriedades termodinâmicas. Segundo a Equação 23.27, no zero absoluto ($T = 0$), somente o estado fundamental é acessível e, portanto, $q = g_0$, ou 1, se o estado fundamental não é degenerado. No outro extremo, para $T \to \infty$, q se aproxima do número total de estados na molécula, que, tipicamente, é infinito.

EXEMPLO 23.1

Determinado sistema tem três níveis de energia em 0, $2{,}00 \times 10^{-21}$ J e $8{,}00 \times 10^{-21}$ J e degenerescências 1, 3 e 5, respectivamente. Calcule a função de partição do sistema a 300 K.

RESPOSTA

Primeiro, calculamos o valor do termo $k_B T$:

$$k_B T = (1{,}381 \times 10^{-23} \text{ J K}^{-1})(300 \text{ K})$$
$$= 4{,}14 \times 10^{-21} \text{ J}$$

A função de partição do sistema é dada pela Equação 23.27:

$$q = g_0 e^{-\varepsilon_0/k_B T} + g_1 e^{-\varepsilon_1/k_B T} + g_2 e^{-\varepsilon_2/k_B T}$$
$$= 1 + 3\exp(-2{,}00 \times 10^{-21} \text{ J}/4{,}14 \times 10^{-21} \text{ J})$$
$$+ 5\exp(-8{,}00 \times 10^{-21} \text{ J}/4{,}14 \times 10^{-21} \text{ J})$$
$$= 1 + 3 \times 0{,}62 + 5 \times 0{,}14$$
$$= 3{,}56$$

A relevância da função de partição está no fato de que ela pode ser utilizada, em princípio, para calcular várias funções termodinâmicas. Para ilustrar esse ponto, vamos derivar uma expressão para a energia, E, do sistema em termos de q. A energia média por molécula é dada por

$$\frac{E}{N} = \frac{\sum_i n_i \varepsilon_i}{\sum_i n_1} \tag{23.28}$$

ou

$$E = \frac{N \sum_i n_i \varepsilon_i}{\sum_i n_i}$$

Dividindo e multiplicando o lado direito da equação acima por n_0 (uma constante) e fazendo uso da Equação 23.20, obtemos

$$E = \frac{N \sum_i n_i \varepsilon_i / n_0}{\sum_i n_i / n_0} = \frac{N \sum_i \varepsilon_i e^{-\varepsilon_i/k_B T}}{\sum_i e^{-\varepsilon_i/k_B T}} = \frac{N \sum_i \varepsilon_i e^{-\varepsilon_i/k_B T}}{q} \tag{23.29}$$

Da Equação 23.26, calculamos a derivada parcial de q em relação a T, a volume constante:

$$\left(\frac{\partial q}{\partial T}\right)_V = \left[\frac{\partial (\sum_i e^{-\varepsilon_i/k_B T})}{\partial T}\right]_V$$
$$= \frac{1}{k_B T^2} \sum_i \varepsilon_i e^{-\varepsilon_i/k_B T} \tag{23.30}$$

Após um rearranjo,

$$\sum_i \varepsilon_i e^{-\varepsilon_i/k_B T} = k_B T^2 \left(\frac{\partial q}{\partial T}\right)_V \qquad (23.31)$$

Substituindo a Equação 23.31 na Equação 23.29, obtemos

$$E = \frac{Nk_B T^2 \left(\frac{\partial q}{\partial T}\right)_V}{q} \qquad (23.32)$$

Como

$$\frac{\left(\frac{\partial q}{\partial T}\right)_V}{q} = \left(\frac{\partial \ln q}{\partial T}\right)_V$$

podemos agora escrever a Equação 23.32 como

$$E = Nk_B T^2 \left(\frac{\partial \ln q}{\partial T}\right)_V \qquad (23.33)$$

Para 1 mol de gás, $k_B N_A = R$, portanto

$$\overline{E} = RT^2 \left(\frac{\partial \ln q}{\partial T}\right)_V \qquad (23.34)$$

A Equação 23.34 fornece a energia molar do sistema a uma temperatura T.

Para compreender o significado de E, note que escolhemos o nível mais baixo de energia como sendo o zero (isto é, $\varepsilon_0 = 0$). Em $T = 0$, q é uma constante, e sua derivada em relação à temperatura é zero; isto é, $E = 0$. Agora, adicionamos calor ao sistema a volume constante, levando a uma população dos níveis mais altos e, consequentemente, a um aumento de energia. Mas, como não é realizado nenhum trabalho (note que o volume é mantido constante), esse aumento em energia é a energia interna, U. Podemos escrever E como

$$E = U - U_0 \qquad (23.35)$$

em que U_0 é a energia interna a $T = 0$ K. A Equação 23.34 pode agora ser expressa como

$$\overline{U} - \overline{U}_0 = RT^2 \left(\frac{\partial \ln q}{\partial T}\right)_V \qquad (23.36)$$

A Equação 23.36 mostra a conexão entre uma quantidade termodinâmica (U) e a função de partição. É um dos muitos resultados úteis na termodinâmica estatística.

23.4 Função de partição molecular

Para calcular qualquer grandeza termodinâmica, primeiro precisamos determinar as funções de partição do sistema molecular. Concentrando-nos em uma única molécula, vemos que sua energia no i-ésimo estado, ε_i, é dada pela soma de seus vários movimentos:

$$\varepsilon_i = (\varepsilon_i)_{\text{trans}} + (\varepsilon_i)_{\text{rot}} + (\varepsilon_i)_{\text{vib}} + (\varepsilon_i)_{\text{elet}} \quad (23.37)$$

em que as abreviações subscritas denotam os movimentos translacional, rotacional, vibracional e eletrônico, respectivamente. Exceto para a translação, esses movimentos não são completamente independentes um do outro, de modo que a Equação 23.37 é somente uma aproximação, mas é satisfatória na maioria dos casos. A substituição da Equação 23.37 na Equação 23.26 resulta na função de partição molecular (por simplicidade, omitimos o i subscrito)

$$\begin{aligned} q &= \sum \exp[-(\varepsilon_{\text{trans}} + \varepsilon_{\text{rot}} + \varepsilon_{\text{vib}} + \varepsilon_{\text{elet}})/k_B T] \\ &= \sum \exp(-\varepsilon_{\text{trans}}/(k_B T)) \sum \exp(-\varepsilon_{\text{rot}}/k_B T) \\ &\quad \times \sum \exp(-\varepsilon_{\text{vib}}/k_B T) \sum \exp(-\varepsilon_{\text{elet}}/k_B T) \\ &= q_{\text{trans}} q_{\text{rot}} q_{\text{vib}} q_{\text{elet}} \end{aligned} \quad (23.38)$$

Assim, a função de partição molecular é um *produto* das funções de partição individuais. Nosso próximo passo é derivar expressões para q_{trans}, q_{rot}, q_{vib} e q_{elet}.

Função de partição translacional

Para calcular a energia translacional de uma molécula, empregamos o modelo da partícula em uma caixa unidimensional introduzido no Capítulo 14. Para um sistema unidimensional, a Equação 14.32 dá a energia da partícula como

$$E_n = \frac{n^2 h^2}{8mL^2} \quad n = 1, 2, 3, \ldots$$

Portanto, a função de partição translacional pode ser expressa como

$$q_{\text{trans}} = \sum_{n=1}^{\infty} e^{-(n^2 h^2 / 8mL^2 k_B T)} \quad (23.39)$$

Se L é de dimensão macroscópica, então os níveis de energia translacional estão muito próximos entre si (ver a Figura 3.13, no volume 1). Consequentemente, a soma acima pode ser substituída por uma integral,

$$q_{\text{trans}} = \int_0^{\infty} e^{-(n^2 h^2 / 8mL^2 k_B T)} dn \quad (23.40)$$

Para simplificar, fazemos a seguinte substituição

$$x^2 = \frac{n^2 h^2}{8mL^2 k_B T}$$

ou

$$x = \frac{nh}{(8mk_B T)^{1/2} L}$$

Derivando x em relação a n, obtemos

$$\frac{(8mk_B T)^{1/2} L}{h} dx = dn$$

A Equação 23.40 agora se torna

$$q_{\text{trans}} = \frac{(8mk_B T)^{1/2} L}{h} \int_0^\infty e^{-x^2} dx \qquad (23.41)$$

A integral definida na Equação 23.41 é igual a $\sqrt{\pi}/2$, portanto

$$q_{\text{trans}} = \frac{(2\pi mk_B T)^{1/2} L}{h} \qquad (23.42)$$

Em três dimensões, a função de partição translacional é

$$q_{\text{trans}} = \left[\frac{(2\pi mk_B T)^{1/2} L}{h}\right]^3 = \frac{(2\pi mk_B T)^{3/2} V}{h^3} \qquad (23.43)$$

em que V é o volume do recipiente, $V = L^3$.

EXEMPLO 23.2

Calcule a função de partição translacional de um átomo de hélio a 298 K em um recipiente de volume igual a 1,00 m³.

RESPOSTA

Precisamos da Equação 23.43. As constantes são

$$m = 4{,}003 \text{ u} \times 1{,}661 \times 10^{-27} \text{ kg u}^{-1} = 6{,}649 \times 10^{-27} \text{ kg}$$

$$k_B = 1{,}381 \times 10^{-23} \text{ J K}^{-1}$$

$$T = 298 \text{ K}$$

$$h = 6{,}626 \times 10^{-34} \text{ J s}$$

A função de partição translacional é dada por

$$q_{\text{trans}} = \frac{[2\pi(6{,}649 \times 10^{-27}\text{ kg})(1{,}381 \times 10^{-23}\text{ J K}^{-1})(298\text{ K})]^{3/2}(1{,}00\text{ m}^3)}{(6{,}626 \times 10^{-34}\text{ J s})^3}$$

$$= 7{,}75 \times 10^{30}$$

Fator de conversão: $1\text{ J} = 1\text{ kg m}^2\text{ s}^{-2}$.

COMENTÁRIO

O valor muito grande da função de partição translacional significa que os níveis de energia estão muito proximamente espaçados no recipiente macroscópico. Consequentemente, à temperatura ambiente, um número enorme de níveis são termicamente acessíveis ao átomo de hélio.

Função de partição rotacional

Na Seção 17.2, derivamos uma expressão para a energia rotacional de uma molécula diatômica (Equação 17.23):

$$E_{\text{rot}} = \frac{J(J+1)h^2}{8\pi^2 I} \quad J = 0, 1, 2, \dots$$

Como salientado na p. 156, cada nível rotacional tem uma degenerescência igual a $(2J + 1)$ e, portanto, existem $(2J + 1)$ estados para cada nível. A função de partição rotacional, incluindo a degenerescência, é dada por

$$q_{\text{rot}} = \sum_{J=0}^{\infty}(2J+1)e^{-J(J+1)h^2/8\pi^2 I k_{\text{B}} T}$$

Para o estado fundamental, $J = 0$, portanto, o primeiro termo da soma se reduz a 1. Para os termos subsequentes, com $J = 1, 2, \dots$, temos

$$q_{\text{rot}} = 1 + 3e^{-2h^2/8\pi^2 I k_{\text{B}} T} + 5e^{-6h^2/8\pi^2 I k_{\text{B}} T} + \cdots \tag{23.44}$$

Infelizmente, essa série não tem a soma em uma forma analítica fechada. Entretanto, para moléculas que contêm átomos razoavelmente massivos (isto é, moléculas com momentos de inércia relativamente altos) e a altas temperaturas, o somatório pode ser substituído pela seguinte integral:*

$$q_{\text{rot}} = \int_0^{\infty}(2J+1)e^{-J(J+1)h^2/8\pi^2 I k_{\text{B}} T}\,dJ \tag{23.45}$$

Essa integral pode ser resolvida por uma substituição apropriada e com o auxílio

---

* Exceções são gases diatômicos que contêm o hidrogênio, o mais leve dos átomos.

de integrais-padrão no *Handbook of Chemistry and Physics*. O resultado é

$$q_{\text{rot}} = \frac{8\pi^2 I k_B T}{h^2} \qquad (23.46)$$

Acontece que considerações de simetria exigem que a Equação 23.46 seja modificada como se segue:

$$q_{\text{rot}} = \frac{8\pi^2 I k_B T}{\sigma h^2} \qquad (23.47)$$

em que σ é denominado *número de simetria*, que é o número de orientações indistinguíveis que podem ser produzidas por rotações de um ângulo menor ou igual a 360° ao redor de qualquer eixo que passe pelo centro de massa da molécula. Uma molécula diatômica homonuclear, digamos H_2, tem duas orientações indistinguíveis (rotações de 180° e 360°), portanto $\sigma = 2$. Isso reduz o número de termos diferentes contribuindo para a função de partição pelo mesmo fator. Por outro lado, o H–F é distinguível do F–H (rotação de 360° somente), portanto $\sigma = 1$.

Função de partição vibracional

O tratamento de oscilador harmônico para uma molécula diatômica resulta em uma energia vibracional que pode ser escrita como (ver a Equação 17.33)

$$E_{\text{vib}} = (v + \tfrac{1}{2})h\nu \quad v = 0, 1, 2, \dots$$

em que $\tfrac{1}{2}h\nu$ é a energia do ponto zero. Como é mais conveniente ajustar o nível mais baixo de energia para zero, escrevemos

$$E_{\text{vib}} = (v + \tfrac{1}{2})h\nu - \tfrac{1}{2}h\nu = vh\nu$$

em que E_{vib} é agora medida a partir do nível $v = 0$. A função de partição vibracional passa a ser dada por

$$\begin{aligned} q_{\text{vib}} &= \sum_{v=0}^{\infty} e^{-vh\nu/k_B T} \\ &= 1 + e^{-h\nu/k_B T} + e^{-2h\nu/k_B T} + e^{-3h\nu/k_B T} + \cdots \end{aligned} \qquad (23.48)$$

Note que a Equação 23.48 tem a forma de uma série geométrica (ver o Apêndice A):

$$q_{\text{vib}} = 1 + x + x^2 + x^3 + \cdots$$

em que $x = e^{-h\nu/k_B T}$. Diferentemente dos casos translacional e rotacional, o espaçamento entre os níveis de energia vibracional são normalmente grandes comparados a $k_B T$ à temperatura ambiente; isto é, $h\nu > k_B T$. Podemos agora utilizar a seguinte expressão para a soma de uma série geométrica:

$$1 + x + x^2 + x^3 + \cdots = \frac{1}{1-x} \quad |x| < 1$$

Assim, a Equação 23.48 toma a seguinte forma

$$q_{vib} = \frac{1}{1 - e^{-h\nu/k_B T}} \qquad (23.49)$$

Se há muitos modos vibracionais, como em uma molécula poliatômica, precisamos efetuar o produto de todos os valores de q_{vib}, cada um com seu valor característico de ν (ver o Problema 23.14). Na temperatura ambiente ($h\nu/k_B T > 1$), a função de partição vibracional é em geral um número próximo da unidade, indicando que somente o estado fundamental é termicamente acessível.

EXEMPLO 23.3

Determine q_{vib} para o monóxido de carbono a 300 K e a 3 000 K, dado que a frequência fundamental de vibração do CO é $6,40 \times 10^{13}$ s^{-1}.

RESPOSTA

Primeiro, calculamos a quantidade $h\nu/k_B T$ a 300 K:

$$\frac{h\nu}{k_B T} = \frac{(6,626 \times 10^{-34} \text{ J s})(6,40 \times 10^{13} \text{ s}^{-1})}{(1,381 \times 10^{-23} \text{ J K}^{-1})(300 \text{ K})}$$

$$= 10,24$$

Da Equação 23.49,

$$q_{vib} = \frac{1}{1 - e^{-10,24}}$$

$$= 1,00004$$

A 3 000 K,

$$\frac{h\nu}{k_B T} = \frac{(6,626 \times 10^{-34} \text{ J s})(6,40 \times 10^{13} \text{ s}^{-1})}{(1,381 \times 10^{-23} \text{ J K}^{-1})(3000 \text{ K})}$$

$$= 1,024$$

Nesse caso, temos

$$q_{vib} = \frac{1}{1 - e^{-1,024}}$$

$$= 1,56$$

COMENTÁRIO

A 300 K, o único estado vibracional acessível é o estado fundamental, visto q_{vib} ser muito próximo de um. À temperatura mais alta de 3 000 K (supondo que não há dissociação da molécula), alguns estados vibracionais mais altos se tornam termicamente acessíveis, e q_{vib} é apreciavelmente maior que um.

Função de partição eletrônica

A função de partição eletrônica é dada por

$$q_{elet} = \sum_i g_i e^{-\varepsilon_i/k_B T}$$
$$= g_0 e^{-\varepsilon_0/k_B T} + g_1 e^{-\varepsilon_1/k_B T} + g_2 e^{-\varepsilon_2/k_B T} + \cdots \quad (23.50)$$

Como vimos anteriormente, a energia do estado eletrônico fundamental é tomada como zero (isto é, $\varepsilon_0 = 0$) de modo que

$$q_{elet} = g_0 + g_1 e^{-\varepsilon_1/k_B T} + g_2 e^{-\varepsilon_2/k_B T} + \cdots \quad (23.51)$$

Como as separações entre o nível de energia do estado eletrônico fundamental e os níveis dos estados eletronicamente excitados são tipicamente muito grandes, à temperatura ambiente, $\Delta\varepsilon \gg k_B T$ e todos os termos depois do primeiro na Equação 23.51 contribuem de modo desprezível para q_{elet} para temperaturas até cerca de 5 000 K. Para a maioria das moléculas diatômicas, o estado eletrônico fundamental é não-degenerado, portanto $g_0 = 1$. Uma exceção importante é o O_2, para o qual o estado fundamental é um tripleto, portanto, $g_0 = 3$.

A degenerescência do O_2 é dada por $(2S + 1)$ ou $(2 \times 1 + 1) = 3$.

23.5 Grandezas termodinâmicas a partir das funções de partição

Tendo derivado expressões para as várias funções de partição, estamos prontos para calcular as grandezas termodinâmicas de sistemas atômicos e moleculares. Nesta seção, nosso foco é a energia interna, a capacidade calorífica e a entropia. Nas duas próximas seções, discutiremos equilíbrio químico e a teoria do estado de transição da cinética química.

Energia interna e capacidade calorífica

Vamos considerar dois sistemas simples — um gás monoatômico e um gás diatômico — e comparar nossos resultados com os obtidos na Seção 3.8, do volume 1.

Gás monoatômico. Considere o argônio (Ar), um gás monoatômico que não tem movimento rotacional nem movimento vibracional. Portanto, precisamos considerar somente o movimento translacional. Substituindo a expressão para q_{trans} (Equação 23.43) na Equação 23.36, obtemos, para 1 mol de gás,

O movimento eletrônico não contribui para a capacidade calorífica.

$$(\overline{U} - \overline{U}_0)_{trans} = RT^2 \left[\partial \left(\frac{\ln(2\pi m k_B T)^{3/2} V}{h^3} \right) \middle/ \partial T \right]_V$$
$$= RT^2 \left(\frac{3}{2} \frac{1}{T} \right)$$
$$= \frac{3}{2} RT$$

A capacidade calorífica molar, $\overline{C}_V$, é dada por (ver a Equação 3.27 do volume 1)

$$\overline{C}_V = \left[\frac{\partial(\overline{U}-\overline{U}_0)}{\partial T}\right]_V = \frac{3}{2}R$$

Esse é o mesmo resultado obtido pelo teorema da equipartição da energia.

Gás diatômico. Para um gás diatômico, como o nitrogênio (N_2), precisamos examinar as contribuições à capacidade calorífica provenientes dos movimentos translacional, vibracional e rotacional. A contribuição translacional é a mesma de um sistema atômico, isto é,

$$(\overline{C}_V)_{\text{trans}} = \tfrac{3}{2}R$$

Para a rotação, substituímos a Equação 23.47 na Equação 23.36:

$$(\overline{U}-\overline{U}_0)_{\text{rot}} = RT^2\left[\frac{\partial \ln(8\pi^2 I k_B T/\sigma h^2)}{\partial T}\right]_V$$

$$= RT^2\left(\frac{1}{T}\right)$$

$$= RT$$

Assim,

$$(\overline{C}_V)_{\text{rot}} = \left[\frac{\partial(\overline{U}-\overline{U}_0)}{\partial T}\right]_V = R$$

Para determinar a contribuição vibracional a $\overline{C}_V$, começamos com a Equação 23.49:

$$q_{\text{vib}} = \frac{1}{1-e^{-h\nu/k_B T}}$$

e consideramos dois casos limites. A baixas temperaturas, $h\nu/k_B T \gg 1$. No limite $T \to 0$, $e^{-h\nu/k_B T} \to 0$, de modo que $q_{\text{vib}} = 1$. Segue-se, portanto, que $U - U_0 = 0$ (porque q_{vib} é uma constante) e $(\overline{C}_V)_{\text{vib}} = 0$. Como esperado, não há contribuição para a capacidade calorífica proveniente de vibrações moleculares à temperatura ambiente e abaixo dela. No outro extremo, quando T é grande, de modo que $h\nu/k_B T \ll 1$, podemos expandir o termo $e^{-h\nu/k_B T}$ como segue (ver o Apêndice A):

$$e^{-h\nu/k_B T} = 1 - \frac{h\nu}{k_B T} - \frac{1}{2}\left(\frac{h\nu}{k_B T}\right)^2 - \cdots$$

Ignorando o termo $(h\nu/k_B T)^2$ e os de ordens maiores, obtemos

$$q_{\text{vib}} = \frac{1}{1-(1-h\nu/k_B T)} = \frac{k_B T}{h\nu}$$

Agora

$$(\overline{U} - \overline{U}_0)_{\text{vib}} = RT^2 \left[\frac{\partial \ln(k_B T/h\nu)}{\partial T} \right]_V$$
$$= RT$$

e

$$(\overline{C}_V)_{\text{vib}} = \left[\frac{\partial (\overline{U} - \overline{U}_0)}{\partial T} \right]_V = R$$

que está de acordo com o teorema de equipartição de energia.

Entropia

Para expressar a entropia de um sistema em termos das funções de partição, começamos com a Equação 23.17:

$$S = k_B (N \ln N - \alpha N - \beta E)$$
$$= k_B \left(N \ln N - \alpha N + \frac{E}{k_B T} \right) \quad (\beta = -1/k_B T) \tag{23.52}$$

Precisamos encontrar uma expressão para α. Tomando o logaritmo natural da Equação 23.14, obtemos

$$\alpha = \ln n_0 \tag{23.53}$$

Da Equação 23.21,

$$n_0 = \frac{N}{\sum_i e^{-\varepsilon_i/k_B T}} = \frac{N}{q} \tag{23.54}$$

Substituindo a Equação 23.54 na 23.53 obtemos

$$\alpha = \ln N - \ln q \tag{23.55}$$

Usando essa expressão para α na Equação 23.52, escrevemos

$$S = k_B \left(N \ln N - N \ln N + N \ln q + \frac{E}{k_B T} \right)$$
$$= k_B \ln q^N + \frac{E}{T}$$
$$= k_B \ln Q + \frac{E}{T} \tag{23.56}$$

em que Q, a *função de partição canônica*, é dada por

Canônica significa "de acordo com uma regra ou cânone".

$$Q = q^N \tag{23.57}$$

Assim, a função de partição canônica de um sistema de N partículas é o produto das funções de partição moleculares individuais. Podemos agora utilizar a Equação 23.56 para calcular as entropias molares de gases monoatômicos e diatômicos.

Gás monoatômico. Como anteriormente, precisamos considerar somente a função de partição translacional. Entretanto, a Equação 23.56 se aplica a N partículas independentes e *distinguíveis*, como em um sólido. Em um gás, as moléculas ou átomos que o compõem não estão localizados e são, portanto, *indistinguíveis*. Por essa razão, a Equação 23.57 deve ser modificada como se segue (ver o Apêndice 23.1 para a justificativa):

$$Q = \frac{q^N}{N!} \quad (23.58)$$

Se expressamos a aproximação de Stirling como $\ln N! = N \ln N - N \ln e$, então $N! = (N/e)^N$ e a Equação 23.58 se torna

$$Q = \left(\frac{qe}{N}\right)^N \quad (23.59)$$

Usando q_{trans} da Equação 23.43, escrevemos

$$Q_{trans} = \left[\frac{(2\pi m k_B T)^{3/2} Ve}{Nh^3}\right]^N \quad (23.60)$$

A substituição da Equação (23.60) na Equação (23.56) resulta em

$$S_{trans} = k_B N \ln\left[\frac{(2\pi m k_B T)^{3/2} Ve}{Nh^3}\right] + \frac{E_{trans}}{T} \quad (23.61)$$

A Equação 23.61 pode ser rearranjada em uma forma mais bem apresentável realizando-se os seguintes passos. Primeiro, para 1 mol de gás, $N = N_A$ e $k_B N_A = R$. Segundo, como vimos na discussão de capacidade calorífica, $\overline{E}_{trans} = (\overline{U} - \overline{U}_0)_{trans} = (3/2)RT$. Assim, $E_{trans}/T = (3/2)R$, que pode ser escrito como $R \ln e^{3/2}$. Terceiro, supondo o comportamento de gás ideal

$$PV = nRT = RT = k_B N_A T \quad (n = 1)$$

então

$$\frac{V}{N_A} = \frac{k_B T}{P} \quad (23.62)$$

Incorporando todas essas mudanças, escrevemos agora a Equação 23.61 como

$$\overline{S}_{trans} = R \ln\left[\frac{(2\pi m k_B T)^{3/2}}{h^3} \frac{k_B T}{P} e^{5/2}\right] \quad (23.63)$$

A Equação 23.63 é chamada de equação de Sackur-Tetrode. Como ilustração, vamos calcular a entropia molar do argônio a 1 bar e 298 K. As constantes são:

$$m = 39{,}95 \text{ u} \times 1{,}661 \times 10^{-27} \text{ kg u}^{-1} = 6{,}636 \times 10^{-26} \text{ kg}$$

$$k_B = 1{,}381 \times 10^{-23} \text{ J K}^{-1}$$

$$T = 298 \text{ K}$$

$$h = 6{,}626 \times 10^{-34} \text{ J s}$$

$$P = 10^5 \text{ N m}^{-2}$$

Por conveniência, primeiro calcularemos separadamente os termos da Equação 23.63.

$$\frac{(2\pi m k_B T)^{3/2}}{h^3} = \frac{[2\pi(6{,}636 \times 10^{-26} \text{ kg})(1{,}381 \times 10^{-23} \text{ J K}^{-1})/298 \text{ K})]^{3/2}}{(6{,}626 \times 10^{-34} \text{ J s})^3}$$

$$= 2{,}44 \times 10^{32} \text{ m}^{-3}$$

$$\frac{k_B T}{P} = \frac{(1{,}381 \times 10^{-23} \text{ J K}^{-1})(298 \text{ K})}{10^5 \text{ N m}^{-2}}$$

$$= 4{,}11 \times 10^{-26} \text{ m}^3$$

Finalmente, a entropia é dada por

$$\bar{S}_{\text{trans}} = (8{,}314 \text{ J K}^{-1} \text{ mol}^{-1})\ln[(2{,}44 \times 10^{32} \text{ m}^{-3})(4{,}11 \times 10^{-26} \text{ m}^3)\, e^{5/2}]$$

$$= 154{,}8 \text{ J K}^{-1} \text{ mol}^{-1}$$

que está em excelente concordância com a entropia da terceira lei (154,8 J K^{-1} mol^{-1}).

De modo semelhante, encontramos a entropia do neônio a 1 bar e 298 K como sendo 146,3 J K^{-1} mol^{-1}. A diferença nos valores de entropia do neônio e do argônio pode ser explicada como se segue. De acordo com o modelo da partícula na caixa, o espaçamento entre os níveis de energia é inversamente proporcional à massa (ver a Equação 14.32). Sendo um gás mais pesado, os níveis de energia translacional do argônio estão mais proximamente espaçados e, consequentemente, ele tem um valor maior de q_{trans} comparado como o do neônio à mesma temperatura.

Gás diatômico. Escolhemos o nitrogênio como exemplo. Há três contribuições para a entropia do nitrogênio: translacional, rotacional e vibracional. Usando a equação de Sackur-Tetrode para o N$_2$, encontramos $S_{\text{trans}} = 150{,}4$ J K^{-1} mol^{-1}.

Para a contribuição rotacional à entropia, começamos com a Equação 23.56,

$$S_{\text{rot}} = k_B \ln Q_{\text{rot}} + \frac{E_{\text{rot}}}{T}$$

Note que não precisamos aqui do fator de correção $N!$ para Q_{rot} como para a translação, porque estamos tratando do movimento interno da molécula. Uma molécula diatômica tem dois graus de liberdade rotacional, portanto, para 1 mol de gás

$$\bar{S}_{\text{rot}} = R \ln q_{\text{rot}} + R \quad (Q_{\text{rot}} = q_{\text{rot}}^{N_A} \text{ e } \bar{E}_{\text{rot}} = RT)$$

Da Equação 23.47,

$$q_{\text{rot}} = \frac{8\pi^2 I k_B T}{\sigma h^2}$$

O comprimento de ligação do N_2 é 1,09 Å, ou $1,09 \times 10^{-10}$ m. A massa de um átomo de N é 14,01 u $\times$ 1,661 $\times$ 10^{-27} kg u^{-1}, ou $2,327 \times 10^{-26}$ kg. Da Equação 17.22, encontramos a massa reduzida como sendo

$$\mu = \frac{m_1 m_2}{m_1 + m_2} = \frac{m}{2} = \frac{2,327 \times 10^{-26} \text{ kg}}{2}$$
$$= 1,164 \times 10^{-26} \text{ kg}$$

e seu momento de inércia como

$$I = \mu r^2$$
$$= (1,164 \times 10^{-26} \text{ kg})(1,09 \times 10^{-10} \text{ m})^2$$
$$= 1,38 \times 10^{-46} \text{ kg m}^2$$

Portanto,

$$q_{\text{rot}} = \frac{8\pi^2 (1,38 \times 10^{-46} \text{ kg m}^2)(1,381 \times 10^{-23} \text{ J K}^{-1})(298 \text{ K})}{(2)(6,626 \times 10^{-34} \text{ J s})^2}$$
$$= 51,1$$

Observe que fizemos $\sigma = 2$ para uma molécula diatômica homonuclear. Agora, temos

$$\overline{S}_{\text{rot}} = R \ln 51,1 + R$$
$$= 41,0 \text{ J K}^{-1} \text{ mol}^{-1}$$

Finalmente, chegamos a S_{vib}. Novamente, precisamos da Equação 23.56. Primeiro, da Equação 23.33, encontramos

$$E = N k_B T^2 \left(\frac{\partial \ln q}{\partial T} \right)_V$$

Para 1 mol de N_2, a Equação 23.56 se torna

$$\overline{S}_{\text{vib}} = R \ln q_{\text{vib}} + RT \left(\frac{\partial \ln q_{\text{vib}}}{\partial T} \right)_V \quad (Q_{\text{vib}} = q_{\text{vib}}^{N_A}) \tag{23.64}$$

Da Equação 23.49,

$$q_{\text{vib}} = \frac{1}{1 - e^{-h\nu/k_B T}}$$

portanto,

$$\ln q_{\text{vib}} = -\ln(1 - e^{-h\nu/k_B T}) \qquad (23.65)$$

e

$$\left(\frac{\partial \ln q_{\text{vib}}}{\partial T}\right)_V = \frac{h\nu}{k_B T^2} \frac{e^{-h\nu/k_B T}}{1 - e^{-h\nu/k_B T}} = \frac{h\nu}{k_B T^2} \frac{1}{e^{h\nu/k_B T} - 1} \qquad (23.66)$$

Substituindo as Equações 23.65 e 23.66 em 23.64, obtemos

$$\overline{S}_{\text{vib}} = -R\ln(1 - e^{-h\nu/k_B T}) + R\frac{h\nu}{k_B T}\frac{1}{e^{h\nu/k_B T} - 1} \qquad (23.67)$$

O número de onda para a vibração do N_2 é $2\,360$ cm^{-1}. Portanto, a frequência de vibração é

$$\nu = c\tilde{\nu} = (3{,}00 \times 10^{10} \text{ cm s}^{-1})(2\,360 \text{ cm}^{-1})$$
$$= 7{,}08 \times 10^{13} \text{ s}^{-1}$$

Assim,

$$\frac{h\nu}{k_B T} = \frac{(6{,}626 \times 10^{-34} \text{ J s})(7{,}08 \times 10^{13} \text{ s}^{-1})}{(1{,}381 \times 10^{-23} \text{ J K}^{-1})(298 \text{ K})} = 11{,}4$$

Usando 11,4 para $h\nu/k_B T$ na Equação 23.67, descobrimos que $(1 - e^{-h\nu/k_B T}) \approx 1$, de modo que o primeiro termo no lado direito da Equação 23.67 é zero e o segundo termo é aproximadamente 1×10^{-3} J K^{-1} mol^{-1}. Assim, o modo vibracional contribui muito pouco para a entropia a 298 K.

A entropia molar total do N_2 é dada pela soma de todas as contribuições, isto é,

$$\overline{S} = \overline{S}_{\text{trans}} + \overline{S}_{\text{rot}} + \overline{S}_{\text{vib}}$$
$$= 150{,}4 \text{ J K}^{-1} \text{ mol}^{-1} + 41{,}0 \text{ J K}^{-1} \text{ mol}^{-1} + 1 \times 10^{-3} \text{ J K}^{-1} \text{ mol}^{-1}$$
$$= 191{,}4 \text{ J K}^{-1} \text{ mol}^{-1}$$

que se compara bem com a entropia de terceira lei (191,6 J K^{-1} mol^{-1}). A pequena diferença é devida a erros de arredondamento, e não proveniente de qualquer imperfeição na teoria.

23.6 Equilíbrio químico

Nesta seção, derivaremos uma expressão para a constante de equilíbrio termodinâmico em termos das funções de partição e ilustraremos seu uso com um exemplo simples.

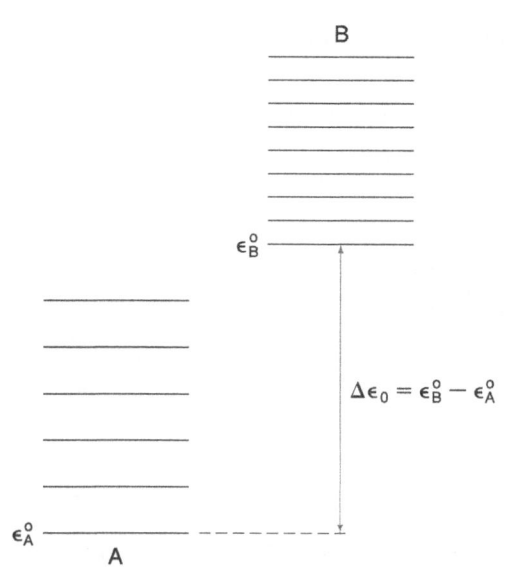

Figura 23.4
Níveis de energia de duas espécies, A e B, em equilíbrio químico. $\Delta\varepsilon_0$ é a diferença entre as energias mais baixas de A e B.

Considere o equilíbrio entre A e B, cujos níveis de energia são mostrados na Figura 23.4,

$$A \rightleftharpoons B$$

O número de moléculas no i-ésimo estado de A e B é dado por (ver a Equação 23.20)

$$n_i = n_0 e^{-\varepsilon_i / k_B T}$$

Se somente os níveis mais baixos são acessíveis, então a constante de equilíbrio é dada por

$$K = \frac{n_B}{n_A} = e^{-\Delta\varepsilon_0 / k_B T} \tag{23.68}$$

em que $\Delta\varepsilon_0$ é a diferença de energia entre os níveis mais baixos, como mostrado na Figura 23.4. Se outros níveis (mais altos) de energia estiverem disponíveis, como é em geral o caso, a constante de equilíbrio deverá ser expressa nos termos das funções de partição:

$$K = \frac{q_B}{q_A} e^{-\Delta\varepsilon_0 / k_B T} \tag{23.69}$$

Ao examinar a Figura 23.4, perceberemos como determinados fatores afetam a constante de equilíbrio. Como mostrada, a reação A $\rightarrow$ B é endotérmica. Entretanto, os níveis de energia estão mais proximamente espaçados em B. A partir das equações $\Delta_r G° = -RT \ln K$ e $\Delta_r G° = \Delta_r H° - T\Delta_r S°$, podemos mostrar que

$$K = e^{-\Delta_r H°/RT} e^{\Delta_r S°/R}$$

Embora um valor positivo de $\Delta_r H°$ (endotérmico) reduza a constante de equilíbrio, um valor positivo grande de $\Delta_r S°$, devido ao níveis de energia mais proximamente espaçados, favorece B no equilíbrio.

Vamos, agora, considerar um sistema em equilíbrio gasoso:

$$a\text{A}(g) \rightleftharpoons b\text{B}(g)$$

Das Equações 9.7 e 9.8, do volume 1,

$$\Delta_r G^\circ = -RT \ln K_P$$

$$K_P = \frac{(P_B/1\text{ bar})^b}{(P_A/1\text{ bar})^a}$$

em que

$$\Delta_r G^\circ = b G_B^\circ - a G_A^\circ$$

Nossa próxima meta é derivar uma expressão para $\Delta_r G^\circ$ (e, consequentemente, K_P) nos termos das funções de partição. Começamos com a Equação 23.56,

$$S = k_B \ln Q + \frac{E}{T}$$

$$= k_B \ln Q + \frac{U - U_0}{T} \qquad (23.70)$$

Da definição da energia de Helmholtz e da Equação 23.70,

$$A = U - TS$$

$$= U_0 - k_B T \ln Q$$

ou

$$A - U_0 = -k_B T \ln Q \qquad (23.71)$$

A Equação 23.71 mostra que, no zero absoluto, $A_0 = U_0$. Das definições de energia de Gibbs ($G = H - TS$) e de entalpia ($H = U + PV$), juntamente com a Equação 23.71, podemos prontamente mostrar que

$$G = A + PV$$

$$= A + Nk_B T \quad (nN_A = N \text{ e } Nk_B = nR)$$

$$= U_0 - k_B T \ln Q + Nk_B T \qquad (23.72)$$

Como as moléculas são indistinguíveis na fase gasosa, Q é dado pela Equação 23.58,

$$Q = \frac{q^N}{N!}$$

Aplicando a aproximação de Stirling, escrevemos a Equação 23.72 como

$$G = U_0 - k_B T [N \ln q - \ln N!] + Nk_B T$$

$$G = U_0 - k_B T[N \ln q - N \ln N + N] + N k_B T$$

$$= U_0 - N k_B T \ln \frac{q}{N} \tag{23.73}$$

Para quantidades molares ($N = N_A$) e sob condições de estado-padrão,

$$\overline{G}° = \overline{U}_0° - RT \ln \frac{q}{N_A} \tag{23.74}$$

A variação na energia de Gibbs padrão pode agora ser escrita como

$$\Delta_r G° = b\overline{G}_B° - a\overline{G}_A°$$

$$= b\overline{U}_{0,B}° - a\overline{U}_{0,A}° - RT \ln \frac{(q_B/N_A)^b}{(q_A/N_A)^a}$$

$$= \Delta U_0° - RT \ln \frac{(q_B/N_A)^b}{(q_A/N_A)^a}$$

$$= -RT \ln \left(\frac{q_B^b}{q_A^a} N_A^{-\Delta n} e^{-\Delta U_0°/RT} \right) \tag{23.75}$$

em que $\Delta U_0° = b\overline{U}_{0,B}° - a\overline{U}_{0,A}°$ e $\Delta n = b - a$. Note que na Equação 23.75, N_A é exatamente $6{,}022 \times 10^{23}$ (sem unidades). Comparando a Equação 23.75 com a Equação 9.7, do volume 1, obtém-se

$$K_P = \frac{q_B^b}{q_A^a} N_A^{-\Delta n} e^{-\Delta U_0°/RT} \tag{23.76}$$

Podemos agora aplicar a Equação 23.76 ao sistema abaixo, em equilíbrio a 1 000 K:

$$Na_2(g) \rightleftharpoons 2Na(g)$$

Para calcular a constante de equilíbrio, por conveniência, primeiro separamos a Equação 23.76 em três partes.

Parte I: q_B^b/q_A^a

A função de partição do sódio atômico é o produto de contribuições translacionais e eletrônicas:

$$q_{Na} = q_{trans} \, q_{elet}$$

A função de partição translacional é dada por

$$q_{trans} = \frac{(2\pi m k_B T)^{3/2} V}{h^3}$$

$$= \frac{(2\pi m k_B T)^{3/2} (RT/P)}{h^3} \quad (V = nRT/P = RT/P \text{ para 1 mol})$$

Usando as seguintes constantes,

$$m = 22{,}99 \text{ u} \times 1{,}661 \times 10^{-27} \text{ kg u}^{-1}$$
$$= 3{,}819 \times 10^{-26} \text{ kg}$$
$$k_B = 1{,}381 \times 10^{-23} \text{ J K}^{-1}$$
$$T = 1000 \text{ K}$$
$$R = 8{,}314 \text{ J K}^{-1} \text{ mol}^{-1}$$
$$h = 6{,}626 \times 10^{-34} \text{ J s}$$
$$P° = 10^5 \text{ N m}^{-2}$$

encontramos

$$q_{trans} = 5{,}452 \times 10^{31}$$

O átomo de sódio tem um elétron desemparelhado no orbital $3s$; portanto, ele é um dubleto ($S = \frac{1}{2}$) e, então, $q_{elet} = g_0 = (2S + 1) = 2$. A função de partição do sódio atômico é dada por

$$q_{Na} = (5{,}452 \times 10^{31}) \times 2$$
$$= 1{,}090 \times 10^{32}$$

A função de partição molecular do Na_2 é

$$q_{Na_2} = q_{trans}\, q_{rot}\, q_{vib}\, q_{elet}$$

Para calcular a função de partição translacional, utilizamos as constantes acima para o Na e fazemos $m = 2 \times 22{,}99 \text{ u} \times 1{,}661 \times 10^{-27} \text{ kg u}^{-1}$, ou $7{,}637 \times 10^{-26}$ kg, de modo que

$$q_{trans} = 1{,}542 \times 10^{32}$$

De acordo com a Equação 23.47, a função de partição rotacional é dada por

$$q_{rot} = \frac{8\pi^2 I k_B T}{\sigma h^2}$$

A massa reduzida do Na_2 é $1{,}91 \times 10^{-26}$ kg e a distância de ligação é 3,078 Å, ou $3{,}078 \times 10^{-10}$ m; portanto, o momento de inércia é $1{,}81 \times 10^{-45}$ kg m² (ver a Equação 17.21). Temos, então,

$$q_{rot} = \frac{8\pi^2 (1{,}81 \times 10^{-45} \text{ kg m}^2)(1{,}381 \times 10^{-23} \text{ J K}^{-1})(1\,000 \text{ K})}{(2)(6{,}626 \times 10^{-34} \text{ J s})^2}$$
$$= 2\,248$$

Observe que fizemos $\sigma = 2$ para o caso de uma molécula diatômica homonuclear.

Para a função de partição vibracional, notamos que a frequência vibracional do Na_2, em números de onda, é $159,1\ cm^{-1}$. Primeiro, calculamos a quantidade

$$\frac{h\nu}{k_B T} = \frac{(6,626 \times 10^{-34}\ J\ s)(3,00 \times 10^{10}\ cm\ s^{-1})(159,1\ cm^{-1})}{(1,381 \times 10^{-23}\ J\ K^{-1})(1000\ K)}$$
$$= 0,229$$

Da Equação 23.49,

$$q_{vib} = \frac{1}{1 - e^{-h\nu/k_B T}}$$
$$= \frac{1}{1 - e^{-0,229}}$$
$$= 4,89$$

O estado fundamental do Na_2 é um singleto ($S = 0$), portanto, $q_{elet} = g_0 = (2S + 1) = 1$.
Finalmente, escrevemos

$$\frac{q_{Na}^2}{q_{Na_2}} = \frac{(1,09 \times 10^{32})^2}{(1,542 \times 10^{32})(2\,248)(4,89)} = 7,01 \times 10^{27}$$

Parte II: $N_A^{-\Delta n}$

Como

$$\Delta n = 2 - 1 = 1$$
$$N_A^{-\Delta n} = (6,022 \times 10^{23})^{-1}$$
$$= 1,661 \times 10^{-24}$$

Parte III: $e^{-\Delta U^\circ/RT}$

A quantidade ΔU_0°, que é a diferença entre as energias mais baixas de dois átomos Na e da molécula Na_2, é exatamente a energia de dissociação do Na_2 (Figura 23.5). Experimentalmente, essa quantidade é igual a $70,4\ kJ\ mol^{-1}$.

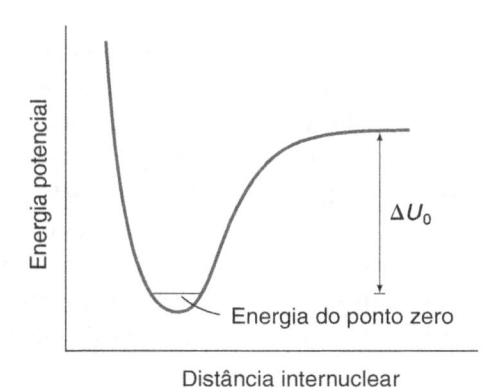

Figura 23.5
ΔU_0 é igual à energia de dissociação da ligação de Na_2.

Portanto,

$$e^{-\Delta U_0^\circ/RT} = \exp\left[-\frac{70,4 \times 1000 \text{ J mol}^{-1}}{(8,314 \text{ J K}^{-1} \text{ mol}^{-1})(1000 \text{ K})}\right]$$

$$= 2,10 \times 10^{-4}$$

Agora, combinamos as partes I, II e III para calcular o valor de K_P usando a Equação 23.76:

$$K_P = (7,01 \times 10^{27})(1,661 \times 10^{-24})(2,10 \times 10^{-4})$$

$$= 2,45$$

que está de acordo com a constante de equilíbrio medida experimentalmente. Note que K_P é uma quantidade adimensional.

23.7 Teoria do estado de transição

Nesta seção final, aplicaremos o resultado da seção anterior para obter uma expressão para a constante de velocidade k. Começaremos com a reação introduzida inicialmente na Seção 12.7, do volume 1:

$$A + B \rightleftharpoons X^\ddagger \xrightarrow{k} C + D$$

Podemos escrever a constante de equilíbrio, que é a razão da concentração do complexo ativado pela de A e B, segundo a Equação 23.69:

$$\frac{[X^\ddagger]}{[A][B]} = \frac{q^\ddagger}{q_A q_B} e^{-E_0/RT} \tag{23.77}$$

em que E_0 á a diferença entre a energia do ponto zero molar do complexo ativado e a dos reagentes. Após rearranjos, a Equação 23.77 se torna

$$[X^\ddagger] = [A][B]\frac{q^\ddagger}{q_A q_B} e^{-E_0/RT} \tag{23.78}$$

Note que $q^\ddagger$ é a função de partição do complexo ativado. Se a molécula A contém N_A átomos, e a molécula B contém N_B átomos, o complexo ativado deve conter $(N_A + N_B)$ átomos. Supondo uma geometria não-linear, o complexo ativado terá três graus de liberdade translacional, três graus de liberdade rotacional e $[3(N_A + N_B) - 6]$ graus de liberdade vibracional. Um desses modos de vibração tem um caráter diferente porque corresponde à quebra do complexo ativado para formar os produtos. Ele corresponde a uma vibração frouxa, de modo que $h\nu/k_B T \ll 1$. Seguindo o procedimento da p. 397, podemos mostrar que a função de partição para esse modo vibracional é dada por $k_B T/h\nu$. A função de partição para o complexo ativado pode ser escrita como

$$q^{\ddagger} = q_{\ddagger}\frac{k_B T}{h\nu} \tag{23.79}$$

em que $q_{\ddagger}$ é o produto remanescente das funções de partição vibracional. A Equação 23.78 agora se torna

$$[X^{\ddagger}] = [A][B]\frac{k_B T}{h\nu}\frac{q_{\ddagger}}{q_A q_B}e^{-E_0/RT} \tag{23.80}$$

A velocidade da reação é a variação em $[X]^{\ddagger}$ com o tempo, ou $\nu[X]^{\ddagger}$, de modo que podemos escrever

$$\text{velocidade} = \nu[X^{\ddagger}]$$

$$= [A][B]\frac{k_B T}{h}\frac{q_{\ddagger}}{q_A q_B}e^{-E_0/RT}$$

e a constante de velocidade, definida pela relação velocidade $= k\,[A][B]$, é dada por

$$k = \frac{k_B T}{h}\frac{q_{\ddagger}}{q_A q_B}e^{-E_0/RT} \tag{23.81}$$

Note que o fator

$$\frac{q_{\ddagger}}{q_A q_B}e^{-E_0/RT}$$

assemelha-se ao encontrado na Equação 23.78 para a constante de equilíbrio entre o complexo ativado e os reagentes. A diferença está no fato de que, em $q_{\ddagger}$, a contribuição para quebrar o complexo ativado foi omitida. A constante de equilíbrio na Equação 23.78 envolve o conjunto completo de funções de partição do complexo ativado. Podemos definir uma constante de equilíbrio modificada (isto é, usando $q_{\ddagger}$ em vez de $q^{\ddagger}$) como

$$K^{\ddagger} = \frac{q_{\ddagger}}{q_A q_B}e^{-E_0/RT} \tag{23.82}$$

de modo que a Equação 23.81 se torna

$$k = \frac{k_B T}{h}K^{\ddagger} \tag{23.83}$$

Dessa equação, podemos chegar à formulação termodinâmica da teoria do estado de transição como esboçado na p. 476 do volume 1.

Comparação entre a teoria de colisões e a teoria do estado de transição

Mencionamos no Capítulo 12 do volume 1, que a teoria de colisões prevê com bastante precisão as velocidades de reações se os reagentes são átomos, mas que desvios significativos são observados se estão envolvidas moléculas. A aplicação das funções de partição, no contexto da teoria do estado de transição, ajuda-nos a entender essa discrepância. Abaixo, são considerados dois casos.

Caso 1. Reações entre átomos.
Considere a reação entre os átomos A e B:

$$A + B \rightleftharpoons X^{\ddagger} \longrightarrow \text{produto}$$

Cada átomo tem 3 graus de liberdade translacional. O complexo ativado tem 3 graus de liberdade translacional e 2 graus de liberdade rotacional. Uma molécula diatômica usual teria um grau de liberdade vibracional, mas, como se trata de um complexo ativado, esse modo de vibração corresponde à decomposição, e a função de partição correspondente é, portanto, omitida. Assim, a função de partição do complexo ativado é

$$q_{\ddagger} = q_{\text{trans}} q_{\text{rot}}^2$$

$$= \frac{[2\pi(m_A + m_B)k_B T]^{3/2}}{h^3} \frac{8\pi^2 I k_B T}{h^2}$$

em que m_A e m_B são as massas dos átomos A e B, e I é o momento de inércia do complexo ativado. O momento de inércia é dado por μd_{AB}^2, em que μ é a massa reduzida $[m_A m_B/(m_A + m_B)]$, e d_{AB} é a distância de ligação. As funções de partição de translação de A e B são

Todas as funções de partição de translação são expressas em "por unidade de volume" (m^{-3}).

$$q_A = \frac{(2\pi m_A k_B T)^{3/2}}{h^3} \quad \text{e} \quad q_B = \frac{(2\pi m_B k_B T)^{3/2}}{h^3}$$

De acordo com a Equação 23.81, a constante de velocidade é dada por

$$k = \frac{k_B T}{h} \frac{q_{\ddagger}}{q_A q_B} e^{-E_0/RT}$$

$$= \frac{k_B T}{h} \left\{ \frac{[2\pi(m_A + m_B)k_B T]^{3/2}}{h^3} \frac{8\pi^2 \mu d_{AB}^2 k_B T}{h^2} \bigg/ \frac{(2\pi m_A k_B T)^{3/2}}{h^3} \frac{(2\pi m_B k_B T)^{3/2}}{h^3} \right\}$$

$$\times e^{-E_0/RT}$$

Depois de cancelamentos e rearranjos de termos, podemos mostrar que

$$k = d_{AB}^2 \sqrt{\frac{8\pi k_B T}{\mu}} e^{-E_0/RT} \qquad (23.84)$$

A Equação 23.84 é idêntica à Equação 12.30, do volume 1, que foi derivada pela teoria de colisão. Portanto, ambas as teorias prevêem o mesmo resultado para átomos.

Caso 2. Reações entre moléculas.

Agora, consideraremos a situação mais complexa em que os reagentes A e B são moléculas não-lineares que contêm N_A e N_B átomos, respectivamente.

$$A + B \rightleftharpoons X^{\ddagger} \longrightarrow \text{produto}$$

Cada molécula tem 3 graus de liberdade translacional, 3 graus de liberdade rotacional e $(3N_A - 6)$ ou $(3N_B - 6)$ graus de liberdade vibracional. O complexo ativado contém $(N_A + N_B)$ átomos. Uma molécula comum teria $[3(N_A + N_B) - 6]$ graus de liberdade vibracional, mas um desses modos de vibração corresponde à decomposição do complexo, portanto, somente $[3(N_A + N_B) - 7]$ graus de liberdade vibracional serão incluídos na função de partição:

$$q_{\ddagger} = q_{\text{trans}}^3 q_{\text{rot}}^3 q_{\text{vib}}^{3(N_A + N_B) - 7}$$

A partir da Equação 23.81, escrevemos a constante de velocidade como

$$k = \frac{k_B T}{h} \frac{q_{\text{trans}}^3 q_{\text{rot}}^3 q_{\text{vib}}^{3(N_A + N_B) - 7}}{q_{\text{trans}}^3 q_{\text{rot}}^3 q_{\text{vib}}^{3N_A - 6} q_{\text{trans}}^3 q_{\text{rot}}^3 q_{\text{vib}}^{3N_B - 6}} e^{-E_0/RT} \quad (23.85)$$

Para evitar cálculos complicados, vamos supor que todos os graus de liberdade translacional, rotacional e vibracional dos reagentes e do complexo ativado sejam iguais, de modo que a Equação 23.85 se reduz a

$$k = \frac{k_B T}{h} \frac{q_{\text{vib}}^5}{q_{\text{trans}}^3 q_{\text{rot}}^3} e^{-E_0/RT} \quad (23.86)$$

Podemos obter uma expressão similar à do Caso 1, em que os reagentes são átomos. A partir das funções de partição,

$$q_A = q_{\text{trans}}^3 \quad q_B = q_{\text{trans}}^3 \quad q_{\ddagger} = q_{\text{trans}}^3 q_{\text{rot}}^2$$

e da Equação 23.81, a constante de velocidade pode ser escrita como

$$k = \frac{k_B T}{h} \frac{q_{\text{trans}}^3 q_{\text{rot}}^2}{q_{\text{trans}}^3 q_{\text{trans}}^3} e^{-E_0/RT} \quad (23.87)$$

Novamente, supondo que os graus de liberdade translacional do complexo ativado e dos átomos sejam iguais, escrevemos

$$k = \frac{k_B T}{h} \frac{q_{\text{rot}}^2}{q_{\text{trans}}^3} e^{-E_0/RT} \quad (23.88)$$

Para comparar as constantes de velocidade nos Casos 1 e 2, dividimos a Equação 23.86 pela Equação 23.88:

$$\frac{k_{\text{moléculas}}}{k_{\text{átomos}}} = \frac{q_{\text{vib}}^5 / q_{\text{trans}}^3 q_{\text{rot}}^3}{q_{\text{rot}}^2 / q_{\text{trans}}^3} = \frac{q_{\text{vib}}^5}{q_{\text{rot}}^5} \tag{23.89}$$

em que $k_{\text{moléculas}}$ e $k_{\text{átomos}}$ são as constantes de velocidade para átomos e moléculas, respectivamente. Como estimativa, vemos que q_{vib} está, em geral, próxima à unidade, ao passo que q_{rot} situa-se entre 10 e 100. Assim, a Equação 23.89 prevê que a constante de velocidade para moléculas pode ser menor que a constante de velocidade para átomos por um fator de 10^{-5} a 10^{-10}. Essa diferença está de acordo com os valores observados experimentalmente. Por outro lado, como a teoria de colisão trata tanto os átomos como as moléculas como esferas rígidas, ela prevê erroneamente que as constantes de velocidade para moléculas são comparáveis às dos átomos (ver a p. 475, do volume 1).

Equações principais

$W = \dfrac{N!}{n_1! n_2! \ldots}$	(Número de microestados em uma distribuição)	(23.1)
$\ln x! = x \ln x - x$	(Aproximação de Stirling)	(23.8)
$\dfrac{n_2}{n_1} = \dfrac{g_2}{g_1} e^{-\Delta \varepsilon / k_B T}$	(Lei de distribuição de Boltzmann)	(23.25)
$q = \sum_i g_i e^{-\varepsilon_i / k_B T}$	(Função de partição)	(23.27)
$\bar{E} = RT^2 \left(\dfrac{\partial \ln q}{\partial T} \right)_V$	(Energia interna molar)	(23.34)
$\bar{U} - \bar{U}_0 = RT^2 \left(\dfrac{\partial \ln q}{\partial T} \right)_V$	(Energia interna molar)	(23.36)
$q_{\text{trans}} = \dfrac{(2\pi m k_B T)^{3/2} V}{h^3}$	(Função de partição translacional)	(23.43)
$q_{\text{rot}} = \dfrac{8\pi^2 I k_B T}{\sigma h^2}$	(Função de partição rotacional)	(23.47)
$q_{\text{vib}} = \dfrac{1}{1 - e^{-h\nu / k_B T}}$	(Função de partição vibracional)	(23.49)
$q_{\text{elet}} = g_0 + g_1 e^{-\varepsilon_1 / k_B T} + g_2 e^{-\varepsilon_2 / k_B T} + \cdots$	(Função de partição eletrônica)	(23.51)
$Q = q^N$	(Função de partição canônica; moléculas distinguíveis)	(23.57)
$Q = \dfrac{q^N}{N!}$	(Função de partição canônica; moléculas indistinguíveis)	(23.58)
$\bar{S}_{\text{trans}} = R \ln \left[\dfrac{(2\pi m k_B T)^{3/2}}{h^3} \dfrac{k_B T}{P} e^{5/2} \right]$	(Equação de Sackur-Tetrode)	(23.63)
$K = \dfrac{q_B^b}{q_A^a} N_A^{-\Delta n} e^{-\Delta U_0^\circ / RT}$	(Constante de equilíbrio)	(23.76)

APÊNDICE **23.1**

Justificativa do uso da expressão $Q = q^N/N!$ para moléculas indistinguíveis

Considere uma situação na qual existam três moléculas idênticas com energias a, b e c em um recipiente. Supomos que as localizações dessas moléculas possam ser diferenciadas umas das outras, como indicado nas três caixas rotuladas de 1, 2 e 3 (Figura 23.6). Essas caixas podem ser pensadas como os pontos do retículo em um sólido, e que cada arranjo é uma distribuição. Há 6, ou 3!, maneiras de distribuir as moléculas entre essas caixas. Para quatro moléculas, o número de distribuições possíveis se torna 24, ou 4!, e para N moléculas serão $N!$ distribuições.

A situação é diferente na fase gasosa. Como as moléculas não estão localizadas, todas as posições são possíveis para qualquer molécula. Portanto, só há uma distribuição para N partículas, e a função de partição canônica (Q) deve ser dividida por $N!$ para evitar que se superestime o número de distribuições. Esses resultados podem ser resumidos como se segue:

$$Q = q^N \quad \text{(moléculas distinguíveis)}$$

$$Q = \frac{q^N}{N!} \quad \text{(moléculas indistinguíveis)}$$

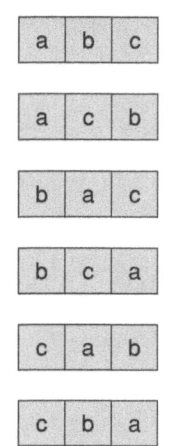

Figura 23.6
As seis maneiras diferentes de distribuir três moléculas com energias a, b e c entre três caixas.

Sugestões de leitura para aprofundamento

LIVROS

GUGGENHEIM, E. A. *Boltzmann's distribution law*. Nova York: Interscience, 1959.
MACZEK, A. *Statistical thermodynamics*. Nova York: Oxford University Press, 1998.
NASH, L. K. *Elements of statistical thermodynamics*. Reading, MA: Addison-Wesley, Inc., 1968.

ARTIGOS

BLOOMFIELD, V. A. Applications of statistical mechanics in molecular biology. *J. Chem. Educ.* **49**, 462, 1969.
BRAUNSTEIN, J. States, indistinguishability, and the formula $S = k \ln W$ in thermodynamics. *J. Chem. Educ.* **46**, 719, 1969.
LIE, G. C. Boltzmann distribution and Boltzmann hypotheses. *J. Chem. Educ.* **58**, 603, 1981.
NASH, L. K. On the Boltzmann distribution law. *J. Chem. Educ.* **59**, 824, 1982.
NELSON, P. G. Derivation of the second law of thermodynamics from Boltzmann's distribution law. *J. Chem. Educ.* **65**, 390, 1988.
_____. Statistical mechanical interpretation of entropy. *J. Chem. Educ.* **71**, 103, 1994.
O'REILLY, E. J. The crystal and gas partition functions and the indistinguishability of molecules. *J. Chem. Educ.* **60**, 216, 1983.
SILVERA, I. F. e WALRAVEN, J. The stabilization of atomic hydrogen. *Sci. Am.*, jan. 1982.

Problemas

23.1 Suponha que temos 8 partículas distinguíveis que têm uma energia total igual a 6 unidades (ver a Figura 23.3). As distribuições para esse sistema são rotuladas (n_0, n_1, n_2, n_3). Calcule o número de microestados (W) para cada uma das seguintes distribuições: **(a)** (6, 0, 0, 2), **(b)** (5, 1, 1, 1), **(c)** (4, 2, 2, 0) e **(d)** (2, 6, 0, 0).

23.2 Calcule o número de microestados (W) que resulta da distribuição por igual de 10 moléculas entre cinco níveis de energia. Qual é o valor de W se uma molécula é removida de um estado e adicionada a outro?

23.3 Uma estimativa útil da enormidade do número de microestados associados com o macroestado mais provável de um sistema macroscópico é o tempo de recorrência de Poincaré, ou seja, o tempo médio que leva um sistema para retornar a qualquer microestado que ele tenha ocupado uma vez. A magnitude do tempo de recorrência de Poincaré pode ser apreciada fazendo o seguinte exercício. Considere um baralho repartido em qualquer ordem específica (tanto em número como em naipes) como definindo um microestado. **(a)** Quantos microestados existem? Se pudéssemos embaralhar as cartas e repartir uma por segundo, por quanto tempo teríamos que esperar até que uma duplicação daquela ordem fosse repartida novamente.

23.4 A razão de populações entre dois níveis de energia separados por $1,5 \times 10^{-22}$ J é 0,74. Qual é a temperatura do sistema?

23.5 Qual é o limite de temperatura alta (isto é, conforme $T \to \infty$) da Equação 23.25?

23.6 Dado que o comprimento de ligação é 1,128 Å, calcule a razão das populações de $J = 1$ para $J = 0$ para o monóxido de carbono a: **(a)** 300 K e **(b)** 600 K. **(c)** Qual é o valor limite dessa razão para $T \to \infty$? (*Dica*: Ver o exemplo 17.1 na p. 154.)

23.7 O número de onda da frequência fundamental do N_2 é 2 360 cm^{-1}. Para um mol das moléculas, calcule o número de moléculas de N_2 nos níveis $v = 0$ e $v = 1$ a **(a)** 298 K e **(b)** 1 000 K.

23.8 Um sistema consiste de três níveis de energia: um nível fundamental ($\varepsilon_0 = 0$, $g_0 = 4$); um primeiro nível excitado ($\varepsilon_1 = k_B T$, $g_1 = 2$); e um segundo nível excitado ($\varepsilon_2 = 4k_B T$, $g_2 = 2$). Calcule a função de partição do sistema. Qual é a probabilidade de estar no segundo nível de energia?

23.9 Explique por que q_{trans} aumenta com **(a)** m e **(b)** T.

22.10 Começando com a relação $P = -(\partial A/\partial V)_T$ (ver a Equação 12 na p. 192, do volume 1), mostre que $P = k_B T(\partial \ln Q/\partial V)_T$. Usando o argônio como exemplo de um gás monoatômico ideal, derive a equação de um gás ideal ($PV = nRT$).

23.11 Calcule a entropia do HCl a 298 K e 1 bar, dado que seu comprimento de ligação é 1,275 Å e as massas de ^{1}H e ^{35}Cl são 1,008 u e 34,97 u, respectivamente. A frequência da vibração em número de ondas é 2 886 cm^{-1}.

23.12 Calcule a temperatura na qual $q_{vib} = 5,0$ para o monóxido de carbono. A frequência vibracional é $\tilde{v} = 2\,135$ cm^{-1}.

23.13 Calcule a função de partição translacional do hélio a 1 bar em um recipiente de 1,00 m^3. O grande valor de q_{trans} significa que esse movimento deve ser tratado classicamente. Quando $q_{trans} \leq 10$, entretanto, o movimento deve ser tratado pela mecânica quântica. Calcule a temperatura na qual essa mudança ocorre.

23.14 Calcule o valor de q_{vib} para a molécula de água a 298 K. (*Dica*: Ver a Figura 17.14.)

23.15 Liste o número de simetria (σ) para cada uma das seguintes moléculas: Cl_2, N_2O (NNO), H_2O, HDO, BF_3, CH_4, CH_3Cl. (*Dica*: Para o CH_4, note que cada uma das quatro ligações C−H representa um eixo de simetria ternário em torno do qual são possíveis três rotações sucessivas de 120° indistinguíveis.)

23.16 Calcule a constante de equilíbrio para a seguinte reação a 1 274 K:

$$I_2(g) \rightleftharpoons 2I(g)$$

O comprimento de ligação do I_2 é 2,67 Å e a frequência vibracional é 213,7 cm^{-1}. A energia de dissociação do I_2 é 149,0 kJ mol^{-1}. [*Dica*: Para calcular a degenerescência do átomo de iodo no seu estado eletrônico fundamental, note que há um elétron desemparelhado no orbital 5*p*. A degenerescência é dada por $(2J + 1)$, em que *J*, o momento angular total, é igual à soma do momento angular orbital e do momento angular de *spin*.]

23.17 Calcule o valor aproximado de $\Delta_r S°$ para

$$^{16}O_2(g) + {}^{18}O_2(g) \rightarrow 2\,{}^{16}O^{18}O(g)$$

Suponha que as diferenças em massas molares, momentos de inércia e frequências vibracionais sejam desprezíveis.

APÊNDICE A

Revisão de matemática e de física

Este apêndice revisará de forma breve algumas equações e fórmulas básicas que são úteis na físico-quimica.

Matemática

Expoentes e potências

Muitos números são mais convenientemente expressos como potências de 10. Por exemplo,

$$1 = 10^0$$
$$0,1 = 10^{-1}$$
$$0,00023 = 2,3 \times 10^{-4}$$
$$100 = 10^2$$
$$100.000 = 10^5$$
$$3,1623 = 10^{0,5}$$

Em geral, escrevemos a^n, em que a é chamado de *base* e n, o *expoente*. Essa expressão é lida como "a elevado à potência de n". As seguintes relações são úteis:

Operação	Exemplo
$a^m \times a^n = a^{m+n}$	$10^{0,2} \times 10^3 = 10^{3,2}$
$(a^m)^n = a^{m \times n}$	$(10^4)^2 = 10^8$
$\dfrac{a^m}{a^n} = a^{m-n}$	$\dfrac{10^3}{10^7} = 10^{-4}$

Note que $a^0 = 1$ (a à potência de zero) é igual à unidade para todos os valores de a, exceto para $a = 0$; isto é, $0^n = 0$ (para todo n). Além disso, temos $1^n = 1$ para todos os valores de n.

Logaritmo O conceito de logaritmo é uma extensão natural de expoentes. O logaritmo em uma base a de um número x é igual ao expoente y ao qual o número da base

a deve ser elevado de modo que $x = a^y$. Assim, se

$$x = a^y$$

então,

$$y = \log_a x$$

Por exemplo, como $3^4 = 81$, temos

$$4 = \log_3 81$$

De modo similar, para o logaritmo na base 10, escrevemos

Logaritmo	Expoente
$\log_{10} 1 = 0$	$10^0 = 1$
$\log_{10} 2 = 0{,}3010$	$10^{0,301} = 2$
$\log_{10} 10 = 1$	$10^1 = 10$
$\log_{10} 100 = 2$	$10^2 = 100$
$\log_{10} 0{,}1 = -1$	$10^{-1} = 0{,}1$

O logaritmo na base 10 é chamado *logaritmo comum*. Por convenção, usamos a notação log a em vez de $\log_{10} a$ para denotar o logaritmo comum de a.

Como os logaritmos de números são expoentes, têm as mesmas propriedades dos expoentes Para simplificar, expressaremos as seguintes relações usando logaritmos comuns:

Logaritmo	Expoente
$\log AB = \log A + \log B$	$10^A \times 10^B = 10^{A+B}$
$\log \dfrac{A}{B} = \log A - \log B$	$\dfrac{10^A}{10^B} = 10^{A-B}$
$\log A^n = n \log A$	

Logaritmos na base e são conhecidos como *logaritmos naturais*. A quantidade e é um número dado por

$$e = 1 + \frac{1}{1!} + \frac{1}{2!} + \frac{1}{3!} + \cdots$$
$$= 2{,}71828182845\cdots$$
$$\simeq 2{,}7183$$

Em físico-química, a função exponencial $y = e^x$ é de grande importância. Tomando o logaritmo natural de ambos os lados, obtemos

$$\ln y = x \ln e = x$$

em que "ln" representa $\log_e$. A relação entre logaritmo natural e logaritmo comum é mostrada a seguir. Começamos com a equação

$$y = e^x$$

Tomando o logaritmo comum de ambos os lados, obtemos

$$\log y = x \log e$$
$$= \ln y \log e$$

porque $x = \ln y$. Agora, $\log e = \log 2{,}7183 = 0{,}4343$; assim,

$$\log y = 0{,}4343 \ln y$$

ou

$$2{,}303 \log y = \ln y$$

Equações simples

Equação linear. Uma equação linear é representada por

$$y = mx + b$$

Um gráfico de y em função de x fornece uma linha reta com coeficiente angular m e uma interseção (no eixo y, isto é, em $x = 0$) b.

Equação quadrática. Uma equação quadrática toma a forma

$$y = ax^2 + bx + c$$

em que a, b e c são constantes e $a \neq 0$. Um gráfico de y em função de x fornece uma parábola.

Vamos considerar uma equação quadrática em particular,

$$y = 3x^2 - 5x + 2$$

Um gráfico de y em função de x é mostrado na Figura 1. A curva intercepta o eixo x ($y = 0$) duas vezes: uma em $x = 1$ e outra em $x = 0{,}67$. Alternativamente, podemos resolver a equação como se segue. Fazendo a equação igual a zero (isto é, $y = 0$), obtemos

$$3x^2 - 5x + 2 = 0$$
$$x = \frac{-b \pm \sqrt{b^2 - 4ac}}{2a}$$
$$= \frac{5 \pm \sqrt{25 - 4 \times 3 \times 2}}{2 \times 3}$$
$$= 1{,}00, \text{ ou } 0{,}67$$

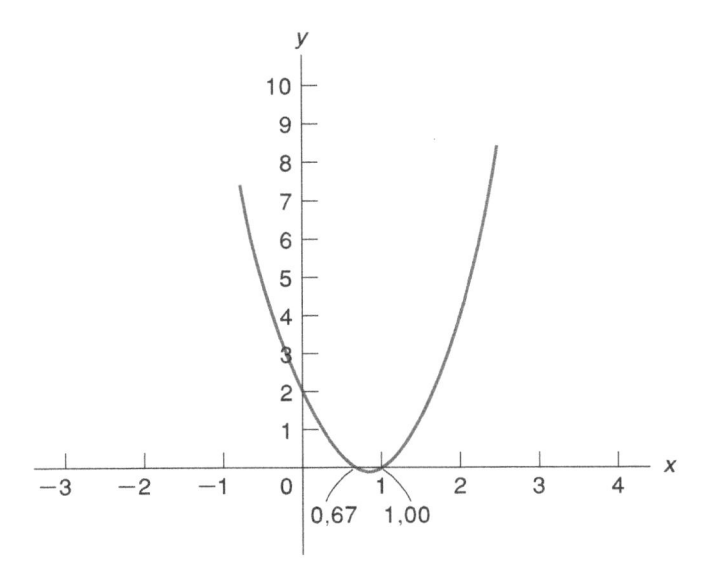

Figura 1

Valores médios

Quando repetimos a medida de um experimento, freqüentemente obtemos um valor diferente da nossa leitura anterior, e é apropriado representar o resultado como uma média desses dois números. O valor médio mais comum é a *média aritmética*. Para duas leituras a e b, a média aritmética é dada por $(a + b)/2$. Há ocasiões em que as leituras não variam de forma aleatória. Nesses casos, podemos usar a *média geométrica*. A média geométrica de dois números a e b é dada por $\sqrt{ab}$.

Séries e expansões

Séries aritméticas

$$1, 2, 3, 4, \ldots$$

ou

$$a, 2a, 3a, 4a, \ldots$$

Séries geométricas

$$1, 2, 4, 8, \ldots$$

ou

$$a, 2a, 4a, 8a, \ldots$$

Expansão binomial

$$(1+x)^n = 1 + nx + \frac{n(n-1)}{2!}x^2 + \frac{n(n-1)(n-2)}{3!}x^3 + \cdots$$

Expansão exponencial

$$e^{\pm x} = 1 \pm \frac{x}{1!} \pm \frac{x^2}{2!} \pm \frac{x^3}{3!} \pm \cdots$$

$$e^{\pm ax} = 1 \pm \frac{ax}{1!} \pm \frac{(ax)^2}{2!} \pm \frac{(ax)^3}{3!} \pm \cdots$$

Expansões trigonométricas

$$\operatorname{sen} x = x - \frac{x^3}{3!} + \frac{x^5}{5!} - \frac{x^7}{7!} + \cdots$$

$$\cos x = 1 - \frac{x^2}{2!} + \frac{x^4}{4!} - \frac{x^6}{6!} + \cdots$$

Expansão logarítmica

$$\ln(1+x) = x - \frac{x^2}{2} + \frac{x^3}{3} - \frac{x^4}{4} + \cdots$$

Ângulos e radianos

A unidade comum de medida de ângulos é o *grau*, que é definido como $\frac{1}{360}$ de um círculo completo. Freqüentemente, em físico-química, achamos mais conveniente usar outra unidade, chamada de *radiano* (rad). A relação entre grau e radiano pode ser entendida como mostrado a seguir. Considere determinada porção da circunferência de um círculo de raio r. O comprimento do arco (s) é proporcional ao ângulo θ e ao raio r, de modo que

$$s = r\theta$$

em que θ é medido em radianos. Assim, um radiano é definido como o ângulo subentendido quando o comprimento de arco, s, é exatamente igual ao raio.

Se consideramos o círculo inteiro como um arco, então,

$$s = 2\pi r = r\theta$$

ou

$$2\pi = \theta$$

Isso significa que $\theta = 2\pi$ radianos corresponde a $\theta = 360°$. Assim,

$$1 \text{ rad} = \frac{360°}{2\pi} \simeq \frac{360°}{2 \times 3{,}1416} = 57{,}3°$$

Por outro lado,

$$1° = \frac{2\pi}{360°} \simeq \frac{2 \times 3{,}1416}{360°} = 0{,}0175 \text{ rad}$$

Tenha em mente que, embora o radiano seja uma unidade de medida angular, não tem dimensões físicas. Por exemplo, a circunferência de um círculo de raio de 5 cm é dada por $2\pi(\text{rad}) \times 5$ cm $= 31{,}42$ cm.

Áreas e volumes

Triângulo. Considere um triângulo com lados a, b e c e altura h (com o lado a como base). O semiperímetro s é dado por

$$s = \frac{a+b+c}{2}$$

A área (A) do triângulo é

$$A = \tfrac{1}{2}ah = \sqrt{s(s-a)(s-b)(s-c)}$$
$$= \tfrac{1}{2}ab \operatorname{sen} C$$

em que o ângulo C é oposto ao lado c. Se a, b e c são os lados de um triângulo reto, sendo c a hipotenusa, então,

$$c^2 = a^2 + b^2$$

que é o teorema de Pitágoras.

Retângulo. A área de um retângulo de lados a e b é ab.

Paralelogramo. A área de um paralelogramo de lados a e b é ah, em que h é a distância perpendicular entre os dois lados cujos comprimentos são a.

Círculo. A circunferência de um círculo é $2\pi r$ e sua área é πr^2, em que r é o raio.

Esfera. A área da superfície curva de uma esfera de raio r é $4\pi r^2$ e seu volume é $\tfrac{4}{3}\pi r^3$.

Cilindro. A área da superfície curva de um cilindro de raio r e altura h é $2\pi rh$ e seu volume é $\pi r^2 h$.

Cone. A área da superfície curva de um cone é πrl, em que r é o raio da base e l é a altura inclinada. O volume do cone é $\tfrac{1}{3}r^2 h$, em que h é a altura vertical (do vértice à base).

Operadores

Na Seção 14.7, mencionamos o uso de operadores. Operador é um símbolo matemático que diz especificamente o que fazer a um número ou a uma função. Alguns exemplos de operadores são os seguintes:

Operador	Função ou número	Forma final
log	24,1	log 24,1 = 1,382
$\sqrt{}$	974,2	$\sqrt{974,2} = 31,21$
sen	61,9°	sen 61,9° = 0,882
cos	x	$\cos x$
$\dfrac{d}{dx}$	e^{kx}	$\dfrac{de^{kx}}{dx} = ke^{kx}$

Cálculo diferencial e integral

Funções de uma única variável. Na tabela abaixo mostramos as derivadas de algumas funções mais comuns.

$y = f(x)$	dy/dx
x^n	nx^{n-1}
e^x	e^x
e^{kx}	ke^{kx}
sen x	$\cos x$
sen$(ax+b)$	$a\cos(ax+b)$
$\cos x$	$-\text{sen}\, x$
$\cos(ax+b)$	$-a\,\text{sen}(ax+b)$
$\ln x$	$1/x$
$\ln(ax+b)$	$\dfrac{a}{ax+b}$

Algumas integrais úteis

$$\int x^n\, dx = \frac{1}{n+1} x^{n+1} + C \qquad \int \cos x\, dx = \text{sen}\, x + C$$

$$\int \frac{dx}{x} = \ln x + C \qquad \int \ln x\, dx = x \ln x - x + C$$

$$\int \frac{dx}{ax+b} = \frac{1}{a} \ln(ax+b) + C \qquad \int e^x\, dx = e^x + C$$

$$\int \text{sen}\, x\, dx = -\cos x + C \qquad \int e^{kx}\, dx = \frac{e^{kx}}{k} + C$$

Como todas essas integrais são indefinidas, um termo constante C deve ser adicionado aos resultados.

Física

Mecânica

Vamos agora resumir as quantidades físicas mais importantes na mecânica.

Velocidade. Velocidade (v) é definida como a taxa de variação da posição com o tempo; isto é,

$$v = \frac{\Delta x}{\Delta t}$$

Ela tem unidades de cm s^{-1} ou m s^{-1} (SI). Lembramos que o termo velocidade é uma quantidade vetorial e, como tal, tem direção e grandeza; entretanto, esse termo é muitas vezes usado somente para especificar a grandeza do vetor, como ao se afirmar que um adulto está andando a 1,7m.s^{-1}. Essa distinção no uso desse termo é também discutida no Capítulo 3.

Aceleração. Aceleração (a) é a taxa de variação da velocidade com o tempo; que é

$$a = \frac{\Delta v}{\Delta t}$$

As unidades de a são cm s^{-2} ou m s^{-2} (SI).

Momento linear. O momento linear (p) ou, simplesmente, momento de um objeto, é o produto de sua massa por sua velocidade:

$$p = mv$$

Em unidades SI, p é dado em kg m s^{-1}.

Velocidade angular e momento angular. Considere o movimento de uma partícula de massa m em torno de um círculo de raio r como mostrado na Figura 2. Se a partícula descreve um ângulo θ em um tempo t, então, a velocidade angular, ω, é dada por

$$\omega = \frac{\theta}{t}$$

em que θ é dado em radianos e ω em rad s^{-1}.

Uma relação entre velocidade angular e velocidade linear pode ser obtida como se segue. A velocidade linear é a velocidade instantânea da partícula; sua direção, a cada instante, é sempre tangencial ao círculo. Da p. 565

$$s = r\theta$$

Como distância = velocidade × tempo, temos

$$s = vt$$

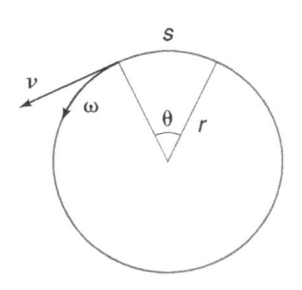

Figura 2

Assim,

$$r\theta = vt$$

ou

$$\frac{r\theta}{t} = r\omega = v$$

O momento angular da partícula é dado por $m\omega r^2$ ou mvr. Algumas vezes, é expresso como $I\omega$, em que I é o momento de inércia da partícula em torno do centro do círculo (igual a mr^2).

Em mecânica clássica, o momento angular de um sistema pode variar continuamente. Entretanto, a mecânica quântica impõe a restrição de que o momento angular de um sistema atômico ou molecular seja quantizado; isto é, pode ter somente determinados valores permitidos. Essa restrição é um dos postulados fundamentais da teoria de Bohr do átomo de hidrogênio, como discutido no Capítulo 14, volume II.

Força. A definição familiar de força (f) é a segunda lei de movimento de Newton,

$$f = ma$$

Essa equação mostra que a força que atua em um objeto é igual ao produto da massa do objeto e de sua aceleração. A unidade de força é o newton (N), em que

$$1\ N = 1\ kg\ m\ s^{-2}$$

Alternativamente, a força pode ser definida como a taxa de variação do momento. Assim,

$$f = \frac{\Delta p}{\Delta t}$$

Trabalho. Trabalho (w) é força multiplicada pela distância, isto é,

$$w = f \times s$$

As unidades de trabalho são N m ou kg m² s⁻².

Lei de Newton da atração gravitacional. Segundo a lei de Newton da atração gravitacional, a força entre duas massas m_1 e m_2, separadas por uma distância r é dada por

$$f \propto -\frac{m_1 m_2}{r^2}$$

$$= -G\frac{m_1 m_2}{r^2}$$

em que G é a constante gravitacional universal, dada por $6{,}673 \times 10^{-11}$ N m² kg⁻². Note que o sinal negativo indica que a força entre duas massas é *sempre* atrativa.

APÊNDICE B

Dados termodinâmicos

Dados termodinâmicos para elementos e compostos inorgânicos selecionados a 1 bar e 298 K[a]

Substância	$\Delta_f \overline{H}°/\text{kJ} \cdot \text{mol}^{-1}$	$\Delta_f \overline{G}°/\text{kJ} \cdot \text{mol}^{-1}$	$\overline{S}°/\text{J} \cdot \text{K}^{-1} \cdot \text{mol}^{-1}$	$\overline{C}_P°/\text{J} \cdot \text{K}^{-1} \cdot \text{mol}^{-1}$
$Ag(s)$	0	0	42,7	25,49
$Ag^+(aq)$	105,9	77,11	72,68	37,66
$AgBr(s)$	−99,5	−95,94	107,11	52,38
$AgCl(s)$	−127,0	−109,72	96,2	50,79
$AgI(s)$	−62,4	−66,3	114,2	54,43
$AgNO_3(s)$	−129,4	−33,41	140,9	93,05
$Al(s)$	0	0	28,32	24,34
$Al^{3+}(aq)$	−531,0	−485	−321,7	
$AlCl_3(s)$	−704,2	−628,8	110,67	91,84
$Al_2O_3(s)$	−1669,8	−1576,4	50,99	78,99
$Ar(g)$	0	0	154,8	20,79
$Ba(s)$	0	0	62,8	26,36
$Ba^{2+}(aq)$	−537,6	−560,8	10	
$BaO(s)$	−553,5	−525,1	70,3	47,45
$BaCl_2(s)$	−858,6	−810,9	123,7	75,31
$BaSO_4(s)$	−1464,4	−1353,1	132,2	101,75
$Be(s)$	0	0	9,54	17,82
$BeO(s)$	−610,9	−581,6	14,1	25,4
$Br_2(l)$	0	0	152,23	75,69
$Br^-(aq)$	−121,6	−103,96	82,4	
$HBr(g)$	−36,4	−53,45	198,7	29,12
C (grafita)	0	0	5,7	8,52
C (diamante)	1,90	2,87	2,4	6,11
$CO(g)$	−110,5	−137,3	197,9	29,14
$CO_2(g)$	−393,5	−394,4	213,6	37,1

[a] Esses dados são em sua maioria obtidos da NBS *Tables of Chemical Thermodynamic Properties* (1982). Os valores para íons em solução aquosa (1 *M*), como Li$^+$ (*aq*), baseiam-se na convenção de que todas as propriedades relacionadas para o H$^+$ (*aq*) são iguais a zero.

Substância	$\Delta_f \bar{H}°$/kJ·mol^{-1}	$\Delta_f \bar{G}°$/kJ·mol^{-1}	$\bar{S}°$/J·K^{-1}·mol^{-1}	$\bar{C}_P°$/J·K^{-1}·mol^{-1}
CO$_2$(aq)	−413,8	−386,0	117,6	
CO$_3^{2-}$(aq)	−677,1	−527,8	−56,9	
HCO$_3^-$(aq)	−692,0	−586,8	91,2	
H$_2$CO$_3$(aq)	−699,65	−623,1	187,4	
HCN(g)	135,1	124,7	201,8	35,9
CN$^-$(aq)	151,6	172,4	94,1	
Ca(s)	0	0	41,42	25,31
Ca^{2+}(aq)	−542,8	−553,6	53,1	
CaO(s)	−635,6	−604,2	39,8	42,8
Ca(OH)$_2$(s)	−986,6	−896,8	83,4	84,52
CaCl$_2$(s)	−795,8	−748,1	104,6	72,63
CaCO$_3$ (calcita)	−1206,9	−1128,8	92,9	81,9
Cl$_2$(g)	0	0	223,0	33,93
HCl(g)	−92,3	−95,3	186,5	29,12
Cl$^-$(aq)	−167,2	−131,2	56,5	
Cr(s)	0	0	23,77	23,35
Cr$_2$O$_3$(s)	−1128,4	−1046,8	81,2	118,74
CrO$_4^{2-}$(aq)	−881,2	−727,8	50,2	
Cr$_2$O$_7^{2-}$(aq)	−1490,3	−1301,1	261,9	
Cu(s)	0	0	33,15	24,47
Cu$^+$(aq)	71,67	49,98	40,6	
Cu^{2+}(aq)	64,77	65,49	−99,6	
Cu$_2$O(s)	−168,6	−146,0	93,14	
CuO(s)	−157,3	−129,7	42,63	44,35
CuS(s)	−48,53	−48,95	66,53	47,82
CuSO$_4$(s)	−771,36	−661,8	109	100,8
F$_2$(g)	0	0	202,8	31,3
F$^-$(aq)	−329,11	−276,5	−13,8	
HF(g)	−271,1	−273,2	173,5	29,08
Fe(s)	0	0	27,2	25,23
Fe^{2+}(aq)	−89,1	−86,3	−137,7	
Fe^{3+}(aq)	−48,5	−4,7	−315,9	
Fe$_2$O$_3$(s)	−824,2	−742,2	90,0	104,6
H(g)	218,2	203,3	114,7	
H$_2$(g)	0	0	130,6	28,8
H$^+$(aq)	0	0	0	
OH$^-$(aq)	−229,6	−157,3	−10,75	

Dados termodinâmicos para elementos e compostos inorgânicos selecionados a 1 bar e 298 K. (continuação)

Substância	$\Delta_f \overline{H}°/\text{kJ} \cdot \text{mol}^{-1}$	$\Delta_f \overline{G}°/\text{kJ} \cdot \text{mol}^{-1}$	$\overline{S}°/\text{J} \cdot \text{K}^{-1} \cdot \text{mol}^{-1}$	$\overline{C}_P°/\text{J} \cdot \text{K}^{-1} \cdot \text{mol}^{-1}$
$H_2O(g)$	−241,8	−228,6	188,7	33,6
$H_2O(l)$	−285,8	−237,2	69,9	75,3
$H_2O_2(l)$	−187,8	−120,4	109,6	89,1
$He(g)$	0	0	126,1	20,79
$Hg(l)$	0	0	77,4	27,98
$Hg^{2+}(aq)$	171,1	164,4	−32,2	
HgO(vermelho)	−90,8	−58,5	70,29	44,06
$I_2(s)$	0	0	116,13	54,44
$I^-(aq)$	55,19	51,57	111,3	
$HI(g)$	26,48	1,7	206,3	29,16
$K(s)$	0	0	64,18	29,58
$K^+(aq)$	−252,38	−283,27	102,5	
$KOH(s)$	−424,8	−379,1	78,9	
$KCl(s)$	−436,8	−409,1	82,59	51,3
$KClO_3(s)$	−391,2	−289,9	142,97	100,3
$KNO_3(s)$	−492,7	−393,1	132,9	96,3
$Kr(g)$	0	0	164,08	20,79
$Li(s)$	0	0	28,03	23,64
$Li^+(aq)$	−278,5	−293,8	14,23	
$LiOH(s)$	−487,2	−443,9	50,21	
$Mg(s)$	0	0	32,68	23,89
$Mg^{2+}(aq)$	−466,9	−454,8	−138,1	
$MgO(s)$	−601,8	−569,6	26,78	37,41
$MgCl_2(s)$	−641,3	−591,8	89,62	71,3
$N_2(g)$	0	0	191,6	29,12
$NH_3(g)$	−46,3	−16,6	192,5	35,66
$NH_4^+(aq)$	−132,5	−79,3	113,4	
$NH_4Cl(s)$	−314,4	−202,87	94,6	
$N_2H_4(l)$	50,63	149,4	121,2	139,3
$NO(g)$	90,4	86,7	210,6	29,86
$NO_2(g)$	33,9	51,84	240,5	37,9
$N_2O_4(g)$	9,7	98,29	304,3	79,1
$N_2O(g)$	81,56	103,6	220,0	38,7
$HNO_3(l)$	−174,1	−80,7	155,6	109,87
$HNO_3(aq)$	−207,6	−111,3	146,4	
$Na(s)$	0	0	51,21	28,41
$Na^+(aq)$	−240,12	−261,9	59,0	46,4

Substância	$\Delta_f \bar{H}°/\text{kJ} \cdot \text{mol}^{-1}$	$\Delta_f \bar{G}°/\text{kJ} \cdot \text{mol}^{-1}$	$\bar{S}°/\text{J} \cdot \text{K}^{-1} \cdot \text{mol}^{-1}$	$\bar{C}_P°/\text{J} \cdot \text{K}^{-1} \cdot \text{mol}^{-1}$
NaBr(s)	−361,06	−348,98	86,82	52,3
NaCl(s)	−411,15	−384,14	72,13	50,5
NaI(s)	−287,78	−286,06	98,53	54,39
Na$_2$CO$_3$(s)	−1 130,9	−1 047,7	135,98	110,5
NaHCO$_3$(s)	−947,7	−851,9	102,1	87,6
NaOH(s)	−425,61	−379,49	64,46	59,54
Ne(g)	0	0	146,3	20,79
O(g)	249,4	231,73	161,0	
O$_2$(g)	0	0	205,0	29,4
O$_3$(g)	142,7	163,4	237,7	38,2
P(branco)	0	0	41,09	23,22
PO$_4^{3-}$(aq)	−1 277,4	−1 018,7	−221,8	
P$_4$O$_{10}$(s)	−2 984,0	−2 697,0	228,86	211,7
PCl$_3$(g)	−287,0	−267,8	311,78	71,84
PCl$_5$(g)	−374,9	−305,0	364,6	112,8
S(rômbico)	0	0	31,88	22,59
S(monoclínico)	0,30	0,10	32,55	23,64
SO$_2$(g)	−296,1	−300,1	248,5	39,79
SO$_3$(g)	−395,2	−370,4	256,2	50,63
SO$_4^{2-}$(aq)	−909,3	−744,5	20,1	
H$_2$S(g)	−20,63	−33,56	205,8	33,97
H$_2$SO$_4$(l)	−814,0	−690,0	156,9	
H$_2$SO$_4$(aq)	−909,27	−744,53	20,1	
SF$_6$(g)	−1 209	−1 105,3	291,8	97,3
Si(s)	0	0	18,83	19,87
SiO$_2$(s)	−910,9	−856,6	41,84	44,43
Xe	0	0	169,6	20,79
Zn(s)	0	0	41,63	25,06
Zn^{2+}(aq)	−153,9	−147,1	−112,1	
ZnO(s)	−348,3	−318,3	43,64	40,25
ZnS(s)	−202,9	−198,3	57,74	45,19
ZnSO$_4$(s)	−978,6	−871,6	124,9	117,2

Dados termodinâmicos para compostos orgânicos selecionados a 1 bar e 298 K[a]

Composto	Estado	$\Delta_f \bar{H}°/kJ \cdot mol^{-1}$	$\Delta_f \bar{G}°/kJ \cdot mol^{-1}$	$\bar{S}°/J \cdot K^{-1} \cdot mol^{-1}$
Ácido Acético (CH_3COOH)	l	−484,2	−389,9	159,8
	aq	−485,8	−396,5	178,7
Acetato (CH_3COO^-)	aq	−485,8	−369,3	86,6
Acetaldeído (CH_3CHO)	l	−192,3	−128,1	160,2
Acetona (CH_3COCH_3)	l	−248,1	−155,4	200,4
Acetileno (C_2H_2)	g	226,6	209,2	200,8
Benzeno (C_6H_6)	l	49,04	124,5	172,8
Ácido benzóico (C_6H_5COOH)	s	−385,1	−245,3	167,6
Etanol (C_2H_5OH)	l	−277,0	−174,2	161,0
Etano (C_2H_6)	g	−84,7	−32,9	229,5
Etileno (C_2H_4)	g	52,3	68,12	219,5
Ácido fórmico ($HCOOH$)	l	−424,7	−361,4	129,0
Formiato ($HCOO^-$)	aq	−410,0	−334,7	91,6
α-D-glicose ($C_6H_{12}O_6$)	s	−1 274,5	−910,6	210,3
β-D-glicose ($C_6H_{12}O_6$)	s	−1 268,1	−908,9	228,0
Glicina ($C_2H_5O_2N$)	s	−537,2	−377,7	103,5
	equil. tamponado	−523,0	−379,9	158,6
Glicilglicina ($C_4H_8O_3N_2$)	s	−746,0	−491,5	190,0
	equil. tamponado	−734,3	−493,1	
Ácido lático ($C_3H_6O_3$)	s	−694,0	−523,3	143,5
Íon lactato ($C_3H_5O_3^-$)	aq	−686,6	−516,7	146,4
Metano (CH_4)	g	−74,85	−50,79	186,2
Metanol (CH_3OH)	l	−238,7	−166,3	126,8
2-propanol (C_3H_7OH)	l	−317,9	−180,3	180,6
Ácido pirúvico ($C_3H_4O_3$)	l	−585,8	−463,4	179,5
Piruvato ($C_3H_3O_3^-$)	aq	−596,2	−472,4	171,5
Sacarose ($C_{12}H_{22}O_{11}$)	s	−2 221,7	−1 544,3	360,2
Uréia [$(NH_2)_2CO$]	s	−333,5	−197,3	104,6
	aq	−317,7	−202,7	173,9

[a] Esses dados são em sua maioria obtidos da NBS *Tables of Chemical Thermodynamic Properties* (1982). A abreviação equil. tamponado é para uma mistura em equilíbrio de espécies em uma solução tamponada a pH 7. A concentração de todas as soluções é 1 M.

Glossário*

A

absortividade molar Constante de proporcionalidade na lei de Beer-Lambert. Ela mede a habilidade de um composto de absorver a radiação eletromagnética em um dado comprimento de onda. (17.1)

ação capilar Ação pela qual a superfície de um líquido – onde ela entra em contato com as paredes internas de um tubo capilar – é elevada ou diminuída, dependendo se a adesão é maior ou menor que a coesão. (21.3)

ácido nucleico Macromolécula composta de nucleotídeos. (22.3)

acoplamento spin-spin Acoplamento entre os spins nucleares que dá origem à estrutura fina de um espectro de RMN. (17.5)

actinídeos Elementos que têm a subcamada $5f$ preenchida incompletamente ou que prontamente dão origem a cátions com subcamadas $5f$ incompletamente preenchidas. (14.11)

adesão Atração entre moléculas diferentes. (21.3)

afinidade eletrônica Negativo da variação de energia, quando da captação de um elétron, aceito por um átomo no estado gasoso para formar um ânion. (14.11)

aproximação do Stirling Para grandes valores de N, em que N é um número inteiro positivo, a aproximação afirma que $\ln N! = N \ln N - N$. (23.2)

B

birrefringência circular Uma substância é birrefringente circularmente se ela tem índices de refração diferentes para luz circularmente polarizada para a esquerda e para a direita. (18.2)

birrefringência linear Uma substância é birrefringente linearmente se ela tem índices de refração diferentes para a luz linearmente polarizada para a esquerda e para a direita. (18.2)

C

carga formal Diferença entre os elétrons de valência em um átomo isolado e o número de elétrons atribuído àquele átomo em uma estrutura de Lewis. (15.1)

caroço de gás nobre Configuração eletrônica do elemento de gás nobre que mais proximamente precede o elemento sendo considerado. (14.11)

centro de reação Local em uma célula fotossintetizadora que media a conversão da energia luminosa em energia química. (19.6)

chaperona (*molecular chaperone*) Molécula que assiste no enovelamento de proteínas. (22.4)

cloroplastos Organelas nas plantas e nas células de algas que realizam a fotossíntese. (19.6)

coeficiente de sedimentação (s) Quantidade que determina a velocidade na qual uma dada partícula vai se sedimentar durante a centrifugação. (22.1)

coenzima Molécula orgânica pequena necessária nos mecanismos catalíticos de determinadas enzimas. (15.9)

coesão Atração entre moléculas semelhantes. (21.3)

composto de coordenação Um composto que tipicamente consiste de um íon complexo e contraíon(s). Alguns compostos de coordenação como o $Fe(CO)_5$ não contêm íons complexos. (15.8)

configuração eletrônica Descreve a distribuição de elétrons entre os vários orbitais em um átomo ou em uma molécula. (14.11)

---

* O número entre parênteses indica o número da seção do capítulo ou do apêndice do capítulo no qual o termo aparece pela primeira vez.

configurações Arranjos espaciais de átomos em uma molécula que estão relacionados uns aos outros por simetria, mas que não podem ser convertidos uns nos outros sem quebras de ligação. Como exemplos, temos os isômeros geométricos. (22.2)

conformações Arranjos de átomos no espaço tridimensional. Em geral, uma molécula possui um número infinito de conformações como as geradas pela rotação em torno da ligação C–C no etano (C_2H_6). (22.2)

constante de força (k) A constante de força de um oscilador harmônico é a constante de proporcionalidade entre a força restauradora e o deslocamento de um corpo (x) que obedece à lei de Hooke; isto é, $f = -kx$. Ela é uma medida da força das ligações químicas. (17.3)

constante de Madelung Constante adimensional que determina a energia reticular de um cristal iônico em termos das cargas dos íons e das distâncias entre eles. (20.4)

contagem de cintilação de líquidos Método de analisar por fluorescência compostos marcados com traçadores radioativos. (17.7)

cristal líquido Líquido que não é isotrópico; é uma fase mesomórfica. (21.5)

cromóforo Parte de uma molécula que absorve luz de um comprimento de onda específico. (17.4)

cruzamento intersistema Transição não-radiativa de uma molécula de um estado eletrônico para outro com uma multiplicidade de *spin* diferente. (19.8)

D

degenerescência Diz-se que dois ou mais estados são degenerados se eles têm a mesma energia. (14.10)

denaturação de proteínas Ruptura de uma estrutura de proteína causada pela exposição ao calor ou a produtos químicos que leva à perda da estrutura tridimensional nativa e da atividade biológica. (22.4)

deslocamento químico Diferença entre a frequência de ressonância RMN do núcleo em questão e a frequência de uma referência-padrão, dividida pela frequência de ressonância do padrão. (17.5)

diagrama da superfície limitante Diagrama da região de um orbital atômico que contém uma quantidade substancial de densidade eletrônica (cerca de 90%). (14.10)

diagrama de Jablonsky Diagrama esquemático das energias relativas dos estados eletrônicos de moléculas e dos níveis vibracionais associados com cada estado. O diagrama também mostra as transições radiativas e não-radiativas entre os estados eletrônicos. (17.7)

diamagnética Substância diamagnética que contém somente elétrons emparelhados e é ligeiramente repelida por um ímã. (14.11)

dicroísmo circular Descreve o fenômeno no qual uma substância absorve luz circularmente polarizada para a esquerda e para a direita com diferentes absortividades molares. (18.3)

difração de raios X Cristal iluminado com um feixe de raios X monocromáticos e os elementos de repetição da estrutura cristalina espalham os raios X para formar um padrão de difração que fornece informações sobre a estrutura molecular. (20.3)

difusão Mistura gradual de moléculas de um gás com as moléculas de outro em virtude de suas propriedades cinéticas. Migração de partículas na direção de diminuição do gradiente de concentração. (21.4)

dispersão ótica rotatória Rotação ótica como função do comprimento de onda. (18.3)

dualidade partícula-onda Propriedades de ondas exibidas por partículas e vice-versa. (14.5)

E

efeito Cotton Dependência característica da curva de dispersão ótica rotatória na vizinhança da banda de absorção com o comprimento de onda. (18.3)

efeito Doppler Variação na frequência observada de uma onda acústica ou eletromagnética por causa do movimento relativo entre a fonte e o observador. (17.1)

efeito estufa O aquecimento da atmosfera (e da superfície) da Terra em razão da absorção por determinados gases na atmosfera (particularmente CO_2) da radiação infravermelha emitida para fora. (19.3)

efeito fotoelétrico Fenômeno no qual os elétrons são ejetados da superfície de um metal exposto a uma luz com determinada frequência mínima. (14.3)

einstein Uma unidade para um mol de fótons. (19.1)

elemento de simetria Um ponto, uma linha ou um plano em relação ao qual uma operação de simetria pode ser feita. (18.1)

eletroforese Processo no qual uma macromolécula com uma carga elétrica líquida migra em uma solução sob a influência de um campo elétrico. É utilizada para purificar ou separar proteínas e ácidos nucleicos. (22.1)

eletroforese de gel Um tipo de eletroforese na qual o meio de suporte é uma fina camada de gel. (22.1)

elétron de valência Os elétrons mais externos de um átomo, aqueles que estão envolvidos em uma ligação química. (14.11)

eletronegatividade A habilidade de um átomo de atrair elétrons para si em uma ligação química. (15.4)

enantiômeros Estereoisômeros cujas imagens especulares não podem ser sobrepostas uma à outra. Também chamados isômeros ópticos. (18.1)

energia de estabilização do campo cristalino Diminuição líquida na energia do orbital d (daí a estabilização extra) em um íon complexo relativamente à energia de um orbital d em um campo cristalino esfericamente simétrico. (15.8)

energia de ionização Energia mínima necessária para remover um elétron de um átomo isolado (ou íon) em seu estado eletrônico fundamental. (14.11)

energia do ponto-zero Energia mínima que um sistema pode possuir. (14.8)

energia reticular Variação na entalpia para a conversão de um mol de um sólido para o estado de vapor. (20.4)

equação de Bragg Relação entre o ângulo de difração (θ) e a separação, d, entre os planos do retículo responsáveis pela difração, quando se utiliza raios X de comprimento de onda λ:

$$n\lambda = 2d \operatorname{sen} \theta \quad n = 1, 2, 3,\ldots \quad (20.2)$$

equação de estado Para gases, equação que fornece as relações matemáticas entre as propriedades que definem o estado do sistema, tais como n, P, T e V.

equação de onda de Schrödinger Equação fundamental na mecânica quântica. Ela permite calcular a função de onda e a energia de átomos e moléculas. (14.7)

equação de Sackur-Tetrode Equação para calcular a entropia molar de um gás ideal. (23.5)

equilíbrio de sedimentação Situação de equilíbrio na qual o movimento para frente de sedimentação de uma partícula durante a centrifugação é balanceado pelo movimento contrário em razão de sua tendência de se difundir para concentração uniforme. (22.1)

espectro de ação Espectro de absorção que mostra a resposta fotoquímica ou a eficácia de um sistema como função do comprimento de onda da luz empregada. (19.1)

espectro de linhas Espectros produzidos quando a radiação é absorvida ou emitida pelas substâncias somente em determinados comprimentos de onda. (14.4)

esquema Z Mecanismo pelo qual os elétrons fluem entre PSII e PSI durante a fotossíntese. (19.6)

estado singlete Estado de um átomo ou uma molécula com *spin* eletrônico igual a zero ($S = 0$). (17.1)

estado triplete Estado de um átomo ou uma molécula no qual o número quântico de *spin* total é $S = 1$. Assim, a multiplicidade de *spin* desse estado é $(2S + 1) = 3$. (17.1)

estratosfera Região da atmosfera que se estende da troposfera até cerca de 50 km acima da Terra. (19.1)

estrutura de empacotamento próximo Empacotamento de esferas idênticas em diferentes camadas para gerar estruturas tridimensionais. No empacotamento próximo, cada esfera atinge um número de coordenação de 12. (20.4)

estrutura de Lewis Representação da ligação covalente na qual os elétrons compartilhados são mostrados ou como linhas ou como pares de pontos entre os átomos, e os pares isolados são mostrados como pares de pontos em cada um dos átomos. (15.1)

estrutura de ressonância Uma de duas ou mais estruturas de Lewis de uma única molécula que não pode ser descrita totalmente com apenas uma estrutura de Lewis. (15.7)

estrutura primária Sequência de aminoácidos em uma molécula de proteína. (22.3)

estrutura quaternária Estrutura que resulta da associação de dois ou mais polipeptídeos enovelados para formar uma proteína funcional. (22.3)

estrutura secundária Enovelamento de uma cadeia polipeptídica em padrões locais tais como uma hélice α ou uma folha β. A estrutura secundária é mantida por ligações de hidrogênio entre o hidrogênio da amida e o oxigênio da carbonila de uma ligação peptídica. (22.3)

estrutura terciária A forma tridimensional específica na qual uma cadeia polipeptídica inteira é enovelada em uma molécula de proteína. (22.3)

F

fase colestérica Fase de um cristal líquido que se assemelha à fase esmética em que as moléculas são arranjadas em camadas, com a exceção de que os eixos mais longos das moléculas são paralelos às camadas. (21.5)

fase esmética Forma de um cristal líquido na qual as moléculas estão arranjadas em camadas que estão livres para se deslizarem umas sobre as outras. (21.5)

fase liotrópica Fase de cristal líquido preparada pela mistura de dois ou mais componentes, um dois quais é polar por natureza, como a água. (21.5)

fase mesomórfica Fase que é intermediária em caráter entre um sólido e um líquido. Também chamada fase paracristalina. (21.5)

fase nemática Fase de um cristal líquido na qual as moléculas estão alinhadas paralelamente umas às outras, mas não têm outra organização espacial. (21.5)

fixação de dióxido de carbono Em fotossíntese, a incorporação de dióxido de carbono e sua conversão final a carboidratos. (19.6)

fluorescência Emissão de radiação eletromagnética por uma substância enquanto a substância é iluminada. A fluorescência é caracterizada por um tempo de vida curto (cerca de 10^{-9} s) e pelo fato de que o estado emissivo e o estado fundamental têm a mesma multiplicidade de *spin* (em geral, estado singleto).

focalização isoelétrica Técnica na qual uma mistura de moléculas de proteínas é separada em seus componentes ao sujeitar a mistura a um campo elétrico em um meio suporte feito de gel que tem um gradiente de pH previamente estabelecido. (22.1)

folhas beta (β) Estrutura secundária de proteínas na qual porções de uma cadeia polipeptídica em uma conformação estendida são mantidas juntas por ligações de hidrogênio. Folhas β também existem entre moléculas, como a β-queratina. (22.3)

forças de van der Waals Forças atrativas fracas do tipo dipolo-dipolo, dipolo-dipolo induzido e de dispersão. (16.3)

fosforescência Emissão de radiação eletromagnética por uma substância depois de ela haver sido iluminada. É caracterizada por um tempo longo de vida (da ordem de segundos) e o fato de o estado emissivo e o estado fundamental terem multiplicidades de *spin* diferentes (uma transição de tripleto para singleto). (17.7)

fóton Partícula de luz, também conhecida como *quantum* de luz. (14.3)

fotossíntese A captura de energia luminosa que leva à síntese de carboidratos a partir de CO_2 e H_2O. (19.6)

fotossistema Unidade estrutural que captura energia luminosa e converte uma parte dela em energia química. Nas plantas, existem dois tipos de fotossistemas, chamados PSI e PSII. (19.6)

frequência limiar Frequência mínima de luz necessária para ejetar um elétron da superfície de um metal. (14.3)

função de distribuição radial A distribuição radial, $4\pi r^2 R(r)^2$, que dá a probabilidade de achar uma partícula no intervalo entre r e $r + dr$ independentemente da direção, em que r

é a magnitude do vetor posição da partícula. (14.10, 21.1)

função de partição (q) A função de partição de uma molécula é dada por

$$q = \sum_i g_i e^{-\varepsilon_i/k_B T}$$

em que g_i é a degenerescência, ε_i é a energia associada com o i-ésimo nível de um dado movimento molecular, k_B é a constante de Boltzmann e T é a temperatura. O valor numérico de q indica o número de estados termicamente acessíveis à molécula. Todas as propriedades termodinâmicas de um sistema podem ser derivadas das funções de partição das moléculas. (23.3)

função de partição canônica Produto de todas as funções de partição moleculares do sistema. (23.5)

função de partição molecular Produto das funções de partição individuais devidas aos diferentes movimentos moleculares. (23.4)

G

gráfico de Ramanchandran Mapa que mostra todas as configurações possíveis do esqueleto para um aminoácido em um polipeptídeo. (22.3)

H

hélice alfa (α) Estrutura secundária de proteínas na qual a cadeia polipeptídica assume uma forma helicoidal. (22.3)

hibridização Processo de mistura de orbitais atômicos com energias semelhantes em um átomo para gerar um conjunto de novos orbitais atômicos com diferentes distribuições espaciais. (15.3)

hipocromismo Redução na absorbância de luz UV em 260 nm que acompanha a transição de fitas de DNA denaturado a uma hélice de fita dupla. Este fenômeno é utilizado para monitorar o processo de denaturação ou renaturação de moléculas de DNA. (17.4)

I

índice de refração (n) Índice de refração de um meio é a razão da velocidade da luz no vácuo e a velocidade no meio. (18.2)

índices de Miller Índices de Miller (hkl) são utilizados para rotular os planos reticulares em um cristal. (20.1)

interação de dispersão Interações atrativas entre moléculas em razão da distribuição eletrônica flutuante nelas existente. Também chamadas forças de London. (16.3)

interação de London *Ver* interação de dispersão.

interação dipolo-dipolo Interação eletrostática entre os dipolos elétricos de duas moléculas polares. (16.3)

interação dipolo-dipolo induzido Interação eletrostática entre o dipolo elétrico de uma molécula polar e o dipolo elétrico induzido (pela molécula polar) de uma molécula apolar. (16.3)

interação hidrofóbica Influências que fazem com que substâncias não-polares se aglomerem a fim de minimizar o contato com a água. (16.4)

interação íon-dipolo A interação eletrostática entre um íon e o dipolo elétrico de uma molécula. (16.3)

íon complexo Um íon metálico com um ou mais ligantes. (15.8)

íon-dipolo induzido Interação eletrostática entre um íon e o dipolo elétrico induzido (pelo íon) de uma molécula não-polar. (16.3)

isoeletrônico Termo que descreve íons, átomos e íons, ou moléculas e íons que possuem o mesmo número de elétrons. (15.6)

isômeros óticos *Ver* enantiômeros.

L

lantanídeos Elementos que têm as subcamadas 4f incompletamente preenchidas ou que prontamente dão origem a cátions que têm as subcamadas 4f incompletamente preenchidas. Também chamados metais terras-raras. (14.11)

laser Acrônimo para *Light Amplification by the Stimulated Emission of Radiation* (amplificação de luz por emissão estimulada de radiação). A operação de um laser necessita de uma inversão de população; isto é, um número maior de átomos (ou moléculas) em um nível mais alto de energia que em um nível mais baixo. (17.8)

lei de Beer-Lambert Equação que relaciona a absorbância (A) em um comprimento de onda em particular à concentração (c) de uma solução e ao caminho óptico na cela (b); isto é, A = εbc, em que ε é a absortividade molar da espécie que está absorvendo a luz naquele comprimento de onda. (17.1)

lei de distribuição de Boltzmann Lei que expressa a população (o número de moléculas) no estado de energia E_i em um sistema em equilíbrio térmico a uma temperatura T. É frequentemente utilizada para calcular a razão de populações (N_2/N_1) em dois estados de energia, E_1 e E_2:

$$\frac{N_2}{N_1} = \exp\left(-\frac{E_2 - E_1}{k_B T}\right) \quad (23.2)$$

lei de Hooke Lei que afirma que a força de restauração (f) em um corpo é proporcional ao seu deslocamento (x) da posição de equilíbrio: $f = -kx$, em que k é a constante de proporcionalidade chamada constante de força. (17.3)

leis de Fick de difusão A primeira lei de Fick de difusão diz que o fluxo de partículas é proporcional ao gradiente de concentração. A segunda lei de Fick de difusão mostra que a concentração varia em um elemento de volume como resultado da difusão para dentro e para fora do elemento de volume. (21.4)

ligação covalente Ligação química formada pelo compartilhamento de um ou mais pares de elétrons. (15.1)

ligação de hidrogênio Tipo especial de interação dipolo-dipolo e covalente entre um átomo de hidrogênio ligado a um átomo de um elemento eletronegativo e outro átomo de um elemento eletronegativo. (16.4)

ligação peptídica Ligação que une aminoácidos sucessivos em um peptídeo. Ela consiste de uma ligação amida entre o grupo α-carboxílico de um aminoácido e o grupo α-amino do aminoácido seguinte. (22.3)

ligação pi (π) Ligação covalente formada pela sobreposição de orbitais orientados paralelamente um ao outro; sua densidade eletrônica está concentrada em torno de uma linha que une os dois núcleos dos átomos que se ligam. (15.2)

ligação sigma (σ) Ligação covalente formada pela sobreposição de orbitais orientados um para o outro em uma direção passando por dois núcleos; sua densidade eletrônica está concentrada entre os núcleos dos átomos que se ligam. (15.2)

luz circularmente polarizada Luz na qual o vetor campo elétrico gira em um plano perpendicular à direção de propagação com velocidade angular constante. (18.2)

luz linearmente polarizada Ver luz plano-polarizada.

luz plano-polarizada Luz que, passada através de um polarizador, tem seu componente de campo elétrico confinado a um único plano. Também chamada luz linearmente polarizada. (18.2)

M

macroestado Estado de um sistema descrito por propriedades macroscópicas. (23.1)

massa reduzida (μ) Massa reduzida de duas partículas de massas m_1 e m_2 definida por

$$\frac{1}{\mu} = \frac{1}{m_1} + \frac{1}{m_2} \quad (17.2)$$

mecânica quântica Teoria moderna da matéria, da radiação eletromagnética, e da interação entre matéria e radiação. Aplica-se principalmente a sistemas atômicos e moleculares. (14.7)

mesosfera Camada mais alta da atmosfera da Terra. (19.2)

metais de transição Elementos que têm as subcamadas d incompletamente preenchidas ou que prontamente dão origem a cátions que têm as subcamadas d incompletamente preenchidas. (14.11)

metais terras-raras Ver lantanídeos.

método do campo autoconsistente Procedimento iterativo para se obter funções de onda de sistemas polieletrônicos. (14.11)

método do pó Método para se estudar a simetria e as dimensões da célula unitária de uma substância fazendo-se com que um feixe de raios X monocromáticos interaja com a amostra em pó da substância. (20.3)

microestado Estado de um sistema especificado pelas propriedades reais de cada componente individualmente (átomos ou moléculas). (23.1)

mobilidade eletroforética Mobilidade iônica por unidade de campo elétrico. (22.1)

modelo do passeio-aleatório Modelo matemático para estudar a estrutura tridimensional de um polímero. Em particular, ele fornece informação sobre a distância entre o começo e o fim de uma cadeia polimérica. (22.2)

modelo semiconservativo Replicação de DNA pela separação de duas fitas complementares da molécula, cada uma sendo conservada e agindo como um molde para a síntese de uma nova fita complementar. (22.3)

molécula antena Molécula que absorve energia luminosa e a transfere a um centro de reação durante a fotossíntese. (19.6)

momento de dipolo Soma vetorial dos momentos de ligação em uma molécula. É uma medida da polaridade da molécula. (15.4)

momento de dipolo de transição Medida do caráter dipolar do deslocamento na carga eletrônica que ocorre durante uma transição espectroscópica. A transição é permitida se o momento dipolar de transição é não-nulo. (17.1)

momento de inércia (I) O momento de inércia de um corpo composto de massas pontuais, m_i, a uma distância perpendicular (r_i) de uma linha específica (geralmente uma linha através de seu centro de massa) é dado por

$$I = \sum_i m_i r_i^2$$

momento de ligação Grau de polaridade de uma ligação química. Para uma molécula diatômica, o momento da ligação é igual ao momento dipolar e é dado pelo produto da carga (somente a magnitude) pela distância entre as cargas. (15.4)

monodispersidade Sistema polimérico que é homogêneo na sua massa molar. (22.1)

multiplicidade de *spin* A multiplicidade de *spin* é dada por ($2S + 1$), em que S é o número quântico de *spin*. (17.1)

N

nevoeiro fotoquímico Formação de um nevoeiro (*smog*) pelas reações dos gases de um escapamento de carro na presença da luz do sol. (19.4)

nível de energia Energia permitida de um sistema quantizado. O nível é chamado degenerado se vários estados possuem a mesma energia.

nó Ponto no qual a função de onda é zero. (14.5)

número de coordenação Número de átomos (ou íons) em torno de um átomo (ou íon) em um cristal. (20.4)

número de Reynolds Número adimensional cujo valor determina se o fluxo de um fluido ao longo de um tubo é laminar ou turbulento. (21.2)

número quântico Número inteiro ou semi-inteiro utilizado para caracterizar um estado de um sistema quântico (em geral, átomos ou moléculas).

O

onda eletromagnética Onda que tem um campo elétrico e um campo magnético perpendiculares entre si. (14.1)

operação de simetria Operação em uma molécula que a deixa em um estado indistinguível em relação ao estado original. (18.1)

orbitais híbridos Orbitais atômicos obtidos quando dois ou mais orbitais atômicos não-equivalentes se combinam. (15.3)

orbital Função de onda de um elétron utilizada na descrição de um átomo ou molécula. (14.10)

orbital molecular Função de onda molecular de um elétron (que se estende por todos os átomos) utilizada na descrição de uma molécula. (15.5)

orbital molecular antiligante Orbital molecular com uma energia maior que aquela de seus orbitais atômicos constituintes. (15.5)

orbital molecular delocalizado Orbital molecular que se estende sobre mais de dois átomos. (15.7)

orbital molecular ligante Orbital molecular com uma energia mais baixa que a de seus orbitais atômicos constituintes. (15.5)

ordem de ligação Diferença entre o número de elétrons nos orbitais moleculares ligantes e nos orbitais moleculares antiligantes dividida por dois. (15.5)

oscilador harmônico Corpo que obedece à lei de Hooke. No estudo de seus movimentos vibracionais, as moléculas são tratadas (dentro de uma boa aproximação) como osciladores harmônicos. (17.3)

P

paramagnética Substância paramagnética que contém um ou mais elétrons não-emparelhados e é atraída por um ímã. (14.11)

pares isolados Elétrons de valência que não estão envolvidos na formação de ligações covalentes. (15.1)

peptídeo Molécula formada por uma reação de condensação de dois ou mais aminoácidos ligados por ligações peptídicas. (22.3)

perfil de DNA Técnica utilizada para comparar padrões de bandas de DNA de diferentes indivíduos (Apêndice do Capítulo 22.1)

polarímetro Instrumento para medir a rotação do plano da luz polarizada por isômeros ópticos. (18.2)

polarizabilidade (α) Facilidade com que a densidade eletrônica em um átomo (ou molécula) pode ser distorcida. Matematicamente, ela é a constante de proporcionalidade entre a força de um campo elétrico aplicado (E) e o momento de dipolo induzido: $\mu_{induzido} = \alpha E$. (16.3)

polidispersidade Sistema polimérico que tem uma distribuição de massa molar não-homogênea. (22.1)

polipeptídeo Cadeia de aminoácidos ligados entre si por ligações peptídicas. (22.3)

ponte dissulfeto Ligação covalente formada entre grupos sulfidrilas em dois resíduos de cisteína. (22.4)

ponto isosbético Ponto de igual absorbância em um espectro de absorção que ocorre quando duas espécies em uma solução estão em equilíbrio químico e ambas as espécies contribuem para a absorbância em uma região específica de comprimentos de onda. Haverá pelo menos um comprimento de onda no qual a absorbância será uma função da soma das concentrações das duas espécies, mas não dependerá de suas concentrações relativas. (17.4)

pontos reticulares Posições ocupadas por átomos, moléculas ou íons que definem a geometria da célula unitária. (20.1)

princípio *aufbau* Princípio que afirma que da mesma forma que os prótons são adicionados um por vez ao núcleo para construir os elementos, os elétrons são adicionados de maneira semelhante aos orbitais atômicos. (14.11)

princípio da incerteza de Heisenberg Princípio que afirma que é impossível conhecer simultaneamente o momento e a posição de uma partícula com certeza. (14.6)

princípio das probabilidades iguais a *priori* Princípio que afirma que todos os estados são igualmente prováveis de serem ocupados em um sistema em equilíbrio térmico. (23.1)

princípio de exclusão de Pauli Princípio que afirma que dois elétrons em um átomo ou em uma molécula não podem ter os mesmos números quânticos. (14.11)

princípio de Franck-Condon Princípio que afirma que em qualquer sistema molecular a transição de um estado eletrônico para outro é tão rápida que os núcleos dos átomos na molécula podem ser considerados estacionários durante a transição. (17.4)

proteína fibrosa Proteína composta de polipeptídeos arranjados em longas folhas ou fibras. (22.3)

proteína globular Proteína que assume uma forma arredondada compacta. (22.3)

Q

quiral Propriedade de uma substância que significa que ela não pode ser sobreposta à sua imagem especular. O termo *quiral* é utilizado como sinônimo de *ativo opticamente* na descrição de um composto. (18.1)

R

radiação eletromagnética Radiação que é emitida ou absorvida na forma de ondas eletromagnéticas. (14.1)

raio covalente Metade da distância entre dois núcleos idênticos unidos por uma ligação covalente. (15.3)

raio de Bohr Raio da menor órbita do átomo de hidrogênio (no modelo do átomo de hidrogênio de Bohr). Ele é igual 0,529 Å. (14.4)

raiz quadrada da velocidade quadrática média Raiz quadrada da soma de todos os quadrados das velocidades dividida pelo número total de moléculas presentes.

reação de luz Etapa na fotossíntese que depende diretamente da energia da luz. Ela resulta na síntese de ATP pela fotofosforilação e redução de $NADP^+$ a NADPH via oxidação da água. (19.6)

reação escura Passos na fotossíntese que não dependem diretamente da energia luminosa; por exemplo, a síntese de carboidratos a partir de CO_2 e H_2O. (19.6)

reação fotoquímica Reação que ocorre como resultado da excitação das moléculas reagentes por radiação (em geral para um estado eletrônico mais alto). (19.1)

reação térmica Reação que ocorre com as moléculas de reagentes nos seus estados eletrônicos fundamentais. A velocidade da reação é governada pelo movimento térmico das moléculas reagentes. (19.1)

regra da razão dos raios Razão entre o raio de um cátion e o do ânion. Essa razão fornece informações a respeito da estrutura do retículo cristalino e do número de coordenação. (20.4)

regra de Hund Regra que afirma que o arranjo mais estável de elétrons nas subcamadas é aquele com o maior número de elétrons com *spins* paralelos. (14.11)

regra de seleção Regra que prediz quais mudanças de estado podem ocorrer em um tipo específico de transição espectroscópica. (17.1)

regra do octeto Regra que afirma que um átomo que não seja o hidrogênio tende a formar ligações até que esteja circundado por oito elétrons de valência. (15.1)

rendimento quântico (Φ) Razão entre o número de moléculas de produto formadas e o número de quanta de luz absorvido. (19.1)

resíduo Unidade de aminoácido individual em uma cadeia polipeptídica. (22.3)

ressonância Uso de duas ou mais estruturas de Lewis para representar uma molécula. (15.7)

retículo cristalino Estrutura tridimensional na qual átomos, moléculas ou íons estão arranjados de forma altamente ordenada. (20.1)

retículo de Bravais Os 14 retículos cristalinos distintos que podem existir em três dimensões. (20.1)

rotação específica Rotação calculada da luz plano-polarizada passando através de uma solução que contém um soluto quiral; ela está relacionada à concentração do soluto, à distância percorrida pela luz e à rotação óptica a um dado comprimento de onda e uma dada temperatura. (18.2)

S

série espectroquímica Lista de ligantes arranjados na ordem de suas habilidades de desdobrar os níveis de energia dos orbitais *d*. (15.8)

substituição isomorfa Técnica na qual uma modificação no padrão de difração de raios X é obtida pela substituição de um átomo de um elemento por um átomo de um elemento mais pesado. Os químicos utilizam esta técnica para determinar o sinal do fator de estrutura na análise feita por raios X. (20.3)

surfactante Qualquer substância que causa uma redução na tensão superficial. (21.3)

svedberg (*s*) Unidade utilizada para o coeficiente de sedimentação: ele é igual a 10^{-13} s. (22.1)

T

temperatura de fusão Temperatura na qual a denaturação ocorre para a metade das fitas em hélice de uma molécula de DNA. (22.3)

tempo de residência Tempo médio que uma espécie reside na atmosfera. (19.2)

tensão superficial Quantidade de energia necessária para aumentar a área da superfície de um líquido por uma unidade de área. (21.3)

teoria da ligação de valência Teoria de estruturas eletrônicas de moléculas. Ela descreve cada ligação como se fosse formada pelo emparelhamento de *spins* dos elétrons nos orbitais atômicos. (15.2)

teoria de orbitais moleculares Teoria de estrutura eletrônica de moléculas. Considera-se que os elétrons estão associados aos orbitais moleculares que se estendem por toda a molécula. Os orbitais moleculares são gerados como combinações lineares de orbitais atômicos dos átomos na molécula. (15.5)

teoria do campo cristalino Teoria que supõe que os ligantes de um composto de coordenação são as fontes das cargas negativas que, através de interações eletrostáticas, removem a degenerescência dos orbitais d. A teoria é chamada "campo cristalino" porque o íon metálico está sujeito a um campo elétrico, resultante da presença dos ligantes, que é análogo ao campo elétrico dentro de um retículo cristalino iônico. (15.8)

teoria do campo ligante Tratamento estendido da teoria de orbitais moleculares para complexos metálicos que inclui orbitais moleculares delocalizados. (15.8)

termodinâmica estatística Teoria das propriedades termodinâmicas em termos de comportamentos médios de grandes conjuntos de moléculas. (23.1)

termosfera Região da atmosfera na qual a temperatura aumenta continuamente com a altitude. (19.2)

troposfera Camada da atmosfera que contém cerca de 80% da massa total de ar e praticamente todo o vapor de água da atmosfera. (19.2)

tunelamento quanto-mecânico Penetração da função de onda de uma partícula através de uma barreira de potencial em uma região proibida classicamente sempre que sua energia cinética for menor que a altura da barreira de potencial. (14.9)

V

velocidade máxima ($V_{máx}$) Velocidade de uma reação catalisada por enzima quando todas as enzimas estão ligadas a moléculas de substrato.

viscosidade Medida da resistência ao fluxo de um fluido. (21.2)

volume específico parcial ($\bar{v}$) Aumento no volume que resulta da dissolução de 1 g do soluto em um grande volume de solvente. (22.1)

Respostas aos problemas computacionais pares

Capítulo 14

14.2 $5{,}66 \times 10^{-19}$ J
14.4 $2{,}34 \times 10^{14}$ s^{-1}
14.10 1×10^6 m s^{-1}
14.12 $7{,}9 \times 10^{-36}$ m s^{-1}
14.18 $4{,}11 \times 10^{23}$
14.20 59,5094 cm (onda de rádio)
14.26 0,82
14.36 (a) $1{,}313 \times 10^3$ kJ mol^{-1},
(b) $3{,}282 \times 10^2$ kJ mol^{-1}
14.38 $8{,}401 \times 10^6$ kJ mol^{-1}
14.40 $7{,}3 \times 10^3$ kJ mol^{-1}
14.42 604,3 kJ mol^{-1}
14.44 241 nm
14.46 (a) $6{,}173 \times 10^{-21}$ J,
(b) $1{,}635 \times 10^{-18}$ J,
(c) $7{,}89 \times 10^4$ K
14.52 $1{,}79 \times 10^5$ J
14.54 $h = 6{,}12 \times 10^{-34}$ J s; $\Phi = 2{,}16 \times 10^{-19}$ J
14.56 $2{,}0 \times 10^{-5}$ m s^{-1}

Capítulo 15

15.26 (b) 255 kJ mol^{-1}
15.32 $1{,}6 \times 10^4$ g mol^{-1}; 4 Fe/hemoglobina
15.38 (c) -413 kJ mol^{-1}

Capítulo 16

16.12 (a) 1,70 Å, (b) $5{,}1 \times 10^{-4}$
16.20 0
16.30 (a) 2,98 Å, (b) $7{,}60 \times 10^{-2}$ kJ

Capítulo 17

17.2 $2{,}2 \times 10^4$ cm^{-1}; $6{,}7 \times 10^{14}$ s^{-1};
17.4 (a) 100%, (b) 76% (c) 0,0025%
17.6 $8{,}0 \times 10^6$ s^{-1}; $9{,}9 \times 10^{-6}$ nm
17.10 5,3 L mol^{-1} cm^{-1}
17.12 16 horas
17.14 15
17.16 $1{,}02 \times 10^{11}$ s^{-1}
17.18 (a) 3, (b) 7, (c) 9, (d) 30
17.20 $3{,}5 \times 10^2$ N m^{-1}
17.26 H_2
17.32 4,0 ppm
17.34 14,1 T
17.36 $1{,}0 \times 10^3$ Hz
17.44 $1{,}6 \times 10^{-90}$
17.50 1225 nm
17.54 $3{,}3 \times 10^{-4}$ M
17.58 3
17.60 A: $6{,}04 \times 10^{-6}$ M; B: $6{,}21 \times 10^{-6}$ M
17.64 (b) 23,3 kJ mol^{-1}

Capítulo 18

18.6 $7{,}89 \times 10^{-7}$
18.12 α-D-glicose: 40,7%; β-D-glicose: 59,3%
18.16 70 graus dm^{-1} cm^3 mol^{-1}

Capítulo 19

19.2 266 kJ einstein^{-1}
19.4 0,022; $3{,}11 \times 10^5$ J
19.6 $2{,}01 \times 10^{-2}$ s
19.10 3,1 s
19.18 $1{,}2 \times 10^{-11}$ M s^{-1}
19.22 $3{,}8 \times 10^{37}$ moléculas; $3{,}0 \times 10^{12}$ kg
19.26 434 nm
19.30 165 kJ mol^{-1}
19.34 (a) 20,0%, (b) 35,1%
19.36 9,9 mol
19.42 4,6
19.44 $4{,}7 \times 10^{-2}$

Capítulo 20

20.2 1,7 Å
20.4 0,220 nm
20.6 2,86 Å; 2,70 g cm^{-3}
20.10 2 átomos
20.12 $6{,}20 \times 10^{23}$ mol^{-1}
20.14 458 pm
20.16 XY_3
20.18 1,68 g cm^{-3}
20.20 1017 kJ mol^{-1}

Capítulo 21

21.2 $7{,}88 \times 10^{-4}$ N s m^{-2}
21.4 3×10^3 N m^{-2}
21.8 $5{,}7 \times 10^{-3}$ N s m^{-2}; sim
21.14 1,7 cm
21.16 0,20 N m^{-1}
21.18 4,7 Å
21.20 $1{,}4 \times 10^8$ anos
21.24 0,35 s
21.26 0,23 N
21.28 $7{,}0 \times 10^{-4}$ J

Capítulo 22

22.2 (a) $1{,}9 \times 10^4$ g mol^{-1}, (b) 8
22.4 (a) 6283 rad s^{-1}, (b) $2{,}9 \times 10^6$ m s^{-2}, (c) $3{,}0 \times 10^5$ g
22.6 19 kg mol^{-1}
22.12 14 horas
22.14 $3{,}90 \times 10^4$ g mol^{-1}; dissocia-se em duas subunidades
22.18 11 voltas s^{-1}
22.24 (a) 2 bits, (b) 2 CDs
22.26 (b) 44,5%
22.32 (a) 1/945, (b) 1/3 150

Capítulo 23

23.2 113 400; 75 600
23.4 36 K
23.6 (a) 2,95, (b) 2,97, (c) 3
23.8 4,772; 0,154
23.12 $1{,}4 \times 10^4$ K
23.14 1,000453
23.16 0,171

Índice

2-Propenonitrila, 165
2,3-Dimercaptopropanol, 101
8-Metoxipsoraleno, 260
11–*cis*–retinal, 254

A

Absorbância, 151
Absorção estimulada, 146
Absortividade molar, 151
Ação capilar, 311
Acetaldeído, 197
Acetileno, 66
Ácido desoxirribonucléico, *ver* DNA
Ácidos
 de Lewis, 85
 duro, 85
 mole, 86
Acoplamento *spin-spin*, 177
Actinídeos, 45
Actiniômetro, 226
Adenina, 126
Adenosina trifosfato, *ver* ATP
Adesão, 312
Afinidade eletrônica, 46
Água
 aglomerados, 131
 estrutura da, 129
 função de distribuição radial da, 130
 ligações de hidrogênio na, 130
 modos normais, 161
 propriedades da, 131
 tensão superficial, 313
 viscosidade da, 307
Alargamento devido ao tempo de vida, 143
Alargamento Doppler, 144
Álcool desidrogenase, 100
Alvéolos, 314
Amônia, 68
Anarmonicidade, 159
Anemia falciforme, 121
Anfinsen, Christian, 365
Angstrom (Å), 11
Anisotropia, 326
Aorta, 307
Aproximação de Stirling, 385
Ar, composição do, 228
Argônio, 304
Arteríolas, 307
Ativa no infravermelho, 160
Atividade óptica, 209
Atmosfera
 composição da, 228
 perfil de temperatura, 230
 regiões da, 229
Átomo de hidrogênio
 energia do, 10
 espectro de emissão do, 8
 funções de onda do, 35
 orbitais do, 35
 teoria de Bohr do, 9
Átomos com muitos elétrons, 40
ATP, espectro de RMN de, 180
Átrios, 307

B

β–Mercaptoetanol, 365
BAL, *ver British anti-Lewisite*
Banda
 de condução, 290
 de valência, 290
 fundamental, 160
 quente, 160
Base
 de Lewis, 85
 dura, 86
 mole, 86
Batorrodopsina, 255
Beer, Wilhelm, 151
Benzeno
 espectro de RSE do, 183
 estruturas de ressonância do, 82
 orbitais moleculares no, 83
Birrefringência circular, 214
Bohr, Niels, 9
Bolha de sabão, 329
Bombeamento óptico, 187
Born, Max, 22
Borracha
 danos causados por ozônio, 239
Bragg, *Sir* William Henry, 276
British anti-Lewisite, 101
Buracos de ozônio polar, 243
Butadieno, 28

C

Cádmio, 101
Camada, 34
 da termodinâmica estatística, 396
Caráter iônico percentual, 71
Carboxiemoglobina, 97
Carga formal, 60
Carga nuclear efetiva, 41
Caroço de gás nobre, 43
Caroteno, 247
Catástrofe ultravioleta, 4
Célula
 cúbica simples, 286
 cônica, 253
 em bastão, 253
 primitiva, 271
 unitária, 271
Centro de reação, 246
Centro de simetria, 210
Chadwick, James, 9
Chaperona molecular, 370
Chumbo, 101
Ciclo de Born-Haber, 112, 295
Cicloexano, 178
Citocromo *c*, 97, 371
Citosina, 126
Cloreto de hidrogênio, 162
Cloreto de sódio
 difração de raios X do, 279
 energia de retículo do, 295
 estabilidade do, 292
Clorofila
 clorofila *a*, 247
 clorofila *b*, 247
 dímero, 250
Clorofluorocarbonos, 242
Cloroplasto, 246
Cobalto, 99
Cobre
 configuração eletrônica do, 44
 em compostos bioinorgânicos, 99
Coeficiente binomial, 177
Coeficiente de difusão, 317
 Lei de Fick de, 316
 medida de, 319
Coeficiente de Einstein,
 de absorção estimulada, 146
 de emissão espontânea, 146
 de emissão estimulada, 146
Coeficiente de extinção molar, 151
Coeficiente de fricção, 321
Coenzima, 99
Coerência, 190
Coesão, 312
Colágeno, 359
Combinação linear de orbitais atômicos (CLOA), 73
Complexo
 octaédrico, 87
 quadrado planar, 91
 tetraédrico, 91
Composto de coordenação, 85
Compostos orgânicos voláteis, 236
Condições de contorno, 23, 24, 319
Condon, Edward, 166
Configuração, 350
Configuração eletrônica
 de átomos, 41
 de moléculas, 76
Conformação, 391, 350
Conjugado complexo, 22
Constante
 centrífuga, 154
 de anarmonicidade, 159
 de blindagem, 41, 175
 de desdobramento hiperfino, 181
 de força (k), 157
 de Madelung, 294
 de normalização, 25
 de Planck, 5
 de Rydberg, 8
 rotacional, 153
Constante de equilíbrio
 e termodinâmica estatística, 404
Contagem de cintilação de líquidos, 185
Coordenadas esféricas polares, 33
Cor, 91
Corey, Robert, 354
Cotton, Aimé, 218
Crick, Francis H. C., 363
Cristal
 covalente, 296
 iônico, 291
 metálico, 285
 molecular, 297
Cristal líquido, 323
 liotrópico, 324
 nemático, 324
 termotrópico, 324
Cromóforo, 166
Cruzamento intersistemas, 259
Cubo
 de corpo centrado, 286
 de face centrada, 288
Curva de dispersão, 217

D

Danos por radiação UV, 257
 UV-A, 258
 UV-B, 258
 UV-C, 258
Davisson, Clinton, 14
de Broglie, Louis, 14
Debye, Peter
 método do pó, 278
 momento de dipolo, 71

443

Índice

Decaimento
  alfa, 30
  de indução livre (DIL), 197
  radioativo, 30
Dedo de zinco, 100
Degenerescência
  eletrônica, 396
  no benzeno, 83
  no nível de energia atômico, 39
  rotacional, 156
Delocalização de elétrons, 83
Desacoplamento
  de prótons, 179
  de spin, 178
Desdobramento do campo cristalino, 89
Deslocamento químico, 174, 176t
Dextrorrotatório, 216
Diagrama de Jablonski, 185
Diagrama de níveis de energia de orbitais moleculares
  C_2H_4, 83
  C_6H_6, 83
  CO, 80
  grupo amida, 85
  H_2, 75
  HF, 79
  molécula diatômica homonuclear, 77
Diagrama de supefície de contorno, 39
Diamante, 296
Dicroísmo circular, 217
Difenilpolienos, 166
Difração
  de elétron, 15
  de nêutron, 284
Difração de raios X, 274
  de pó, 278
  Equação de Bragg, 276
  fator de estrutura, 282
  por cristais, 281
Difusão
  líquida, 316
Dímero de timina, 258
Dióxido de carbono
  como um gás do efeito estufa, 234
  fixação, 252
  modos normais do, 162
  tempo de residência do, 233
Dipeptídeo, 353
Dispersão óptica rotatória, 217
Distribuição, 383
DNA
  e danos por radiação, 258
  estrutura do, 126
  fingerprinting do, ver DNA, perfil de
  hipocromismo de, 168
  modelo de Watson-Crick, 126
  perfil de, 374
  replicação semiconservativa do, 362
  temperatura de fusão do, 168, 361
Dodecil sulfato de sódio (SDS), 348
Doppler, Christian, 144
Dualidade onda partícula, 14

E

EDTA, 101
Efeito
  Cotton, 218
  estufa, 233
  fotoelétrico, 5
Eficiência de empacotamento, 288
Einstein, 6
  efeito fotoelétrico, 6
  equação de difusão, 321
  unidade para fótons, 224
Eixo impróprio de rotação, 210
Eixo próprio de rotação, 209
Elemento
  identidade, 209
  de simetria, 209
Eletroforese, 345
  de gel, 348
Elétron de valência, 42, 59
Eletronegatividade, 70
Emerson, Robert, 248
Emissão
  espontânea, 146
  estimulada, 146
Enantiômeros, 212
Energia
  de estabilização do campo cristalino, 89, 100
  de ionização, 45
  de retículo, 292
Energia do ponto zero, 25
  oscilador harmônico, 159
  partícula em uma caixa, 23
Energia interna (U)
  da termodinâmica estatística, 396
Entropia (S)
  de compostos inorgânicos, 427
  de compostos orgânicos, 427
  termodinâmica estatística, 398
Enzima
  álcool desidrogenase, 100
  fotoliase, 259
  proteína disulfeto isomerase, 369
Equação
  de Bragg, 274, 276
  de difusão, 321
  de Sackur-Tetrode, 399
Equação de onda de Schrödinger, 21
  para o átomo de hidrogênio, 33
  para uma particular em uma caixa, 23
Esfigmomanômetro, 308
Espectro
  de ação, 227
  de emissão, 184
  de linhas, 8
  de rotação, 153
  de transferência de carga, 169
  de vibração-rotação, 163
Espectros eletrônicos
  de aminoácidos, 167
  de bases, 169
  de tetracianoetileno, 169
  de $Ti(H_2O)_6^{3+}$, 89
  relação com espectros de emissão, 184
Espectroscopia
  de absorção, 141
  de dois fótons, 190
  de emissão atômica, 8
  de micro-ondas, 151
  eletrônica, 164
  ESR, 181
  fluorescência, 183
  fosforescência, 183
  IR, 157 ver no infravermelho
  micro-ondas, 151
  no infravermelho, 157
  RMN (ou NMR), 171
Espectroscopia por transformada de Fourier
  IR, 193
  RMN, 195
Esquema Z, 251
Estado
  em função do nível de energia, 387
  ligado, 28
  singleto, 184
  triplo, 185
Estratosfera, 229
Estrutura
  beta (β), 356
  de empacotamento próximo, 286
  de Lewis, 59
  de ressonância, 82
  hexagonal de empacotamento próximo, 286
  primária, 359
  quaternária, 359
  secundária, 359
  terciária, 359
Estruturas de Dewar, 82
Etano, 31
Etanol
  espectro de RMN de, 174
  troca de próton, 178
Etileno
  hibridização de, 66
  orbitais moleculares no, 83

F

Fase
  colestérica, 325
  esmética, 324
  mesomórfica, 323
  nemática, 324
  paracristalina, 323
Fator de estrutura, 282
  geométrica, 282
Fator de intensificação de Emerson, 250
Fator g, 181
  de Landé, 181
Fatorial, 383
Ferrioxalato de potássio, 226
Fick, Adolf, 316
Fingerprinting, ver Perfil
Fluorescência, 184
  induzida por laser, 192
Fluoreto de hidrogênio, 79
Fluxo laminar, 305
Focagem isoelêtrônica, 349
Forças
  de van der Waals, 119
  intermoleculares, 109
  repulsivas, 119
Fórmula
  barométrica, 230
  de Rydberg, 8
Fosforescência, 185
Fotobiologia, 223
Fotofosforilação, 250
Fotoliases, 259
Fotomedicina, 259
Fóton, 6
Fotoquímica, 223
Fotosensibilizador, 259
Fotossíntese, 245
Fotossistema I, 249
Fotossistema II, 249
Franck, James, 166
Frequência (v), 142
  de grupo no infravermelho, 164
  de Larmor, 192
  limiar, 6
Ftalocianina, 282
FT-IR, 193
FT-NMR, ver FT-RMN
FT-RMN, 195
Função de distribuição radial, 36, 130, 303
Função de onda
  angular, 34
  átomo de hidrogênio, 34
  híbrida, 64, 66
  inaceitável, 22
  molécula de hidrogênio, 61
  normalização da, 25
  para partícula em uma caixa, 25
  radial, 34
Função de partição, 388
  canônica, 398
  eletrônica, 396
  molecular, 391
  rotacional, 393
  translacional, 391
  vibracional, 394

G

Gamow, George, 30
Gelo, estrutura, 129
Germer, Lester, 14
Glóbulo fundido, 369
Grafite, 296
Grupo amida, 353
Guanina, 126

H

Harmônico, 160
Heisenberg, Werner, 18
Hélice alfa (α), 355
Hemeproteínas, 95
Hemoglobina
    e anemia falciforme, 121
    estrutura da, 359
    ligação de monóxido de carbono, 97
Hertz (Hz), 142
Hibridização, 63
Hidrato de metano, 134
Hidrogênio (H_2)
    tratamento da ligação de valência, 60
    tratamento de orbital molecular, 75
Hill, Robert, 246
Hipertensão, 309
Hipocromismo, 168
Hipótese termodinâmica, 367
Histidina
    distal, 95
    Proximal, 95
Holografia, 190
Holograma, 190
Hull, Albert, 278
Hund, Frederick, 42

I

Índice de refração (n), 214
Índices de Miller, 273
Inibidor da tripsina pancreática bovina, 371
Intensidade
    de linhas espectrais, 146
    de luz, 226
Interação
    de dispersão, 118
    de London, *ver* interação de dispersão
    dipolo-dipolo, 112
    dipolo-dipolo induzido, 115
    hidrofóbica, 133, 249, 363
    íon-dipolo, 114
Interferência
    construtiva, 2
    de ondas, 2
    destrutiva, 2
Interferômetro, 193
Inversão de População, 187
Iodoacetato, 372
Iodopsina, 253
Íon-dipolo induzido, 115
Isoeletrônico, 80
Isomerização
    cis-trans, 253
    geométrica, 254
Isômeros ópticos, *ver* enantiômeros
Isotropia, 326

L

Lagrange, Joseph, 385
Lambert, Johann, 150
Lantanídeos, 44
Largura de linha, 143
    e efeito de pressão, 144
    e efeito Doppler, 144
    natural, 143
Laser, 186
    corante, 191
    hélio-neônio, 188
    Rubi, 187
    YAG, 189
Lei
    de Beer-Lambert, 150
    de Coulomb, 9, 111
    de Fick de difusão, 317, 319
    de Hooke, 157
    de Poiseuille, 306
    de Stefan–Boltzmann, 234
    de Stokes, 322
Lei de distribuição de Boltzmann, 384
    eletrônica, 223
    populações rotacionais, 156
    RMN, 174
Lennard-Jones, John, 119
    potencial de, 119
Levorrotatória, 216
Lewis, Gilbert, 59
Ligação
    covalente, 59
    de hidrogênio, 122, 125, 355
    dissulfeto, 364, 371
    iônica, 110, 292
    momento de, 71
    momento de dipolo de, 71
    ordem de, 75
    Pi (π), 63
    sigma (σ), 63
Ligação peptídica, 84
    orbitais da, 85
Líquido
    função de distribuição radial, 130, 303
    tensão superficial de, 310
    viscosidade de, 305
Lisozima, 284
London, Fritz, 118
Lummer, Otto, 4
Luz
    circularmente polarizada, 213
    intensidade de, *laser*, 189
    linearmente polarizada, *ver* luz plano-polarizada
    medida de, 226
    plano-polarizada, 212
    teoria de Maxwell, 3
    teoria de partículas, 6
    teoria ondulatória, 1
    velocidade, 3
    visível, 3

M

Macroestado, 381
Macromoléculas, 335
    coeficiente de sedimentação de, 341,
    coeficientes de difusão, 341
    eletroforese de, 345
    estrutura de, 351, 354
    massa molar de, 335
    viscosidade de, 344
Maiman, Harold, 187
Manganês, 99
Massa molar
    a partir de eletroforese SDS, 348
    a partir de ultracentrifugação, 309
    a partir de viscosidade, 345
    média ponderada, 336
    peso médio, 336
Massa reduzida (μ), 152
Mecânica
    ondulatória, 23
    quântica, 23
Medidor de pressão, 314
Melanina, 258
Mercúrio, 101
Meselson, Matthew, 362
Mesofase, 229
Metais
    de transição, 44
    pesados, 101
    terras raras, *ver* lantanídeos
Metalotioneína, 101
Metano, ligação, 63
Método
    da fronteira móvel, 346
    do campo autoconsistente, 40
    do pó, 278
    dos multiplicadores indeterminados de Lagrange, 385
Microestado, 381
Microscopia
    de elétron, 17
    tunelamento por varredura, 31
Microscópio eletrônico, 17
Mobilidade eletroforética, 340
Modelo
    do elétron livre, 28
    do passeio aleatório, 350
    semiconservativo, 362
Molécula antena, 248
Momento angular, 10, 427
Momento de dipolo
    de transição, 149
    e simetria molecular, 71, 210
    induzido, 115
Momento de inércia (I), 151
Monocromador, 191
Monocromaticidade, 191
Monodispersidade, 336
Monóxido de carbono
    diagrama de orbital molecular de, 80
    estrutura de Lewis de, 60
    ligação na hemoglobina, 97
    na formação de *smog*, 238
    população rotacional do, 156
Movimento harmônico simples, 157
Mulliken, Robert, 169
Multiplicidade de *spin*, 148

N

$NADP^+$, 250
Nicotinamida adenina dinucleotídio fosfato, *ver* $NADP^+$
Nitrogênio (N_2)
    configuração eletrônica do, 76
    tempo de residência, 233
Nível de energia
    de átomos com muitos elétrons, 41
    do átomo de hidrogênio, 41
Nó, 16, 26, 37
Número
    complexo, 22
    de coordenação, 87, 286
    de onda ($\tilde{v}$), 142
    de Reynolds, 306
    de simetria, 394
Número quântico, 10, 34
    azimutal, 34
    de momento angular (l), 34
    de *spin* (m_s), 39
    de *spin* nuclear, 171
    magnético (m_l), 34
    principal (n), 34
    rotacional, 153
    vibracional, 159

O

Onda eletromagnética, 3
Ondas estacionárias, 16
Operações de simetria, 209
Operador, 22, 417
Opsina, 253
Orbitais híbridos
    sp, 66
    sp^2, 66
    sp^3, 64
    sp^3d, 94
    sp^3d^2, 94
Orbital, 34
    atômico, 35
    CLOA, 73
    d, 38

delocalizado, 83
híbrido, 64
molecular, 83
não-ligante, 79
p, 37
s, 37
Orbital molecular, 83
antiligante, 75
delocalizado, 83
em metais, 289
ligante, 75
pi, 76
sigma, 73
Oscilador harmônico, 157
Ostwald, Wolfgang, 306
Óxido nítrico
configuração eletrônica do, 81
na formação de *smog* fotoquímico, 236
Óxidos de nitrogênio (NO_x), 228
Oxiemoglobina, 605
Oxigênio (O_2)
configuração eletrônica do, 78
paramagnetismo do, 78
tempo de residência do, 233
Oxímetro, 151
Ozônio
absorção de radiação UV, 241
destruição do, 241
formação na estratosfera, 240
na formação de *smog* fotoquímico, 237

P

Par isolado, 59
Paramagnetismo, 42
Partícula em uma caixa unidimensional, 23
Pauli, Wolfgang, 42
Pauling, Linus, 70
Pearson, Ralph, 85
Perfil
DNA, 374
IV, 164
Periodicidade
eletronegatividade, 70
energia de ionização, 45
raio atômico, 45
Peroxiacetilnitrato, 238
Perutz, Max, 282
Planck, Max, 4
Plano de simetria, 210
Poise, 307
Poiseuille, Jean, 306
Polarímetro, 214
Polarizabilidade (α), 116
Polidispersidade, 336
Polienos, 28, 166
Polietileno, 352
Polímero, *ver* macromoléculas
Polipeptídio, 353
Ponto isoelétrico (pI), 347
Ponto isosbéstico, 170

Pontos de retículo, 271
Porfirina, 95
Pressão
diastólica, 308
e altitude, 230
sistólica, 308
Princípio
Aufbau, 42
da exclusão de Pauli, 42
da probabilidade *a priori* igual, 384
de Franck-Condon, 160, 166
Princípio da incerteza de Heisenberg, 18
e largura de linha espectral, 143
e movimento rotacional, 153
e movimento vibracional, 159
e partícula em uma caixa, 25
em RMN (ou NMR), 178
energia e tempo, 20, 143
Pringsheim, Ernst, 4
Problema da fase, 282
Proteína, 353
denaturação, 364
enovelamento, 368
estabilidade termodinâmica de, 367
estrutura primária de, 359
estrutura quaternária de, 359
estrutura secundária de, 359
estrutura terciária de, 359
fibrosa, 357
globular, 357
interações hidrofóbicas em, 133, 249, 363
modelo de dois estados para, 367
volume específico parcial de, 337
Pulmão, 314

Q

Quanta, 5
Quartzo, 296
Queratina, 359
Quiralidade, 211

R

Radiação
do corpo negro, 4
eletromagnética, 3
Radical
hidroxila, 238
nitróxido, 182
Raio
atômico, 45
covalente, 45, 69
de Bohr, 11
de van der Waals, 121
iônico, 291
Ramachandran, G. N., 357
gráfico de, 357
Ramo P, 163

Ramo Q, 163
Razão giromagnética, 171
Razão magnetogírica, *ver* razão giromagnética
Reação
de luz, 246
em cadeia, 225
escura, 252
térmica, 223
Reação fotoquímica, 223
processos primários, 224
processos secundários, 224
Regra
da razão do raio, 292
de Hund, 42
do octeto, 60
seleção, 146
Regras de seleção, 146
atômica, 149
ESR, 182
proibida por simetria, 149
proibida por *spin*, 148
NMR, *ver* RMN
RMN, 172
rotacional, 153
vibracional, 160
Relação
de de Broglie, 14
sinal-ruído, 149
Rendimento quântico (Φ), 184, 224
de fluorescência, 184
Resíduo, 354
Resolução
em difração de raios X, 283
em espectroscopia, 145
Ressonância, 81
de *spin* eletrônico, 181
magnética nuclear (RMN), 171
Retículo cristalino, 271
Retículos de Bravais, 271
Reynolds, Osborne, 306
Ribonuclease, 365, 372
Robertson, John, 282
Rodamina 6G, 191
Rodopsina, 253
Rotação
em torno de ligações duplas, 256
em torno de ligações simples, 31
específica, 215
óptica, 214
Rotor rígido, 151
Rutherford, Ernst, 9
Rydberg, Johannes, 7

S

Sangue
circulação do, 307
pressão do, 308
viscosidade do, 307
Scherrer, Paul, 278
Schrödinger, Erwin, 21

SDS-PAGE, 348
Sedimentação
coeficiente(s) de, 339
de fronteira móvel, 330
equilíbrio de, 342
por gradiente de densidade, 343
velocidade de, 337
zonal, 340
Série
de Balmer, 9
de Lyman, 8
de Paschen, 8
espectroquímica, 90
Simetria molecular, 209
Síntese de Fourier, 282
Smog fotoquímico, 236
Spin eletrônico, 39
Stahl, Franklin, 362
Stefan, Josef, 234
Stirling, James, 385
Stokes, George, 321
Subcamada, 34
Substituição isomórfica, 282
Sulfeto de carbonila, 155
Surfactante, 314
Svedberg (unidade), 338
Svedberg, Theodor, 338

T

Tempo de relaxação
de residência, 232
de vida de fluorescência, 184
de vida de fosforescência, 185
em RMN, 199
Tensão superficial, 310
Teorema
de Kramers, 183
de Pitágoras, 298
Teoria
da ligação de valência, 60, 94
de bandas de metais, 289
de orbital molecular, 60, 73, 93
do campo cristalino, 87
do campo ligante, 93
eletromagnética de Maxwell da radiação, 3
Teoria do espectro atômico de Bohr, 9
comparação com teoria de colisão, 410
e termodinâmica estatística, 408
formulação termodinâmica, 409
Terapia fotoquímica, 259
Termodinâmica estatística, 381
Termosfera, 229
Tesla (T), 172
Tesla, Nikola, 172
Tetracianoetileno, 169
Tetrametilsilano, 175
Thomson, George, 16
Thomson, Joseph, 9

Timina, 126
Tirosina, 170
Tiselius, Arne, 347
TMS, *ver* tetrametilsilano
Trabalho de superfície, 311
Transferência por excitação, 249
Transição
   d-d, 169
   multifotônica, 190
   não radiativa, 186
   proibida por simetria, 149
   proibida por *spin*, 148
Transmitância, 151
Tripeptídeo, 353
Troposfera, 229

Tunelamento mecânico-quântico, 30

U

Ultracentrifugação, 336
Unidade fotossintética, 249
Ureia, 121

V

Valina, 121
Vasodilatação, 309
Velocidade
   da luz, 3
Velocidade térmica, 284
Vênulos, 307

Vibração, modos normais, 161
Vibrações degeneradas, 162
Visão, 253
Viscosidade
   de líquidos, 305
   de soluções macromoleculares, 344
   e energia de ativação, 310
   específica, 344
   intrínseca, 344
   reduzida, 344
   relativa, 344
Viscosímetro de Ostwald, 306
Vitamina B_{12}
Volume específico parcial ($\bar{v}$), 337

W

Wald, George, 253

Watson-Crick,
   pares de base de, 126

Watson, James, 363

Watt (unidade), 190

Z

Zinc finger, *ver* Dedo de zinco

Zinco, 100

Tabela periódica de elementos

1 1A													13 3A	14 4A	15 5A	16 6A	17 7A	18 8A
1 H 1.008	2 2A																	2 He 4.003
3 Li 6.941	4 Be 9.012												5 B 10.81	6 C 12.01	7 N 14.01	8 O 15.999	9 F 19,00	10 Ne 20.18
11 Na 22.99	12 Mg 24.31	3 3B	4 4B	5 5B	6 6B	7 7B	8	9 8B	10	11 1B	12 2B		13 Al 26.98	14 Si 28.09	15 P 30.97	16 S 32.07	17 Cl 35.45	18 Ar 39.95
19 K 39.10	20 Ca 40.08	21 Sc 44.96	22 Ti 47.88	23 V 50.94	24 Cr 52.00	25 Mn 54.94	26 Fe 55.85	27 Co 58.93	28 Ni 58.69	29 Cu 63.55	30 Zn 65.39		31 Ga 69.72	32 Ge 72.59	33 As 74.92	34 Se 78.96	35 Br 79.90	36 Kr 83.80
37 Rb 85.47	38 Sr 87.62	39 Y 88.91	40 Zr 91.22	41 Nb 92.91	42 Mo 95.94	43 Tc (98)	44 Ru 101.1	45 Rh 102.9	46 Pd 106.4	47 Ag 107.9	48 Cd 112.4		49 In 114.8	50 Sn 118.7	51 Sb 121.8	52 Te 127.6	53 I 126.90	54 Xe 131.3
55 Cs 132.9	56 Ba 137.3	57 La 138,9	72 Hf 178.5	73 Ta 180.9	74 W 183.9	75 Re 186.21	76 Os 190.2	77 Ir 192.2	78 Pt 195.1	79 Au 197.0	80 Hg 200.6		81 Tl 204.4	82 Pb 207.2	83 Bi 209,0	84 Po (210)	85 At (210)	86 Rn (222)
87 Fr (223)	88 Ra (226)	89 Ac (227)	104 Rf (257)	105 Db (260)	106 Sg (263)	107 Bh (262)	108 Hs (265)	109 Mt (266)	110 Ds (281)	111 Rg (272)	112		114					

58 Ce 140.1	59 Pr 140.9	60 Nd 144.2	61 Pm (147)	62 Sm 150.4	63 Eu 152.0	64 Gd 157.3	65 Tb 158.9	66 Dy 162.5	67 Ho 164.9	68 Er 167.3	69 Tm 168.9	70 Yb 173.0	71 Lu 175.0
90 Th 232.0	91 Pa (231)	92 U 238.0	93 Np (237)	94 Pu (242)	95 Am (243)	96 Cm (247)	97 Bk (247)	98 Cf (249)	99 Es (254)	100 Fm (253)	101 Md (256)	102 No (254)	103 Lr (257)

A designação 1 a 18 dos grupos foi recomendada pela União Internacional de Química Pura e Aplicada (IUPAC).

Unidades base do Sistema Internacional (SI)

Quantidade base	Nome da unidade	Símbolo
Comprimento	metro	m
Massa	quilograma	kg
Tempo	segundo	s
Corrente elétrica	ampère	A
Temperatura	kelvin	K
Quantidade de substância	mol	mol
Intensidade luminosa	candela	cd

Unidades derivadas no Sistema Internacional (SI)

Quantidade física	Nome	Símbolo	Unidades
Energia	Joule	J	$kg\,m^2\,s^{-2}$
Força	Newton	N	$kg\,m\,s^{-2}$
Potência	Watt	W	$kg\,m^2\,s^{-3}$
Carga elétrica	Coulomb	C	$A\,s$
Resistência elétrica	Ohm	Ω	$kg\,m^2\,s^{-3}\,A^{-2}$
Diferença de energia potencial	Volt	V	$kg\,m^2\,s^{-3}\,A^{-1}$
Capacidade elétrica	Farad	F	$A^2\,s^4\,kg^{-1}\,m^{-2}$
Frequência	Hertz	Hz	s^{-1}

Algumas unidades não-SI geralmente usadas

Unidade	Quantidade	Símbolo	Fator de conversão
Angstrom	Comprimento	Å	$1\,\text{Å} = 10^{-10}\,m = 100\,pm$
Caloria	Energia	cal	$1\,cal = 4,184\,J$
Debye	Momento dipolar	D	$1\,D = 3,3356 \times 10^{-30}\,C\,m$
Gauss	Campo magnético	G	$1\,G = 10^{-4}\,T$
Litro	Volume	L	$1\,L = 10^{-3}\,m^3$

Prefixos usados com as unidades SI

Prefixo	Símbolo	Significado
Tera-	T	1 000 000 000 000 ou 10^{12}
Giga-	G	1 000 000 000 ou 10^9
Mega-	M	1 000 000 ou 10^6
Quilo-	k	1 000 ou 10^3
Deci-	d	1/10 ou 10^{-1}
Centi-	c	1/100 ou 10^{-2}
Mili-	m	1/1 000 ou 10^{-3}
Micro-	μ	1/1 000 000 ou 10^{-6}
Nano-	n	1/1 000 000 000 ou 10^{-9}
Pico-	p	1/1 000 000 000 000 ou 10^{-12}

Valores de algumas constantes fundamentais

Constante	Valor
Constante de Avogadro (N_A)	$6{,}0221367 \times 10^{23}$ mol^{-1}
Raio de Bohr (a_o)	$5{,}29177249 \times 10^{-11}$ m
Constante de Boltzmann (k_B)	$1{,}380658 \times 10^{-23}$ J K^{-1}
Carga do elétron (e)	$1{,}602177 \times 10^{-19}$ C
Massa do elétron (m_e)	$9{,}1093897 \times 10^{-31}$ kg
Constante de Faraday (F)	96485,309 C mol^{-1}
Constante dos gases (R)	8,314510 J K^{-1} mol^{-1}
Massa do nêutron (m_N)	$1{,}674928 \times 10^{-27}$ kg
Permissividade do vácuo (ε_0)	$8{,}845 \times 10^{-12}$ C^2 N^{-1} m^{-2}
Constante de Planck (h)	$6{,}626075 \times 10^{-34}$ J s
Massa do próton (m_P)	$1{,}672623 \times 10^{-27}$ kg
Constante de Rydberg (R_H)	109737,31534 cm^{-1}
Velocidade da luz no vácuo (c)	299792458 m s^{-1}

Pressão de vapor da água a várias temperaturas

Temperatura/°C	Pressão de vapor da água/mmHg
0	4,58
5	6,54
10	9,21
15	12,79
20	17,54
25	23,76
30	31,82
35	42,18
40	55,32
45	71,88
50	92,51
55	118,04
60	149,38
65	187,54
70	233,7
75	289,1
80	355,1
85	433,6
90	525,76
95	633,90
100	760,00

Fatores de conversão úteis

1 Å = 10^{-8} cm = 10^{-10} m = 0,1 nm

1 atm = 760 torr = $1,01325 \times 10^5$ Pa = 101,325 kPa

1 bar = 1×10^5 Pa = 100 kPa = 0,986923 atm

1 cal = 4,184 J

1 eV = $1,602 \times 10^{-19}$ J = 96,4853 kJ mol^{-1}

1 R = 8,314 J K^{-1} mol^{-1} = 0,08206 L atm K^{-1} mol^{-1}

1 L atm = 101,34 J

Índice de figuras e tabelas importantes

Tópico	Página no texto
Afinidade eletrônica dos elementos	48
Configuração eletrônica dos elementos	43
Dados termodinâmicos de elementos e compostos	426
Desdobramento de campo cristalino	92
Deslocamentos químicos RMN	176
Eletronegatividade dos elementos	70
Energia de ionização dos elementos	47
Frequências IR	164
Interações moleculares	123
Propriedades físico-químicas da água	132
Raios covalentes para átomos	69
Raios de íons	291

O alfabeto grego

A	α	alfa
B	β	beta
Γ	γ	gama
Δ	δ	delta
E	ε	épsilon
Z	ζ	zeta
H	η	eta
Θ	θ	teta
I	ι	iota
K	κ	capa
Λ	λ	lambda
M	μ	mi
N	ν	ni
Ξ	ξ	csi
O	o	ômicron
Π	π	pi
P	ρ	rô
Σ	σ	sigma
T	τ	tau
Y	υ	épsilon
Φ	φ	fi
X	χ	qui
Ψ	ψ	psi
Ω	ω	ômega